外科常见疾病
诊疗要点与技术应用

宋吉杰　等◎编著

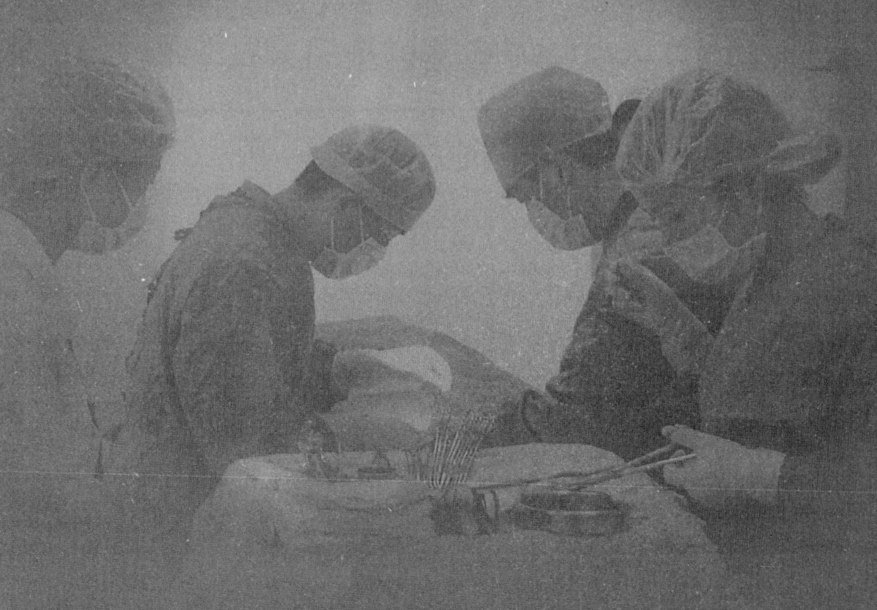

中国纺织出版社有限公司 | 国家一级出版社
全国百佳图书出版单位

内 容 提 要

《外科常见疾病诊疗要点与技术应用》一书主要介绍了外科常见疾病的诊疗要点，全书涉及病种广泛，治疗技术前沿。书中对每种疾病的诊疗过程均进行了较为清晰的阐述，从体格检查、辅助检查；以及诊断、鉴别诊断到治疗处置，每一步骤都为临床医师提供了规范化的指导。全书力求简明、实用、规范，旨在提高外科医师临床诊疗水平和能力，方便广大外科医务工作者在医疗实践中查阅参考。

图书在版编目（CIP）数据

外科常见疾病诊疗要点与技术应用 / 宋吉杰等编著.—北京 ：中国纺织出版社有限公司，2019.7（2025.1重印）

ISBN 978-7-5180-6363-5

Ⅰ.①现… Ⅱ.①宋… Ⅲ.①外科学 Ⅳ.①R6

中国版本图书馆 CIP 数据核字（2019）第 138315 号

策划编辑：陈希尔　　　　责任印制：储志伟

中国纺织出版社有限公司出版发行
地址：北京市朝阳区百子湾东里A407 号楼 邮政编码：100124
销售电话：010—67004422 传真：010—87155801
http：//www.c–textilep.com
E–mail：faxing@c–textilep.com
中国纺织出版社天猫旗舰店
官方微博http://weibo.com/2119887771
三河市悦鑫印务有限公司印刷　　各地新华书店经销
2019 年 7 月第 1 版　　2025 年 1 月第 2 次印刷
开本：710×1000 1/16 印张： 21.75
字数：550千字 定价：99.00 元

《外科常见疾病诊疗要点与技术应用》编委会

主　编

宋吉杰　莱阳市中心医院

谭光胜　栖霞市中心医院

郑亮亮　聊城市中心医院

李林卿　陆军第80集团军医院

副主编

李　运　茌平县温陈街道社区卫生服务中心

前 言

随着医学科学的发展，人们对人体各系统、各器官的疾病在病因和病理方面获得了比较明确的认识，加之诊断方法和手术技术的改进，现代外科学也在不断地更新变化。因此，为了适应现代外科学的飞速发展，也为了与其他外科临床医师交流经验，我们组织了一批外科临床医师，在总结自己大量临床经验的基础上，悉心钻研，对现代外科疾病知识作了较为全面的梳理和总结，编写了本书。

本书以外科常见病、多发病的临床诊断与治疗方案为重点，较为系统、全面地介绍了外科疾病的诊断方法和治疗技术，包括疾病的临床表现、辅助检查、诊断、鉴别诊断和治疗等方面的知识。本书立足临床实践，内容丰富、观点新颖、重点突出，是一本实用性很强的外科疾病书籍。适合外科专业人员以及基层医务工作者阅读。

尽管在本书编撰过程中，编者们做出了巨大的努力，对稿件进行了多次认真的修改，但由于编写经验不足，加之编写时间有限，书中难免存在遗漏或谬误之处，敬请广大读者提出宝贵的意见，以期再版时修正完善！

宋吉杰

2019 年 10 月

目　　录

第一章　脑血管疾病

第一节　原发性脑损伤

一、脑震荡

脑震荡是原发性脑损伤中最轻的一种，表现为受伤后出现一过性的脑功能障碍，经过短暂的时间后可自行恢复，其通常的特点是外伤后短暂的意识障碍，常表现为近事遗忘，无其他神经功能障碍；无肉眼可见的神经病理改变，显微镜下可见神经组织结构紊乱。幼儿中的脑震荡发生率最高。运动和自行车事故是多数5～14岁脑震荡病例的原因，而摔倒和交通事故则是成年人脑震荡的最常见原因。脑震荡性遗忘症的程度大致与意识丧失的持续时间和头部损伤的严重程度相关。患者既可有顺行性遗忘症(记不住新信息)，也可有逆行性遗忘症，后者包括遗忘受伤前的情况，或在少见病例中，遗忘以前数天或更长时间的情况。在一些例外病例中，非常轻的头部打击可引起持续数小时的记忆障碍。顺行性记忆缺失的持续时间一般短于逆行性记忆缺失的持续时间，两种情况都可在数小时后改善。脑震荡不引起自传体信息的丢失，如患者的姓名和出生日期。这种类型的记忆丧失是癔症或诈病的一种症状。有脑震荡相关性遗忘症的患者没有虚构现象，临床很多情况类似于一过性完全性遗忘。

(一)机制及病理

脑震荡在临床脑损伤中最常见，但其机制尚不清楚。它常在头部遭受轻度暴力的打击后产生，但有时并无可见的器质性损害，在大体解剖和病理组织学上均未发现病变，所表现的一过性脑功能抑制，可能与暴力所引起的脑细胞分子紊乱、神经传导阻滞、脑血循环调节障碍、中间神经元受损、中线脑室内脑脊液冲击波以及脑干网状结构受损影响上行性活化系统的功能等因素有关。在20世纪，为了解释脑震荡的病理生理学基础，产生了数个有价值的学说，这些学说都从某个特定的角度对其进行了探讨，并且在某些方面给出了解释，但单个学说均不足以解释，仍缺乏定论。

1.血管源性学说　此学说认为，颅骨遭暴力打击后的变形促使颅内压升高，将血液逼出毛细血管，同时合并血管功能的改变，由此造成的短暂脑缺血是脑震荡的主要病理生理基础。但这却很难解释即刻发生的意识障碍问题。

2.脑震荡的惊厥学说　由Walker等在1944年提出，他认为脑震荡是外力刺激皮质形成类似癫痫样的放电，并向下传播而产生一系列的症状。脑震荡的神经电生理学特征具有类似癫痫样的表现：皮质电活动最初呈自发的高兴奋表现，继之以较长时间的抑制期；此段时间，传入刺激不能引起皮质的相应反应。脑震荡和癫痫大发作的症状及体征又极具相似性，并有足够的证据显示，脑震荡后神经元能量代谢提高，存在弥漫性的神经兴奋。

3.网状上行激动系统(ARAS)学说　起源于20世纪40年代，一度占据主导地位。它认为，头部遭受的外力打击暂时抑制了脑干网状结构中上行激动系统的上行激动通路，使网状结构的电活动暂时遭到破坏，从而导致即时的意识丧失。但是，该学说却无法解释外力是如何影响网状上行激动系统(ARAS)的问题。虽然在临床中发现了脑干的一些组织学改变，但却缺乏有力的神经病理证据来证明损害在网状结构。它缺乏有力的电生理学证据，且脑震荡后即刻发现的皮质脑电图与之不符合。此外，它也无法解释在实验动物和某些临床病例中脑震荡后即刻发生的癫痫样运动和外伤后的近事遗忘。

4.向心学说　该学说在20世纪70年代由Ommaya等提出，认为突发的旋转力会在脑局部产生瞬间的剪切力，从而对中线结构产生影响，影响程度依作用强度而不同，轻者的神经损伤只是可逆的功能性改变；重者则是不可逆的器质性改变。此学说认为，脑震荡和重型闭合性脑伤的机制是相同的，区别只在于损伤程度的不同。但是，根据Ommaya等的模型，只有重型脑伤所致的损害才能波及中脑的网状上行激动系统(ARAS)，影响其功能而导致意识丧失，轻型脑伤只影响皮质下的白质纤维，不会向深处传播。这就使得向心学说难以解释脑震荡的短暂意识障碍及其他各种症状。

5.脑桥胆碱能学说　在动物实验和临床研究中，不管是轻型或重型脑损伤，都发现脑脊液中乙酰胆碱的升高。此学说认为，乙酰胆碱激活了脑桥被盖部胆碱能的抑制系统而导致意识丧失。根据胆碱能学说的观点，脑震荡时只有脑桥被盖部存在高代谢，脑的其余部位因受到抑制都应是低代谢的状态。但新近的研究却发现，脑震荡后短期内不仅脑桥被盖部，更广泛的区域，包括皮质、海马都有高代谢反应的证据；不仅如此，实验动物脑震荡前注射抗胆碱药东莨菪碱，也没达到预期的避免脑震荡症状发生的目的。

脑震荡后肉眼观察脑组织基本正常，常规HE染色光镜检查仅轻度非特异性改变，包括散在神经元肿胀、个别神经元坏死、较弥漫的神经纤维髓鞘及间质水肿、轻度淤血等。水肿的轴索末梢可发生“瓦勒变性”，进而发生“反应性生芽”。这些轴索变化在有髓神经纤维和无髓神经纤维均可见，还可见散在小出血灶特别是昏迷时间较长、症状较重的脑震荡，病理变化更明显。并推测这种病变在人类的典型例子是拳击运动员在多次脑震荡后发生脑萎缩。Ⅰ型透射电镜观察到则脑震荡后神经元、神经纤维和间质均有水肿。特别是神经元线粒体明显肿胀，线粒体嵴被推挤至周边。其变化有时序：伤后30min开始，1h达高锋，24h恢复正常。

(二)临床表现

脑震荡病人须有明确的头部外伤史，伤后即刻发生意识障碍，程度一般不严重，可表现为昏迷或一过性神志恍惚，持续时间一般不超过0.5h；头部损伤后的瞬间感觉头晕眼花，但无短暂意识丧失，这种临床状态的后果不确定，但一般认为是最轻型的脑震荡。可能同时存在血压下降、心率减慢、面色苍白、出冷汗、呼吸暂停继而浅弱和四肢松软等现象。这是暴力传导致使大脑、脑干和颈髓功能抑制，引起血管神经中枢和自主神经调节紊乱。大部分病人中枢神经功能迅速自下而上由颈髓向大脑皮质恢复，多在 0.5h 内恢复正常。

有的病人清醒后对受伤发生的时间、地点和伤前不久的情况等不能记忆，出现近事遗忘或称逆行性遗忘，但对往事能够记述，出现记忆中枢海马回功能受损的表现。几乎所有的脑震荡病人都有不同程度的头痛、恶心、呕吐、头晕、乏力、耳鸣、畏光、失眠、心悸、烦躁、注意力和记忆力减退等症状，临床症状的严重程度与脑震荡的严重性有关。有时可表现为一定程度的精神状态改变，如出现情绪不稳定，易激动、欣快等，也有部分病人可表现为忧郁、淡漠。一般在数日至数月恢复。若上述症状持续 3～6 个月仍无明显好转，除考虑是否有精神因素外，还需除外继发损伤。

此外，人脑震荡后经常会出现一组中枢神经功能障碍症候群。由于其表现与其他颅脑损伤后的症状相似，所以，通常笼统地称为“脑外伤后综合征”或“脑震荡后综合征（PCS）”。PCS 症状缺少特异性，主要表现为持久的躯体、认知和行为症状，典型症状包括头痛、记忆力和注意力下降、眩晕、焦虑、失眠、抑郁、易激惹、易疲乏及对声光敏感。脑外伤后癫痫（外伤性癫痫）作为一种独立病症，不归类于 PCS。同脑震荡本身一样，仍不明确 PCS 是属于器质源性还是属于精神源性。目前为止，PCS 的症状也主要靠病人主诉，还没有可诊查的客观征象，特别是其临床表现经常受精神因素影响，有些脑震荡者可完全没有后遗症；有精神问题或心理压力的伤者多有 PCS，并且表现的症状明显而严重。

（三）诊断

脑震荡的诊断主要依据患者头部受伤史及临床症状，特别是出现短暂的意识障碍和近事遗忘，且患者的临床症状很快消失，昏迷时间不超过 30min，无生命体征变化，神经系统查体多无阳性表现。腰穿颅内压在正常范围，少数可偏高或偏低，脑脊液化验正常。头颅 X 线平片无明显骨折；头颅 CT 检查多无阳性发现；脑电图仅见低至高波幅快波；脑干诱发电位可有潜伏期延长；单光子发射断层扫描（SPECT）可见局部脑血流减少，呈放射性稀疏改变。在鉴别诊断上主要与轻度脑挫裂伤相区分，两者在临床表现上相似，必须通过各种辅助检查来明确诊断。

（四）治疗

脑震荡患者一般无须特殊治疗，伤后密切观察，避免漏诊。一旦发生颅内血肿，可以及时诊断和治疗。伤后早期卧床休息，静养 1～2 周，可给予安神、镇静、镇痛等治疗，服用神经营养药物，自觉症状明显者可早期行高压氧治疗。减少外界刺激，注意脑力休息，少思考问题，不阅读长篇读物，避免长时间看电视，同时劝解患者消除对脑震荡的惧怕心理，多数患者在 2 周内痊愈，预后良好。对于急性期回家的患者，应嘱家属密切观察患者头痛、呕吐和意识障碍等症状，如有情况应及时来院就诊。对于头痛、头晕、失眠较严重的患者，可适当选用不良反应较少的镇痛、镇静药，（如：罗通定、布洛芬、地西泮）和神经功能改善药（谷维素、吡拉西坦（脑复康））以及钙拮抗药（尼莫地平）等对症治疗，避免使用吗啡类药物以免影响病情观察。

二、脑挫裂伤

脑挫裂伤是脑挫伤和脑裂伤的总称，多呈点片状出血。脑挫伤指脑组织遭受破坏较轻，软脑膜尚完整者；脑裂伤指软脑膜、血管和脑组织同时有破裂，伴有外伤性蛛网膜下腔出血。脑挫裂伤的程度与致伤力的大小有关，加速性损伤时，受力处颅骨变形或发生颅骨骨折，可造成受力部位及其邻近部位脑组织的挫裂伤，通常为局灶性。减速性损伤时，脑挫裂伤常发生于远离冲击点的对冲部位，且造成广泛性的脑挫裂伤。

（一）临床表现

1.意识障碍　意识障碍是脑挫裂伤最突出的临床表现之一，其严重程度是衡量伤性轻重的指标。轻者伤后昏迷的时间可为数十分钟或数小时；重者可持续数日、数周或更长时间，有的甚至长期昏迷。一般以昏迷时间超过 30min 为判定脑挫裂伤的参考时限。如果患者昏迷后清醒或好转后再次昏迷，应考虑继发脑损害的存在，如颅内出血、脑水肿和弥漫性脑肿胀。由于 CT 检查的应用，发现部分没有原发昏迷的患者 CT 扫描时也可见脑挫裂伤征象，临床上应予以足够重视。

2.头痛、恶心、呕吐等症状　脑挫裂伤患者由于同时伴有不同程度的脑水肿和外伤性蛛网膜下腔出血，清醒后多有头痛、头晕、恶心、呕吐，以及记忆力减退和定向力障碍，严重者可出现智力减退。伤后早期出现恶心呕吐可能由于头部受伤时第四脑室底部呕吐中枢受脑脊液的冲击、蛛网膜下腔出血对脑膜的刺激或对前庭系统的刺激等所致，若脑挫裂伤急性期已过，仍持续剧烈头痛、频繁呕吐，或者一度好转后又加重，须警惕继发颅内出血的可能。对于昏迷病人则应注意呕吐物误吸后窒息的危险。

3.生命体征变化　早期多表现为血压下降、脉搏呼吸浅快，这主要为脑干功能抑制所致，常于伤后不久逐渐恢复，若出现持续性低血压，需注意有无复合伤存在。如果生命体征短时间内即恢复正常并出现血压进行性升高，脉搏洪大有力，心率变慢，呼吸深缓，则需考虑发生颅内血肿及脑水肿、脑肿胀等继发性损伤。脑挫裂伤患者常有低热，若损伤波及下丘脑则会出现中枢性高热。

4.脑膜刺激征　因蛛网膜下腔出血引起，表现为畏光，颈强直，克氏征阳性，多在 1 周后消失，若持久不见好转，应注意排除颈椎损伤或继发颅内感染。

（二）诊断

脑挫裂伤病人检查时应详细询问头部受伤经过，特别应注意分析受伤机制和严重程度。根据有明确颅脑外伤史，伤后原发昏迷超过 30min，有神经系统定位体征，脑膜刺激征阳性，结合 CT 扫描等辅助检查，即可确立脑挫裂伤的诊断。临床上需与颅内血肿鉴别，颅内血肿一般表现为继发昏迷，与脑挫裂伤原发昏迷之间可有一个中间好转或清醒期，并且颅高压症状明显，明确的诊断有赖于辅助检查。

1.腰穿检查　腰穿检查颅内压多显著增高，脑脊液呈血性，含血量与损伤程度有关；颅内压明显增高者应高度怀疑有颅内血肿或严重肿胀、脑水肿。已出现颅内压明显增高、颅内血肿征象或脑疝迹象时禁忌腰穿。

2.头颅X线平片　在伤情允许的情况下，头颅X线平片检查仍有其重要价值，不仅能了解骨折的具体情况，而且对分析致伤机制和判断伤情有其特殊意义。

3.头颅CT和MRI扫描　CT扫描能确定脑组织损伤部位及性质，脑挫裂伤多表现为低密度和高、低密度混杂影像，挫裂伤区呈点片状高密度区，数小时后病灶周围出现低密度水肿带，同时可见侧脑室受压变形，严重者出现中线移位。CT扫描对脑震荡和脑挫裂伤有明确的鉴别诊断意义，并能清楚显示挫裂伤的部位、程度以及继发损害，如颅内出血、水肿，同时通过观察脑室、脑池的大小和形态及移位情况间接估计颅内压的高低，因此是首选的重要检查。但需要强调的是，CT只反映检查当时的颅内情况，CT不能预测颅内血肿和严重脑肿胀的发生和发展。其中创伤性迟发性颅内血肿的首次CT特征为：侧裂池有较明显的积血；侧裂池周围的额颞叶有较明显的挫裂伤，其皮质下有较大范围的点状出血。MRI扫描较少用于急性颅脑损伤诊断，但对诊断脑挫裂伤的敏感性明显优于CT，主要表现为脑挫裂伤灶内的长T_1、长T_2水肿信号及不同时期的出血信号。

（三）治疗

治疗脑挫裂伤以非手术治疗为主，其治疗原则是减少脑损伤后的病理生理反应，维持机体内外环境的生理平衡，促进脑组织功能康复，预防各种并发症的发生，严密观察有无继发性颅内血肿发生。若出现颅内继发性血肿、难以遏制的脑水肿、颅内高压时需考虑手术治疗。

对于轻型脑挫裂伤病人的非手术治疗可参照脑震荡的治疗，密切观察病情变化，针对脑水肿对症治疗，及时复查CT扫描。对于中重型脑挫裂伤患者则应加强专科监护，注意保持气道通畅，持续给氧，对有呼吸困难者应及时行气管插管呼吸机辅助呼吸。维持水、电解质平衡，在没有过多失钠的情况下，含盐液体500ml/d即可。含糖液补给时要防止高血糖以免加重脑缺血、缺氧损害及酸中毒。如果患者3～4d不能进食，宜留置胃管，鼻饲流食以补充热量和营养。对于休克患者在积极抗休克治疗同时，应详细检查有无骨折、胸腹腔有无脏器伤和内出血，避免延误复合伤治疗。

伤后6h当除外颅内血肿，血压过低及其他禁忌证即可使用脱水治疗。其中20%甘露醇为临床上最常用的渗透性脱水药，它除了有确切的降低颅内压的作用外，尚可降低血细胞比容、降低血液黏滞度、增加脑血流量和增加脑氧携带能力。目前主张小剂量甘露醇，每次125ml，6～8h 1次，10～15min快速静脉滴注。值得注意的是甘露醇进入血脑屏障破坏区可加重局部脑水肿，大剂量、长期使用或血浆渗透压超过320mol/L时可引起电解质紊乱、肾衰竭、酸中毒等，如同时应用其他肾毒性药物或有败血症存在时更容易发生肾衰竭。当出现弥漫性脑肿胀时，则应立即给予激素和巴比妥疗法，同时行过度换气及强力脱水，冬眠降温、降压也有助于减少脑血流量减轻血管炎性水肿。

病人的躁动、抽搐、去脑强直和癫痫发作常加重脑缺氧，促进脑水肿，应及早查明原因给予有效的抗癫痫和镇静治疗，苯巴比妥0.1～0.2g肌内注射，并避免使用有呼吸抑制作用的药物。对于颅脑损伤患者是否需要给予预防性抗癫痫药的问题一直存在着争议。不少学者认为伤后给予抗癫痫药能有效地预防癫痫灶的形成和癫痫的发生，而一些前瞻性的临床研究却认为预防性抗癫痫药无效。但后来有人提出，预防性抗癫痫药的效果不是单单取决于是否给药，而是取决于药物在血液中的浓度，只有达到药物有效的治疗浓度，才可能起到预防癫痫的作用。

急性期治疗中应注意保护脑功能，可以酌情使用神经功能恢复药物，待病情平稳后尽早开始各种脑功能锻炼，包括听力、语言、肢体功能的康复治疗。对于不伴有气胸、休克、颅内血肿、感染等患者，可采用高压氧治疗；可降低脑外伤后因合并低氧血症、低血压、贫血等，从而导致继发缺血缺氧性脑损伤的可能，早期适时使用高压氧疗法有助于可逆性脑损伤的好转。在脑挫裂伤治疗中也要注意发生弥散性血管内凝血的可能，注意观测血流动力学变化。

原发性脑挫裂伤一般不需要手术治疗，但对于下列两种情况应考虑急诊手术治疗：①继发脑内血肿 30ml 以上，CT 示有占位效应，非手术治疗欠佳或颅内压超过 40kPa(400mmH_2O)；②严重脑挫裂伤，脑组织挫碎坏死伴脑水肿导致进行性颅内压增高，降颅压治疗无效，颅内压达到 5.33kPa(533mmH_2O)，应尽早行开颅手术，手术目的是清除颅内血肿和挫碎坏死的脑组织，充分内外减压。碎化脑组织的特征是组织颜色呈暗灰色，吸除时无出血，质地松脆，易于吸除；值得注意的是靠近或位于重要功能区的碎化脑组织的吸除须十分谨慎，少量的碎化脑组织可以不用处理。脑挫裂伤后期并发脑积水时，宜先行脑室引流待查明积水原因，后再给予相应处理。

三、原发性脑干损伤(PBSI)

原发性脑干损伤是指伤后立即出现脑干症状，可分为脑干震荡、脑干挫伤及出血等。单纯的原发性脑干损伤较少见，一般多伴有严重的脑挫裂伤。是重型颅脑损伤的一种特殊类型，占颅脑外伤的 1.9%～3.0%，但其残疾率及病死率高达 70.0%。其病理改变主要表现为弥漫性脑干轴索损伤和脑干挫伤伴小灶性出血。其中脑损伤后立即出现的意识障碍，如意识模糊、浅昏迷、昏迷和深昏迷，是由于皮质、皮质下结构和脑干的弥漫性轴索损伤(DAI)的结果，只是因程度不同而出现意识障碍轻重不一；而生命体征的改变，呼吸、循环功能的紊乱，甚至死亡，则是由于脑干网状结构中的生命中枢受损，心血管运动中枢和呼吸中枢神经元及其传入或传出纤维不同程度损伤的结果。

(一)机制及病理

原发性脑干损伤通常指暴力作用于头部引起脑干为主的损伤，并于伤后立即发生持续时间较长的意识丧失或死亡。对于 PBSI 和 DAI 之间的关系有两种观点，一种观点认为 PBSI 从属于 DAI：Adams 早在 1985 年便提出所谓原发性脑干损伤实际上是 DAI 的一部分，不应作为一种独立病征；Masuzawa 等(1997)观察 60 例因剪应力所致的颅脑弥漫性轴索损伤中有 5 例为脑干损伤；国内也有观点认为原发性脑干损伤是 DAI 的一部分，孤立存在的 PBSI 很少存在或不存在。另一种观点则认为 PBSI 可以单独存在，而且是某些颅脑损伤致死的唯一原因。究竟孰是孰非，还有待于学者们进一步研究论证。PBSI 和 DAI 都是由于暴力直接作用所致的颅脑原发性损伤，颅脑的病理变化轻微，多不伴颅骨骨折、颅内血肿和脑疝等病变；不同的是两者的损伤范围不一样，DAI 较广泛，多同时累及大脑、胼胝体和脑干，而 PBSI 则局限于脑干。

造成 PBSI 的原因有：①头部受外力作用时，脑在颅腔内大幅度移动，脑干与小脑幕游离缘或斜坡相撞；②枕骨大孔区骨折直接损伤；③脑室内脑脊液波的冲击，此种损伤多见于顶枕部或枕部着力时；④颅底部间接着力；⑤颈部过伸展或挥鞭样损伤也常造成脑桥与延髓交界处断裂。通过生物力学的研究发现，人颅脑在动态冲击载荷下，除着力点的对极处压力最高外，脑干部位的压力比颅内其他部位均高，呈压力集中现象。说明在脑损伤中，脑干是易损部位。而且，脑损伤后的能量代谢障碍也是以脑干最明显。

原发性脑干损伤的一般病理改变：①脑干出血，多在中脑、脑桥的边缘或被盖部及第四脑室室管膜下，出血灶局限，境界清楚，大者肉眼即可见，小者需在光镜下才能发现；②脑干软化，脑干由于局限性缺血缺氧，而导致细胞坏死、软化；③脑干局限性水肿，多发生在损伤部位。脑干损伤的形态学异常是构成神经系统功能缺失的重要基础之一，一般认为脑损伤后组织病理学改变具有特征性，在几分钟内就可以发现神经元、胶质细胞和微血管异常，2h 后继发性病理改变逐渐明显，周围循环紊乱，炎性细胞浸润，脑实质肿胀、水肿加重，进一步引起神经元死亡。当弥漫性轴索损伤存在原发性脑干损伤时，外伤性脑损伤通过引起局灶性轴浆运输障碍导致反应性轴突肿胀，轴索断裂。关于轴浆运输障碍的机制，有人认为是创伤性反应机械地破坏神经丝及细胞骨架网，导致上述改变。还有人认为是剪应力和牵引力激发局部轴突内神经化学改变，而导致上述改变。还有人认为轴膜本身可能同时受到损伤，由此导致局部离子失调，引起轴浆运输障碍。脑干网状结构的广泛部位都存在意识中枢，脑干损伤后很容易引起意识障碍；如果损伤到脑桥下部和延髓上部网状结构中的生命中枢，则很容易引起死亡。对于原发性脑干损伤所致短期内死亡者脑干结构在细胞和分子水平上的改变，国外目前报告极少，国内学者近几年报告较多，取得了一定进展。

（二）临床表现

脑干损伤后患者多立即出现意识障碍，昏迷程度深，持续时间长，恢复过程慢。早期即出现典型的去大脑强直或交叉性瘫痪、锥体束征阳性、脑神经功能障碍等病灶体征。生命体征与自主神经功能紊乱，出现顽固性呃逆、呼吸衰竭或消化道出血等。不同部位的脑干损伤其表现也不同：中脑损伤后以意识障碍较为突出，系因网状结构受损所致。伤及动眼神经核时可表现出眼球歪斜，一侧外上一侧内下呈跷板状，去大脑强直；脑桥受损后除有持久意识障碍外，双侧瞳孔极度缩小，呼吸节律紊乱，呈陈施呼吸或抽泣样呼吸；延髓受损的表现主要为呼吸抑制和循环紊乱，呼吸缓慢、间断，可在短时间内停止呼吸，脉搏快弱，血压下降，心眼反射消失。

（三）诊断

原发性脑干伤的诊断可简单归纳成以下几点：伤后持续昏迷的前提下，具备以下一个条件即可诊断。①去脑强直；②双侧锥体束征阳性；③眼球分离；④双侧瞳孔散大、或双侧瞳孔针尖样缩小、或瞳孔不圆、或瞳孔多变。生命体征的不稳定在除外心肺本身的疾患和休克外常提示预后不良，尤其是呼吸节律的改变如潮式呼吸、叹息样呼吸、双吸气呼吸常提示脑干功能衰竭。

原发性脑干损伤往往与脑挫裂伤或颅内出血同时伴发，临床症状相互参错，除少数早期病人于伤后立即出现脑干损伤症状且颅内压没有增高可资鉴别外，其余大部分均需借助 CT 或 MRI 检查始能明确。不过在显示脑实质内小出血灶或挫裂伤方面，尤其是对胼胝体和脑干的细微损害，MRI 明显优于 CT。Keller 等报告的 1 例导致脑桥交叉性瘫痪的脑干多发性损伤，便是通过 MRI 快速而准确地诊断出来。有学者还报告 MRI 是检测脑干损伤后下橄榄核肥大和齿状核-红核-橄榄核通路损害的高灵敏方法。Shima 等用脑压力-血流指数(PVI)、脑干听觉诱发电位(BAER's)和脑血流量(CBF)3 个指标来观察液压冲击所致的原发性脑干损伤家猫动物模型,发现不同程度的脑干损伤,其 PVI、BAER's 和 CBF 的变化不一样。轻度损伤组的 PVI 值明显高于重度损伤组,脑干损伤后 BAER-s 的Ⅱ、Ⅲ、Ⅳ峰均有短暂的抑制,但伤后 60～150min,轻度损伤组的Ⅱ、Ⅲ、Ⅳ峰开始逐渐恢复,伤后 8h 恢复到基线值的 95%,而重度损伤组却未见恢复;脑干损伤 2h 后,CBF 均下降至损伤前的 40%,伤后 8h 轻度损伤组的 CBF 恢复到损伤前的 86.8%,而重度损伤组未见明显恢复。

(四)治疗

原发性脑干损伤的病死率高达 50%～70%,约占全部颅脑损伤患者病死率的 1/3。合并脑挫裂伤或颅内出血不严重时治疗与脑挫裂伤相同。合并脑挫裂伤继发脑水肿出现脑疝者,可行开颅手术,清除破碎脑组织,行脑内外减压术。一旦确定手术,应争分夺秒,尤其是已有脑疝形成的情况下更应尽一切努力缩短术前准备的时间。其余治疗包括:脑水肿和颅内高压的防治,应用防治措施包括脱水药、过度通气、脑室引流、巴比妥疗法、大剂量糖皮质激素、低温治疗。并发症的防治:低氧血症的纠正、肺部感染的防治、消化道出血的防治、癫痫的防治、深静脉血栓的防治。内环境的维持:正常体温或稍低体温的维持、正常电解质的维持、正常血气的维持、肝肾功能的维持、营养的支持。

四、下丘脑部损伤

下丘脑损伤分为原发性伤和继发性伤两类。前者系下丘脑直接受到损伤;后者则常是在严重广泛的脑创伤基础上,出现脑水肿、颅内压增高、脑组织移位和脑疝之后,下丘脑受到继发性损伤。因下丘脑在维持机体内环境稳定中极为重要,丘脑损伤防治对提高颅脑创伤救治水平有特殊意义。

(一)机制及病理

下丘脑是间脑的最下部分,重量约 4g,形成第三脑室底部及部分侧壁,其主要功能是保持内环境的稳定和行为协调。下丘脑的矢状面由前向后可分为 3 个区域:①前区(又称视上区),位于视交叉上方,内有视上核、交叉上核、室旁核、下丘脑前核等;②中区(结节区),位于灰结节,内有下丘脑背内侧核、腹内侧核以及结节核漏斗等;③后区(乳头区),位于乳头体前方,内有乳头体外侧核、后核、前核和内侧核。

下丘脑的传入纤维来自大脑皮质、丘脑、丘脑底核苍白球、内侧丘系、视觉分析器和嗅脑等部位。传出纤维到达中脑被盖、涎核、迷走神经运动核、脊髓侧角细胞以及神经垂体。

下丘脑的神经内分泌细胞有大小两种,对丘脑以上部位的神经冲动和神经递质(如单胺类、乙酰胆碱类)起反应,并受体液因素的反馈调节。大型神经元位于视上核和室旁核内,其传出纤维构成视上核室旁核神经的垂体束(下丘脑-垂体束),该束大部分终止于神经垂体,小部分终止于正中隆起。视上核主要分泌抗利尿激素(血管升压素),室旁核主要分泌催产素,少量分泌抗利尿激素。小神经元位于下丘脑正中隆起加第三脑室旁下部,分泌多种促垂体释放激素和抑制因子,经垂体门脉系统进入腺垂体。下丘脑的血液供应来自脑底 Willis 环。颈内动脉发出的垂体上动脉到达结节漏斗部后，即分成初级微血管丛，再集合成垂体门静脉系，沿垂体柄达腺垂体远侧部，形成第二级微血管丛。这些微血管各有其供应区，互不重叠，故易发生缺血性梗死或出血。垂体门静脉系统为下丘脑促垂体释放激素进入腺垂体的渠道。

下丘脑具有广泛而复杂的生理功能，是神经系统与内分泌系统及免疫系统的连接枢纽；也是大脑皮质下自主神经和内分泌的最高中枢；又是垂体腺及其靶腺的控制中心。下丘脑参与调节自主神经系统，如渗透压和体温调节、能量代谢与营养摄取、水盐平衡、睡眠与觉醒、情感行为、性功能与生殖以及心血管运动功能等。

下丘脑深藏于脑底和蝶鞍上方，前方有视神经固定，下方有垂体柄通过鞍膈孔和神经垂体相连，周围有丰富的垂体门脉血管系统包裹。因此，暴力既可直接又可间接地造成下丘脑致伤，也可影响到其血液供应而致缺血和(或)出血。单纯原发性下丘脑创伤少见，而多数与广泛而严重的脑挫裂伤和脑干伤并存，且常伴有垂体腺出血与软化。下述情况易使下丘脑损伤。

1.*广泛颅底骨折累及蝶鞍、蝶骨翼、前颅底时* 骨折片可能直接刺入下丘脑。

2.*头部受到暴力打击时* 尤其头部处于减速运动下，脑在颅腔内呈直线可旋转运动中，由于脑与骨结构摩擦致额叶底部严重挫伤，或因垂体柄、视神经等相对固定，头伤瞬间形成剪力作用，均可致下丘脑损伤。

3.*严重脑挫裂伤、颅内血肿* 因脑水肿和颅内压增高引起脑移位和脑疝时，可使下丘脑血供受到影响，而产生缺血性损害。

4.*医源性损伤* 多见于鞍区病变手术时，因下丘脑受到牵拉、挤压而造成损伤。

一组 106 例闭合性颅脑伤死亡病例早期尸检结果表明，有下丘脑损伤者占 42.5%(45 例)，双侧损伤者占 22.6%(24 例)。病理改变包括微出血灶和缺血性损害两类(前者占 31 例，后者占 21 例，两者均有占 12 例)。微出血灶多出现于下丘脑前区，而缺血性病变则偶然出现，这可能与该区有丰富的微血管网有关。另一组病例也有类似发现，在颅脑伤后 30d 内死亡的病人中，下丘脑前区均可见大小不一的微出血灶。坏死性病理改变最常见于下丘脑结节区，并可合并垂体出血和梗死，可能是到达下丘脑的小穿支血管和垂体门脉系统分支受损所致。严重颅脑伤后继发的血肿、水肿或脑疝，导致下丘脑移位变形，血液循环发生障碍，也可能是因素之一。

(二)临床表现

下丘脑一旦受到损伤常较为严重，且损伤范围往往不止涉及一个核团，故临床表现复杂。当伴发广泛脑挫裂伤、脑干损伤时，其临床表现可被掩盖，不易识别，对此应提高警惕。其较为特征性表现有以下几点。

1.*意识和睡眠障碍* 下丘脑皮质脑干网状结构有着密切的传入与传出联系，对维持觉醒和睡眠具有重要作用。下丘脑损伤将影响脑干网状结构上行激活系统的功能。下丘脑损伤严重者多出现昏迷、运动不能性缄默；轻者可能出现嗜睡、睡眠节律紊乱等。

2.*体温调节障碍* 一般认为下丘脑的前部及其邻近区域有散热中枢；下丘脑后外侧有产热和保温中枢。散热机制是通过喘气、皮肤血管扩张和排汗来实现，其中以排汗最重要。产热保温机制是通过皮肤血管收缩、肌肉紧张、毛孔收缩、停止出汗等以保持体温。下丘脑损伤后，两种生理调控机制均可受到破坏，临床上可出现体温过高或过低，但以前者多见。下丘脑损伤病人伤后常迅速出现中枢性高热，体温持续40～41℃，四肢厥冷、躯干温暖、皮肤干燥，不受退热发汗药的影响，有时随着室温的变化体温可相应升高或降低。不论体温过高或过低，均显示下丘脑受到严重损害，对物理降温或升温反应不良者预后更差。

3.水盐代谢紊乱　生理情况下，水盐代谢受下丘脑调控。腺垂体分泌的促肾上腺皮质激素（ACTH）和神经垂体释放的抗利尿激素（ADH）等可通过对细胞内外液中电解质和渗透压的调控，共同维持机体的正常水盐代谢和机体内环境的稳定。ACTH 通过增加肾上腺醛固酮的分泌，使血钠和血浆渗透压升高；而 ADH 则通过促使肾小管对游离水重吸收，引起低血钠、低血浆渗透压及高血容量。正常状态下 ACTH 和 ADH 保持着动态平衡。当下丘脑损伤尤其是视上核及室旁核受到损害时，可导致 ADH 分泌不足或过度而出现 ADH 异常分泌综合征（SIADHS）。临床上表现为尿崩症、水潴留、水中毒或中枢性高血钠综合征。

（1）尿崩症：ADH 由下丘脑的视上核和室旁核产生后，沿垂体柄中下丘脑垂体束到达神经垂体，储存在神经末梢和微血管相连接处。下丘脑损伤后，不论是 ADH 分泌减少，或输送 ADH 的通路受到影响，均可发生尿崩症。其临床特征为：多尿、烦渴、多饮。病人常诉说口渴难忍，手不离水杯。尿量常在 3000ml 以上，多者高达 10000ml/d，尿相对密度在 1.010 以下，尿渗透压在 280mmol/L 以下，肾功能及血浆渗透压常无明显变化。目前外伤性尿崩症的发生率尚无精确统计，可能与临床观察中对其认识不足有关。一组 5000 例闭合性头伤中，仅发现 13 例尿崩症；而另一组 291 例闭合性头伤中却发现 8 例尿崩症，发生率的差异可能与严重创伤病人由尿崩症引起的多尿易被临床医生忽视有关，以致尿崩症未得到早期诊断。因此在排除脱水药应用等外加因素后，重度颅脑伤病人出现明显多尿，就应想到尿崩症存在的可能。

（2）低血钠综合征：下丘脑损伤后出现的低血钠综合征，以低血钠（＜130mmol/L）、低血浆渗透压（＜270mmol/L）、高尿渗（尿渗：血渗＞1）、高尿钠［＞80mmol/（L·d）］和高血 AVP（＞1.5pg/ml）为特征。

水潴留和水中毒是低血钠综合征的主要临床表现。正常情况下，由于下丘脑调控，ADH 和 ACTH 维持着动态平衡。下丘脑损害时调控机制失效，可出现 ADH 分泌增加，促进肾小管对游离水的重吸收，水分在体内潴留，出现低血钠、低血浆渗透压和高血容量。水向细胞内转移，致细胞内水分增加，最终引起渗透压性脑水肿和颅内压增高。血钠＜120mmol/L 时，病人即出现厌食、厌水、恶心、呕吐、腹痛等症状；血钠进一步下降，神经系统症状加重，易激怒，或反应迟钝、嗜睡、腱反射迟钝，出现病理反射；血钠 90～105mmol/L 时，意识障碍进一步加重，发生抽搐，甚至昏迷。

但近年来发现部分低血钠综合征的病人，其血 ADH 含量并不高，故不属于 SIADHS，而被称为脑性盐耗综合征，其发生机制可能与下丘脑致使心房钠尿肽（ANP）或脑钠尿肽（BNP）倡导的肾神经调节功能紊乱，致肾小管对钠的重吸收障碍有关。在临床实践中对于 SIADH 及脑性盐耗综合征的鉴别十分重要，因为其在治疗原则上具有根本差别。脑性盐耗综合征的处理为补充高渗氯化钠，并给予醋酸去氧皮质酮（DOCA）或促肾上腺皮质激素（ACTH），以增加肾对钠的回吸收；而 SIADHS 则必须严格限制入水量（成年人每天 800～1000ml），甚至应用呋塞米才能见效，这是因为体内保留过多水分不能排出形成“水中毒”、血液被稀释而形成低钠低氯。

(3)高血钠综合征:中枢性高血钠症可见于下丘脑损伤病人,尤其在下丘脑损伤与严重脑损伤伴存时。昏迷病人渴感消失,再加上高热、多汗、大量应用脱水药、限制水分摄入等,均可促使水分丧失和血钠增高,导致低血容量性高钠血症,且易引起凝血机制亢进。维持血浆渗透压需靠血浆钠和氯含量的稳定。下丘脑损伤后 ADH 分泌减少和 ACTH 分泌增加,结果导致机体水盐平衡出现障碍。ACTH 兴奋其靶腺肾上腺分泌醛固酮而产生滞钠排钾,故 ACTH 分泌增多,可导致高血钠综合征。此外,有明显脑损伤后的高血钠病人,血 ADH 水平正常,也无体液容量减少,被称为原发性高钠血症,可能与下丘脑等损伤后,ANP 或 BNP 分泌不足,肾小管利钠利尿作用减少有关。血钠正常值 130～145mmol/L,高血钠综合征时血钠可高达 148～150mmol/L 或以上。血浆钠增高后,细胞外液内钠浓度虽很高,但钠泵不易使钠进入细胞内。细胞外液高渗致细胞内水分向细胞外转移,脑细胞处于脱水状态。急性高血钠症病人,常表现烦躁、易激惹、四肢腱反射亢进、肌张力增高、抽搐、昏迷等。脑细胞严重脱水可致脑萎缩、脑动脉“机械性”牵拉或静脉内血栓形成,甚至发生脑出血和缺血。高血钠综合征病情都十分严重,诊断治疗易被延误,预后很差。

4.急性上消化道出血　严重颅脑损伤与严重脑血管病病人常并发上消化道出血,有合并下丘脑损伤时消化道出血发生率高达 90%。关于消化道出血的发病机制,目前尚无统一认识,但自主神经功能紊乱无疑起了主导作用、自主神经的皮质下高级中枢位于下丘脑,既有副交感神经中枢,又有交感神经中枢。不论直接损伤下丘脑或严重颅脑伤后导致下丘脑、脑干发生移位和扭曲,自主神经系统均可受到不同程度损害。大量的实验和临床研究均证明,严重颅脑伤早期应激状态下,交感神经处于异常兴奋状态,胃肠活动减少,胃潴留,儿茶酚胺、5-羟色胺等神经递质增多,胃肠黏膜下血管痉挛、缺血,黏膜代谢障碍。继而,迷走神经兴奋性明显增强,胃肠蠕动加快,胃酸分泌增多。在原已出现的胃黏膜病理损害基础上,由于胃酸的作用,胆汁反流、致 H^+ 回渗等进一步加重黏膜屏障损伤,黏膜下血管痉挛、缺血加重,形成大小不一的糜烂面,最终融合成溃疡灶,上述病理改变多见于胃体和胃底部,并可发生在幽门区甚至小肠上段。近年来肠道自主神经系统功能紊乱在应激性溃疡出血中的作用越来越受到重视。上消化道出血多发生于伤后 1 周左右,程度因人而异。轻者仅有大便隐血试验阳性,胃液呈淡咖啡样;严重者有呕血、柏油样或暗红色大便,甚至出现休克。有时可合并溃疡穿孔,穿孔部位多位于十二指肠球部,持续胃内的 pH 监测对于防止消化道出血具有重要的指导作用。

5.高渗性非酮症糖尿病昏迷(HNDC)　是一种以高渗透压、高血糖和酮体阴性为特征的病症。下丘脑损伤后 HNDC 的发生机制,与颅脑挫伤、颅内血肿或脑水肿直接或间接损害下丘脑-垂体轴有关。急性颅脑损伤患者处于应激状态,有大量应激激素分泌,血中胰高血糖素、糖皮质激素明显升高,而胰岛素水平下降,糖代谢障碍。此外严重颅脑伤患者为减轻脑水肿,降低颅内压,常需用甘露醇等脱水治疗,限制入量;伴有高热或气管切开等情况时,水分丧失更多,也促使 HNDC 发生。HNDC 患者临床表现有多饮、多尿、发热、恶心、呕吐、嗜睡、定向障碍、幻觉、癫痫样发作直至重度昏迷等。实验室检查:血糖＞33mmol/L、血渗透压＞350mmol/L、血钠＞150mmol/L、尿酮阴性或弱阳性,尿素氮与肌酐比例＞30∶1,二氧化碳分压和 pH 在正常范围。HNDC 应及早诊断和处理,否则预后不良,病死率很高。

6.其他　下丘脑损伤后可出现丘脑饥饿综合征,病人食欲异常亢进,体态肥胖。下丘脑垂体轴损伤后存活下来的病人，则可继发性功能障碍、性腺萎缩、不育等腺垂体功能低下表现。

（三）诊断

颅脑损伤过程中，直接或间接损伤导致的广泛性下丘脑损伤的患者常病情危重，预后不良。孤立而局限的下丘脑原发性损伤，在急性颅脑损伤病例中则较为少见。

多数下丘脑伤病例由于暴力重，损伤机制复杂，往往合并脑其他部位的损伤，下丘脑伤的临床表现常被其他脑损伤的症状掩盖。因此，临床诊断时，只要有一二种“特征”性表现时，就应想到有下丘脑损伤的可能，尤其是蝶鞍区及附近有颅底骨折或额叶底部广泛性挫裂伤，又有高热、多尿等表现时，更应高度警惕，以免遗漏或延误诊断。

Mark 等报告 9 例鞍上区损伤的 MRI 表现，5 例临床疑有视交叉损伤病例中，2 例视交叉横断损伤；1 例因直回下疝致视交叉损伤；2 例表现为第三脑室底的裂伤；2 例有垂体柄的横断损伤，表明高灵敏度的 MRI 对下丘脑损伤的诊断具有一定意义。但目前对于丘脑下部损伤仍缺乏明确公认的影像学诊断标准。

头外伤后存活的下丘脑损伤患者，出现多饮、多尿、烦躁等尿崩症表现时，应注意与精神性多饮相鉴别。精神性多饮的患者亦可有多饮、多尿，且肾功能正常。鉴别诊断时，尚需进行水剥夺试验、高渗盐水试验等。其他如肾性尿崩、糖尿病等虽亦可有多饮、多尿等表现，但前者有肾病史，肾功能不良可资鉴别；后者有空腹血糖升高，尿糖阳性可资鉴别。

头外伤后进行有关内分泌功能检查如促甲状腺激素、生长激素、催乳素以及水盐代谢的有关激素水平，亦可提示下丘脑垂体轴损害情况，对诊断有一定参考价值。

（四）治疗

急性下丘脑损伤是最严重的脑损害之一。由于大多数患者常合并其他部位的脑损伤，故对其治疗应采用综合性治疗原则；防治颅内血肿及脑水肿所致的颅内压增高仍是治疗的关键，同时也是防治下丘脑继发性损伤的重要措施。下丘脑损伤所继发的高热、水盐代谢障碍、消化道出血、高渗性非酮症糖尿病昏迷等是严重影响患者预后的因素，同时也是脑伤后“二次”打击致脑伤的主要因素，故在下述治疗在下丘脑损伤中有特殊重要的意义。

1.*亚低温治疗*　早在 20 世纪 50 年代，国内外已应用冬眠低温疗法治疗严重颅脑损伤，尤其是用于治疗伴有高热的严重脑挫伤和脑干损伤，并显示良好作用。但实验研究不够深入，亦缺乏系统临床总结，故后来应用不够普遍。20 世纪 80 年代以来，国内外大量实验研究证明，亚低温疗法（28～35℃）优于深低温疗法，且并发症少，对脑有良好保护作用。大量的临床应用实践证明，亚低温治疗可降低颅脑伤的脑耗氧和代谢率，降低颅内压，从而明显降低死残率。

亚低温治疗的脑保护机制，目前尚不完全清楚，但实验研究和临床应用研究均提示，它有以下几方面作用：①降低耗氧量和乳酸堆积，减轻酸中毒；②维持正常脑血流量和能量代谢；③抑制花生四烯酸代谢产物白三烯 B4 生成，减轻脑水肿；④抑制颅脑损伤后急性高血压反应，减轻血脑屏障损害；⑤抑制颅脑伤后有害因子如乙酰胆碱、单胺类介质、兴奋性氨基酸、自由基等的生成和释放，减轻脑的继发性损害；⑥调节脑损伤后钙调蛋白激酶Ⅱ和蛋白激酶 C 的活力。

降温方法及注意事项：①严重颅脑外伤伴有高热、深昏迷等下丘脑损伤的患者应尽早实施亚低温治疗，力争在数小时内使脑温降至 32℃（条件不具备者，可测定鼻腔温度或肛温代替），维持 2～3d，或根据病情适当增减；②停止低温治疗时，宜自然复温，保持体温 36℃左右；③为了保持降温迅速和防止寒战反应，开始降温前肌内注射或静脉滴注冬眠合剂和冬眠肌松药（需辅助呼吸者），然后以半导体降温毯或冰袋在颈部和四肢大血管处及胸背降温；④降温过程应严密监护病情，注意水盐平衡，防止低钾；⑤休克、严重心肺功能损害、严重的多器官创伤、妊娠及婴幼儿等宜慎用亚低温治疗。

2.急性上消化道出血的治疗　重点在于预防和及早发现、及早治疗。严重颅脑伤和下丘脑损伤病人宜尽早进行胃内 pH 监测并及早置入胃管，以便吸除滞留的胃内容物和监测胃液改变。常规静脉或胃管内注入硫糖铝（本药可与胃黏膜分泌黏蛋白结合，形成一层保护膜）、雷尼替丁、奥美拉唑等。如发现胃液隐血试验阳性（注意排除误吸血液）、呕血或柏油样便等，证实有明显消化道出血时，则可用 6～8℃冷生理盐水 150ml 内加入去甲肾上腺素 1～2mg，或凝血酶 2000U 加生理盐水 20ml 行胃内灌注 3～4/d，同时静脉滴注巴曲酶、奥美拉唑及其他止血药，并根据柏油样便的量和次数、血红蛋白值，适时补充新鲜全血。经过上述处理多可止血，如反复大量呕血和大量柏油样便，非手术治疗无效时，有条件者可在急诊下通过纤维胃镜进行止血、急诊腹腔动脉造影介入止血或急诊剖腹探查止血，以挽救病人的生命。

3.水盐紊乱的处理

（1）尿崩症：出现典型的多尿、烦渴和多饮表现，诊断多无困难。但对于严重颅脑外伤早期出现的多尿，则应注意查找原因，注意尿相对密度及尿渗透压，以防延误治疗。轻症尿崩症病人，应嘱其限制盐、咖啡及茶的食用，可口服氢氯噻嗪 25mg，2～3/d。本药作用机制尚不清楚，有人认为可抑制肾小管对钠的重吸收，使细胞外液中钠浓度下降，抑制下丘脑渴觉中枢兴奋，减少饮水。中重症病人可应用垂体后叶素（尿崩停）鼻腔吸入。本品为猪脑垂体后叶提取物，主要成分为抗利尿激素，每次吸入 20～50mg，3～4/d。有鼻旁窦炎及支气管哮喘者禁用。油剂加压抗利尿素注射剂（长效尿崩停注射液）系鞣酸升压素-抗利尿素油剂，肌内注射，每次 1ml，可维持药效 10d 左右，耐受量因人而异，应注意病情及时调整用药剂量，有高血压、冠心病、心力衰竭者及孕妇禁用。1-去氨基-8-右旋精氨酸血管升压素（dDAVP）为人工合成的抗利尿素，由鼻吸入（每次 10～20μg）或注射，每毫升含 100μg，肌内注射每次 0.1～0.2ml，该药应在医生严密监护下应用，防止用药过多导致水潴留，诱发脑水肿。

（2）低血钠综合征的治疗：SIADHS 引起的低血钠综合征，具有二低（低血钠、低血渗）和三高（高尿钠、高尿渗、血液中 AVP 高），但无心、肝、肾功能损害，无水肿和糖尿病，主要从以下方面着手处理。①限制水摄入，因患者体内有较多水分潴留，常有渗透压性脑水肿表现，使病情加重。故应限制水分摄入，一般每日 1000ml 左右。限制水分后血钠可逐渐回升。②利尿和脱水，可应用 20％甘露醇和呋塞米，以呋塞米为首选药物，因该药利尿作用强，本身不带人更多水分，按每千克体重 1mg/d，最大用量可达 0.5～1g/d，分次静脉输入。③补钠，一般认为 SIADHS 低钠血症，并不代表体内真正缺钠，补钠过多可能有害，故 SIADHS 患者的补钠应慎重。应每日测定血钠、尿钠、体重。严重病例血钠＜120mmol/L，有明显神经精神症状者，可输注 5％高渗盐水，使血钠升至 130mmol/L。④SIADHS 患者，给予 ACTH 治疗，腺垂体 ACTH 分泌绝对或相对不足，补充 ACTH 有助于纠正 ADH 与 ACTH 平衡失调。ACTH 用量一般为 25～50U，肌内注射，1/d。⑤其他，近年研制的血管升压素类似物，如去氨加压素（弥凝)可以选用。

脑性盐耗综合征的处理:补充高渗氯化钠,并给予醋酸去氧皮质酮(DOCA)或促肾上腺皮质激素(ACTH),以增加肾对钠的回吸收。体重的监测对于SIADHS及脑性盐耗综合征具有简便、明确的鉴别意义。

(3)高钠血症的处理:由ADH分泌减少引起的高钠血症属于低血容量性高钠血症,其治疗原则是在纠正失水和高血钠的同时,积极治疗颅脑损伤。首先是严格测算失水量,并注意不同体液的丢失量。需补充的液体总量,应均匀分布输入,最好在48h内分次给予,切勿输注过快,以防引起脑水肿,中心静脉压的监测对于合理补液具有重要的指导意义。给予的液体,应以280mmol/L葡萄糖溶液和77mmol/L氯化钠为主。如出现周围循环衰竭时,应迅速纠正休克,输注混合血浆、干燥血浆或人血白蛋白。

4.高渗性非酮症糖尿病昏迷的治疗　HNDC患者多存在低血容量性休克,失水可多达12～14L。治疗原则应迅速纠正休克和降低高血糖,但补液速度及降糖不宜过快,并注意预防并发症和兼顾原发性脑损伤的治疗。

(1)立即停用易诱发和加重HNDC的药物:如甘露醇、呋塞米、苯妥英钠及肾上腺皮质激素。

(2)以0.45%低渗氯化钠注射液500ml,于2h内静脉滴入,并测定血浆渗透压。

(3)经胃管注水,有人认为此法简单有效。无消化道出血者,用凉开水以6ml/min速度注入胃内;有消化道出血者,用4～6℃冷水以3ml/min速度注入胃内,直到血浆渗透压降至330mmol/L时,即停用。

(4)此类患者对胰岛素反应敏感,故应以小量为宜,首次10～20U加入0.45%盐水500ml,在2h内静脉滴入。胰岛素治疗中应当定期监测血糖和尿糖。

(5)伴有高热、肺炎或消化道出血等并发症时,应降温,并选用有效抗生素,按消化道出血治疗。

第二节　短暂性脑缺血发作

短暂性脑缺血发作(TIA)是常见的缺血性脑血管病,是由于颈动脉或椎基底动脉系统的一过性供血不足,导致供血区出现短暂的局灶性神经功能障碍。其发病机制与缺血性脑卒中有很多相似之处,但其临床表现具有可逆性,为缺血性脑血管疾病谱中最轻微的一种。因TIA后近期缺血性脑卒中的危险性较大,其既是发现也是处理缺血性脑血管病的关键时机,目前TIA已被列为需急诊处理的疾病。

【病因与发病机制】

TIA的发病机制至今尚未完全明确。目前主要有以下几种学说:①微栓子学说;②血流动力学改变学说;③炎症学说;④盗血综合征学说;⑤动脉受压学说;⑥血管痉挛学说;⑦血液成分的改变。多数学者认为,微栓塞或血栓栓塞是TIA发病的主要机制。

1.微栓子学说　该学说是Fisher 1954年提出,一过性黑矇发作患者眼底检查可见白色栓子流过，病理证实为血小板、纤维蛋白、白细胞和胆固醇结晶形成的微栓子。栓子主要来源于大动脉粥样硬化斑块破裂，也可为心源性（常见于心房颤动患者），栓子脱落阻塞远端血管，一部分患者直接发生脑梗死，而另一部分患者在栓子阻塞远端血管后迅速自溶，临床表现为TIA。一般而言，微栓塞性TIA以颈动脉系统多见，而椎动脉系统少见，主要来源于颈内动脉颅外段，如颈内动脉起始部和椎动脉的粥样斑块脱落。血管内血流分层平流现象使某一来源的微栓子被反复带向同一血管分支，形成微栓塞并反射性引起周围小动脉痉挛，导致局灶性脑缺血，临床反复出现刻板样症状。栓子较小易破裂，栓塞血管内皮细胞受刺激分泌溶栓酶溶解微栓子，使血管再通和症状缓解。大动脉近端分叉处因长期受血流剪切力影响，易使血管内膜损伤形成粥样斑块，斑块内出血及溃疡。血压突然升高时可使斑块脱落，内皮下胶原直接暴露于血流后可吸附血小板和纤维蛋白原等形成新的斑块和反复脱落，出现TIA症状。

2.血流动力学改变　血流动力学改变学说（即低灌注学说）则认为，在血管本身病变（动脉粥样硬化或严重的血管狭窄）的基础上，某些因素引起低血压或血压波动时（如直立性低血压），病变血管支配区域的血流就会显著下降，从而出现TIA症状。其原因在于病变血管自身调节能力下降，缺乏弹性，不能进行血管正常的自动调节使局部脑血流保持恒定，同时又可能存在全血黏度增高、红细胞变形能力下降和血小板功能亢进等血流变学改变，促进了微循环障碍的发生，使其无法保持局部血流量的恒定，或者低灌注前提下狭窄的血管相对更加缺血。这就是为什么一些患者给予肝素治疗后仍然发生卒中的原因，此时如进行适当的升压治疗就能有效改善症状。一般而言，微栓塞性TIA以颈动脉系统多见，而低灌注性TIA以椎-基底动脉系统（VBAS）更常见。低灌注性TIA易发生分水岭型脑梗死或腔梗，当狭窄部位血栓形成则会产生较大面积脑梗死，低灌注性TIA的特点是反复刻板发作。

3.炎症学说　Elneihoum等通过测定脑缺血患者血清炎性细胞因子（如肿瘤坏死因子）和炎症相关蛋白酶的活性，间接地反映白细胞的活化状态，提示炎症参与了脑缺血的病理生理学过程，继发性炎症反应促进了缺血的进一步发展。

4.盗血综合征学说　脑动脉盗血导致颅内血流动力学障碍以及脑血管痉挛所致的TIA也应该重视。如颅外动脉狭窄闭塞时，脑部血液从交通支逆行到阻塞动脉的远端，而正常血管血流反而减少而引起TIA发作。锁骨下动脉盗血综合征在临床比较多见，是引起椎-基底动脉系统TIA的重要原因之一。

5.动脉受压学说　颈部动脉扭曲、过长、粥样硬化、打结或颈椎骨质增生、髓核变性脱出压迫椎动脉以及颈部肌肉纤维发育不良等，当头颈过伸和突然向一侧扭转时椎动脉受压可发生TIA。

6.血管痉挛学说　Osles提出，动脉粥样硬化斑块下血管平滑肌细胞增生，细胞内钙离子浓度增加使血管壁易激惹，微栓子引起血液湍流可产生短暂的血管痉挛，引起TIA发作。一过性黑矇患者可见眼底视网膜动脉痉挛，血流如火车厢状。此外，病变血管在某些刺激因素的作用下可出现短暂性痉挛，患者也可表现为TIA。

狭窄部位的硬化斑块或斑块的附壁血栓脱落是TIA的主要病理基础。有学者认为斑块的不稳定性即斑块的破裂、溃疡、炎症是TIA或缺血性卒中的主要原因。斑块的脱落产生栓塞性TIA，其特点是反复发作，但临床类型可能有所不同。在频发TIA的患者中不但狭窄程度严重，且有斑块形成，在影像上可见病变血管的形态极不规则，血管呈“虫蚀样”改变，狭窄血管内膜高低不平、隆起或充盈缺损，甚至可见溃疡形成。

7.血液成分的改变　有学者认为在没有动脉壁病变的情况下，血液成分的改变也可导致TIA发作。某些血液疾病如真性红细胞增多症、血小板增多症、骨髓增生性疾病、白血病、异常蛋白血症以及其他原因如长期口服避孕药、产后、手术后、癌症晚期等可使血液凝固性增高，导致动脉内血流缓慢，引起TIA发作。

【病理生理分型】

1.大动脉狭窄性TIA　因较大的脑动脉狭窄引起血流动力学改变所致，常因体循环血压下降诱发。临床具有反复发作性、刻板性和短暂性(数分钟)特点，这些特点在颈内动脉系统TIA最为典型，在椎动脉TIA中由于脑干的结构集中，缺血发作不具备典型刻板性特点。大动脉狭窄的患者可发生分水岭栓塞。

2.栓塞性TIA　心源性栓塞、动脉-动脉性栓塞和起源不明性栓塞等是栓塞性TIA的原因。临床具有发作呈稀疏性、较少刻板性和发作持续时间较长(>1小时)的特点，可以遗留“静息”性梗死灶。

3.腔隙性TIA　小的深穿支动脉狭窄可发生TIA。穿支动脉狭窄主要与高血压玻璃样变有关，动脉粥样硬化也可引起穿支动脉狭窄。腔隙性TIA具有发作呈局灶性的特点，其他特点类似于大动脉狭窄性TIA，需与之鉴别。

以上病理生理该分型有助于指导治疗。大动脉狭窄性TIA适宜于血管重建术，未进行血管重建术的大动脉狭窄性TIA应用扩血管药和降压药，可能增加TIA的发作次数，甚至发生分水岭梗死；对于心源性栓塞性TIA，抗凝治疗十分重要；对于动脉-动脉栓塞性TIA，有较大的溃疡性斑块或狭窄率>50%者，可行抗血小板和颈内动脉剥脱术或支架成形术；对于狭窄率<50%者，则以内科治疗为主；对腔隙性TIA，则采用抗血小板和控制血压为主治疗，并纠正TIA危险因素。

【临床表现】

1.一般临床特点　中老年人(50～70岁)多见，男性较多，随年龄增长发病率增高，常伴有高血压病、糖尿病、高脂血症及冠心病等病史。多在体位改变、活动过度、颈部突然转动或屈伸等情况下发病。发病突然，迅速出现局灶性神经功能缺失症状及视力障碍，历时短暂，颈内动脉系统TIA多在14min内，椎一基底动脉系统TIA多在8min以内，数日发作1次或每日发作数次。局灶性症状符合某血管分布区，表现为相同的刻板样症状，症状可完全恢复，发作间歇期无神经系统阳性体征。

2.颈内动脉系统TIA　为颈内动脉、眼动脉和大脑中动脉受累，表现为大脑中动脉症状、大脑中动脉与大脑前动脉或大脑后动脉分水岭区症状、眼部症状等。通常持续时间短，发作频率低，易于进展为脑梗死。

(1)常见症状：对侧单肢无力或轻偏瘫，可伴有对侧面部轻瘫，是大脑中动脉供血区或大脑中动脉与大脑前动脉皮质支分水岭区缺血表现。

(2)特征性症状

眼部症状：①眼动脉交叉瘫：病变侧一过性黑朦，对侧偏瘫及感觉障碍；②Horner征及交叉瘫:病变侧 Horner 征和对侧偏瘫。

失语症:为优势大脑半球受累的表现,常为①外侧裂周围失语综合征:包括 Broca 失语、Wernicke 失语和传导性失语,是大脑中动脉皮质支缺血累及大脑外侧裂周围区所致;②分水岭区失语综合征:表现为运动性、感觉性或混合性失语,是大脑前与大脑中动脉皮质支分水岭区,或大脑中与大脑后动脉皮质支分水岭区缺血表现。

(3)可能出现的症状:①对侧单肢或半身感觉异常,为大脑中动脉供血区或大脑中动脉与大脑后动脉皮质支分水岭区缺血表现;②对侧同向性偏盲,较少见,为大脑前动脉、中动脉、后动脉皮质支分水岭区缺血,导致顶枕颞交界区受累所致。

3.椎-基底动脉系统 TIA　椎-基底动脉系统 TIA 症状较颈内动脉系统 TIA 复杂,持续时间长,发作频率高,进展至脑梗死者较少。发作方式较固定,有时有细小差异,发作可突然停止或消退。

(1)常见症状:眩晕、平衡失调,多不伴耳鸣,为脑干前庭系缺血表现,少数伴耳鸣,是内听动脉缺血累及内耳表现。

(2)特征性症状。①跌倒发作:患者转头或仰头时突然跌倒,无意识丧失,可很快自行站起,是椎动脉受压导致低位脑干网状结构缺血所致。②短暂性全面性遗忘症(TGA):发作时出现短时间记忆丧失,持续数分钟到数十分钟,患者对此有自知力。发作时不能记忆新事物,对时间、地点定向障碍,但讲话、书写及计算能力保持,是大脑后动脉颞支缺血累及边缘系统颞叶内侧、海马、海马旁回和穹隆所致。③双眼视力障碍:暂时性皮质盲,是双侧大脑后动脉距状支缺血累及枕叶视皮质所致。

(3)可能出现的症状。①吞咽困难、饮水呛咳和构音障碍:为脑干缺血导致延髓性麻痹或脑干以上双侧皮质脊髓束受损引起假性延髓性麻痹;②小脑性共济失调:为椎动脉及基底动脉小脑支缺血导致小脑或小脑与脑干纤维受损所致;③意识障碍:为高位脑干网状结构缺血累及网状激活系统及交感下行纤维所致;④一侧或双侧面、口周麻木及交叉性感觉障碍:多见于延髓背外侧综合征,为病变侧三叉神经脊束核或脊束与对侧已交叉的脊髓丘脑束受损所致;⑤眼外肌麻痹及复视:为中脑或脑桥的动眼、滑车或展神经核缺血所致;⑥交叉性瘫:是一侧脑干缺血的典型表现,如 Weber 综合征表现为动眼神经麻痹与对侧肢体瘫痪。

【辅助检查】

1.CT 和常规 MRI　CT 及常规 MRI 对脑实质缺血无论是缺血部位还是动态演变均缺乏敏感性。Garcia-Pastor 等报告,约 69%TIA 患者的头颅 CT 正常,26%患者的 CT 检查可发现陈旧性病灶,仅 5%的 TIA 患者可发现新鲜病灶,而且通常是症状持续时间较长者。MRI 在识别 TIA 患者是否有梗死病灶方面较 CT 敏感,但其中一些梗死灶与急性损害无关。因此,CT 和常规 MRI 在临床上用于排除类似 TIA 表现的疾病,如脑肿瘤、脑出血、硬膜下血肿等。

2.CT 灌注(CTPI)　使用随机脑灌注专门软件包进行后处理,生成一系列脑灌注参数图,包括局部脑血流(rCBF)图,局部灌注达到峰值时间(rTP)图,局部脑容量(rCBV)图。研究证实,rCBF 的减少渐至正常值的 30%(电衰竭阈值)时,首先出现脑电功能障碍;随着 rCBF 进一步减少至正常值的 15%～20%(膜衰竭阈值)并持续一段时间,则出现代谢改变甚至膜结构改变。此时,在分子水平出现一个时间依赖性缺血瀑布(瀑布效应),使神经元代谢紊乱,大量离子流入细胞内，发生不可逆的神经元死亡，即脑梗死。根据 rCBF 和 rCBV 的关系可判断出脑组织局部低灌注所引起微循环障碍的程度，Ⅰ期预后良好，Ⅱ期预后欠佳。rTP 延长者预后相对较好，由于 rTP 很大程度上取决于病变区的侧支循环情况，可作为评价侧支循环的指标。因此，对于 TIA 患者，CT 灌注可以提供脑组织的微循环改变信息，有利于及早处理，预防脑梗死的发生，改善预后。

3.*功能磁共振技术* 随着影像学技术的发展，尤其是功能磁共振技术的应用，临床上对 TIA 的认识不断深化。弥散加权成像(DWI)及灌注加权成像(PWI)可以观察缺血临界组织的演变，对 TIA 患者具有临床实际应用价值。研究表明，几乎 50%有临床 TIA 症状的患者出现 DWI 异常(总体发生率为 49%)。DWI 可检测到脑缺血数分钟后的细胞外水分子向细胞内移动，表现为表观弥散系数(ADC)降低，使病变处 DWI 信号增强，故对早期和超早期脑缺血的敏感性和特异性都非常高，而且能提供缺血病变的时间信息，区分急性与慢性脑缺血，因此优于 CT 和常规 MRI。DWI 可超早期显示梗死灶的大小，判断有无新鲜的不可逆性梗死灶，但 DWI 只能显示中心梗死区；PWI 能够评价缺血区的灌注情况，判断缺血病灶的大小和部位，为 DWI 提供补充信息。

4.*经颅多普勒(TCD)* 采用 TCD 常规检查颈内动脉、大脑前动脉、中动脉、后动脉、基底动脉、椎动脉，测量血流峰值及峰时。TIA 患者在急性发作期有明显的血流动力学改变，当动脉狭窄时，出现血流速度增快，频谱增宽，狭窄处直径减少 60%～80%，狭窄远端的血流速度下降。狭窄血管的收缩期血流速度增快一般为轻、中度，也有高度增快者。少数患者出现受累血管收缩期血流速度明显降低，与健侧相比降低 30%～50%或以上，受累血管可出现涡流、湍流的 TCD 特征。TCD 检查椎-基底动脉系统 TIA 异常率约为 95%，颈内动脉系统 TIA 异常率约为 90%。一般在发病数小时内病变血管即能出现多普勒频谱改变，故异常率高。TCD 在确定和研究 TIA 的脑血管病理生理学改变有一定的价值，是目前临床上无创性监测颅内动脉的唯一有效、可靠的手段。

5.*数字减影血管造影(DSA)* DSA 可较为直观地反映脑血管的形态和血流情况，发现颈内动脉粥样硬化斑块、溃疡、狭窄和畸形等。有研究发现，DSA 检查发现符合 TIA 责任脑血管的血管狭窄达 84.8%，其中狭窄≥70%的颈动脉系统 TIA 占 27.3%，椎-基底动脉系统 TIA 占 7.5%。频发 TIA 患者血管狭窄≥70%者占 76%，病变部位均有溃疡性斑块或粥样硬化性斑块存在。

6.*SPECT 和 PET* 单光子发射计算机断层扫描(SPECT)可发现局部脑血流灌注量减少程度及缺血部位；正电子发射断层扫描(PET)可显示局限性氧及糖代谢障碍。

7.*其他* 血常规、血糖、血脂、血流变学、心电图和颈椎 X 线片等均有助于发现 TIA 的病因及危险因素。

【诊断与鉴别诊断】

根据患者突发性、局灶性、短暂性及反复性脑缺血发作病史，刻板出现的典型临床症状符合某血管支配区，症状持续时间一般不超过 1h，并且没有急性梗死的证据，发作间歇期没有任何神经系统体征，多在中老年人发病，脑 CT 或 MRI 检查可排除其他脑部疾病，即可诊断为 TIA。

根据1999年美国心脏协会(AHA)指南，将TIA的诊断思路分为五步。

1.确定是否为TIA　TIA的临床特点包括：①突然起病；②脑或视网膜的局灶性缺血症状；③持续时间短暂：颈动脉系统TIA的平均发作时间为14min，椎基底动脉系统TIA平均为8min，大多数在1h内缓解；④恢复完全，不遗留任何后遗症；⑤反复发作。如果患者具备上述5个特点，即可做出TIA的临床诊断。

2.鉴别真性TIA还是假性TIA　容易与TIA混淆的以下临床综合征。主要包括①可逆性缺血性神经功能缺失(RND)：脑缺血症状持续24h以上，可在数日到3周内完全或近于完全消失。②局灶性癫痫：多继发于脑部病变，常伴有其他神经系统体征，脑电图(EEG)可见局限性异常脑波，CT或MRI可见局灶性脑部病变。③偏瘫型和基底动脉型偏头痛：多在青年期发病，女性较多，常有家族史，以反复发作的搏动性头痛为特点。偏瘫型偏头痛患者19号染色体上存在基因突变，发作时均伴有偏瘫。④晕厥：全脑缺血时，患者会突然出现一过性意识丧失，有时会误认为TIA。本病发病年龄轻，发作时短暂意识丧失，伴面色苍白、出汗、血压下降和脉细弱等，多由于迷走神经兴奋性增高、直立性低血压等引起。⑤梅尼埃综合征：又称为内耳性眩晕，表现为眩晕、恶心、呕吐等，易与椎-基底动脉系统TIA混淆。但发病年龄轻，发作时间超过24h或以上，伴严重耳鸣、听力减退和眼震等。⑥心脏疾病：如阿-斯综合征，严重心律失常如室上性及室性心动过速、心房扑动、多源性室性期前收缩及病态窦房结综合征等，可引起短暂性全脑供血不足，表现为头晕、晕倒及意识障碍和抽搐，但无局灶性神经体征，心电图异常有助于鉴别。⑦原发性或继发性自主神经功能不全：可因血压或心律急剧变化出现发作性意识障碍和短暂性全脑供血不足。⑧脑肿瘤：颅内肿瘤引起的颅内压增高导致脑组织的移位、水肿等，也可引起眩晕；脑干肿瘤可直接或间接影响延髓血管运动中枢而产生昏厥，常有定位体征。CT及MRI有助于诊断。⑨硬膜下血肿：可出现一过性偏瘫或感觉障碍TIA表现，CT及MRI有助于诊断。⑩血糖异常：低血糖和血糖过高时也可出现偏瘫症状。⑪血压异常。⑫眼部疾病：除视动性和俯视性等生理性眩晕外，主要因双眼在视网膜上成像不等干扰了视觉定位功能引起。一般为假性眩晕(视动性眩晕例外)，在注视外物时加重，闭眼或闭一侧眼后症状消失(先天性眼震例外)，无前庭型眼震。有时颈内动脉、眼动脉和大脑后动脉TIA仅引起短暂性视力下降，应与青光眼、视神经炎、视网膜血管病变所致视力突然下降相鉴别。⑬癔症：癔症性黑矇、癔症性偏瘫、癔症性耳聋等有时需与TIA鉴别，但前者发作常有精神刺激，持续时间较久，症状多变，有明显的精神色彩。

3.区分导致TIA症状的供血动脉系统，是椎-基底动脉系统还是颈动脉系统

(1)颈动脉系统TIA的经典症状：①突然偏身运动障碍；②突然偏身感觉障碍；③单眼一过性黑矇；④一过性语言障碍。

(2)椎-基底动脉系统TIA的症状：眩晕发作、平衡障碍、复视、吞咽困难、构音困难、交叉性运动和(或)感觉障碍。椎-基底动脉系统TIA很少伴有意识障碍，但跌倒发作较为常见。

4.明确TIA的病因和发病机制　为了寻找病因和评估危险因素，对于初发TIA的患者应进行下列检查：全血细胞计数、凝血功能(凝血酶原时间和国际标准化比率)、空腹血糖、血胆固醇和12导联心电图；其他一些选择性的检查手段仅在特定的高危患者中进行，如评估高凝状态的相关检查、血同型半胱氨酸水平以及抗磷脂抗体等与免疫性疾病和动脉炎相关的检查。

5.评估 TIA 的危险因素　对危险因素的评估主要集中于 8 个问题：高血压、吸烟、心脏病(冠心病、心律失常、充血性心力衰竭、心脏瓣膜病)、过度饮酒、血脂异常、糖尿病、体力活动过少以及女性是否接受雌激素替代治疗。

【治疗】

TIA 的治疗目的在于消除病因，减少和预防复发，保护脑功能，对短时间内反复发作 TIA 的患者进行有效治疗可延缓或防止缺血性卒中的发生。

1.病因治疗　病因明确者应针对病因治疗，控制 TIA 的危险因素。对可干预因素如高血压、糖尿病、高脂血症、心脏病、肥胖、吸烟等应进行治疗或干预，做好二级预防。

(1)改变生活方式：保持规律的生活节奏和良好的健康习惯，对预防 TIA 至关紧要。戒除烟酒或少量饮酒，坚持活动或体育锻炼，肥胖者应降低体重，减少胆固醇的摄入，增加富含维生素的食品。

(2)高血压患者应控制血压：血压的控制好坏直接影响到脑卒中的预防效果，建议维持收缩压＜140mmHg，舒张压＜90mmHg。AHA 推荐的治疗指南建议，对伴有糖尿病的患者血压应控制在＜130/85mmHg。对多数高血压患者，噻嗪类利尿药是首选药。

(3)心脏病的早期治疗：积极治疗与 TIA 有关的心脏疾病，包括心房纤颤、冠心病、心律失常、心肌梗死、心脏瓣膜病及充血性心力衰竭等。

(4)控制高脂血症：建议采纳 AHA 第Ⅱ食谱，脂肪卡路里≤30%，饱和脂肪酸＜7%，日摄入胆固醇＜200mg/d，保持体重不增加。血脂持续增高者可应用降血脂药物，使胆固醇＜6.0mmol/L，LDL＜2.6mmol/L。辛伐他汀可降低 30%的卒中发生率，他汀类药物对降低胆固醇、稳定斑块有重要作用。

(5)糖尿病患者应控制血糖：糖尿病患者应在医生指导下使用降糖药物，有效地控制血糖。

(6)积极治疗颈动脉狭窄、动脉粥样硬化：对动脉粥样硬化、颈动脉狭窄患者可采取颈动脉内膜切除术、颈动脉血管成形术/支架以及内科治疗。

(7)抗血小板治疗：血小板功能亢进是血栓形成的重要条件之一，抗血小板药物的应用也是最为广泛的预防脑卒中的重要手段之一。

(8)停经后：一般不应终止激素替代治疗。

2.药物治疗　正确的药物治疗可有效预防 TIA 反复发作，防治 TIA 缺血及再灌注损伤，预防脑梗死。AHA 指南中根据药物治疗方案，将 TIA 分为 3 种情况。

血管源性 TIA：即血流动力学型 TIA，首选阿司匹林治疗，50～325mg/d。替代治疗方法包括：①阿司匹林＋双嘧达莫复方制剂，1 片，每天 2 次；②氯吡格雷 75mg/d；③噻氯匹定 250mg，每天 2 次；④阿司匹林的剂量可增至 1300mg。

动脉源性 TIA：不能耐受阿司匹林治疗(胃肠道并发症或过敏)或服用阿司匹林时仍有 TIA 发作，首选脑康平胶囊(含 25mg 阿司匹林和 200mg 双嘧达莫)，1 片，每天 2 次或氯吡格雷 75mg/d。替代治疗方法包括：①噻氯匹定 250mg，每天 2 次；②华法林(INR 2.0～3.0)；③在普通剂量无效时，可将阿司匹林的剂量增至 1300mg。

心源性 TIA：即有明确心房颤动的 TIA，推荐华法林治疗(INR 2.0～3.0)，如果有华法林治疗的禁忌证或患者不能耐受，可改用阿司匹林治疗。

(1)抗血小板药物:抗血小板药物可减少微栓子和TIA的复发。抗血小板凝集药,分为环氧化酶抑制药、PGI_2刺激药和选择血栓烷素A_2(TXA_2)阻滞药三种。

(2)抗凝药:是美国脑卒中委员会推荐治疗TIA的药物,包括肝素、低分子肝素、华法林、双香豆素等。可用于心源性栓子引起的TIA,预防TIA复发和一过性黑矇发展为脑卒中。

首选肝素100mg加入生理盐水500ml静脉滴注,20～30滴/分;紧急时可用50mg静脉注射快速肝素化,再用50mg静脉滴注,8～15滴/分,每日测定部分凝血活酶时间(APTT),调整剂量至治疗前APTT值的1.5～2.5倍(100mg/d以内)。5日后可改用低分子肝素4000～5000U,每天2次,腹壁下注射,连用7～10d。华法林剂量为6～12mg,每晚一次口服,3～5d后改为2～6mg维持,剂量调整至每晨凝血酶原时间(PT)为国际标准化比值(INR)3.0～4.0,用药4～6周逐渐减量停药。一些专家建议,对口服抗血小板药仍发生TIA或渐加重的患者可用抗凝治疗。但除低分子肝素外,其他抗凝药应用过程中应检测凝血功能。

(3)血液稀释疗法:低分子右旋糖酐或706代血浆能增加脑血流量,降低血液黏稠度,减轻血小板和红细胞的堆积作用并改善微循环。用法:低分子右旋糖酐500ml或706代血浆500ml静脉滴注,7～14d为1个疗程。

(4)脑血管扩张药:脑血管扩张药能增加全脑血流量,扩张脑血管促进侧支循环。如麦全冬定或盐酸占替诺600～900mg静脉滴注。

(5)降纤治疗:近期频繁发作的TIA可用尿激酶50万～100万U+生理盐水100ml静脉滴注,每天1次,连用2～3d。降纤药(蛇毒降纤酶、巴曲酶等)可降解血栓蛋白原,增加纤溶系统活性,抑制血栓形成。高纤维蛋白血症可应用降纤药改善血液高凝状态,如降纤酶5～10U+生理盐水200ml静脉滴注,3～5d为1个疗程。

对于顽固性TIA,有人采用颈动脉注射降纤酶或尿激酶方法,取得满意效果。降纤酶用法:第1次10U,第2、3次5U,连用3次。尿激酶用法:30U+生理盐水40～50ml,连用3d。

(6)脑保护药:缺血再灌注使钙离子大量内流引起细胞内钙超载,可加重脑组织损伤,可用钙通道拮抗药如尼莫地平、氟桂利嗪等治疗。

3.手术治疗　由于TIA的药物治疗效果常不能令人满意,因此外科治疗越来越被重视,而且手术越早,获益越大。手术治疗主要包括颈动脉内膜剥脱术、颅内外动脉旁路移植术,后者目前已不提倡采用。

(1)颈动脉内膜剥脱术/颈动脉内膜切除术(CEA):引起TIA的常见原因为颈总动脉分叉处或颈内动脉粥样硬化性狭窄,颈动脉狭窄的治疗对减少缺血性脑卒中的发生非常重要。CEA治疗颈内动脉狭窄始于20世纪50年代,可减少颈动脉狭窄患者发生脑卒中的危险性,成为缺血性脑血管病的主要治疗手段之一。

目前认为,CEA的适应证有:症状性颈动脉狭窄,狭窄程度>70%;症状性颈动脉狭窄>50%,局部硬化斑块不稳定(表面有溃疡或血栓形成);无症状性颈动脉狭窄>60%,硬化斑块不稳定或伴对侧颈动脉狭窄或闭塞,且手术危险性<3%。

CEA的并发症主要是脑卒中、死亡和再狭窄及术后过度灌注综合征、脑神经损伤和创口血肿等。有学者认为,年龄>75岁、对侧颈动脉闭塞、颅内动脉狭窄、高血压(舒张压>90mmHg)、有心绞痛史、糖尿病、CT或MRI检查有相应的脑梗死灶、术前抗血小板药物用量不足等，都是围术期发生脑卒中和病死的相关危险因素。

(2)椎-基底动脉手术治疗：由于椎-基底动脉系统 TIA 发展为脑梗死后死亡率极高，因此可行手术治疗。手术方法包括：椎-基底动脉内膜剥离术；椎动脉-颈内动脉吻合术；椎动脉-锁骨下动脉吻合术；椎动脉-甲状颈干吻合术；椎动脉-颈总动脉吻合术；枕动脉-小脑后下动脉吻合术；枕动脉-小脑前下动脉吻合术。

(3)脑血管重建术：如脑动脉发生闭塞后可进行动脉切除移植术、动脉旁路移植短路术。

(4)硬脑膜-脑膜动脉-脑贴合术：主要用于烟雾病引起 TIA 发作的治疗。

4.介入治疗

(1)颈动脉支架置入术(CAS)：CEA 虽然是目前治疗颈动脉狭窄的首选，但也存在一定的局限性。随着介入材料和技术的不断改进，血管内介入治疗已应用于 TIA 和缺血性卒中患者，包括颈动脉支架成形术(CAS)、椎-基底动脉支架成形术和颅内动脉支架成形术等。颈动脉血管内成形和支架置入术治疗颈动脉狭窄被认为是一种替代 CEA 的疗法，适用于 CEA 高危患者，如高位颈内动脉狭窄、对侧颈动脉闭塞、高龄及有麻醉和手术禁忌证者，比 CEA 脑卒中发生率和病死率低。实施 CAS 前，常规使用阿司匹林联合噻氯匹定或氯吡格雷进行抗血小板聚集，术中持续肝素抗凝，术后长期抗血小板治疗。CAS 术中和术后并发症主要为心律失常、血压下降、血管痉挛、血栓形成、斑块脱落、颅内出血、术后再狭窄等。但近年来随着远端保护装置的使用以及支架和扩张球囊的改进，CAS 缺血性脑卒中等并发症发生率明显降低。

(2)经皮血管成形术(PTA)：是指经股动脉穿刺将带有可扩张球囊的微导管导入动脉的病变部位，反复进行球囊充盈，扩张狭窄的动脉，从而达到改善血供的目的。PTA 的指征为：动脉狭窄＞70％；抗凝药物治疗后仍有 TIA 发作复发；动脉狭窄是由于动脉粥样硬化所致。PTA 总有效率为 50％～70％，并发症发生率为 5％～10％。PTA 导致脑梗死主要是由于动脉硬化斑块脱落造成栓塞或机械刺激造成动脉痉挛所致。

(3)血管内超声成形术：通过导管将超声引入狭窄或血栓形成的动脉，用超声击碎血栓或粥样斑块同时吸出碎块，使动脉管腔扩大或再通。

(4)经皮血管内膜斑块旋磨术：通过导管将可旋转的刀片插至病变血管，进行动脉粥样硬化斑块的旋磨，同时将其碎片吸出，使狭窄的血管再通或扩大。

第三节 帕金森病的外科治疗

帕金森病(PD)又名震颤麻痹，是一种较常见的中枢神经系统变性疾病。以运动减少、肌张力增高和震颤为主要病状。该病最早由英国医生 James Parkinson 发现，故名。本病可分原发性和继发性，前者原因不明，为本章所讨论的主要内容；后者继发于其他疾病，如脑炎、中毒、颅脑外伤等，亦称帕金森综合征。

原发性 PD 的最主要病变是中枢神经系统的黑质变性，引起多巴胺能神经元数量减少，使中脑黑质和纹状体的神经递质多巴胺(DA)减少。

【临床表现】

PD的主要症状包括震颤、肌张力增高(强直)、运动障碍及姿势和平衡障碍等。PD起病缓慢,逐渐加重,首发症状因人而异。且上述症状并非全部出现,有的患者即使已确诊PD达数年之久,仍始终不出现上述某些症状。

1.*震颤*　震颤是因肢体的促动肌与拮抗肌接连发生收缩与松弛而引起的。震颤最先出现于肢体的远端,然后逐渐扩展到同侧及对侧下肢。早期震颤仅于肢体处于静止状态时出现,故称静止性震颤。晚期则变为经常性(包括静止性震颤和动作性震颤),情绪激动可使震颤加重。在睡眠或麻醉中震颤则完全停止。

2.*强直*　强直是由于锥体外系统肌张力增高,促动肌及拮抗肌的肌张力都有增高。在关节做被动运动时,增高的肌张力始终保持一致,而感到有均匀的阻力,称为“铅管样强直”。患者合并有震颤,则在伸屈肢体时可感到均匀的阻力出现间断的停顿,如齿轮在转动一样,称为“齿轮样强直”。

3.*运动障碍*　初期因肌强直患者的动作缓慢或运动减少,常因臂肌及手指肌的强直,使患者上肢不能做精细动作。早期步态障碍甚为突出,随病情的进展出现“慌张步态”。面肌运动减少,形成“面具脸”,表现为面部无表情、不眨眼、双目凝视等。肌肉运动障碍引起吞咽困难而流涎。

4.*其他*　顽固性便秘、吞咽困难、食管及胃痉挛以及胃、食管反流等。少数患者可有性欲减退、抑郁、思维迟钝及认知功能障碍等精神状态。

【检查与诊断】

目前临床尚无确诊PD的特殊检查方法,临床医师只有对PD持高度的警惕性,根据PD的临床表现而做出本病的诊断,根据典型的震颤、强直、运动障碍、“面具脸”、“慌张步态”、躯干俯屈及行走时上肢无前后摆动等典型症状,不致发生误诊。但在早期(特别是在未出现明显震颤)的患者,诊断有时比较困难。凡是在中年以上出现原因不明、逐渐起病的动作缓慢、表情淡漠、肌张力增高及行走时上肢的前后摆动减少或消失者,则需考虑本病的可能,但需与继发性帕金森综合征相鉴别。最新诊断帕金森病可靠的检查是正电子发射扫描(PET),该检查方法可提示纹状体神经突触前、后多巴胺活性的变化。

【治疗】

PD是一种慢性退行性疾病,一般不能自动缓解,不经治疗者,多在起病后10年左右因严重肌强直和继发的关节僵硬终至不能行动,健康情况与日俱下,最后常死于各种并发症,如吸入性肺炎等,所以对PD的防治十分重要。PD的治疗早期以内科治疗为主,出现耐药则需外科手术干预。

(一)内科治疗

1.*抗胆碱能药物*　此类药物能抑制乙酰胆碱的作用,相应提高另一种神经递质DA的效应而达到缓解症状的目的。常用药物有苯海索(又名安坦)及东莨菪碱。

2.*多巴胺替代疗法*　此种疗法系补充神经递质DA的不足,使Ach-DA系统重获平衡而改善症状。但DA本身不易透过血-脑屏障,故需选用能透过血-脑屏障的DA前体左旋多巴。

(1)左旋多巴是最经典的治疗药物。常用最初剂量为250mg/d,分2～3次服用,以后隔2～5d增加250～500mg,以疗效最显著而不良反应最轻为宜,最大剂量不应超过5g/d。左旋多巴的主要不良反应有恶心、呕吐、畏食、血压轻度降低甚至直立性低血压、各种不自主运动。

(2)脑外多巴脱羧酶抑制剂:这类药物的特点是本身不易通过血-脑屏障,故当应用小剂量时仅抑制外周(脑外)左旋多巴的脱羧作用,而不影响其中枢(脑内)的脱羧作用。因此与左旋多巴合用,可阻止血中左旋多巴转变成DA,使血中有更多的左旋多巴进入脑内脱羧变成DA,从而减少左旋多巴的用量,加强疗效并减少其外周不良反应,但不减少其中枢的不良反应。现在几乎都用多巴脱羧酶抑制剂与左旋多巴混合剂(亦称复方多巴),不再单独应用左旋多巴。常用的美多巴(苄丝肼多巴)是左旋多巴与苄丝肼(4∶1)的混合剂。

3.多巴胺能受体激动剂　左旋多巴、美多巴、心宁美对少数严重PD患者可无疗效,可能是因为纹状体缺乏把左旋多巴转变为DA的酶(多巴脱羧酶)或后期突触一部分受体变性丧失所致。因此,可用DA受体激动剂以模拟或直接刺激纹状体的突触后或突触前DA受体来治疗这类患者。也有人主张在PD病程的早期使用DA能受体激动剂,以推迟复方多巴的应用,防止左旋多巴的代谢产物损害细胞受体,或延迟病情发展。DA能受体直接激动剂可分为两组:麦角碱类(如溴隐亭、培高利特)和阿扑吗啡类。

(1)溴隐亭是第一个被批准作为DA受体激动剂,其已被全球广泛应用。适用于早期患者,现在多与左旋多巴制剂合用,作为左旋多巴的加强剂。

(2)培高利特(pergolide)及阿扑吗啡。

4.B形单胺氧化酶抑制剂(MAO-BI)司来吉兰。

5.儿茶酚氧位甲基转移酶抑制剂(COMTI)。

6.金刚烷胺。

(二)帕金森病的外科治疗

由于药物治疗帕金森病3～7年后均不同程度出现明显的不良反应和疗效下降,因此人们试图用外科技术来治疗晚期耐药性帕金森病。目前一般认为,原发性帕金森病出现功能障碍即有立体定向手术指征,尤其以下两种患者。一是患者出现影响生活的震颤且药物治疗效果不佳,此类患者适宜于丘脑毁损术;二是患者长期服用左旋多巴引起运动功能障碍,此类患者适宜于行苍白球或丘脑底核毁损术。高龄患者的手术危险性相对要高一些,脑萎缩、脑积水或小脑髓体病变对手术效果也有明显影响。

【手术适应证】

(1)原发性帕金森病至少患有下列四个主要症状中的两个:静止性震颤、运动迟缓、齿轮样肌张力增高和姿势平衡障碍(其中之一必须是静止性震颤或运动迟缓)。没有小脑和锥体系损害体征,并排除继发性帕金森综合征。

(2)患者经过全面和完整的药物(主要为左旋多巴)治疗,对左旋多巴治疗有明确疗效,但目前疗效明显减退,并出现症状波动(剂末和开关现象)和(或)运动障碍等不良反应。

(3)患者独立生活能力明显减退,病情为中度或重度。

(4)70岁以下,但年龄并非决定因素,无明显痴呆和精神症状,CT扫描或MRI检查没有明显脑萎缩及脑积水。

(5)在定位和确定毁损灶的大小过程中，均需要患者不断地根据医生的指令做出各种动作和报告反应，选择的患者必须能够在术中与医生完全合作。

(6)相对适应证：患者已了解手术可能造成的不良后果，仍坚决要求手术者，包括术前残疾严重，已长期卧床者(术后可有改善，但大多仍无独立生活能力)；病情发展较快，病程在1年以下者。

【手术禁忌证】

(1)有明显的精神和(或)严重智能障碍、自主神经障碍以及有假性延髓性麻痹者。

(2)有严重动脉硬化、心肾疾病、高血压者。

(3)因其他医疗问题而不能与医生合作或不能耐受手术。

(4)药物能很好控制症状者。

(5)CT或MRI发现有严重脑萎缩(特别是豆状核萎缩)、脑积水或局部性脑病变者。

【手术步骤】

1.安装立体定向仪　安装立体定向仪时，力求使定向仪的Y轴平行于AC-PC线(连合间径线)，定向仪的中线和解剖中线相吻合。

2.神经影像和靶点选择　目前CT和MRI影像已经成为立体定向外科标准的定位方法，基本取代了脑室造影定位。在神经影像学基础上获得初步脑立体定向手术靶点三维坐标的过程称为解剖学定位过程。MRI扫描定位：T_1加权像矢状扫描，确定前连合(AC)和后连合(PC)；平行AC-PC线以2mm层厚进行轴位扫描，选择合适的轴位片确定AC、PC和连合间径线(IC)，并测量IC长度。

3.立体定向手术　常规全头颅消毒。切口局麻，选在眉间后10～20cm，中线旁开2～3cm处，纵行切开头皮，颅骨钻孔，切开硬膜，安装微电极记录系统。

4.靶点电生理验证　尽管目前神经影像可以清楚显示靶点，但由于个体差异的存在，神经影像确定的靶点需要进一步电生理验证。近年来微电极制图技术(包括微电极记录、刺激和电阻监测等电生理手段的应用)有效地解决了靶点坐标的术中确认，使定位精度明显提高，以避免个体差异。对于丘脑毁损术中微电极记录技术必要性有两种观点：一种认为在丘脑毁损术中微电极记录对靶点的生理定位是必需的，另外一种观点认为粗电极刺激足以确定丘脑靶点，而微电极记录并非必需。粗电极刺激可确定电极是否距内囊太近，其参数为感觉刺激频率100Hz，运动刺激频率2Hz，脉宽1ms。如果感觉和运动刺激强度分别大于0.5V和1.0V，可以确信毁损灶不会影响内囊；如果感觉刺激小于0.5V，靶点应向前调整；如果运动刺激小于1.0V，靶点应向内侧移。此外，高频(100～200Hz)刺激震颤抑制试验也可作为靶点验证的方法之一。

5.毁损灶制作　靶点经电生理验证后，准备毁损之前，应常规采用试验毁损：温度45℃，持续60s。如果患者未出现运动和感觉障碍，可进行永久性毁损。毁损参数：温度75～80℃，持续时间60s。毁损灶的容积：40～60mm^3，第一个永久性毁损灶完成后，检查患者有无神经功能障碍及治疗效果，然后以上述参数间隔3～4mm再做一个毁损灶。

一、神经核团毁损术

1.立体定向丘脑毁损术　丘脑毁损术主要用于治疗震颤，丘脑腹外侧核(VL)对消除震颤是非常确切的，同时对肌强直也能达到与苍白球手术相似的效果。而腹中间核(Vim)则对震颤的消除较好，毁损丘脑Vim核能消除包括PD在内的各种原因的震颤，是治疗震颤型PD，同时也是原发性震颤及小脑性震颤的首选手术方法。但是，丘脑毁损术对PD的运动减少症几乎没有效果。Vim位于AC-PC线后4mm处，AC-PC线旁开11～14mm，AC-PC平面上0～2mm。术中微电极记录可见到运动相关电活动和震颤同步放电。该治疗亦可用于服用左旋多巴所致的运动功能障碍和僵直，80%～90%的患者可达根治震颤或症状基本消失。最近有一个平均观察时间为43年的报告提示:86%的患者的震颤能很好地控制。单侧丘脑毁损术未发生明显的认知功能障碍，根据不同文献报告，其手术并发症发生率为0.4%～23%，双侧丘脑毁损术因发生术后运动障碍的危险性较高，故一般不采用。

2.立体定向苍白球毁损术　一般认为苍白球毁损术能够改善PD的所有症状，如强直、运动徐缓、药物所致的运动障碍、肌张力障碍、静止性震颤以及步态、姿势、平衡、吞咽和言语障碍等。其中对左旋多巴所致运动障碍的疗效最为肯定。腹后苍白球(PVP)切开术，患者强直、震颤、运动徐缓均获长期良好疗效，一般认为对震颤的疗效有如丘脑毁损术。PVP主要是对手术对侧有效，但在一些患者也观察到了同侧症状的改善。

【疗效及症状复发】

PD是一种进展性的疾病，术后随时间的消逝和疾病的发展，症状必将复发，在手术数月以后，总有一定比例的患者，症状重新出现。综合文献资料，复发率在14%～25%。产生症状复发的原因有损毁灶位置不准确，当毁损灶四周的脑水肿消退后，手术的作用减弱，于是出现早期(数天或数周)复发;未将核团全部毁损，随着时间的推移，残留的组织渐渐发生帕金森病的病理改变，引起晚期(数月至数年)症状复发。

二、脑深部电极慢性刺激术

脑深部电极慢性刺激术(DBS)的特点在于它为非毁损性治疗，如关闭电刺激则治疗作用结束，电刺激所引起的并发症也能随之排除，所采用的电极为钛铱合金，它具备良好的韧性，电极外包裹硅树脂，因而具备良好的组织相融性。电极尖端有四个极，可选择其中两个产生电刺激，植入脑内的电极通过导线联于脑外。经过数天调试刺激参数，使患者对该治疗方法产生信任感，如出现不良反应亦可加以更正。当患者对慢性电刺激治疗表示满意后，则可在锁骨下皮下植入程序式的微型电刺激器。该刺激器还可通过特殊的遥控装置调整电刺激参数。

PD是一种慢性进行性退行性病变，即使外科治疗使症状得到完全控制，但随着病程的发展，有可能出现症状复发，这也是神经核团损毁术后产生复发的原因之一。DBS则对此有其独特的优点，可通过重新调整电刺激参数，使复发症状再得到控制，无需再次手术。刺激器电池寿命为3～6年，更换刺激器的手术可在门诊进行。DBS治疗PD还有一个优点，它可同时进行双侧核团刺激而不会增加手术的危险性，只需一次手术即可控制双侧症状，而神经核团损毁术一般一次仅限于一侧，否则会大大增加手术的并发症。刺激电极植于何处取决于所需治疗的症状，目前 DBS 治疗 PD 的手术靶点主要有三个：Vim、Gpi、STN。

1.Vim　是最早应用于临床的 DBS 治疗靶点，Vim 核的外侧是内囊，后方是 VC 核，低阈值刺激即引起肌肉收缩提示电极偏外进入内囊，低阈值刺激引起对侧肢体麻木提示电极偏后进入 VC 核，术中可根据此刺激反应来确定靶点位置。在 Vim 核内有相应的躯体定位，从面部到下肢由内向外排列，临床上可根据震颤的主要部位做相应的靶点选择。

2.Gpi　是目前毁损手术治疗 PD 最常选用的毁损靶点，位于 AC-PC 中点前 2mm，中线旁开 18～22mm，AC-PC 平面下 3～6mm。神经元放电在壳核、Gpe、Gpi 及界板上各有特征，微电极记录可借此协助靶点确认，并可根据刺激诱发内囊及视束反应的阈值来判断靶点与内囊及视束之间的距离。在 Gpi 核内亦有从下肢到头部、由前向后的躯体定位顺序，临床上可根据患者主要症状部位来做相应的靶点选择。Gpi 的 DBS 治疗能有效改善 PD 患者对侧肢体的震颤、强直、运动徐缓及药物所致的多动性运动障碍，延长“开”状态时间，但对步态、姿势等中轴症状改善较少。大多数患者不能减少左旋多巴剂量。

3.STN　是新近选用的治疗 PD 的刺激靶点，位于 AC-PC 中点旁开 12mm、AC-PC 平面下 2～3mm。在 MRI 图像上表现为扁的梭形核团，位于丘脑腹侧，内囊后肢内侧，红核的外侧，黑质的上外方，可以直接影像定位。在微电极记录时有特征性的背景噪音较高的多细胞放电。由于 STN 毁损易引起偏身投掷等较严重并发症，一般不主张在 STN 核做毁损来治疗帕金森病。但 STN 对运动环路间接道路上有调节作用，因而是治疗帕金森病的较理想的刺激靶点。笔者认为 GPi 刺激更适合于同时患有严重运动障碍和认识行为损害者，STN 刺激适合于那些认知完整但需要减少左旋多巴用量的患者。

DBS 适应证：

(1)患病 5 年以上。

(2)对左旋多巴反应性好。

(3)即使运用最佳的药物治疗，仍有严重的症状波动和运动障碍等不良反应。

(4)严重的抗药性震颤。

(5)因副作业不能耐受药物治疗。

(6)正常的头部 MRI。

(7)排除非典型和继发性的帕金森综合征。

(8)排除患有痴呆和抑郁症状者。

(9)身体健康状况良好。

(10)有较现实的期待的患者。

DBS 适用于所有的耐药性 PD 患者。患者的全力配合是立体定向手术成功的先决条件，特别是在植入刺激电极时更需患者的密切配合。最理想的植入部位应是用最小的电流产生最大的治疗作用，此时所产生的不良反应亦最小。有大脑萎缩的患者不宜做 DBS，因这些患者的解剖结构会发生异常，使靶点很难确定甚至完全不能确定，合并其他重症疾患的患者亦不宜于做此手术。DBS 产生的并发症有感觉减退、不明显的语言功能障碍及步态不稳，但这些不良反应均极少见并可通过断开电刺激而消失。此外，这些不良反应都不足以让患者拒绝采用此项治疗技术。Vim 的 DBS 治疗最常见的并发症是构音障碍，尤其是对侧已行丘脑毁损术患者。但因其可通过调整刺激参数来逆转或减轻，相对于双侧丘脑毁损术来说风险较小。其他如对侧偏身感觉异常、轻偏瘫、颅内出血、感染等亦有一定的发生率。Gpi 刺激的并发症有视觉障碍、构音障碍等，但可随刺激参数的调整而逆转，因而比实行丘脑毁损相对安全。双侧 Gpi 刺激的安全性大于双侧毁损，对于一侧已行苍白球毁损术的患者，对侧 Gpi 行 DBS 可能是比较安全有效的方法。STN 的 DBS 并发症发生率不高，如果刺激电压过高可能会引起偏身投掷现象及肌张力障碍，调整刺激参数可以逆转这些不良反应。

三、神经组织移植术

20 世纪 80 年代初，人们又开始新的外科方法治疗 PD 的尝试，即神经组织移植治疗。最初是采用自体肾上腺髓质细胞，通过手术或立体定向技术移植到尾状核，但由于治疗技术未能达到远期治疗效果而逐渐被放弃，此后有人用胚胎中脑黑质组织进行移植治疗并取得满意疗效。

手术适应证同立体定向神经核团毁损术。取健康孕 8～12 周水囊引产的胚胎中脑组织(最好多个胚脑组织)，无菌制成 1～1.5mm^3 的组织块，除去血管组织，反复用磷酸缓冲液(PBS)冲洗，用适量胰蛋白酶消化后制成单细胞悬液，也可直接用未消化的组织块液进行移植，目前公认的有效植入靶点为尾状核头部或壳核。移植方法可分开颅直视下移植法和立体定向移植法。

1.开颅直视下尾状核头部移植法　行额部小骨瓣入路，脑室穿刺确定侧脑室额角，做皮质造瘘，在显微镜下辨认出尾状核头部后，用无损伤吸引器在尾状核头部制造一个 5mm×5mm×5mm 的腔隙，将制备好的胚胎中脑组织置入该腔隙内。用明胶海绵覆盖移植腔的开口并压入腔隙的室管膜下，使移植物能与脑脊液接触而获得营养。由于该方法对患者损伤大，手术并发症较多，现已被立体定向技术所取代。

2.立体定向尾状核头部移植法　用脑立体定向仪，选择右侧尾状核头部为靶点，计算出三维坐标值后，用微量注射器将移植物多靶点移植于尾状核头部，总量可达数毫升。术后可加用免疫抑制剂、抗生素，并适量用抗 PD 的药物。随着移植发生效应，可逐渐减少用药量。新的外科治疗方法还有 X 刀和 γ 刀。

第四节　三叉神经肿瘤

三叉神经半月节及其根部发生的肿瘤多为良性，可有囊性变。病理类型主要为神经鞘瘤，其次为脑膜瘤，占颅内肿瘤的 0.2%～1%，颅内神经鞘瘤的 5%左右。女性稍多于男性。

【诊断】

(一)临床表现

早期症状不突出而被患者忽视,到晚期因出现三叉神经痛、后组脑神经损害症状或颅内压增高症状引起患者重视,病史有的长达十多年。Tefferson 根据肿瘤发生的部位,将其分为三种类型。

1.*中颅窝型*　肿瘤常自三叉神经半月节发生,位于鞍旁与海绵窦相邻。肿瘤向前发展可侵入眶上裂,向内可压迫推移海绵窦,造成单眼胀痛或突出,常有第Ⅲ、Ⅳ、Ⅵ对脑神经受累,尤其是展神经较早受累,引起同侧眼球运动障碍,导致复视。面部麻木及病侧三叉神经剧烈疼痛,疼痛持续,没有诱因,没有"扳机点"。如果肿瘤较大,还可有颞叶癫痫或颅内压增高。运动根受损,同侧颞肌萎缩。

2.*后颅窝型*　肿瘤发生在三叉神经根出脑桥至岩骨上嵴,位于桥脑小脑角。肿瘤较小时,仅有面部麻木和疼痛。肿瘤增大,可压迫推移脑桥及后组脑神经,首先压迫面神经、听神经,可引起耳鸣、眩晕、面神经轻度麻痹。继续增大,则引起吞咽咳呛、声音嘶哑。晚期因脑干受累可出现颅内压增高、头痛、肢体无力、步行不稳。

3.*混合型*　肿瘤跨岩骨嵴,可在中颅窝及后颅窝,常在中颅窝部较大。症状可兼有中颅窝及后颅窝两型。

极少情况下,三叉神经鞘瘤完全位于颅外。

(二)特殊检查

1.*X线平片*　多有颞骨岩骨尖消失。中颅窝型可有卵圆孔扩大、中颅窝骨质缺损。向前发展的可有卵圆孔扩大、眶上裂及视神经孔增大。还可引起鞍底、鞍背骨质吸收变薄。

2.*脑脊液检查*　蛋白质含量可增高。

3.*脑血管造影*　颈内动脉海绵窦段内移,虹吸部抬高,大脑中动脉后部呈弧形向上,大脑后动脉向上,小脑上动脉向下,呈距离增宽表现。

4.*CT颅脑扫描*　在冠状面显示中颅窝或后颅窝有混杂密度影肿瘤。中颅窝与三叉神经半月节位置相符。大的肿瘤常有液化,中心呈低密度影,周边有明显的强化。轴位扫描常因颅底骨质伪影,肿瘤显示不够清楚,显示岩骨尖消失。

5.*MRI检查*　由于 MRI 三维成像,对三叉神经瘤的显示非常清晰,可以评价肿瘤从中颅窝向后颅窝发展的比例,有利于规划手术入路。

(三)鉴别诊断

1.*原发三叉神经痛*　以突发剧烈的面部疼痛发病,疼痛过后患者恢复常态。多数发生在2、3支,叩击"扳机点"可促发疼痛。三叉神经鞘瘤引起的三叉神经瘤疼痛不甚剧烈,也不具节律性,且同时有面部感觉减退、角膜反射减弱及颞肌萎缩。个别患者有颞叶症状和病侧眼球突出。CT 或 MR 检查可以区分,从而确定诊断。

2.*中颅窝脑膜瘤*　具有三叉神经损害的症状,部分患者还可有岩骨尖吸收、眼球突出。脑膜瘤向颅腔压迫颞叶,引起颞叶癫痫及颞叶损害症。向颅底压迫引起颅底加深。三叉神经瘤的症状主要限于三叉神经分布区有关的症状,脑损害的症状较少。肿瘤囊变多见于三叉神经瘤。CT/MRI 扫描常可见中颅窝实质性肿瘤。

3.听神经瘤 累及到三叉神经时出现三叉神经痛，有耳鸣及耳聋。X线平片上可见内听道扩大，没有岩骨尖吸收现象。CT扫描片上可见肿瘤及内听道两侧不对称，肿瘤对应于内听道扩大。MRI检查更明确肿瘤。

4.颈内动脉海绵窦段动脉瘤 常有第Ⅲ、Ⅴ对脑神经损害，三叉神经尤以第一支损害多见，表现为眼胀痛，摄X线平片，颅底卵圆孔不扩大，DSA显示动脉瘤。

5.鼻咽癌向颅内侵犯 有时表现与中颅窝型症状相似，典型的三叉神经症状少。患者常有鼻出血，病程短而进展快。鼻咽部检查可发现肿瘤，颅底X线平片及CT扫描片上显示有不规则骨质破坏，卵圆孔不扩大。

【治疗】

三叉神经解剖：三叉神经由眼神经(V_1)、上颌神经(V_2)及下颌神经(V_3)，三支混合感觉神经在中颅窝内侧(蝶鞍旁)分别进入半月神经节。其节后纤维无髓鞘组成三叉神经干，经颞骨岩部跨过岩尖(嵴)，在后颅窝进入脑桥上部，运动根由脑桥发出组成三叉神经的一小部，在其前内侧出后颅窝，进入半月节的下部，沿三叉神经第二支的深面出卵圆孔。

三叉神经鞘瘤主要以手术治疗，根据不同类型采用不同手术入路。

手术注意事项如下：

(1)颞下入路骨窗下缘应平中颅窝底，否则需过度抬高颞叶脑组织，造成压迫，导致脑挫伤。

(2)颞底后部有多支桥静脉注入岩上窦，这些血管应尽可能保存，若不慎损伤，尚未完全断裂，可先用明胶海绵加棉片压迫，让其自止，只有不得已时才电凝止血。颞极亦有至蝶顶窦的桥静脉，手术时可以电凝切断。

(3)如从硬脑膜外切除肿瘤，沿脑膜中动脉分离硬脑膜及其沟找到动脉入颅处的棘孔。电凝切断脑膜中动脉。自棘孔向内后5mm即可看到卵圆孔。用尖刀自颅底向上，在脑膜与神经反折处切开硬脑膜与梅克尔(Meckel)腔之间的粘连，半月神经节就在腔内。半月神经节发生肿瘤时，这些结构为肿瘤占据，见到卵圆孔，其上方就是肿瘤。

(4)不要损伤梅克尔腔的内侧壁，其中就是颈内动脉、海绵窦及通过此处的第Ⅲ、Ⅳ、Ⅵ对脑神经。

(5)在硬膜外不能切除的情况下，可在硬膜下行肿瘤切除。切开硬脑膜，抬起颞叶脑组织，沿岩骨嵴向内侧触摸到囊性肿块即是。切除前应进行穿刺，以排除颈内动脉和动脉瘤。实际上中颅窝肿瘤，抬起颞叶，就可见到被肿瘤占据的中颅窝，不凹陷反而向上隆起。囊性部分穿刺有时可得黄色透明液体，放置后可凝固。

(6)肿瘤在后颅窝，可用切除脑桥小脑角肿瘤的方法。哑铃型跨中颅窝、后颅窝的肿瘤，同样切除中颅窝部分后，将天幕缘剪开，在保护好外展和动眼神经时，可分块切除肿瘤，必要时可磨除少许颞骨岩尖骨质，增加岩斜区显露。

第五节 脑卒中的外科治疗

脑卒中以缺血性卒中最多见，其主要原因是脑血管的狭窄或闭塞。近年随着显微外科技术和介入神经放射学的发展，外科方法治疗缺血性脑卒中越来越多地被采用。

一、动脉内溶栓治疗

急性脑梗死病灶是由中心坏死区及其周围的缺血半暗带组成。缺血半暗带是指介于正常脑组织与梗死组织之间，局部血流灌注明显下降，在 20ml/(min·100g)以下时，脑细胞氧代谢降低，电生理功能异常但没有细胞膜离子泵的衰竭，半暗带区的脑组织可因进一步缺血而坏死和凋亡，也可因及时得到血流灌注而恢复。缺血半暗带理论是急性闭塞性脑梗死动脉内溶栓的理论依据，动脉内溶栓的目的就是尽快地溶解血栓，恢复缺血区半暗带脑组织的血流灌注，抢救处于可逆性损伤状态的神经细胞，挽救半暗带脑组织，恢复神经功能，最大限度地降低患者的病死率和致残率。

（一）适应证

(1)年龄 80 岁以下，无重要脏器功能衰竭。

(2)神经功能障碍的临床表现持续存在超过 1h，且比较严重(NIHSS 7～22 分)。

(3)脑 CT 已排除颅内出血，且无低密度灶等早期脑梗死改变。

(4)经初步出凝血功能检查无出血倾向。

(5)颈内动脉系统发病时间在 6h 之内，椎-基动脉系统的梗死可以适当延长。

(6)部分因为心房颤动或其他原因造成的脑梗死。

(7)患者或家属签署知情同意书。

（二）禁忌证

(1)神经功能缺损轻微，如单纯感觉障碍或共济失调。

(2)溶栓治疗前临床表现已明显好转。

(3)CT、MRI 显示有出血性梗死、颅内血肿、蛛网膜下腔出血表现。

(4)血管造影示颈总动脉分叉处及其近心端大血管完全闭塞者。

(5)近 2 个月内颅内或脊柱手术、外伤史。

(6)近 6 个月内脑梗死史，但无明显肢体瘫痪表现的腔隙性脑梗死可不属此列。

(7)近 3 个月内急性心肌梗死、亚急性细菌性心内膜炎、急性心包炎及严重心力衰竭。

(8)近 6 周内外科手术、分娩、器官活检及严重创伤。

(9)孕妇。

(10)出血性素质或出血性疾病，或凝血功能异常。

(11)颅内动脉瘤、动静脉畸形、颅内肿瘤。

(12)正在使用抗凝药。

(13)高血压未得到控制,收缩压>200mmHg,或舒张压>100mmHg。

(三)手术方式

(1)一般采用局部麻醉。

(2)股动脉 Seldinger 法穿刺,置 6F 动脉鞘,全身肝素化(维持 ACT 在 250~300s)。

(3)置 4F 导管先行主动脉弓造影,再依次进行双侧颈总动脉、颈内动脉及椎动脉诊断性脑血管造影,找出与症状相关的责任血管,同时了解全面的侧支循环情况。

(4)引导管置于合适位置,行放大诊断造影。

(5)路径图引导下将微导管送至尽量靠近血栓部位,经微导管行选择性动脉溶栓。溶栓药可选择:尿激酶(UK)50 万 U/h,或尿激酶原(ProUK)4.5mg/h,或重组组织型纤溶蛋白酶原激活剂(rtPA)10mg/h×2h。灌注液体量:50ml/h。

(6)也可以将微导管在微导丝的引导下通过血栓,在血栓远端给药。

(7)注药后每隔 15~20min 行血管造影检查 1 次,观察患侧脑动脉改变情况,直到血管再通或溶栓药达到最大剂量(UK 170 万 U,rtPA 100mg)。

(8)溶栓后暴露的基础狭窄未必表明需要治疗,溶栓再通后是否即刻 PTA 或支架成形术应视责任血管的狭窄程度、侧支循环情况及是否出现血栓再形成来决定。

(9)溶栓时间控制在 2h 之内为宜。

(10)留置动脉鞘。

(四)术后处理

(1)控制血压稍低于 160~180/100mmHg。

(2)溶栓治疗后 24h 内一般不用抗凝、抗血小板药,24h 后无禁忌证者可用阿司匹林 300mg/d,共 10d,以后改为 50~100mg/d;24h 内再瘫痪者(排除脑出血)予以低分子肝素 4000~5000U,每日 2 次皮下注射,7~10d,禁用普通肝素。

(3)钙离子通道拮抗药治疗,防治由于导管或血栓刺激引起的血管痉挛,常用尼莫地平静脉微量泵入3~5ml/h,维持 3~5d。

(4)扩容治疗,提高缺血脑组织周围的灌注,改善局部脑组织循环,常用 20%人血白蛋白 50~100ml/d 静脉滴注,3~5d。

(5)保留动脉鞘,术后 24h 血管造影复查、头颅 CT 复查。

(6)如果溶栓再通后即刻支架成形术者,术后应加强抗血小板药物治疗:氯吡格雷 75mg/d,服用 1 个月;阿司匹林:300mg/d,可长期服用。

(五)术后并发症及处理

1.脑出血　术后颅内出血是溶栓治疗最危险和最主要的并发症,死亡率高达 50%,可分为出血性梗死和脑实质出血。动脉内溶栓后引起颅内出血的机制主要是:脑梗死后缺血区血管内皮细胞破坏,血流再灌注后血液从损坏的血管漏出,或引起血管破裂;继发性纤溶亢进和止血凝血功能障碍;血流再灌注后可能因反射而使灌注压及颅内压增高。处理:严格掌握溶栓的适应证、禁忌证、时间窗、溶栓药物剂量和给药速度;立即停用抗凝治疗并用鱼精蛋白中和;停用抗血小板药并使用酚磺乙胺;视患者情况给予脱水治疗。

2.再灌注损伤　动脉溶栓血管再通后,缺血组织恢复血液供应,氧与葡萄糖等的供应恢复，脑组织的缺血损伤理应得到恢复。但实际不尽然，溶栓治疗存在一个有效时间即再灌注时间窗，如血管再通时间超过再灌注时间窗可引起再灌注损伤，继续加剧神经元损伤，目前普遍把这一超早期治疗时间窗定为6h之内。对再灌注损伤的机制尚未充分认识，目前认为自由基代谢异常是其发生的重要原因。血流再通后，缺血组织恢复血液供应，但这些脑组织氧利用率低，过剩的氧与线粒体逸出的电子形成活性氧，使生物膜的不饱和脂肪酸发生过氧化反应，过氧化反应又产生更多的自由基，加剧脑水肿；再灌注损伤的另一个原因是“无再流”现象，即当血栓溶解后该血管或其远端的血管仍无血流流通，多数学者认为与白细胞聚集有关；再灌注损伤尚与局部兴奋性氨基酸合成增多、细胞 Ca^{2+} 增多、超载 Na^{+}-K^{+}-ATP 离子泵衰竭等因素有关。目前尚无治疗再灌注损伤较满意的方法，要避免再灌注引起的脑组织损伤，关键是在时间窗内尽早进行溶栓治疗。若已发生再灌注损伤，可考虑使用自由基清除药、抗感染治疗、亚低温治疗等，可能有一定的治疗作用。

3.血管再闭塞　急性脑梗死溶栓治疗后血管再闭塞率为10%～20%，其机制尚未完全清楚。溶栓治疗血管再通后，暴露的基础病变和残余的血栓具有强烈的促凝作用；溶栓药除降解纤维蛋白和纤维蛋白原外，还激活因子Ⅴ和血小板，导致溶栓局部高凝状态，故短期很容易发生血管再闭塞。溶栓治疗后的抗凝和抗血小板治疗是防止再闭塞的主要措施。如果是术后即刻再闭塞，也可再次溶栓治疗，血管再通后行即刻血管内支架成形术，此时应特别注意时间窗和溶栓药总剂量。目前仅有一个试验证实重复溶栓可使初次溶栓血管再通后发生再闭的患者血管再通，而且重复溶栓脑出血的风险增加2倍。因此，目前不推荐重复溶栓。

二、去骨瓣减压术

去骨瓣减压术主要用于治疗大面积脑梗死和重度颅脑损伤。大面积脑梗死多由于主干动脉的阻塞造成极危重的神经功能衰竭状态，引起脑组织广泛坏死、水肿，单一内科治疗往往疗效不佳，去骨瓣减压术能大大降低患者的病死率和致残率；但对于是否需同时行切除前颞叶或坏死脑组织的颅内减压术尚有争议。

（一）适应证

（1）颅内压显著增高，经积极内科治疗仍不能有效控制，处于脑疝早期或前期者。

（2）CT见大面积梗阻死和水肿，中线结构侧移＞5mm，基底池受压；或复查CT脑梗死范围扩大或伴有出血者。

（3）颅内压（ICP）难以控制持续超过30mmHg，或者峰值超过40mmHg者。

（4）年龄小于70岁，全身脏器功能可耐受手术者。

（二）手术方式

全身麻醉，平卧位，患侧朝上。采用额颞顶马蹄形切口，手术切口开始于颧弓上耳屏前1cm，于耳郭上方向后延伸5～7cm，上方延伸至顶骨正中线，在接近顶结节处弧形折向前，然后沿正中线向前至前额部发际下，顶部骨瓣成形时须旁开正中线2cm，以避免误伤矢状窦。形成约14cm×10cm的骨窗，去除骨瓣，咬除颞骨和蝶骨嵴外1/3，使减压骨窗位置向下达颅中窝底，向后靠近横窦，以减轻对脑中轴的压力和改善侧裂血管的回流，充分暴露额叶、颞叶、顶叶、枕叶、枕底枕叶、枕底、枕顶、颅前窝和颅中窝。常规悬吊硬脑膜并放射状剪开，在非主侧半球可同时考虑行选择性病变脑组织切除做充分的内减压，对术前已有小脑幕裂孔疝术中脑搏动差者同时行小脑幕裂孔切开使脑疝复位，视脑膨出情况取颞肌筋膜或帽状腱膜做扩大硬膜腔减张缝合，达到更充分的侧向减压。硬膜外及硬膜下各放硅胶引流管1根，常规分层缝合头皮。存活患者可半年后行颅骨修补。

（三）手术时机

去骨瓣减压术的手术时机选择是决定手术成败及预后的一个关键因素。大面积大脑梗死后持续而长时间的高颅压与较高的病死率及不良结局相关，但在具体手术时间方面并没有统一标准。一般认为一旦有手术适应证，尽早手术可减少梗死面积，降低并发症，利于远期康复。Reike 等认为当患者已出现瞳孔散大固定后即不宜手术。Kondziolka 等则提出在出现一侧瞳孔散大、对光反射消失时，宜尽快进行开颅减压术。

三、脑室外引流术和枕下减压术

大面积小脑梗死（尚无统一的诊断标准，常采用梗死灶最大直径≥5cm 作为标准）发生率较低，但具有极高的病死率。小脑梗死后由于梗死灶周围水肿压迫第四脑室或脑干背部，脑脊液循环受阻，脑室系统中脑脊液急剧增加引起急性脑积水，临床表现除小脑病变征外，还有脑干损害和高颅压症状。早期诊断，掌握手术适应证，及时进行减压手术，对于挽救生命、改善预后非常重要。

（一）适应证

（1）经积极内科治疗病情仍逐渐恶化，由清醒转为嗜睡，有轻度神经功能障碍者。

（2）嗜睡、昏睡或浅昏迷，有中度神经功能障碍者。

（3）CT 示第四脑室移位、脑积水、小脑梗死区最大直径在 2cm 以上。

（二）手术方式

1.脑室外引流术　一般采取非优势半球侧脑室枕角进行穿刺，持续脑室外引流。可直接在引流管上接测压管测量，有条件的可用颅内压监护仪监测颅内压力，根据颅内压的情况来确定引流量。

2.枕下减压术　全身麻醉，单侧病变者取侧卧位，双侧病变者取俯卧位，头固定。取正中或旁正中切口，枕后正中直切口，上至枕外粗隆，下至第 4 颈椎棘突水平。切开枕颈部皮肤后沿白线切外肌肉，暴露枕鳞及上段颈椎棘突。颅骨钻孔后咬除枕鳞部分骨质及枕骨大孔后缘形成直径约 3cm 大骨窗，向下并咬除寰椎后弓宽度约 1.5cm，视扁桃体下疝位置决定是否咬除第 2 至第 3 颈椎棘突及椎板，“Y”字形切开硬脑膜，沿中线切开硬脊膜，显露小脑扁桃体下缘，分开蛛网膜粘连，切断局部纤维束带和纤维粘连，使延髓颈髓充分减压。探查第四脑室正中孔使脑脊液顺利流出。肌筋膜减张修补硬脑膜，彻底止血，分层严密缝合肌肉、皮下组织及皮肤。

（三）手术时机

目前对于术时机的选择仍有争议，一般认为对于明确诊断的小脑梗死患者，应密切观察病情变化，一旦出现意识障碍加深应及时外科手术治疗。

（四）术后并发症

（1）颅内感染。

（2）减压区皮瓣下陷。

（3）硬膜下积液或水瘤。

四、大网膜颅内移植术

大网膜具有丰富的血液供应和很强的修复能力，将之移植覆盖缺血脑组织表面，能很快建立广泛的侧支循环，并诱导大网膜覆盖下的脑组织形成大量新生血管，增加脑血液灌流量。

（一）适应证

（1）同颅外-颅内动脉吻合术的适应证，但不具备颅外-颅内动脉吻合条件或颅外-颅内动脉吻合失败。

（2）颅内广泛的小血管硬化狭窄或闭塞。

（二）手术方式

1.带蒂大网膜移植　上腹部正中切口，按大网膜血管分布类型分离、裁剪大网膜，使其达到头部所需长度，将裁剪好的带蒂大网膜由腹部切口上端引出腹腔，按预定的腹部至头颈部耳后方向做皮下隧道，将大网膜自切口间皮下隧道逐渐向上引出，开颅，将大网膜置放于预定移植部位。带蒂移植大网膜血供丰富，成活率高，但皮下隧道较长，中途可被挤压或扭转。

2.游离大网膜移植　取自体游离大网膜在手术显微镜下与颞浅动静脉吻合，开颅将大网膜置放于预定移植部位。游离大网膜移植具有不经皮下隧道的优点，但必须保证血管吻合的通畅。

（三）术后并发症

1.颅内感染　处理：保持手术切口干净，抗感染治疗。

2.癫痫发作　处理：药物抗癫痫治疗。

第六节　头皮损伤

一、头皮血肿

头皮血肿多为钝力损伤所致。

【临床表现】

分为三种类型：

1.头皮下血肿　出血局限在皮下，不易扩散，肿块较硬；有时肿块较大，中心稍软，造成颅骨凹陷骨折的假象。

2.帽状腱膜下血肿　出血弥散和聚集在帽状腱膜下的疏松结缔组织，血肿可迅速扩散，有的甚至使整个头部明显变形，谓“牛头征”，头皮触诊软，有波动感。此种情形有时见于学校儿童玩耍时抓扯头发，撕伤帽状腱膜下血管；出血量大时患儿可表现为贫血甚至休克症状。

3.骨膜下血肿 多伴有颅骨骨折，血肿局限在颅骨外膜和各颅骨缝线连接的区域之间，一般不跨越骨缝线，触之可有波动感。

【治疗】

头皮下血肿早期应该冷敷局部或加压包扎头部限制其发展，24～48h 以后可做局部热敷促进其消散吸收，一般不做穿刺抽血，较小的血肿可在数日内自行吸收消失。帽状腱膜下血肿出血量大时一定要注意全身情况，特别是发生在幼儿，应及时输血；因其出血量较大，一般不易自行吸收；穿刺抽血常不能一次将所有积血完全抽净，有时须多次方能完成；有时亦可用将连接无菌引流袋的粗针刺入血肿腔做持续外引流；有时血肿在血肿腔内凝集成块，穿刺和引流均不能奏效，需切开头皮将凝血块排出，然后加压包扎。骨膜下血肿常见于婴儿产伤，也见于幼儿跌伤。最好能够早做穿刺或引流，若待其自行吸收，常留下骨性钙化隆起，严重时使头颅变形。如头皮血肿发生感染，均应早做切开引流，同时全身应用抗生素治疗。

二、头皮裂伤

头皮裂伤为锐性切割或较大的钝力直接作用所致。

【诊断】

锐性切割伤伤口整齐，钝性损伤在头皮裂开的边缘呈锯齿状并有头皮的挫伤和擦伤。由于头皮血管极为丰富，皮下组织致密而伸缩性小，故一旦头皮断裂，血管不容易收缩，出血甚多且不易自行停止。头皮裂伤较大时，可在短时内因大量失血造成失血性休克。

【治疗】

头皮裂伤的紧急处理主要是止血。最常用的方法是加压包扎，然后在有条件的地方将伤口清创缝合。清创时要注意将帽状腱膜下的毛发等异物完全清除，否则容易导致其后的伤口感染。由于头皮血供丰富，愈合能力强，故头皮裂伤均应争取一期缝合。有的伤口在 3d 以内，只要无明显的化脓性感染，也应争取在彻底清创后一期缝合。

三、头皮撕脱伤和头皮缺损

【诊断】

帽状腱膜下组织疏松，当大量的毛发受到暴力撕扯时可将整个头皮甚至连同额肌、颞肌或骨膜一并撕脱。根据撕脱的程度，又分为完全性撕脱伤和部分撕脱伤，后者撕脱的皮瓣尚有部分蒂部与正常组织相连。此损伤几乎无一例外地发生于长发女工在工作时不慎头发被机器卷入所致。损伤严重，除了大量出血以外，还常常伴有颈椎和脑组织的损伤。所以，现场急救时，除了注意止血抗休克以外，还应注意颈部的制动和早期判断脑损伤的严重程度。

【治疗】

头皮撕脱伤的处理原则与头皮裂伤相同。由于损伤范围太广，常常伴有头皮缺损，处理时应注意以下几点。

(1)对部分撕脱伤的患者,要确认尚存的蒂部是否有足够的血流供应撕脱的皮瓣,如未有足够的血流,则应按完全性撕脱伤处理(但不要切断尚存的联系),否则术后会导致大片的头皮坏死。

(2)完全性撕脱伤时,应将撕下的头皮彻底清洗、消毒(不用碘酊)后,切除皮下组织制成皮片(越薄越好),紧贴于创口周边稀疏缝合还原(注意修复耳郭和眉毛)。

(3)头皮撕脱伤同时伴有头皮缺损时,可根据情况做减张切口或弧形皮瓣转移,尽量缩小头皮的缺损部分,然后再行身体其他部位(如腹部或大腿内侧)取皮覆盖伤口。

(4)如头皮全层撕脱,无法取回再植,颅骨大面积暴露而无组织覆盖,可于清创后即时行颅骨间隔钻孔术,骨孔深及板障,间隔约 1cm;术后若干时日,待板障生出肉芽组织后,再行植皮手术。

(5)注意有无颈椎损伤,如有,同时按颈椎损伤处理。

第七节 脑胶质瘤

脑胶质瘤是由神经外胚叶衍化而来的胶质细胞发生的肿瘤,占脑肿瘤总数的 40%～50%,是最常见的原发性颅脑肿瘤。

一、星形细胞瘤

星形细胞瘤是神经脑胶质瘤中最为常见的肿瘤。国内、国外资料报告分别占 35%～39%和 33%～51%。星形细胞瘤主要由成熟星形细胞构成,生长缓慢,恶性程度一般不高。病程长短不等,短者 1 年,长者可达数十年,平均为 2 年左右。若肿瘤囊性变可使病情发展加快,病程缩短。成年人多发生于额叶、顶叶和颞叶,儿童多发生在小脑、脑桥、丘脑和视神经。

【临床表现】

1.颅内压增高和其他一般症状　如头痛、呕吐、视力减退、复视、癫痫、精神症状等。颅内压增高症状出现时间不等,或仅以癫痫形式起病。约 25%患者有癫痫发作史,其发作形式与肿瘤部位有关,额叶肿瘤多为大发作,中央区及顶叶多为局限性发作。当额叶肿瘤较大时,患者可有精神症状,表情淡漠或有幽默感,出现反应迟钝、注意力不集中、记忆力下降、性格改变、不修边幅、欣快感等。部分颞叶、顶叶肿瘤亦可出现精神症状。

2.局灶性症状　依肿瘤所在部位产生相应症状。位于中央前回者,可有不同程度的对侧偏瘫。位于优势半球语言中枢者可出现失语。顶叶者可产生对侧感觉障碍、失读和失写(优势半球)。颞枕叶者可有同向偏盲、幻视等。若肿瘤累及丘脑、内囊等处,除对侧感觉障碍外,常伴有对侧肢体轻偏瘫。部分患者亦可有精神症状和癫痫发作。位于小脑、脑干的星形细胞瘤,可出现患侧肢体共济运动失调、眼球震颤、肌张力降低、平衡障碍、构音障碍及暴发性语言、强迫头位和脑神经麻痹如动眼神经、滑车神经、展神经、面神经以及舌咽神经麻痹等。

【辅助检查】

1.X线平片 80％患者有颅内压增高表现，部分有肿瘤钙化及松果体钙化移位。

2.CT 肿瘤常表现为以低密度为主的混合密度病灶，亦可表现为均匀或等密度病灶，与脑实质分界较为清楚，少数为高密度病灶。混合密度病灶中，低密度区多为肿瘤本身，亦可为囊变、坏死或陈旧性坏死，高密度区多为新鲜出血或钙化。低密度病灶多见于实质性瘤体，80％为水分，瘤周多无水肿带。增强扫描：边界清楚或不清楚，呈环状或花环状强化，形态不规则，环壁上有时可见瘤结节，坏死区显示为模糊或不规则的低密度区，大多数患者有占位征。发生于小脑的星形细胞瘤，半数为囊性，囊壁增强或不增强，但附壁结节清楚可见。发生于脑干者，表现为脑干膨胀和占位征，如环池变形或消失，第四脑室变形或移位等。发生于胼胝体及其附近白质者，呈蝶形生长，颇具特征性。

3.MRI 对幕下肿瘤，特别是脑干肿瘤更具有优越性，但在区别肿瘤边界与水肿方面不如CT敏感。影像与CT相似的是与肿瘤级别有关，Ⅰ～Ⅱ级者呈长 T_1、长 T_2 信号，边界清，周围脑水肿轻微：注射Cd-DTPA后可见轻微增强；Ⅲ～Ⅳ级者，边缘不规则，注射Gd-DTPA后明显增强，周围脑水肿明显，占位征象明显，瘤内可见坏死与出血。脑干星形细胞瘤常见于脑桥中部，矢状位MRI可清楚显示脑于不规则增粗，及长 T_1、长 T_2 异常信号，伴有第四脑室及脑桥小脑池明显受压。MRI诊断明显优于CT。

【治疗】

（一）手术治疗

手术治疗仍是重要手段。手术的基本原则是：①脑皮质切开应尽可能避开功能区，切开的方向一般与脑回平行；②功能区肿瘤的切除，应选择邻近非功能区脑皮质切开到达肿瘤，分块切除；③非功能区肿瘤切除，应在离肿瘤2mm的脑组织处分离，尽量大块切除，必要时行整个脑叶切除；④脑深部、功能区、小脑、脑干处肿瘤切除应做显微手术切除；⑤对侵犯一侧大脑多个脑叶致该侧功能完全丧失的肿瘤，若未侵及中线及对侧，可考虑行大脑半球切除术，但极少用。有条件可在术中导航或荧光显微镜辅助下手术。

（二）放疗和化疗

宜在手术一般情况恢复后尽早进行。目前较流行的是口服替莫唑胺，并同步放疗。

（三）免疫治疗

目前较多用自体树突状细胞肿瘤疫苗。初步观察发现生存期和复发时间明显延长，目前已用于临床，疗效将进一步总结。

（四）其他

脑水肿患者应行脱水处理，术前有癫痫发作患者，术后仍给予抗癫痫药物治疗等。

【预后】

星形细胞瘤的预后与肿瘤的恶性程度、切除的范围、患者年龄及放射治疗后等诸因素关系密切。星形细胞瘤Ⅰ级患者术后3年的生存率为62.5％，Ⅱ级患者为16.8％。国内资料，5年生存率为14％～31％，放疗后患者比未行放疗者生存时间长，幕下者较幕上者疗效好。同济医院星形细胞瘤术后可随访到病例生存时间最长为12年，并完全恢复正常生活与工作。星形细胞瘤复发时间平均约为2～2.5年。多数患者可接受再次手术2次以上。再次手术后，肿瘤生长有加快趋势，同时伴有恶性变，大多数最终演变为高级别星形细胞瘤。

二、星形母细胞瘤

星形母细胞瘤系星形母细胞形成的肿瘤。恶性程度介于星形细胞瘤和多形性胶质母细胞瘤之间。

【临床表现】

与星形细胞瘤相似，但进展较快。临床上难与星形细胞瘤鉴别。

【治疗】

同星形细胞瘤，但放疗、化疗效果不佳。

三、多形性胶质母细胞瘤

多形性胶质母细胞瘤系多形性胶质母细胞形成的肿瘤，是高度恶性的脑胶质瘤。其发生率在神经脑胶质瘤中仅次于星形细胞瘤，约占神经脑胶质瘤的 25%。按 Kernohan 的分类，属星形细胞瘤Ⅲ～Ⅳ级。肿瘤多见于 40～60 岁年龄组，可以发生在脑的任何部位，以额叶为最多见，依次为颞叶和顶叶，亦可侵犯小脑、基底核等结构，还可通过胼胝体侵犯对侧大脑半球，在冠状切面内形成所谓蝴蝶状脑胶质瘤，为这种肿瘤的特征。儿童多发生于脑干，使脑干不匀称扩大，甚至丧失其原有的轮廓。

【临床表现】

多形性胶质母细胞瘤起病较急，症状发展较快，颅内压增高的症状和局灶性损害体征根据肿瘤所在部位而异，儿童发生于脑干者，早期可出现脑神经麻痹和锥体束症状，由导水管阻塞引起颅内压增高则出现于晚期。成年人早期表现为颅内压增高症状，有头痛、呕吐，部分患者有视神经乳头水肿。局部症状亦较突出，患者有不同程度的偏瘫、偏侧感觉障碍、失语、偏盲等。多数患者病程短，偶尔也有病程较长者，可能系肿瘤以较良性的星形细胞瘤开始，经复发后转变为胶质母细胞瘤的缘故。

【治疗与预后】

以手术治疗为主。此肿瘤有沿脑白质内的纤维束向远处生长的趋势，手术难以完全切除，因而术后极易复发，一般不超过 6 个月，生存时间大多不超过 1 年，年轻患者较年老者长，但多数不超过 2 年。目前辅助同步放化疗后患者生存期有明显延长。

四、少突胶质细胞瘤

少突胶质细胞瘤占全部神经脑胶质瘤的 4%～12.4%。多见于成年人，男多于女。肿瘤多位于大脑半球皮质下深部结构，尤以额叶更为多见。

【临床表现】

由于肿瘤生长缓慢，病程较长，可达数年，临床症状取决于肿瘤部位。50%～80%的患者首发症状为癫痫，颅内压增高症晚期出现，逐渐发展为偏瘫及偏侧感觉障碍等神经功能受损特征。X线头颅平片可发现肿瘤钙化和慢性颅内压增高表现。CT扫描一般为低密度或等密度病灶，病灶内有大而不规则的钙化影，与星形细胞瘤不同的是瘤内囊变或出血较少见。半数病例有灶周轻度水肿。增强后多数不规则影像增强。MRI定性不如CT，但显示瘤体边界十分清楚，几乎无脑水肿，T_1 肿瘤为低信号灶，T_2 为高信号灶。注射Gd-DTPA明显增强。

【治疗与预后】

以手术切除为主，辅以放疗和化疗。手术原则同星形细胞瘤，尽可能切除肿瘤。放疗效果较好。文献报道，术后生存时间最长者41年，部分切除亦可使患者存活3～4年。复发时间较长，复发后再手术仍能获得较满意的效果。

五、室管膜瘤

室管膜瘤是一种好发于儿童和青年人的脑胶质瘤，占脑胶质瘤的4%～18.7%。儿童与青年人的好发年龄组分别是5～10岁和20～30岁。前者肿瘤多见于幕下，后者多见于幕上。肿瘤是由室管膜细胞及其下的胶质上皮细胞发生，故常生长于脑室内或突向邻近的脑组织。第四脑室室管膜瘤可经正中孔或侧孔长到小脑延髓池或外侧隐窝。肿瘤按所在部位不同“浇铸”成各种形状并引起梗阻性脑积水。发生于室间孔、第三脑室、脑桥小脑角区者少见。

【临床表现】

无固定的临床特点，症状取决于肿瘤所在的部位。位于第四脑室者颅内压增高症状出现较早，头痛为首发症状，伴有头晕、呕吐、颈部疼痛、强迫头位及颅缝裂开等。位于侧脑室内肿瘤颅内压增高症较晚出现。若肿瘤侵及邻近脑组织可产生相应症状和体征，如偏瘫、偏身感觉障碍等。第三脑室内室管膜瘤少见，因引起阻塞性脑积水，主要表现为颅内压增高症状，局灶性症状不多。CT扫描平扫一般为不均匀的高密度病灶，瘤内可有高密度斑点状钙化或低密度囊肿。增强后呈均匀增强，形态不规则，边界清楚。脑室内肿瘤无脑水肿。MRI有特异性，呈长 T_1 和稍长 T_2 信号影，注射Gd-DTPA后，肿瘤实质部分常出现增强。

【治疗与预后】

手术切除为主要治疗手段。手术原则是：①注意勿损伤重要的组织结构，如大脑内静脉、丘脑、中脑及延髓；②切除肿瘤，改善脑脊液循环。应采用手术显微镜做显微外科手术切除肿瘤。对于第四脑室肿瘤，若有导水管充填堵塞，可于术前置侧脑室枕角引流管一根，在切除第四脑室内肿瘤后，向侧脑室引流管缓缓注水，多数情况下，导水管内肿瘤在水压作用下可被冲出、吸引。室管膜瘤无法全切，因而术后应辅以放疗和化疗。由于该瘤可沿脑脊液播散，个别可能出现脊髓症状，所以放疗尚应包括全部椎管。放疗的敏感性在所有颅内肿瘤中仅次于髓母细胞瘤。术后患者几乎均复发，平均在20个月后，成室管膜细胞瘤复发更快，5年生存率为30%以上。

六、大脑脑胶质瘤病

大脑脑胶质瘤病是指发生在大脑、脑干、小脑、少数发生在脊髓的弥漫性增生的神经脑胶质瘤，病变至少累及2个脑叶以上。临床较为罕见，好发于20～50岁，临床表现同脑胶质瘤，MRI是诊断本病的重要手段，MRI上表现为病变接近中线结构呈对称性弥漫而连续的异常信号，在T_2WI及质子密度像呈高信号，T_1WI呈等或低信号，其占位效应不明显，增强可表现为无强化或稍增强，进展期可出现强化。根据患者的临床表现和影像学即可诊断，但需要与脑炎、多发性硬化、脑胶质瘤、脑白质营养不良等鉴别，治疗上主要以手术切除为主，但是难以达到全切，远期预后欠佳。

第八节　脑积水

脑积水是由于脑脊液的产生和吸收之间失去平衡所致的脑室系统和(或)蛛网膜下腔扩大而积聚大量脑脊液。通常是由于脑脊液循环通道上的阻塞，使脑脊液不能达到其吸收部位或吸收部位发生障碍，极为罕见的是由于脉络丛乳头状瘤等所引起的脑脊液分泌过多。

【病因】

(1)脉络丛乳头状瘤：是脑脊液分泌过多的主要因素。

(2)脑膜炎。

(3)单纯性脑脊液分泌过多病理因素至今尚不完全清楚，故有人称之为“分泌过多性脑积水”或“浆液性脑积水”。

(4)侧脑室受阻。

(5)室间孔受阻。

(6)第三脑室受阻。

(7)中脑导水管受阻。

(8)第四脑室受阻。

(9)第四脑室出口受阻。

(10)蛛网膜下腔受阻。

(11)静脉窦受阻(较少见)。

【临床表现】

1.*头颅形态的改变*　婴儿出生后数周或数月内头颅进行性增大，前囟也随之扩大和膨隆。头颅的外形与脑脊液循环的阻塞部位紧密相关。中脑导水管阻塞时头颅的穹隆扩张而后颅窝窄小，蛛网膜下腔阻塞时整个头颅对称性扩大，第四脑室的出口阻塞常引起后颅窝的选择性扩大。头颅与躯干的生长比例失调，由于头颅过大过重而垂落在胸前，颅骨菲薄，头皮有光泽、浅静脉怒张。头颅与脸面不相称，头大面小、前额突出。

2.*神经功能缺失*　脑积水的进一步发展，可使第三脑室后部的松果体上隐窝显著扩张，压迫中脑顶盖部或由于脑干的轴性移位，产生类似帕里诺眼肌麻痹综合征，即上凝视麻痹，使婴儿的眼球上视不能，出现所谓的落日征。第Ⅵ对脑神经的麻痹常使婴儿的眼球不能外展。由于脑室系统的进行性扩大，使多数病例出现明显的脑萎缩，在早期尚能保持完善的神经功能，到了晚期则可出现锥体束征、痉挛性瘫痪、去脑强直等。智力发育也明显比同龄的正常婴儿差。

3.颅内压增高 随着脑积水的进行性发展,颅内压增高的症状逐渐出现,尽管婴儿期的颅缝具有缓冲颅内压力的作用,但仍然是有限度的。婴儿期颅内压力增高的主要表现是呕吐,由于婴儿尚不会说话,常以抓头、摇头、哭叫等表示头部的不适和疼痛,病情加重时可出现嗜睡或昏睡。

4.急性脑积水 脑脊液循环通路的任一部位一旦发生梗阻,最快者可在数小时内出现颅内压增高的症状,如双侧额部疼痛、恶心、呕吐等。有的可出现短暂或持久性视力障碍。如果颅缝已经闭合,且处于急性发作期,颅内的代偿能力差,较易出现意识障碍。若不及时抢救可发生脑疝而死亡。

5.慢性脑积水 脑积水发生的速度较缓慢,颅内尚有一定的代偿能力,例如,通过骨缝分离、脑组织的退缩和脑室系统的扩大,使颅内能容纳更多未被吸收的脑脊液,因此。临床表现以慢性颅内压增高为其主要特征,可出现双侧颞部或全颅疼痛、恶心、呕吐、视乳头水肿或视神经萎缩、智力发育障碍等。随着脑室的进行性扩张,使脑室周围的皮质脊髓束的传导纤维牵拉受损,出现步态和运动功能障碍。若第三脑室过度膨胀扩张,可使垂体、下丘脑及松果体受压,因而出现内分泌异常,包括幼稚型、脑性肥胖症和青春期早熟等。

6.正常颅内压脑积水 属于慢性脑积水的一种状态。其特点是脑脊液压力已恢复至正常的范围,但脑室和脑实质之间继续存在着轻度的压力梯度(压力差),这种压力梯度可使脑室继续扩大并导致神经元及神经纤维的损害。临床的主要表现为:①头围在正常值以内或略超过正常值;②精神运动发育迟缓;③智力下降、学习能力差;④轻度痉挛性瘫痪。

7.静止性脑积水 是脑积水发展到一定程度之后自动静息的一种状态。主要特点是脑脊液的分泌与吸收趋于平衡,脑室和脑实质之间的压力梯度已消失,脑室的容积保持稳定或缩小,未再出现新的神经功能损害,精神运动发育随年龄增长而不断改善。

8.外伤性脑积水 是一种常见的严重的创伤性脑损伤并发症,影响预后。其可能由一种或多种病理生理因素导致,如脑脊液生产过剩,脑脊液正常流动的梗阻,或脑脊液吸收障碍导致的脑脊液过度积累。最终,因脑脊液的产生与吸收不平衡引起的脑积水。外伤后脑积水可表现为正常压力脑积水或颅内压增高征。需要与脑萎缩性和脑发育异常导致的脑室扩大相鉴别。

9.动脉瘤后脑积水 是动脉瘤性蛛网膜下腔出血后的常见并发症之一,它是由于蛛网膜下腔出血后脑脊液分泌过多或吸收障碍,而导致脑脊液循环受阻,出现的以脑室和(或)蛛网膜下腔的病理性扩张,脑实质相应减少为特征的一类疾病,可严重影响患者的预后。

10.松果体区肿瘤性脑积水 来源于松果体及其邻近组织结构的肿瘤性病变常导致第三脑室或导水管开口阻塞而引起。侧脑室系统积水。

【诊断】

(1)根据病史、体格检查并结合 CT、MRI 等影像学检查结果。脑积水 MRI 诊断标准为:

1)梗阻性脑积水:MRI 显示梗阻部分以上脑室异常扩大,脑室扩大程度重于脑池扩大,室壁轮廓光整,张力高,可伴有脑室周围长 T_1、长 T_2 信号影。

2)交通性脑积水:MRI 常显示脑室系统普遍扩大,脑沟变浅甚至消失,伴或不伴有脑室旁的间质水肿。

3)特殊的小儿外部性脑积水:MRI 主要表现为以额顶叶或伴有双侧颞叶为主要区域的蛛网膜下腔增宽(最大宽径≥5mm),鞍上池扩大,脑室可不扩大。

(2)脑室系统进行性增大。

【治疗】

(一)手术治疗的分类

1.减少脑脊液分泌的手术　内镜下脉络丛电灼术。

2.脑脊液分流术

(1)颅外分流术。

1)分流到头颈部:目前此类术式基本不用。①脑室-帽腱膜下分流术;②脑室-颅内静脉窦分流术;③脑室-颈静脉分术;④脑室-乳突造瘘术;⑤脑室-胸导管分流术、第三脑室造瘘术。

2)分流到胸腔:脑室-心房分流术。对于特殊病例适用。

3)分流到腹部:脑室-腹膜腔分流术。1898 年,Ferguson 次将腰段蛛网膜下腔的脑脊液分流到腹部,以后又改为脑-腹腔分流,取得较好效果且至今被广泛采用。

(2)颅内分流术:这类手术有,①1920 年 Dandy 的导水内置管术;②1922 年的第三脑室造瘘术;③1939 年 Torkildsen 的侧脑室-枕大池分流术等。由于这些手术方法仅适用于脑系统阻塞的病例,手术指征受到一定的限制。

3.解除阻塞病因的手术　这类手术有切除颅内占位病变、切除局限于第四脑室正中孔处的粘连膜、切开中脑导水管的瓣膜等。

(二)常用手术技术

下面主要介绍脑室-心房分流术、脑室-腹腔分流术。

1.脑室-心房分流术

(1)适应证 1)先天性脑积水(交通性和非交通性):症状加重,中、西医治疗无效,患儿无严重智力障碍和大脑皮质仍有一定厚度者。对于新生儿小于 3 个月者,有学者主张先行 Omaya 泵置入头皮下穿刺定期释放脑脊液,至 3 个月后行分流手术。

2)后天性的阻塞性和交通性脑积水。

3)正常脑压脑积水。

(2)禁忌证

1)颅内感染,不能用抗菌药物控制者。

2)脑脊液蛋白明显增高或有新鲜出血者。

3)脑室空气造影后气体尚未完全吸收者。

4)行脑室非水溶性碘油造影者。

5)有严重循环、呼吸系统的先天或后天性疾患。

(3)术前准备

1)X 线检查:患儿仰卧拍前、后位胸部片,测量从颈静脉切迹至胸 5、6 椎间盘的距离,作为心房管插入深度的参考。

2)术前做头颅透视或拍片,以观察脑室系统中充气造影的气体是否完全吸收,以防气体进入血循环发生空气栓塞,并做心电图检查及有机碘过敏试验。

3)分流管及阀门装置高压灭菌消毒,消毒前检查裂隙瓣膜的功能:用消毒生理盐水灌注管腔并保持在垂直位;如活瓣功能良好,液柱的顶点应在 30～60s 内达到活瓣上 6～10cm,否则不能应用(现有消毒的成套分流管出售)。

4)器械准备:除颅骨钻孔及颈静脉剥离器外,准备小弯虹膜剪、精细的鼠齿组织镊、注射用的 16 号针头、小的弹力钳、2ml 及 10ml 注射器。

(4)分流管的种类和选择:通常情况下,有低压 0～5cmH_2O,中压 5～10cmH_2O 和高压 10～15cmH_2O 的分流阀。随着技术的发展,目前临床上还可以见到流量调节型分流系统,重力驱动型抗虹吸分流系统和可调压分流系统。低压分流系统在颅内压 20～40mmH_2O 时开始引流,中压分流系统在 40～70mmH_2O 时开始引流,高压分流系统在 80～100mmH_2O 时开始引流。

低压分流系统主要用于蛛网膜囊肿的引流,婴幼儿脑积水及个别用于正常压力脑积水,中压分流系统临床上较常用,对于正常压力脑积水,首次手术时可以选用中压分流管。高压分流在临床上主要用于不能耐受中压管所出现低颅压反应及脑皮质长时间受压过度变薄的患者。

(5)麻醉及体位:气管内插管静脉麻醉。患儿仰卧,头部向左旋转 40°～60°,肩下垫软垫使颈部伸展,胸部下面放 X 线片匣。用甲紫溶液在头皮及颈部划出切口,消毒巾缝在皮肤上,不要用手巾钳,以免出现附加阴影,干扰 X 线片上对分流管的观察。

(6)操作步骤:值得注意的是,脑室额角穿刺因避开了脉络丛,出血较少而使得堵管概率较低,因而成为术中操作首选。有时亦可行枕角穿刺,在头颅右侧颞后区做一小皮瓣切口,切口的长度为 4～5cm,必要时可稍延长。颞后部的颅骨钻孔选择的位置,原则上要求分流管的脑室管从侧脑室引流,通过皮下进入颈部时有一个良好的弯曲度,不致发生扭折。颅骨钻孔的直径为 22～23mm。硬脑膜做“十”字形切开。脑针穿刺侧脑室时约为 45°角,向侧脑室刺入,穿入后立即拔出脑针,将分流管的脑室管插入侧脑室,进入的深度应为 5～8cm,使管端位于侧脑室的室间孔前部。脑脊液应清亮无色,管腔通畅。脑室管在离开硬脑膜外的地方用弹力钳夹住,力求不损失过多的脑脊液,因脑室内有足够的压力时,可以起到良好的分流作用。围绕脑室管周围用丝线紧密缝合硬脑膜。再做颈部切口,切口位于胸锁乳突肌前缘的下颌角处,此处容易显露面总静脉进入颈内静脉的交叉点。优先选择面总静脉,因即使是幼儿,心房管亦能插入面总静脉。如面总静脉不适用,改选颈内静脉。游离此静脉的周围组织后,用 2 根 1 号线放在静脉下。将颈静脉切迹至心房管插入颈内静脉处的距离测量出来,然后加上术前所测量的颈静脉切迹到胸 5～6 椎间隙的距离,即为心房管应插入的实际深度,将此深度在心房管上做好线结标记,随即用注射器将此管用生理盐水充满。拉紧面总静脉,在安排好的两线间,用虹膜剪刀剪开,将心房管通过面总静脉插入颈内静脉,并向前推进,直到心房管上的线结标记为止。经此管注入 2ml 造影剂后行 X 线检查,根据 X 线片的显示,再适当校正心房管在右心房内的位置。如果位置适当,剪断面总静脉切开处,两断端分别结扎,再用生理盐水注入心房管内,将造影剂排空。

确证心房管端在右心房的方法还有:①当心房管在颈内静脉内逐渐推进时,上端接一滴注管,观察生理盐水的滴注速度,管端愈接近右心房,滴速愈快,当进入右心室时,滴注即停止。

②心电图变化：当心房管到达颈静脉窦时，出现脉搏徐缓和血压下降，插入右心房时，此现象消失；若插入过深而达右心室，出现窦性期前收缩。

证实心房管在右心房后，将尼龙接头连接脑室管、阀门与心房管，连接时用丝线扎牢 2 次，以防滑脱；阀门装置的凸缘与骨膜用细线固定。阀门装置固定后，缝合头皮及颈部切口。

(7)注意事项

1)装置阀门的颅孔不宜过大，固定其凸缘时不要刺破球形硅囊。

2)如管道与接头结扎不牢固，管子滑入脑室或心脏内会引起严重后果，应特别重视。

3)紧密缝合硬脑膜，严密止血，以防脑脊液漏和硬脑膜外血肿。

(8)术后处理

1)手术后每 3 小时压阀门装置凸面 5～6 次，持续 4～6 次，防止阻塞。

2)注意控制感染，适当应用抗菌药物。

3)分流后颅内压力可于短时间内降低，低颅内压撕破脑皮质的血管能形成硬脑膜下血肿，术后应注意生命体征。

(9)术后并发症

1)高热：手术后 1～2 周可出现高热，一般为管道的异物反应所致，对症处理后可以痊愈。

2)阀门及管道故障：阀门故障为粘连，粘连后阀门失去作用。粘连的原因是分流时脑脊液蛋白过高。此种患儿，术前做脑室引流可能较好。管道故障可发生于脑室管、心房管。前者为脑组织碎屑及血凝块的阻塞，后者则为心房管插入位置不当。如将脑室管采用套管法插入(即先插入脑室套管，再插入脑室管)，并插入较大的脑室前角，不接近脉络丛，则可以避免脑室管阻塞。

3)感染：除皮肤及分流装置因消毒不严外，患儿本身原因有隐性脑膜炎，手术后可激发感染。此类患者应在脑脊液培养阴性后，经过 2 个月的观察，才能进行手术。晚期的感染是心房管长期留置心脏，损伤了心脏内膜而引起心内膜炎。心内膜炎可发展成不是药物所能控制的严重败血症，只有拔出心房管，待病情好转后，改做脑室-腹腔分流术。

4)心房管长度不够：由于小儿逐渐长大，心房管不够长。据 Pudenz 统计 64 例患儿，从乳突到剑突间的距离，新生儿为 14～16cm，5 岁儿童为 20～22cm，患儿到 5 岁时平均增长 6cm，所以管端也可能退出心房以至失效。因而在 4～5 岁以内为交通性脑积水做第二手术者较多。

2.脑室，腹腔分流术　手术方法是将带有活瓣分流装置的脑室管插入侧脑室枕角或额角，腹腔管的插入借助于隧道套管探针，经头皮切口皮下由头、颈、胸，最后到达腹部的皮下隧道，将导管末端置于腹腔的直肠膀胱陷凹内。一次成功率 35%～55%，感染率 22%，死亡率 8%～13%，导管阻塞率 58%。

(1)分流感染的预防：手术的无菌操作是预防分流感染的关键。手术时必须待一切准备工作就绪，手术者洗手后再开器械包，分流装置应在置入前打开，避免长时间暴露于空气。使用无菌切口膜固定手术巾，覆盖手术路径全程，避免分流管接触皮肤。先做腹部切口，但不打开腹膜，形成皮下隧道后，再做头部切口，并钻孔，并行脑室穿刺。连接分流阀确定通畅后一人关闭头部切口，另一人打开腹膜直视下将分流管放入腹腔，常规关腹。在形成皮下隧道过程中，必须有一定的深度，如过浅，易破溃致分流管外露。手术过程中手术者要尽可能避免用手接触分流管。另外，围手术期抗生素的使用，提高患者的抗感染能力，保持分流管通畅，对控制分流感染也有重要意义。我们主张在手术前半小时开始静脉滴注抗生素，一般使用头孢曲松钠(罗氏芬)2g。分流管阻塞也是导致感染的常见原因，与脑脊液的性状以及穿刺部位关系密切，如果脑脊液蛋白含量过高，我们建议先行脑室外引流，待脑脊液蛋白含量降到500mg/L以下时再行分流手术。但放置脑室外引流时间不宜过长，一般不超过7d。由于侧脑室枕角和三角区脉络丛较多，易导致堵管，我们一般行侧脑室额角穿刺。分流手术后不要轻易穿刺分流阀，如需检查脑脊液性状可行腰穿。

(2)引起术后脑室端阻塞的原因：脑组织碎片或血凝块阻塞，脑脊液蛋白质成分过高，侧脑室内脉络丛包绕，分流成功后脑室系统逐渐缩小，分流管缓慢进入脑组织内，逆行感染引起脓性分泌物阻塞等。腹腔端阻塞的原因多为局部大网膜包裹所致，为减少分流管阻塞应提高穿刺成功率，并保证每一步操作后均可见腹腔端有清亮脑脊液流出，术前需明确脑脊液性状，严格控制手术指征，充分估计脑室端分流管放入的方向和深度。

(3)分流术后颅内出血：一般都发生在术后短时间内，出血部位可位于脑室内，脑内和硬膜下。尽管其发生率不高，但病死率可达50%以上。脑室内，脑内血肿的发生与穿刺和插管损伤有关，慢性硬膜下血肿的形成是在分流术后，脑脊液分流后颅内压大幅度波动，在过度分流的基础上，脑皮质和硬膜间桥静脉受到牵扯，在头部遇震荡后，桥静脉被撕裂，产生慢性硬膜下血肿。腹部并发症包括一般消化道症状如腹痛、腹胀、恶性、呕吐、畏食等。造成这些症状的原因，除手术操作外，主要为脑脊液对腹膜的刺激所致，一般1周左右自行消失。此外，腹膜腔还可形成假性囊肿、导管打结、导管松脱等并发症。

3.第三脑室造瘘术　手术直视下行终板造瘘术或在神经内镜下行第三脑室底造瘘术也是脑积水的治疗处理选择之一。Monroe孔的后界为侧脑室脉络膜丛，前界是穹隆柱，后内侧有脉络膜静脉、丘纹静脉和透明隔静脉的联合。第三脑室内乳头体前方最窄细的部分是第三脑室底，进一步向前是漏斗隐窝，其表面是粉红色，其边界是视交叉。造瘘口一般选择在漏斗隐窝与乳头体之间，呈半透明的、带蓝色的无血管薄膜是理想的穿刺部位；如果斜坡与乳头体间的间隙较为狭窄，造瘘口应在乳头体的正前方。第三脑室造瘘术成功有两个前提：患者的脑脊液吸收能力正常；蛛网膜下腔脑脊液循环通畅，所以选择不同病因的脑积水患者对手术结果产生直接的影响。成功的第三脑室造瘘术是指患者症状改善，颅内压降低，脑室有不同程度的缩小，无需再行分流术。

第九节　神经源性高血压

长期以来，高血压的研究立足于调节血压的终末器官(肾脏、心脏和阻力血管)，认为这些器官调节血容量、心排血量和周围血管阻力，以决定血压的高低。然而，中枢神经系统可能通过下丘脑、垂体的激素以及交感和副交感神经支配参与调节过程，从而在血压的调节和高血压形成过程中发生作用，称为神经源性高血压。

【病因与病理】

近年来，有学者研究认为，随着年龄的增加，血管变长呈袢状，动脉壁变性，动脉伸长、扩张，同时可有脑下移，使延髓与动脉袢及颅底桥静脉的位置发生改变，导致延髓的血管性压迫。这种异常的搏动性血管压迫在左侧延髓和迷走神经可能是神经源性高血压发生的重要因素，即由于异常血管袢压迫延髓左侧第Ⅸ、Ⅹ对脑神经根进入带，使控制血压的神经调节系统失调，从而引起高血压的发生。

【临床表现】

(1)经内科系统性药物治疗无效。

(2)有严重高血压症状，如头痛、头晕、呕吐或精神恍惚。

(3)血压为(26.7～28.0)/(14.0～14.7)kPa[(200～210)/(105～110)mmHg]。上述表现最常与三叉神经痛、面肌抽搐、致残性眩晕与耳鸣同时出现。

【手术适应证】

(1)确诊为神经源性高血压。

(2)系统性内科药物治疗无效。

(3)无神经系统缺失症状(如偏瘫、失语和癫痫)。

(4)合并有(或无)脑神经病(如三叉神经痛、面肌抽搐、致残性眩晕与耳鸣)均可考虑探查手术。

【手术方法】

如同舌咽神经痛的麻醉与体位。用肌内注射利舍平或静脉滴注硝普钠以控制高血压，在完成乳突后开颅后，将小脑轻轻抬起，显露舌咽神经及迷走神经的脑干发出位，用脑软轴牵开器牵开小脑，仔细观察压迫脑干侧神经根入口区域的异常血管袢，常见在延髓与脑桥外侧有异常血管压迫，此种血管来自椎动脉及小脑后下动脉，动脉袢常在下橄榄体前及第Ⅸ、Ⅹ对脑神经间的前外侧压迫延髓，将这些血管轻轻抬起，以 Teflon 片置于血管的下方。由于 Teflon 片的纤维分支交错，其膨松作用有极易固定与支撑的作用，因其不易吸收，又有较强的稳定性，为微血管减压的良好材料。血管垫开后，手术即告完成。术闭严密缝合硬脑膜及切口各层，术后观察同其他后颅窝开颅术。

【疗效标准及预后】

术后血压低于 18.0/11.3kPa(135/85mmHg)为正常，舒张压及收缩压较术前下降 2.67kPa(20mmHg)为有效。

(郑亮亮)

第二章 胸部疾病

第一节 胸内异物

胸部伤后可有弹片、弹头、碎骨片及衣物碎片等异物存留在胸壁、胸腔和肺、纵隔内及心壁或心腔内。有时引起支气管胸膜层、脓胸、肺脓肿或肺组织纤维变性。心肌内异物可能在晚些时候发生出血、室壁瘤、心包积液、感染、动脉血栓形成等并发症。

一、肺内异物

胸部穿透伤,特别是非贯通伤可有异物如弹片、弹头、骨碎片等存留于肺内,这些异物容易引起感染、间歇性咯血与胸痛、咳嗽,咳脓性痰,反复发热。个别较小的金属异物可无临床症状。X线检查:金属异物在X线透视下可以确诊和定位,支气管碘油造影不但有助于定位,而且可明确有无继发性支气管扩张或肺不张。骨碎片较大者在线片上可以查见,但较小的碎骨片或布类异物,在X线下显影不良。与心影或骨组织相重叠,又位于脊椎旁的中小金属异物,正侧位X线片常不能发现,只能见由金属异物引起的肺周围继发性病变。CT扫描可清晰显示隐蔽的金属异物及其与周围结构的关系。

肺内金属异物体积大、边缘不规则,特别是邻近纵隔或肺门组织者,在深呼吸或体力活动时,可引起肺内血肿、大咯血。长期存留的异物将引起肺化脓性改变,需尽早手术摘除。有下列情况者,可行手术摘除异物:①有咯血及感染等临床症状者;②直径在1.5cm以上,外形不规则者;③异物位于大血管、气管、纵隔和心脏附近者。手术时机的选择:在受伤初期,如果异物不直接危及患者生命,不可急于手术摘除。但如有其他早期开胸的指征,则可考虑异物同时摘除。择期手术的时间各家报告不一,但应视患者的恢复情况以早期手术为主,一般主张于伤后2周至3个月。如果已有并发症,无特殊情况不宜推迟。有大出血者,可积极采取止血措施,待出血停止后手术,如保守治疗无效,可行急诊手术,如果感染严重,应待有所控制和患者全身情况改善,再行手术。

手术治疗方法包括单纯异物摘除术和肺段或肺叶切除术,对异物紧靠或与大血管有粘连者,在摘取异物前应有控制血管出血和修补血管的准备措施。同样,靠近气管的金属异物,在摘除前,根据伤情亦需有修补、加固或引流的准备。避免在异物除后造成大出血或张力性气胸。少数漏气稍多或发生气胸的病员，可附加另一高位胸腔闭式引流管。手术摘除异物后，以生理盐水彻底冲洗局部和胸腔，常规放置肋间闭式引流。应用抗生素，注射破伤风抗毒素。

对于异物存留继发慢性肺化脓症、继发肺不张、支气管扩张或异物嵌入支气管内者，根据病情行肺段或肺叶切除术。

二、心脏异物

心脏异物系外伤所致，存留物有子弹、弹片、缝衣针、注射针、三棱针、粗铁丝、铆钉、铁（钢）片、火枪铁砂等。子弹、弹片（包括雷管爆炸弹片）伤最多见，部分伤员枪弹可从背部或肩部进入胸内。缝针、三棱针、粗铁丝等多自心前区进入体内。缝针以自伤者为多，亦有他伤。铁片多为他伤或误伤。

心脏受伤部位经手术确定者，半数在右心室。这可能与右心室的位置居前，暴露面较大，而异物入口又多在心（胸）前或经血循进入右心等有关。

（一）临床表现及诊断

患者多胸痛、气闷、心悸、呼吸急促，有晕倒史或感头昏，有低血压。凡在受伤后有低血压、心音遥远、颈静脉怒张、脉压差小、奇脉者，均应想到心脏损伤并伴有心包填塞和异物存留的可能。根据病史、症状和X线检查可以确诊，应做紧急处理。

心脏异物有随血流移动位置的特点，异物的移动随运动量的大小不同，因伤及心脏的部位而异。前者可在心包腔或心脏表面，深者可穿透心室壁。心脏搏动可使心脏金属异物改变位置。右室内的异物可移动至左肺下静脉；注射针折断于静脉内，可随血流进入心脏；粗铁丝经X线检查位于右肺，开胸探查异物“失踪”，再检查已进左室，需在体外循环下切开左室，从二尖瓣下取出异物；异物在动静脉内移动的距离可能很远，亦可逆血流而游动，右心室的子弹可逆行移动进入肝静脉；心室上的缝针亦可穿过膈肌进入腹腔，最后由盆腔中取出等。鉴于心脏异物的这一特点，手术前一天，甚至在上手术台前，应再透视确定异物位置，手术操作程序亦应考虑这一特点。

（二）治疗

根据异物的部位和临床分析，手术多可在常温麻醉下进行，有时需在低温麻醉或体外循环下进行。一般采用胸骨正中切口，有时根据异物位置采用伤侧剖胸切口。切开心包摘除心包腔内或心肌浅层异物。注意有无伤及冠状血管。对嵌入心室壁或心腔内的异物，应先在异物两侧置带垫片 $2^{\#}$ ～$3^{\#}$ 褥式缝线，心壁与大血管根部可先做好荷包缝线，以防摘除异物后心壁大出血。必要时术者左手食指可由心耳伸入心腔，探触并固定异物以协助将其摘除。冠状血管附近的异物，应在冠状血管底面穿过褥式缝线，结扎后保证血管通畅。

异物体积过小，估计术中难以寻找摘出，又无明显症状或感染象者，可保守治疗。对手术摘除不成功或仍有异物存留者，术后宜定期随诊观察，注意异物有无移位，随机予以摘除。手术前、后抗生素的应用不可缺少，以防术后发生细菌性心内膜炎。

第二节 胸壁疾病

一、漏斗胸

漏斗胸，为一种前胸壁的凹陷畸形，状如漏斗。胸骨自胸骨角以下向内后陷入，剑突根部凹陷最深，形成“漏斗”底，附着于胸骨两侧的肋软骨随胸骨下陷弯曲，构成“漏斗”侧壁。有对称凹陷和不对称凹陷两种类型。发病率为 0.1%，男女比例为 3∶1 或 4∶1。出生时即可发病，2～3 岁有婴幼儿吸气时胸壁下陷呈漏斗状，3 岁以后即消失，此为假性漏斗胸；3 岁以后仍存在者为真性漏斗胸。

【发病机制】

漏斗胸由先天发育异常所致，可能是膈肌的胸骨部发育过短、胸骨下部受牵拉向后向内移位所致，也可能是下胸部肋软骨过度发育、胸骨代偿地向后移位所致。

【诊断】

(一)临床表现

轻症可无任何症状，变形较重可出现呼吸循环系统症状，患儿易患呼吸道感染甚至继发支气管扩张，稍大儿童可出现运动时呼吸困难、心悸、心前区疼痛，一部分患者因胸廓畸形而造成精神负担。体检见胸廓畸形，胸骨中下部向后向内陷入。

(二)特殊检查

1.X 线胸片　可见肺野狭长，心脏向左移位，各肋骨后段平伸，前段过度倾斜，侧位片可见胸骨下段向后凹陷，靠近脊柱或与之重叠。

2.漏斗胸指数(F_2l)

$$F_2l=\frac{a\times b\times c}{A\times B\times C}$$

式中，a，漏斗胸凹陷部的纵径；b.凹陷部的横径；c.凹陷部的深度；A.胸骨的长度；B.胸廓的横径；C.胸骨角至椎体的最短距离。

3.呼吸功能检查及心排血量测定　在重症患者中可有异常。

4.胸部 CT 检查　对了解胸骨凹陷的程度、心脏移位的情况有帮助。

(三)诊断标准

$F_2l>0.3$ 为高度畸形，$F_2l>0.2$ 为中度，$F_2l<0.2$ 为轻度。

【治疗】

采用手术治疗。

1.手术适应证　畸形严重影响心肺功能或患者有极大心理负担者。手术时机以 2～5 岁最佳。无特殊禁忌证。

2.操作要点

(1)胸骨翻转术:将胸骨及与之相连的肋骨整片游离切下,将此整片翻转缝合固定,或用腹直肌带蒂进行翻转,以免发生胸骨坏死。

(2)胸骨抬举术:切断第3～7肋骨软骨连接处,切除肋骨过长部分,在胸骨角前面做楔形截骨,将胸骨下部抬高,将胸骨连同相应的肋软骨向前提到正常位置,以钢丝和钢板固定。

(3)微创NUSS手术:选择合适支撑架钢板,将支架钢板弯成期望的胸壁形状。分离侧胸壁肌肉,暴露双侧各两根肋骨,分离骨膜后并在胸壁皮下建立隧道,将选定好的钢板穿过隧道,并将支架两端分别置入固定器固定。关闭手术切口前充分膨肺,防止肋骨后穿钢板时穿破胸膜造成气胸。

3.注意事项 注意勿损伤胸廓内动脉,以免影响胸骨血供,胸膜破损可修补或置胸管引流。

4.并发症及处理

(1)创面感染:创面感染对手手术的疗效影响重大,如发生须抗感染及引流,无效者须取出钢板、钢丝等异物,二期重新做矫形术。

(2)钢板移位:植入钢板后由于剧烈运动造成钢板移位,需再行手术矫正。

(3)心律失常。

(4)瘢痕疙瘩:伤口瘢痕疙瘩二期切除加放疗。

(5)纵隔血肿:若胸腔有粘连,在建立隧道时容易形成纵隔后血肿,需彻底止血。

二、鸡胸

鸡胸是一种前胸壁自胸骨角以下的胸骨和相连的肋软骨向前凸出的畸形,状如禽类之胸廓。有两种类型,一种局限于胸骨中线向前突起,胸骨两侧各有一陷下之沟,两旁凹陷可以压迫心腔并减少胸腔容积:另一种为整个胸骨和肋软骨弓向前突起,严重者可以肋骨前部即向前凸起,也可呈不对称性畸形。发病率低,为0.01%～0.02%,出生时即可发病,多在学龄期才明显。

【发病机制】

鸡胸由先天发育异常所致,与肋骨和膈肌生长不相称有关,膈肌前部发育不良致胸骨部缺乏支撑向前凸突,肋骨过度生长而形成向前凸起的胸廓畸形。

【诊断】

(一)临床表现

轻者无症状,鸡胸多于学龄期才注意到,畸形较重者易发生呼吸道感染,呼吸气弱,病人精神负担较大,体检见胸骨中下段及肋软骨向前突起的胸廓畸形。

(二)呼吸功能测定

畸形严重者可有呼吸功能异常。

【治疗】

(一)手术治疗

1.手术适应证 对心肺功能影响较重或心理负担过剧者,采用手术治疗。手术时机以5～10岁最佳。

2.禁忌证及术前准备 无特殊。

3.操作要点

(1)骨膜下肋软骨楔形截骨矫形法:将胸骨自胸骨角以下至剑突以上切除,胸大肌在中线处对拢缝合。

(2)胸骨整形沉降术:将胸骨角以下肋软骨切断,骨膜下切除过长的肋软骨(骨膜下),将胸骨截骨后向后平整,缝合胸大肌。

(3)微创鸡胸矫形手术:选择合适支架钢板,将支架钢板弯成期望的胸壁形状。分离侧胸壁肌肉,暴露双侧各两根肋骨,分离骨膜后并在胸壁皮下建立隧道,将选定好的钢板穿过隧道,并将支架两端分别置入固定器固定。关闭手术切口前充分膨肺,防止肋骨后穿钢板时穿破胸膜造成气胸(目前此方法尚在探索中,手术方式需进一步完善)。

4.注意事项 避免肋软骨切除过长,保留骨膜,保护胸膜。

(二)并发症及处理

同"漏斗胸"部分。

三、胸壁结核

胸壁结核为继发于胸内结核(肺或胸膜结核)或肋骨、肋骨结核性骨髓炎的胸壁软组织内的结核性脓肿,在胸壁呈半球形隆起或溃破后成为慢性窦道。中青年发病高,女性略多于男性。

【病理生理】

肺或胸膜结核经以下途径蔓延至胸壁:淋巴径路(胸内结核累及胸骨旁、胸椎旁和肋间淋巴结,引起干酪样病变,穿透肋间组织在胸壁软组织中形成结核性脓肿),直接扩散,血行径路(结核菌经血液循环进入肋骨或胸骨骨髓腔引起结核性骨髓炎.穿破骨皮质形成脓腔或窦道)。

胸壁深处的结核性脓肿通过窦道可形成肋间肌里外的哑铃形脓腔或多个窦道多个小脓腔,并可由肋骨的外面侵蚀骨皮质,产生局限性的骨质破坏。

本病好发于第3～7肋骨、乳腺与腋后线之间,胸壁结核脓肿的基底固定,境界不甚明确,在胸壁上呈半球形隆起。无混合感染时,内为干酪样物及黄白色脓汁,有波动;混合感染后,皮肤变薄发红,破溃后形成瘘孔,经久不愈。

【诊断】

(一)临床表现

一般有结核菌感染的反应,低热、盗汗、虚弱无力,局部可有不同程度的疼痛,脓肿穿刺可抽出无臭、稀薄的黄白色脓汁或干酪样物。体检见胸壁上半球形隆起,质稍硬,边界不甚明确。慢性窦道边缘皮肤往往有悬空现象,部分瘢痕收缩,创面肉芽水肿。

（二）实验室检查

（1）血常规检查可有淋巴细胞分类比例增高。

（2）红细胞沉降率（ESR）可增快。

（3）脓肿穿刺涂片及细菌培养，普通细菌检查阴性，结核菌检查往往阳性。

（三）特殊检查

（1）胸部 X 线可见脓肿阴影，可能发现肋骨骨皮质破坏或陈旧性胸膜炎、肺结核病灶等。

（2）病理检查，创面肉芽肿检查可见结核病变。

（3）胸部 CT、MRI 可见脓肿范围。

（四）诊断标准

根据胸壁寒性脓肿表现，结合穿刺和活检诊断即可确定。

（五）鉴别诊断

（1）外穿性结核脓胸，合并有胸内表现，如肺部症状、胸腔积液等。

（2）椎旁脓肿，根据脓肿部位及化脓性炎症表现鉴别。

（3）乳房结核，一般位于女性胸大肌浅处、前胸壁乳房处。

（4）胸壁伤寒，有伤寒病史，血清肥达反应阳性。

（5）胸壁放线菌病，肿块坚硬，有多数瘘孔，脓肿中可有硫黄颗粒。

（6）胸壁肿瘤，根据病程、肿块性状，结合穿刺活检来鉴别。

【治疗】

（一）手术治疗

1.适应证　较晚期和破坏较严重的胸壁结核，行病灶清除术。

2.禁忌证　无特殊。

3.术前准备　术前抗结核治疗 2 周以上，余无特殊。

4.操作要点　将结核性脓肿或窦道全部或大部切除，肌肉瓣填塞消灭残腔，加压包扎 2～4 周（亦可以带蒂大网膜填充腔隙，防止感染）。

5.注意事项　病灶清除彻底尤为重要，注意肋骨深处的脓肿腔及其窦道的清理，应切除相关的一段或几段肋骨和肋间组织，创面彻底止血，避免创面积血，预防感染，胸膜破损予以修补或胸腔引流，加压包扎牢固，真正消灭残腔。

6.并发症及处理

（1）创面感染，可行引流，抗感染治疗，必要时二期清创治疗。

（2）结核扩散，加强抗结核治疗。

（二）保守治疗

较小的胸壁结核脓肿，年老体弱者，试行脓肿穿刺排脓，腔内注射抗结核药物，加压包扎，每 2～3 天穿刺 1 次。

（三）药物治疗

术前、术后均需抗结核治疗，术后治疗半年以上。

（四）对症治疗

加强休息及营养。

【预后】

病灶清除术后的复发与病灶清除是否彻底、抗结核治疗是否中断有关。

【随诊】

每个月复查肝、肾功能。

四、肋软骨炎

肋软骨炎又称肋软骨增生症，为非特异性肋软骨肥大增生症，亦称 Tietze 综合征。较多见于青年。

【病理生理】

本病病因尚不明确，可能与内分泌异常和慢性炎症有关，组织学上肋软骨的组织结构正常，只是发育较粗大。

【诊断】

(一)临床表现

单个或多个上部肋软骨肿大、疼痛和压痛，疼痛常随呼吸或胸骨运动而加重，重者可有胸闷，以第 2、3 肋软骨为常见，单侧多见，常突然发病，病程长短不一，常反复发作，有的可自行缓解，体检有局部压痛而皮肤及皮下组织均正常。

(二)诊断标准

依据症状和体征诊断、X 线及实验室检查，一般无异常发现。

(三)鉴别诊断

1.肋软骨肿瘤　局部有肿块，疼痛持续，X 线片见骨质破坏。

2.胸壁结核　无痛寒性肿块，穿刺及 X 线可鉴别。

3.骨折后骨痂形成　有外伤史，X 线胸片可见陈旧性骨折愈合线。

4.心绞痛　有心悸、气促表现，心电图可有异常，疼痛部位深在，程度剧烈。

【治疗】

(一)对症治疗

热敷及水杨酸制剂有一定减轻疼痛的作用。

(二)药物治疗

普鲁卡因局部浸润和肾上腺皮质激素的局部或全身应用，可能有一定效果。

(三)手术治疗

个别病例可考虑行肥大肋软骨切除术，可完全治愈。

【预后】

良好，大多数病例可自愈。

【随诊】

1 年。

五、胸壁肿瘤

胸壁肿瘤为胸壁深层组织的肿瘤，不包括皮肤、皮下组织及乳腺下的肿瘤，约占全身各种肿瘤的1%，有原发性肿瘤和继发性肿瘤、良性肿瘤和恶性肿瘤，任何年龄、性别均可发生。

【病理】

胸壁肿瘤组织来源复杂，病理类型繁多，原发肿瘤有良性、恶性之分，继发性肿瘤为远处恶性肿瘤转移而来或为胸内恶性肿瘤直接扩散而来。

原发性胸壁肿瘤中，良性者以骨瘤、软骨瘤、骨软骨瘤、骨纤维瘤、神经纤维瘤、血管瘤、脂肪瘤为常见；常见的恶性胸壁肿瘤有骨软骨肉瘤、骨肉瘤、软骨肉瘤、神经纤维肉瘤、横纹肌肉瘤、血管肉瘤。

【诊断】

（一）临床表现

症状有无及程度取决于肿瘤的部位、大小、组织类型、生长速度、与周围组织器官的关系。早期多无明显症状。最常见症状是局部疼痛，多为持续性钝痛，可累及或压迫肋间神经，致疼痛加剧甚至反射至上腹痛；胸壁肿瘤在前胸壁较易发现。在后胸壁者由于较厚软组织和肩胛骨遮盖常发现较晚；肿块累及或压迫臂丛神经或颈胸交感干而引起相应表现；晚期的恶性肿瘤可有远处转移，胸腔积液或血胸，可出现气促、衰竭、贫血等，肿瘤侵及胸内者，可产生呼吸困难、刺激性咳嗽、胸腔积液等。部分病例可发生病理性骨折。

（二）实验室检查

实验室检查对某些肿瘤的诊断有重要意义。

（1）尿 Bence-Jones 蛋白：肋骨骨髓瘤病人可呈阳性。

（2）血清碱性磷酸酶：有广泛骨质破坏的恶性肿瘤，血清碱性磷酸酶增高。

（3）恶性贫血在晚期可出现。

（三）特殊检查

（1）X 线：胸部正侧位片，多轴透视，切线位片、体层片显示，胸壁软组织肿瘤阴影密度中等，瘤体中心位于侧胸壁，内缘清晰，外缘模糊，肿块随呼吸上下移动，胸壁骨肿瘤，良性者一般为圆形、椭圆形，呈膨胀性骨破坏，边缘清楚，密度均匀，骨皮质无断裂，恶性者为侵蚀性骨破坏，骨皮质有缺损、中断或病理性骨折。

（2）CT：胸部 CT 检查可以帮助判断肿瘤的部位、大小、范围及性质。

（3）肿瘤穿刺及切开活检法。

（4）超声检查有利于肿瘤囊性或实质性的判断。

（5）MRI：意义同 CT。

（四）诊断标准

（1）胸壁肿瘤的诊断须通过特殊检查，结合临床症状全面分析，才能作出定性诊断。

（2）病理诊断确诊。

（五）鉴别诊断

1.胸壁化脓性疾病 有急性炎症表现及局部红肿痛肿块，化脓性肋软骨炎多为手术后遗症。

2.胸壁表层组织肿瘤 肿块表浅，易移动。

3.乳腺肿瘤 根据部位、乳房检查及X线鉴别不难。

【治疗】

（一）手术治疗

胸壁肿瘤中恶性发生率高，诊断后往往需积极手术治疗。

1.手术适应证 原发胸壁肿瘤无远处转移者，继发性肿瘤其原发病灶能够根除者。

2.禁忌证 全身情况不能耐受手术，有远处转移者。

3.术前准备 备好胸壁重建材料，余无特殊。

4.操作要点 恶性肿瘤要广泛切除。切除范围包括瘤体上下各1根正常肋骨，受累肋骨切除要超出瘤体边缘前面3～5cm，深部肿瘤同时切除相邻的胸膜，良性肿瘤可先做局部肿瘤切除，如病理结果有恶性变或恶性者，再行二次广泛切除。

胸壁肿瘤切除后的胸壁缺损，须予以重新修补重建。重要要求：①硬性材料（钢板、钢丝网、合成纤维、有机玻璃等）重建硬性胸壁，恢复胸壁的坚固性和稳定性；②胸壁软组织和皮肤整形后覆盖在重建的硬性胸壁上，保持胸壁的密封性。

5.注意事项

（1）切除胸骨柄时，同时切除两侧锁骨的内半，以预防术后锁骨向中线倾聚。

（2）胸壁重建术后，各层引流应充分，创面加压包扎。

6.并发症及处理

（1）创面感染：予以引流，加强抗感染治疗，必要时取出硬性重建材料，二期重建胸壁。

（2）呼吸道并发症、感染或呼吸功能不全，处理同“漏斗胸”部分。

（二）化学疗法

恶性胸壁肿瘤，根据病理类型及全身状况选择化疗方案，结合手术治疗。

（三）放射治疗

根据病理类型及术中情况选择，可单独放疗或结合手术治疗。

（四）对症治疗

支持治疗，镇痛治疗。

【预后】

与肿瘤性质及组织类型、手术切除完全与否有关。良性者预后好。

【随诊】

良性肿瘤术后随诊1年，恶性者治疗的同时随诊。

第三节 肋骨骨折

肋骨骨折在胸部损伤中最为常见。胸部损伤中40％～60％有肋骨骨折。常发生在中老年人，儿童较少见，此与骨质疏松有关。

【病理生理】

胸部前后挤压，可使胸骨向外过弯曲处折断，折断在腋中线处。肋骨骨折以第3～10肋为常见。第1～2肋受肩胛骨及锁骨保护，第11～12肋前端游离不易折断。一旦在第1、2肋骨骨折，则多为损伤严重。根据外力大小，可有单根或多根肋骨骨折，甚至多根多处骨折产生"浮动胸壁"，在呼吸时由于胸膜腔内压力不平衡，使纵隔左右扑动，引起体内二氧化碳潴留，并影响静脉血液回流，严重者可发生呼吸和循环衰竭。

【诊断】

（一）临床表现

肋骨骨折部位有明显疼痛和压痛，尤以在深呼吸、咳嗽或转动体位时加剧。如有较大面积之"浮动胸壁"，则可出现气短、发绀或呼吸困难。如并发肺裂伤时可有咯血、血胸、皮下气肿。用双手放在胸壁左右或前后挤压时可引起骨折部位剧痛或骨断端摩擦音，称为"胸廓挤压试验"阳性。

（二）X线检查

胸部X线检查显示肋骨骨折部位和性质、数目，并能了解有无血胸、气胸存在。

【鉴别诊断】

根据病史、体检以及胸部X线片可明确诊断；但要与胸壁软组织挫伤相鉴别，软组织挫伤时有局部压痛，无挤压痛及骨擦音，X线片无肋骨骨折征象，但要注意到肋骨软骨骨折X线片不能显示征象。

【治疗】

不同性质的肋骨骨折处理不尽相同。

（一）闭合性单处肋骨骨折

治疗重点是止痛、固定、预防并发症。如错位不明显、疼痛轻微，亦不用作外固定；反之可用胶布条或多头带包扎固定。伤后早期可口服或注射镇静止痛药物，或进行肋间神经阻滞和局部痛点封闭。

（二）闭合性多根多处肋骨骨折

若胸壁软化范围较小，除止痛外还需局部加压包扎，如用棉垫及胸带包扎固定。若出现"浮动胸壁"，应采取紧急措施，清除呼吸道分泌物，以保证呼吸道通畅；对咳嗽无力、不能有效咳痰和呼吸衰竭者，要做气管切开，以利于给氧、吸痰和施行辅助呼吸。固定法有下列几种。

1.*包扎固定法*　适用于现场或较小范围的胸壁软化。

2.*牵引固定法*　用其他胸壁软化或包扎固定不能奏效者，目前已较少应用。

3.*内固定法*　用于错位较大、病情较重病人，可用金属固定爪或可吸收肋骨内固定针。

（三）开放性肋骨骨折

对单根肋骨骨折病人的胸壁伤口行彻底清创，修齐骨折端，分层缝合包扎。如胸膜已穿破，同时作胸腔闭式引流。多根多处肋骨骨折者，可清创后行内固定。术后应用抗生素，破伤风抗毒素预防感染。

【预后及随访】

经治疗症状消失，胸壁畸形部分或全部矫正，治疗好转率近95%。

第四节　胸导管损伤

胸导管损伤，是由胸部的穿透伤或钝性创伤，胸导管位于后胸壁胸膜外，如胸膜同时破裂，乳糜液直接流入胸膜腔形成乳糜胸；如胸膜完整，流出的乳糜液先积聚在胸膜外，逐渐增多，压力增大，胀破胸膜，溢入胸腔再形成乳糜胸。

【病因病理】

1.颈胸部开放性损伤　颈、胸部的刀刺伤子弹、弹片的穿通伤可造成胸导管损伤，较少见且往往合并更严重的其他损伤，早期被掩盖而不易发现。

2.颈胸部闭合性损伤　胸部钝挫伤、爆震伤、挤压伤或剧烈咳嗽，均可损伤胸导管。由于胸导管相对地固定于脊柱前方，当脊柱突然过度伸展，或脊柱骨折时可以造成胸导管撕裂或断裂；炎症、血丝虫病或肿瘤侵袭造成胸导管梗阻或饱食脂肪餐后胸导管过度充盈，胸部闭合伤或剧烈运动、剧烈咳嗽均可使右膈肌角猛烈收缩，以剪力损伤胸导管；另外，锁骨、肋骨或脊柱骨折的断端也可损伤胸导管。

3.手术损伤　胸导管附近的手术操作均有可能损伤胸导管主干及其分支，从而导致术后乳糜胸。

【发病机制】

胸导管损伤后，乳糜液外漏积聚需要时间，在早期可无症状，一般在外伤3～4d后才逐渐形成明显的乳糜胸，此时大多数病例均按单纯胸腔积液处理。直至恢复饮食，胸腔内积聚的淋巴液变为白色才考虑到此病。病人因丧失脂肪和蛋白质而产生营养不良，很快消瘦，体重减轻，皮下水肿；每天丧失500～1000ml乳糜液引起脱水症状，口渴及尿少。血浆蛋白迅速下降；大量乳糜液积压肺和纵隔器官，引起呼吸困难，阻碍静脉回流，导致颈静脉怒张和心排血量减少。病人可能有低热，乳糜液有抗菌的特性，除多次胸穿污染外，继发感染罕见，后期持久的乳糜胸可引起纤维胸。

【诊断】

当病人在胸部创伤几天后因严重呼吸困难来急诊，查体并摄直立位X线胸片证实伤侧大量胸腔积液，诊断性胸穿抽出乳白色液体，送显微镜检查排除脓胸后，就应高度怀疑乳糜胸。还可行胸腔积液苏丹Ⅲ染色等帮助确诊。

1.外伤性胸导管损伤　开放性胸外伤造成胸导管损伤往往同时有严重的重要脏器损伤，有时来不及救活即死亡，有时在剖胸手术处理内脏损伤后被掩盖，术后发现乳糜胸才明确诊断有胸导管损伤。闭合性损伤所致的胸导管裂伤部位多在膈肌上方，乳糜液先聚积于后纵隔，继而破入胸膜腔；常为右侧乳糜胸，也可为左侧或双侧乳糜胸。因此伤后常有一个数天或数周不等的潜伏期，有时长达数个月。一般来讲，潜伏期越短，胸导管损伤程度越重；反之，损伤程度较轻；在个别情况下，纵隔乳糜胸可以自愈。潜伏期过后，病人突然发生气短、呼吸困难，甚至出现发绀，心率增快，脉搏变弱，血压降低等类似休克的症状，继而表现为胸腔大量积液，穿刺抽液最初为血性液体，然后逐步变为典型的乳白色乳糜液；穿刺抽液后，病人气短、呼吸困难迅速缓解，但不久后症状又复发，需反复胸穿抽液。病人迅速消耗，出现进行性脱水和电解质紊乱，营养不良；最后造成全身衰竭而死亡，也可因全身抵抗力极度低下而发生严重感染，败血症而死亡。

2.胸部手术后乳糜胸　主要临床表现为术后胸腔引流液异常增多。由于胸腔积液即时被引出，无明显的压迫症状，有些病人则为胸腔引流管拔除后或开始进食后出现大量胸腔积液，出现不同程度的气短、心悸、胸闷、胸痛、心动过速、血压偏低等压迫造成的呼吸、循环功能紊乱，严重病人可以有休克表现；随着胸腔积液的丢失增多和支持治疗的情况不同，逐步可以表现出脱水、低钠、低钾、酸中毒等消耗症状，严重者发生衰竭而死亡。通常胸部手术后病人，术后第 3 天的胸腔引流量仍不少于 500ml，若除外了其他原因，绝大多数为合并了乳糜胸。

【鉴别诊断】

在某些胸膜的感染和肿瘤性疾病时可以出现大量浑浊类似乳糜的胸液，即假性乳糜液。假性乳糜胸液含有卵磷脂蛋白复合物，外观也呈牛奶状，主要由细胞变性分解造成，但细胞变性物质中脂肪含量很少，苏丹Ⅲ染色阴性，比重＜1.012。此种胸液沉渣中有大量细胞，但淋巴细胞较少，蛋白和胆固醇水平也低于真正的乳糜液。某些结核性胸膜炎如胆固醇胸膜炎的胸液外观也易与乳糜混淆，但其中脂肪含量均较低，苏丹Ⅲ染色即可鉴别，且发生在外伤和手术后也属罕见。

【检查】

一些特殊检查方法可以作为外伤和术后乳糜胸的辅助诊断方法，但操作比较复杂，临床应用不大方便，仅在特殊病例才子应用。

1.淋巴造影　通过下肢或精索淋巴管造影，可以显示腰淋巴管、乳糜池、胸导管的走行和形状，可以帮助确定乳糜胸病人胸导管裂口的位置和乳糜漏的严重程度。通常采用经淋巴管直接穿刺造影法，先在足趾趾蹼注射染料混合液，常用的染料有 0.5％靛胭脂和 0.5％伊文思蓝等。然后在足背找到蓝染的淋巴管，切开皮肤，将淋巴管分离出来，直接用细针（25～27 号）进行淋巴管穿刺，以每分钟 0.2ml 的速度注入造影剂（30％ myodil 或 37％ ethiodol）6～9ml，于注射完毕时立即摄片观察淋巴管的图像，16～24h 后摄片观察淋巴结图像。

2.染料注射法　于股部皮下注射靓脂性蓝染料后，连续抽取胸液检查其是否蓝染，若有蓝染可协助确定乳糜胸的诊断。

3.放射性核素检查　口服 ^{131}I 标记的脂肪，然后在胸部进行放射性扫描检查，放射性计数明显增高，也可明确乳糜胸的诊断。

【治疗】

1.胸导管结扎术　大大降低了乳糜胸的病死率。

2.非手术治疗　新鲜的外伤性乳糜胸和术后乳糜胸首先考虑非手术治疗。治疗原则：①减少乳糜液流量；②补充乳糜液丢失的营养物质，纠正和防止代谢紊乱；③吸除或引流胸液，促使肺膨胀，纠正呼吸循环障碍；④严密监护，密切观察病情发展。一定期限内若非手术治疗无效，则进行手术治疗。

【预防】

手术或其他医疗操作造成胸导管损伤，发生手术后乳糜胸、乳糜瘘的病例占所有胸导管损伤的90%以上；因此必须重视防止胸导管的医源性损伤。手术医师必须熟悉胸导管的外科解剖，在可能造成胸导管损伤的危险区域，操作要仔细，分离组织均应结扎；在缝合切口前，应仔细检查组织剥离面，有无淋巴液渗漏，若可疑乳糜液漏出，则应将漏出部位加以缝扎。下列手术时应提高警惕，避免损伤胸导管：

1.食管癌手术　最常合并乳糜胸的手术是食管癌切除术，已在病因部分中详述。在肿瘤床和主动脉弓上下进行手术分离时，应将所有切断的组织牢固结扎；在行吻合前仔细检查剥离面，缝扎可疑渗漏的部位；必要时行低位预防性胸导管结扎术。

2.左肺切除　一般普胸手术中如左肺切除，也应警惕可能损伤胸导管。有时远离胸导管解剖部位的操作也可损伤其分支或变异部位的胸导管。

3.颈和锁骨上淋巴结切除术　颈和锁骨上淋巴结切除术，前斜角肌切断术，胸廓出口综合征松解左第1肋切除，颈动脉、颈静脉手术等，应注意避免损伤颈段胸导管。

4.其他　如中心静脉置管引起上腔静脉梗阻、食管静脉曲张注射硬化剂等操作等也可造成乳糜胸，也应适当注意。

5.关于预防性胸导管结扎术　胸部手术中如发现胸导管损伤，乳糜液漏出，或高度怀疑胸导管损伤，可低位结扎胸导管，预防术后发生乳糜胸。若无明显损伤胸导管的迹象，不主张结扎胸导管，更应避免高位结扎术。

第五节　胸腹联合伤

胸腹联合伤是胸腔和腹腔同时受到损伤，较为常见，病情一般都比较严重。由于腹压较高，腹内脏器可以通过膈肌的裂伤而进入胸腔，除引起呼吸、循环功能紊乱之外，进入胸内的脏器可以发生嵌顿、扭转、坏死和穿孔，也可以发生严重的出血和感染。由于伤情严重，休克较深，因此胸腹联合伤的病死率较高。

【病理】

胸腹联合伤可能发生以下情况：①下胸部第4前肋肋间隙平面以下的穿透伤，可造成膈肌穿孔或破裂以及腹腔脏器（如肝、脾等）的损伤；②上腹部和下胸部的闭合性损伤（如挤压伤）所造成的膈肌破裂多发生于左侧，右侧膈肌破裂较少见，双侧膈肌破裂者罕见。

双侧膈肌破裂分为两种类型：①真性双侧膈肌破裂，即双侧膈肌分别破裂，腹内脏器进入两侧胸腔，纵隔受压移位，心脏随之旋转扭曲，静脉（尤其是上腔静脉）回流受阻，病情危重。这种类型的膈肌破裂，其形态多呈“T”或“Y”形。因其裂口较大，进入胸腔内的脏器不容易发生绞窄和坏死。甚至在病人侥幸渡过急性期后，可能数个月或数年无临床症状，常在体检时偶然发现。右侧膈肌破裂比左侧膈肌破裂发现时间更晚一些。②心包、膈肌型双侧膈肌破裂，表现为膈肌的前中部有一个大裂口（一般为弧形裂口）累及双侧膈肌和心包，腹内脏器进入心包或心包和胸腔内。其临床表现与单侧膈肌破裂相似。

【诊断】

胸腹联合伤因伤情较为复杂,往往有多系统和多脏器受伤,容易漏诊和误诊。因此,必须了解病人受伤时的躯体姿势、致伤物的性质和作用方向以及受伤的部位,再结合病人的临床症状、体征和影像学检查等手段,方能作出诊断。

(1)病人除有胸部症状外,还有胃肠等空腔脏器或肝、脾等实质性脏器破裂的症状和体征。

(2)单纯的下胸部外伤也可以刺激肋间神经而引起伤侧腹肌紧张及疼痛,如不仔细检查和进行鉴别诊断,有可能误诊为胸腹联合伤。在未确诊之前,不能轻率地进行剖胸和剖腹探查。

(3)胸腔穿刺和腹腔穿刺术只要适应证掌握正确或适当,对诊断和鉴别诊断很有帮助。

(4)X 线检查:胸部正、侧位 X 线平片和立位腹部 X 线平片对胸腹联合伤的诊断很有价值,既可以了解胸部伤情,又可以显示腹部或膈下有无游离气体或异物存留。但要警惕左胸内巨大的胃腔可能被误诊为包裹性血气胸,进入右胸内的肝脏可能被误诊为右侧血胸。

【治疗】

胸腹联合伤病人如有手术探查指征,术前应积极进行抗休克治疗。如有消化道麻痹性胀气,要予以胃肠道减压处理。在麻醉前,要首先在伤侧胸腔安装闭式引流管。如病人为双侧胸部外伤并考虑有气胸或血气胸,要在双侧胸腔安装胸腔引流管,以预防在气管内插管全麻加压呼吸时,造成张力性气胸而发生呼吸、心跳骤停。

胸腹联合伤的手术探查步骤应该如下。

(1)病人的伤情,采用或选择经胸切口或经腹切口。如胸部创伤严重,伤口(伤道)位于左侧下胸部或左上腹部,可选择左侧剖胸切口,先探查胸内脏器的损伤并进行处理,缝合修补膈肌裂口,常规关胸。之后,在腹部另行切口进行剖腹探查,处理腹部脏器的损伤。对有些病人,也可以选择胸腹联合切口进行探查。

(2)如受伤部位在上腹部,或主要位于右上腹部,而胸部无明显症状和体征,胸部 X 线检查显示右胸无大量血气胸表现时,可以先剖腹探查,仔细检查腹腔内脏器损伤并予以处理。腹部外伤的主要危险是内出血和感染,一般不宜通过剖胸切口处理腹部外伤。常见的胸部外伤采用胸腔闭式引流术多能达到治疗目的。

(3)对胸部外伤和腹部外伤均严重,胸部和腹部都需要手术探查的病人,应首先为病人安装胸腔闭式引流管(单侧或双侧),以稳定病人的呼吸循环功能,同时可以通过胸腔闭式引流管来观察胸液的量和性质。待病情较为稳定后,先进行剖腹探查手术。如发现有膈肌破裂,腹腔脏器进入胸腔者。可将腹腔脏器还纳到腹腔内,若胸部伤情稳定而无严重出血和重要脏器损伤者,可经腹腔用粗丝线间断“8”字缝合法修补缝合膈肌裂口,注意保护膈神经不被误伤。如损伤膈神经,病人在术后容易发生肺部并发症。在处理完腹部外伤后,发现胸内脏器有严重出血或漏气,再行剖胸切口,处理胸腔内脏器损伤。对战伤病人不宜行胸腹联合切口。

(4)有些作者认为,在处理胸腹联合伤的手术探查步骤方面,可先行剖胸探查,理由是胸、腹脏器的联合损伤多可经胸部切口得以显露,上腹部脏器如胃、脾、肝顶部和结肠脾曲的损伤均能经膈肌切口进行处理。对下腹部脏器的损伤,仍应分别采用胸部和腹部两种切口。

(李 运)

第三章　胃、十二指肠疾病

第一节　胃、十二指肠溃疡

胃、十二指肠溃疡又称“溃疡病”“消化性溃疡”，是胃溃疡（GU）和十二指肠溃疡（DU）的总称，与胃酸/胃蛋白酶的消化作用有关，也与胃或十二指肠黏膜的屏障作用被破坏有关，是一种慢性常见病。溃疡病的主要症状是上腹部疼痛，可无明显症状或出现隐匿症状。疼痛与饮食有关，可因进食、饥饿、服药、酸性食物或饮料而诱发。亦可以因进食、饮水、服用碱性食物而缓解。

【诊断标准】

1.临床表现　溃疡病的主要症状是上腹部疼痛，可无明显症状或出现隐匿症状，典型症状主要有如下几个方面。

（1）慢性过程，病史可达数年或数十年。

（2）周期性发作，发作与自发缓解相交替，发作期和缓解期可长短不一，短者数周，长者数年，发作常呈季节性，可因情绪不良或过劳而诱发。

（3）发作时上腹痛呈节律性。胃溃疡多在饭后发生疼痛；十二指肠溃疡则在餐前出现疼痛，直至下次进食才能使疼痛缓解，且常于夜间发作。

2.诊断要点

（1）腹痛：主要位于上腹，胃溃疡常为进食后疼痛，十二指肠溃疡常为饥饿时疼痛，但亦可有不典型的腹痛。

（2）可伴有有恶心、呕吐、黑粪、贫血、乏力等表现。

（3）左上腹或（和）剑突下压痛。

（4）可有贫血貌（如睑结膜、皮肤苍白）。

（5）血常规检查可有血红蛋门降低。

（6）上消化道造影可见龛影。

（7）胃镜可见溃疡面，取病理可证实。

【治疗原则】

（一）原则上以内科治疗为主

质子泵抑制剂，胃黏膜保护剂，针对幽门螺杆菌的抗生素等联合治疗。

(二)外科治疗

1.手术适应证

(1)内科规律治疗无效或复发。

(2)出现过并发症:穿孔、大出血、幽门梗阻。

(3)可疑恶变。

2.术前准备　术前清洁洗胃。如有幽门梗阻,可考虑术前3d起每晚温盐水洗胃1次,术前清洁洗胃。

3.术式选择

(1)胃大部切除术

①毕Ⅰ式吻合术:胃溃疡,无幽门梗阻者。

②毕Ⅱ式吻合术:胃溃疡,十二指肠溃疡。

③溃疡旷置术(Bancroft法):溃疡切除困难或球后溃疡。

(2)迷走神经切断术:十二指肠溃疡,无幽门梗阻。

4.术中原则

(1)胃大部切除术切除胃体积的50%～75%(视具体情况而定)。

(2)尽可能切除溃疡。

(3)根据情况选择吻合术式毕Ⅰ式或毕Ⅱ式,尽可能做毕Ⅰ式吻合。

5.术后注意事项

(1)保持胃管通畅。

(2)术后根据情况适时拔除胃管及进食。

(3)术后予H_2受体阻断剂或质子泵抑制剂,应用时间视情况而定。

第二节　胃、十二指肠结核

胃、十二指肠结核和其他部位的结核一样,近年来的发生率已显著减少,但由于胃、十二指肠结核与其他胃、十二指肠多见病如溃疡、肿瘤等在临床表现上相似,鉴于诊断上存在着一定的困难,治疗方法也不同。

一、胃结核

1972年长春吉林医科大学统计,10年内住院诊治的胃结核占胃切除的0.38%。

【病因和病理】

原发性胃结核极为罕见,胃结核多是继发于身体其他部位的结核病变,其原发病灶半数以上的患者为肺结核,其余则为肠结核、骨结核及附睾结核等。感染侵入胃壁的途径可能为:①直接侵入黏膜;②经血液和淋巴管传播;③直接从邻近病灶浸润蔓延;④在胃壁的其他病变如良性溃疡或恶性肿瘤上有结核菌的附加感染。

胃结核常同时伴有胃大小弯、肠系膜、动脉旁淋巴结结核，有时沿周围淋巴结结核的蔓延，还是淋巴结结核是继发于胃结核，这两种情况都有可能，常不易确定究竟是何者。胃结核的患者也可能同时患有腹膜结核、肠结核、胸膜结核、颈淋巴结结核、脊柱结核等。

【诊断】

1.症状与体征　胃结核的症状和体征有两方面。一方面是全身结核的表现，如食欲缺乏、消瘦、乏力、低热、盗汗等。另一方面为胃肠道症状，症状与胃结核病变的病理类型有关系。临床上所见的胃结核有以下几种病理类型。

(1)炎性增殖型：多位于幽门窦部，常累及邻近十二指肠。病变可侵蚀胃壁各层，整个胃壁增厚，黏膜呈息肉样增生，并可有浅溃疡形成，或呈现结核性肉芽组织和纤维性瘢痕组织，甚至有窦道瘘管形成，胃外周围粘连较多，病变附近常有肿大干酪样淋巴结，有时融合成团块。这种类型的主要胃肠道症状是幽门梗阻。患者多有较长时期上腹中部疼痛或不适，随后出现饭后饱胀、继之呕吐，可为喷射性，吐出当天和隔宿食物以及酸味液体和黏液而无胆汁，有时呈现咖啡色或血色，症状在下午或晚上重。便秘和腹泻均可出现，而以前者多见。体检时除全身营养不良外，最显著的体征是梗阻所致膨胀胃形、可见蠕动及震水声等。右上腹或脐旁有时可扪到质硬不规则肿块，压痛较轻，活动度小。锁骨上或腋下淋巴结可能增大。

(2)局限肿块或溃疡型：亦多在胃窦部小弯，呈向腔内或浆膜面隆起的胃壁肿块，中间有干酪样坏死，周围为纤维组织，一般不超过5cm。黏膜表面溃破后即形成溃疡，边缘不规则并有潜行，基底不平整呈黄灰色。溃疡一般仅累及浅肌层，但也可能深透至全层胃壁发生穿孔。病变邻近常有肿大的淋巴结结核。这种类型的主要胃肠道症状与胃溃疡相似，如上腹中部疼痛不适，反酸，嗳气等，穿孔出血等症状也与胃溃疡同。有时可无明显症状，仅在X线检查时意外发现。

(3)弥散粟粒型：多数结核小结节弥散分布于胃壁，为全身粟粒性结核的一部分，胃病变本身并无症状。

(4)并发其他病变型：在胃溃疡、胃癌等病变内或附近于病理检查时发现有少数结核结节，很可能为继发性，临床表现为胃溃疡、胃癌的症状。

在以上四种类型的胃结核中，有外科临床意义的主要为前两种，此两种在外科临床上也较其他两种为多见。

2.影像学检查　胃结核的诊断除临床表现外，尚可借助于化验、X线和胃镜检查。

化验检查中，红细胞沉降率(血沉)增快是最主要的阳性发现。贫血一般多为轻度，大便隐血阳性也仅偶见。胃液分析多有低度游离酸，游离酸缺乏少见。在胃内存在加大病变情况下，这些检查所见在与胃癌的鉴别诊断上可能有一定的意义。

X线肺部检查，在增殖性和局限性胃结核的患者，常无活动性肺结核。

钡餐检查可以对病变的部位、范围和性质有更具体的了解。胃幽门窦部炎性增殖型结核一般表现为轮廓不整齐、长短不一的锥形狭窄或胃腔变小，胃壁僵硬，但仍可见微弱蠕动，黏膜不规则但无中断现象。胃显著扩张下垂，钡剂滞留明显。十二指肠常同时受累，球部呈不规则缩窄变形。周围广泛粘连可表现为局部活动度受限或移位，淋巴结团块压迫则表现为外压性充盈缺损。局限肿块或溃疡型结核表现为局部充盈型缺损、黏膜紊乱或不规则龛影。

胃镜检查时,如在幽门窦部有多发性小溃疡,边缘不规则并呈结节性增厚,底部不平整,或周围有小结核结节,应考虑结核的诊断。活组织病理检查有约50%为阴性。

胃结核必须与其他常见胃内病变鉴别,与胃癌的鉴别尤为重要,因为两者预后迥然不同,如将胃结核误诊为晚期胃癌而放弃治疗,则是极大损失。凡有幽门梗阻而有以下情况的患者,应考虑胃结核的可能:①年龄较轻,在40岁以下,尤其是女性;②病史较长,出现梗阻前有长时期中上腹痛伴有低热、乏力等症状;③身体其他部位有结核病,尤其是颈部和腋下淋巴结结核,如锁骨上淋巴结肿大,活检证明为结核性,则胃的病变也是结核性的可能很大;④钡餐检查幽门窦部病变及十二指肠,胃显著扩张下垂表示有长时期梗阻,病变区胃,十二指肠有广泛粘连。手术中如发现腹腔内有较广泛干酪样淋巴结结核,更应考虑到胃病变是结核的可能,此时须切除淋巴结进行活检。当然,淋巴结结核和癌也有可能同时存在,所以最后决断仍决定于胃本身病变的病理检查。胃镜检查在多部位取组织进行活检,可明确诊断。

【治疗】

肺结核的早期发现和防治是预防胃结核的重要措施。患开放性肺结核的患者应避免将痰咽入胃内。

幽门梗阻是外科手术治疗最常见的适应证。但如胃结核的诊断比较明确而幽门梗阻为不完全性,则可以用抗结核治疗,在治疗下,全身和梗阻情况常可以好转而不再需要外科手术治疗。如诊断尚不明确,或幽门梗阻严重,则仍以手术治疗为宜。手术方法则可根据病变具体情况决定,如为局限性病变则可做胃部分切除术,但对病变较广泛累及十二指肠,或粘连较多而有幽门梗阻的病变,以行胃空肠吻合术为宜。有腹膜结核存在并不禁忌手术治疗。手术后应采用抗结核药物治疗。一般术后预后较好。

在胃结核手术治疗时,应仔细检查肠道有无结核性病变,必要时同时予以处理。

急性穿孔和大出血是外科手术适应证,但很少见。

二、十二指肠结核

【病因及病理】

十二指肠结核除病变部位不同外,在临床和病理方面与胃结核很相似,其发生率也大致相同,十二指肠结核绝大多数为炎性增殖型病变,病变周围均有淋巴结结核。病变部位多在十二指降部,少数在横部或升部,球部病变均系与幽门窦部结核同时存在,故未计算在十二指肠结核中。

【诊断】

1.症状与体征　十二指肠结核的主要临床症状是肠腔梗阻所致,与幽门梗阻的症状很相似,但有时呕吐物内含胆汁。降部病变偶可累及壶腹部,造成胆总管和胰管的梗阻。

2.影像学检查　钡餐检查仍是诊断的主要手段。胃除扩张外无异常所见,幽门通畅,球部扩张。如梗阻在横部远侧或升部,则降部和横部也扩张,并可见钡剂反流入胃内,病变呈长短不等的不规则狭窄,有时为环状狭窄。肠壁增厚僵直,蠕动减弱,黏膜紊乱,有时可见多数小息肉样增生。狭窄近端呈圆锥形。有时亦可见淋巴结结核外压弧形压迹以及斑状钙化团。降部内侧胰头部淋巴结肿大可使十二指肠弯增大。在诊断上须与十二指肠非特异性肠炎、癌肿、淋巴肉瘤,甚至胰头癌鉴别。

对位于降部的病变,胃镜检查时可采取组织进行病理检查以确定诊断,但也有阴性可能。

【治疗】

治疗原则亦与胃结核同,手术方法以十二指肠空肠吻合为宜,根据病变部位吻合口可位于十二指肠球部或降部下端。

第三节 胃、十二指肠异物

胃、十二指肠内可能发现多种多样的异物,大致可分为三类。第一类是咽下的固有形状的物品,在胃、十二指肠内保持其原来现状和大小,可称为吞咽异物,异物的形状和大小与处理有密切的关系。第二类为咽下的食物与毛发,在胃内团聚成为不同现状和大小的团块,称为胃石症,在处理上与前一类不同。第三类是经由胃肠壁穿入腔内的异物。

一、吞咽异物

【病因】

吞咽异物多见于儿童,多为误咽的各种物品,一般较小,如纽扣、别针、弹子、镍币、图钉、钥匙等。在成人,除误咽外,尚有因种种不同原因故意咽入的不同物品,这些异物可以较大。

吞咽的异物必须通过食管始能达到胃内,咽下的物品中20%~30%在食管内受阻而停留。达到胃内的吞咽异物则80%以上可以顺利地通过胃肠道从大便中排出体外,其他可嵌留于幽门、十二指肠空肠曲、回盲瓣等部位。异物自行从胃肠道排出的时间与异物的大小和形状有关,大多为4~5d。钝性异物所需的时间较锐性异物为短。如钝性小异物不能自行在预期的时间内排出,则应考虑到肠道有狭窄性病变存在,在儿童常为先天性畸形如十二指肠隔、环状胰腺等,必须进行钡餐检查明确原因。

【诊断】

1.症状与体征　胃、十二指肠吞咽异物可无任何自觉症状。锐性异物如损伤黏膜,可出现上腹痛、恶心、呕血等症状。异物嵌塞于十二指肠可引起部分梗阻的症状。针类锐性异物可刺破胃肠壁而形成局限性小脓肿或肉芽肿。也有可能穿透胃肠壁而移行至腹腔或身体其他部位。

2.影像学检查　误咽的异物多有将物品放在口内意外咽下的病史,但仍应首先肯定确有异物被咽下,并应考虑有无进入呼吸道的可能。如为金属或附有金属部分的异物可做X线检查,确定是否有异物存在以及其位置。较大的金属异物可以在透视下发现。细小的金属异物则需摄片才能看清。无误咽病史的金属异物常不能及时诊断,多系因出现症状进行X线检查时偶然发现。非金属异物只能用X线钡餐检查或纤维光束内镜检查才可以确诊。

【治疗】

(1)误咽异物是可以预防的,成人应改正在工作时将物品如缝针、铁钉等含在口内的习惯。对儿童应进行不将食物以外的物品放入口内的教育。对婴幼儿则应避免将可能咽下的物品放在身旁,使其无机会放入口内。

(2)胃肠道不同部位的异物,处理上不完全相同。食管内嵌塞的异物多数需要尽早经食管镜取出。胃十二指肠内异物则多数可以采取密切观察等待自行排出的方法,锐性异物可用胃镜取出,金属异物可以定时进行 X 线透视,观察其在肠道内位置的变化,如已下行至结肠内则应开始检查大便有无异物排出。如异物停留在一固定位置 7～10d 仍无改变,则可能已嵌塞,为手术取出的适应证。但细长端尖的异物穿破胃肠壁的危险较大,以早期手术取出为宜。小肠内异物绝大多数可以自行排出,应观察更长时期,如在 2～3 周尚不能排出则需要手术取出。手术取出胃肠道内异物的一个重要原则是在术前当日再进行一次 X 线检查确定位置,否则异物可能已移位,甚至已排出,使手术时寻找异物发生困难,或手术已无必要。

二、胃石症

【病因】

胃石是在胃内逐渐形成的异物团块。形成的原因首先是咽入胃内的物品由于质地与形状不易通过幽门,而且又不能被消化,长期停留在胃内,形成团块,愈积愈大。最常见的胃石有两种:一种是植物纤维团块,另一种是毛团块。前者多为一次吃生柿、黑枣过多后发生。我国生产柿、黑枣的地区较多,柿和黑枣均含有鞣酸,成熟后含量不及 1%,而未成熟时可达 25%。鞣酸在酸性(胃酸)环境下可凝集形成胶冻状物,与蛋白质结合成为不溶于水的鞣酸蛋白沉淀于胃内。柿内尚含有树胶和果胶,遇酸凝集,沉淀粘合成块,更可与食物残渣聚积,愈积愈大,形成巨大团块。毛团块的形成是由于反常行为,习惯于将长头发拉至咬嚼,不知不觉中将头发吞下。头发在胃内不被消化,且因其纤维粘于胃壁而不易通过幽门。胃内头发多,经胃蠕动形成发团,逐渐增大,可以长时期不引起症状。此种毛团块见于儿童和精神不正常的成人,在我国并不多见。

【诊断和鉴别诊断】

1.症状与体征　胃石症可以无任何症状,仅在钡餐检查时偶然发现。如果有症状则多为上腹疼痛不适或沉坠胀满感,有时可有恶心呕吐,吐出物为少量清液或黏液。由于活动的团块在呕吐时可阻塞贲门,所以一般无大量的呕吐。胃黏膜损伤后可发生胃溃疡,则有类似溃疡症状,如夜间腹痛加重、呕血、黑粪等。有的患者在饭后平卧时可发现上腹隆起,在儿童常可扪到边缘清楚、质硬、能移动并下缘可托起的肿物,一般无压痛或仅有轻压痛。头发石的患者可感到口内有难闻的气体,间歇性腹泻也较多见。胃石也可以在胃部分切除术后的残胃内形成,残胃内形成胃石的可能性大于正常胃,残胃的收缩功能差、排空缓、吻合口大小固定而不易扩张、胃酸低、消化功能差等因素有利于胃石的形成,患者胃膨胀不适,不能多饮水或多进流食。胃石进入小肠内可引起小肠梗阻的症状。病期久的患者多有体重减轻和体力下降。

2.影像学检查　胃石症须与胃癌鉴别。胃石症多见于儿童,而且植物纤维胃石患者都有一次吃生柿、黑枣过多，并于食后即有胃部不适、反酸、呕吐的病史。在70%的患者可以从X线钡餐检查明确诊断。典型的X线征是在胃内有巨大透亮充盈缺损区，推之并可在胃内移动。钡剂排出后，胃石表面可有散在附着的钡剂，有时误诊为表面溃烂的巨大胃癌，但充盈缺损的可移动性并结合病史常可与胃癌鉴别。如呕吐物含柿、黑枣残渣，则胃石的诊断可以确定。胃石在胃镜检查下呈漆黑色团块可与胃癌鉴别。

【治疗】

(1)柿、黑枣一次不可多吃，未成熟的更不应多食，果皮、果核亦不宜同时吃下，食后不要立即吃过酸的食物。对胃部分切除术后的患者，要认真告知其不食或仅少量食用柿、黑枣类食物。

(2)无特效的治疗方法，口服酶制剂如胃肠酶合剂(胃蛋白酶、胰酶、纤维素酶)、番木瓜蛋白酶等，或碳酸氢钠溶液滴入胃内，有可能帮助团块散开。经胃镜试行将团块捣碎散开也是治疗方法之一，但由于植物纤维或毛发等缠绕致密，常难以散开。

如非手术疗法无效，或因显著幽门梗阻、呕吐频繁不能服药，则需手术取出团块。手术时如发现胃内有溃疡，无须做胃部分切除术，团块取出后，经过一时期内科治疗，溃疡即可愈合。

三、穿入的异物

【病因与病理】

异物可因外伤或溃疡等原因，通过胃肠壁进入胃与十二指肠内。枪伤或其他穿刺的外伤后，有时异物可以存留在胃肠道内。手术时偶然不慎，也可以有异物直接遗留在胃肠道内，或者是先遗留在腹腔内，以后再逐渐蚀破胃肠壁进入胃肠道内。最多见者或为胆囊与胃肠道粘连后，胆石蚀破入胃或十二指肠。由于十二指肠与胆道十分接近，胆石破入十二指肠的概率较大。

【诊断】

穿入异物的临床表现是随异物的性质，进入的方式，有无溃疡、梗阻、出血、穿孔及腹膜炎等并发症而异。X线和内镜检查是最主要的诊断方法。

【治疗】

治疗应以手术取出异物为主。如有并发症存在时应考虑同时缝补穿孔，切除或修补瘘管等。

第四节 胃、十二指肠憩室

一、胃憩室

【病理及流行病学】

胃憩室在临床不多见，是胃肠道中最少发生憩室的部位。胃憩室是先天形成，憩室壁包括胃壁各层，即真性憩室。后天由于粘连牵引等原因所形成的憩室不包括在本文讨论范围内。

根据报告每600～2500次常规胃肠钡剂X线检查中可发现1例。绝大多数胃憩室为单发性，可位于胃的不同部位，但约75%在胃后壁小弯邻近贲门，约15%在幽门前区，10%在体或底部。憩室可大可小，直径大多不超过6cm。

【诊断】

1.症状与体征　胃憩室多见于30～60岁者，无性别上的差异。大多无症状，有症状者不及30%，症状无特异性，与一般胃疾病的症状类似，主要为上腹中部或下胸部疼痛，呈间歇性，饭后或平卧时加重。食物滞留和所致的黏膜炎症可能是产生炎症的原因。少数患者可出现出血和穿孔等并发症。

2.影像学检查　在钡餐检查时，邻近贲门的胃憩室有一定的特征，除典型的位置外，憩室呈2～4cm大小的圆形光滑存钡区，颈部较窄，形状随体位而改变，可见胃黏膜皱襞经颈部进入憩室内。其他部位的憩室则无典型的特征，常需与溃疡、癌肿等鉴别。

胃镜检查时对确诊有很大的帮助，憩室口呈边缘清楚的圆洞形，大小可因节律性收缩而改变，憩室内可见正常胃黏膜皱襞或呈明显的炎症。

【治疗】

如症状明显，内科治疗不满意，而且未发现其他可以解释症状的病灶，即有外科手术治疗的指征。手术方法为单纯憩室切除，注意胃壁内翻缝合，减少复发。如有出血或穿孔并发症，则必须施行手术治疗。

二、十二指肠憩室

【流行病学】

十二指肠憩室是肠壁上向外的袋状突出，相当常见，但因近90%的憩室不产生临床症状，因而不容易及时发现。按钡剂X线检查的资料，发现1%～2%的人有十二指肠憩室；按尸检资料，则发生率可高至10%～20%。十二指肠是憩室的好发部位，仅次于结肠，大多数在降部，60%～70%憩室发生在十二指肠内侧壁，约20%在横部、10%在上升部，发生在十二指肠球部者少见。憩室多为单个，少数患者可以有多个。十二指肠溃疡周围瘢痕收缩而形成的牵引性憩室，由于其发生的原因不同，一般不将其包括在十二指肠憩室范围内。

将十二指肠憩室分为真性和假性的分类方法无实际意义，十二指肠球部溃疡所引起的牵引性憩室其室壁大多包括完整的肠壁各层，而先天的真性憩室其室壁可能仅有很少肌纤维。

另有一类所谓十二指肠腔内憩室，是向肠腔内突出的、内外两面均有黏膜覆盖，并开口与十二指肠腔相通。此类憩室少见，实际上是肠管畸形，与前述的憩室性质不同，但也可以引起类似前类憩室的症状和并发症，在外科处理上，原则相同。

【病因和病理】

憩室的形成与先天因素有关，其基本原因是十二指肠壁局限肌层缺陷。在胆管、胰管、血管穿过处的肠壁较易有缺陷，憩室也多发生在这些部位。但在儿童及青年时期十二指肠憩室很少见，而多见于50岁以上的人，因此一般认为长时期肠腔内压增高是促成憩室出现的直接诱因。

十二指肠憩室多为单个，在10%～15%患者同时有2个以上憩室或胃肠道其他部分（胃、空肠、结肠）也有憩室存在。憩室多为圆形或呈分叶状，颈部较窄，憩室壁主要有黏膜、黏膜下层及浆膜，肌纤维较少。由于多数憩室位于十二指肠降部内侧，因此在解剖上与胰腺关系密切，多数在胰腺后方，甚至可伸入胰腺组织内。

大的憩室可以继发一些病理变化。由于憩室颈部狭小，肠内容物进入憩室后，可能因排空不畅而滞留在腔内，使憩室发生急性或慢性炎症、溃疡、结石形成甚至出血和穿孔。憩室膨胀时可以压迫十二指肠腔引起部分梗阻。在十二指肠乳头附近的憩室也可能压迫胆总管和胰管，引起继发性胆道和胰腺的病变。憩室内也可能生长腺癌或肉瘤，但极罕见。

【诊断鉴别诊断】

1.症状与体征　绝大多数十二指肠憩室没有任何症状，仅是在X线钡餐检查时、手术时或尸检时偶然发现。憩室本身也没有特殊体征。十二指肠憩室引起症状者不超过5%。症状的出现有两种原因，一种原因是食物进入憩室内，由于颈部狭小不易排出，使憩室膨胀而引起间歇性症状。最常见的症状为上腹胀感不适或疼痛，并可有恶心、嗳气，在饱食后加重，空腹时较轻，服抗痉挛药物或改变体位时常可缓解。另一种原因是憩室并发炎症、溃疡或结石，症状较重且较为持续，憩室部位可有压痛。憩室内滞留食物的腐败和感染也可引起腹泻。十二指肠乳头附近的憩室，特别是乳头在憩室内者可以并发胆道感染、胆石症、梗阻性黄疸和急、慢性胰腺炎而出现相应症状。憩室也可能出血或穿孔，出血可以是经常小量出血引起贫血，或大量出血引起呕血或便血。十二指肠降部憩室穿孔至腹膜后可引起腹膜后严重感染。十二指肠腔内憩室多位于十二指肠乳头邻近，也并发十二指肠降部梗阻或急性胰腺炎。

2.影像学检查　十二指肠憩室的存在在X线钡餐检查或胃镜才能证实，小的憩室甚至在X线检查时也不能发现。X线所见为与十二指肠腔相连的圆形或分叶状充钡阴影，轮廓整齐，外形可能随时改变，阴影内可能有气液面影。十二指肠钡剂排空后，憩室内可仍有钡剂存留。在有并发症时，憩室部位常有局限压痛。

在X线检查时，先天性憩室须与后天原因所形成的憩室相鉴别，后者多为十二指肠溃疡愈合过程中瘢痕收缩或十二指肠外炎性粘连牵扯肠壁所形成，因而最常见于十二指肠第一部，外形狭长，憩室颈部宽，周围肠壁有不规则变形。

十二指肠腔内憩室有典型的X线征，当钡剂充盈十二指肠和憩室时，憩室周围可见一窄透亮带（憩室壁），钡剂从十二指肠排出后，仍可见存钡的憩室影。

X线腹部平片对十二指肠憩室穿孔的诊断也有一定的帮助。X线片上可见十二指肠部位有不规则的积气，其形状不随体位的改变而变化。

鉴别诊断上的一个重要问题为患者的症状与十二指肠憩室的关系，即患者的症状是否为憩室所致。这个问题常不易肯定，但是有一定的实际意义，因为对决定是否应采用手术治疗具有指导性作用。多数意见认为单纯性憩室并无症状，单纯滞留不能作为憩室引起症状的依据。如憩室与腹腔内其他病变同时存在，症状多为后者所致。如患者有腹部症状，而仅发现有憩室存在，则应该进一步详细检查，有无其他病变，并排除胃肠道功能性疾病的可能。若憩室很大，外形不整齐，有明显压痛及滞留，即可认为症状是憩室所致。如有胆道和胰腺疾病，同时发现十二指肠乳头旁有憩室存在，应考虑胆道和胰腺疾病与憩室的关系。

【治疗】

如有临床症状而未发现其他病变，症状可能为憩室所致，可先采用内科疗法，调节饮食，给予抗痉挛药物，利用体位姿势引流，避免憩室内淤积。在一部分患者，症状可因之而减轻或得到控制，即不需要手术治疗。

如有症状，憩室和其他腹腔内病变同时存在，应先按其他病变进行治疗，如治疗后症状缓解，即不需要对憩室进行手术治疗。但如十二指肠乳头旁憩室和胆道或胰腺疾病同时存在，则为手术治疗的指征。

如有症状，且发现憩室有并发病变证据，未发现腹腔内有其他病变，可进行手术治疗。

如发现憩室出血、穿孔或十二指肠梗阻，则必须手术治疗。

十二指肠憩室手术治疗尚存在着一定的困难和危险性。憩室多位于胰腺后方或包围在胰腺组织内，手术中可能不易发现憩室。手术前服少量钡剂，手术时注射空气至十二指肠内或切开肠壁用指探查，可帮助确定憩室的部位。

十二指肠降部外侧和横部、升部的憩室，手术较为简单。小的单纯憩室可向肠腔翻入，颈部缝合结扎，既可避免肠瘘的并发症，也不致造成肠腔梗阻。有炎症、溃疡、结石的憩室以及大的憩室以切除为宜。憩室黏膜壁切除后应将肠壁肌层的缺损仔细修补缝合，再将黏膜缝合。手术的主要并发症为十二指肠瘘，因此，术中可将鼻胃管放置于十二指肠内，术后持续减压数日；憩室切除部位可放置引流物。憩室的另一种切除方法是在切开十二指肠后，用纱布填塞憩室腔内，然后将憩室内黏膜层完全剔除，再将肠壁黏膜缝合，此法如能成功可以避免缝合部位肠瘘的形成。

十二指肠乳头旁憩室的切除难度较大，有损伤胆总管和胰管的可能，损伤后并发胆瘘、胰瘘，较为严重。但如有胆道胰腺疾病并发存在，又常必须切除憩室，比较安全的方法是经十二指肠做胆总管括约肌成形术，胆总管和胰管内放置导管，再切除憩室，术后保持胆管和胰管的引流。但有时胆管胰管开口于憩室腔内，切除憩室需要切断和移植胆管和胰管，操作技术上很困难，术后发生胆瘘、胰瘘的可能性较大。在显露困难或切除憩室危险性过大时，可以考虑采用憩室旷置手术，即胃部分切除和胃空肠吻合术。手术方法上应注意尽可能避免食物进入近侧输入袢空肠。如胆道有梗阻，可做胆总管肠道内引流术。

憩室穿孔必须及早进行手术。穿孔的临床表现与其他上腹部急腹症相似，如无十二指肠憩室的病史，往往误诊为胃十二指肠溃疡穿孔、急性胆囊炎等而进行手术，手术中如发现十二指肠旁腹膜后有炎性水肿、胆汁黄染或积气，即应考虑憩室穿孔的可能。此时须切开十二指肠侧腹膜，将肠管向左侧翻转，可发现穿孔的憩室和脓性渗液。

如全身或局部条件许可，可做憩室切除，腹膜后放置引流，否则可将导管插入十二指肠内做减压性的造口，并做空肠造口以供给营养。

憩室溃疡出血，可按单纯性憩室予以切除。

第五节 急性胃扩张

急性胃扩张的临床表现为胃和十二指肠极度急性膨胀，腔内有大量液体滞存。以往认为主要是手术后的并发症，尤其是腹膜后的手术后易于发生。过度饱食后也可以发生此类情况，其严重性较手术后急性胃扩张为大，治疗上也有一定的区别。此外，长期仰卧床、糖尿病酮症酸中毒、低血钾等患者也可以发生此病。

【病因和发病机制】

关于发病的机制有两种学说，一种学说认为胃、十二指肠的扩张是由于肠系膜上动脉和小肠系膜将十二指肠横部压迫于脊柱和主动脉上所致。在许多急性胃扩张患者，可见扩张包括胃和被肠系膜上动脉横跨压迫近侧的十二指肠。在身体消瘦长期卧床的患者，由于腹膜后脂肪减少和仰卧脊柱前凸位置，也使十二指肠横部容易受压。另一种学说认为扩张是由于胃、肠壁原发性麻痹所致。麻痹原因为手术时牵扯、腹膜后引流物的刺激和血肿的形成或大量食物过度撑涨胃壁所引起的神经反射作用。重体力劳动后的疲劳、腹腔内炎症和损伤、剧烈疼痛和情绪波动都可能是促使胃壁肌肉易于麻痹的因素。实际上机械性梗阻和神经性麻痹两个因素可能均存在，而胃壁肌肉麻痹很可能占主导的作用。胃麻痹扩张后可将小肠推向下方，使小肠系膜和肠系膜上动脉拉紧，易于压迫十二指肠，使胃内食物和咽入空气及胃、十二指肠的分泌液和胆汁、胰液大量积存。这些液体的滞留又可以刺激胃、十二指肠黏膜，引起更多的分泌和渗出液，使胃扩张的程度显著加重，这样又可以进一步牵拉肠系膜引起内脏神经刺激，加重胃、十二指肠的麻痹，于是形成恶性循环，使扩张更加重。

【病理生理】

胃和十二指肠高度扩张，可以占据几乎整个腹腔，胃壁可能因为过度伸张而变薄，或因炎性水肿而增厚，或因血循环障碍而发生坏死穿孔。在大多数患者可以发现十二指肠横部受肠系膜上动脉的压迫，甚至十二指肠壁可能发生压迫性溃疡。在少数患者，全部十二指肠和空肠上端也呈现扩张。在晚期，胃黏膜上有小糜烂出血点。在病程中，大量液体继续不断分泌，积存于胃、十二指肠腔内，并且不能在胃、十二指肠内被吸收，因而造成体内脱水和电解质丢失，最终出现酸碱失衡以及血容量缩减和周围循环衰竭。胃壁坏死穿孔可以引起急性腹膜炎，导致休克。

【诊断和鉴别诊断】

1.症状与体征 初期患者仅感觉无食欲，上腹膨胀和恶心，很少有剧烈腹痛。随后出现呕吐，起初为小口，反逆出胃内积液，以后量逐渐增加。患者呕吐时似毫不费力，从无干呕现象。呕出液常具有典型特性，开始为深棕绿色浑浊液体，后呈咖啡渣样，为碱性或中性，隐血试验为强阳性，但不含血块，亦无粪便臭味。呕吐后腹胀不适并不减轻，此时若插入胃管，即发现胃内尚积存大量相同液体，甚至可达 3～4L，说明所谓呕吐症状实际上是胃、十二指肠内积液过满后的溢出现象。此时检查可发现腹部呈不对称膨胀(以左上腹和中腹较明显)和水震荡声。全腹可能有弥漫性轻度触痛，肠蠕动音减低或正常。如未能及时诊断和处理，则水和电解质紊乱症状逐渐出现，患者极度口渴，脱水征明显，脉搏快弱，呼吸短浅，尿量减少，最终因休克和尿中毒而死亡。

如在病程中突然出现剧烈腹痛，全身情况显著恶化，全腹有明显压痛，腹腔内有积水征，则表示胃发生坏死穿孔。

2.化验室及影像学检查　手术后初期或过分饱食后，如出现上述溢出性呕吐症状和具有上述特征的吐出物，并发现上腹部胀满、水震荡声，即应怀疑为急性胃扩张。应立即置入胃管，如吸出大量同样液体，诊断即可确定，不应等待大量呕吐和虚脱症状出现后，才考虑到这种可能。

化验检查可反映脱水和电解质紊乱程度，包括血红蛋白增高、低钠血症、低钾血症以及低氮血症。酸碱平衡紊乱决定于电解质丧失的比例，可出现酸中毒或碱中毒。体温升高和白细胞增多并不常见。

在创伤、感染后发生时，一般不易联想到急性胃扩张的诊断。如在腹部 X 线平片上见左上腹部弥漫性一致阴影，胃气泡水平面增大，或侧位片上有充气扩大十二指肠时，应考虑到急性胃扩张可能。上腹部 CT 可明确诊断，可见扩张胃腔占据上腹部。

鉴别诊断应与弥漫性腹膜炎、高位机械性肠梗阻、肠麻痹区别。在弥漫性腹膜炎，体温常升高，腹膜刺激体征明显，肠腔呈普遍性气胀，肠蠕动音消失。在机械性高位肠梗阻，常有较明显的腹痛，肠蠕动音增强，呕吐物含小肠内容物，腹胀不显著。肠麻痹主要累及小肠下端，故腹胀是以腹中部最为明显。在这三种情况下，胃内一般没有大量液体积存，而且胃内积液吸空后，症状并不立刻减轻。

【预防和治疗】

在上腹部大手术后采用胃肠减压，至术后胃肠暂时性麻痹消失、蠕动恢复时停止，是预防急性胃扩张的有效措施。手术时避免不必要的组织创伤和手术后注意患者卧式的变换，也具有预防的意义。避免暴饮暴食，尤其在较长时期疲劳和饥饿后不过分饱食，对预防发生急性胃扩张很重要。

对手术后急性胃扩张一般常用的治疗有以下几方面措施。

(1)置入胃减压管吸出全部积液，用温等渗盐水洗胃，禁食，并继续减压，至吸出液为正常性质为止，然后开始少量流质饮食，如无滞留，可逐渐增加。

(2)经常改变卧位姿势以解除十二指肠横部的受压。如病情许可，可采用俯卧位，或将身体下部略垫高。

(3)静脉输入适量生理盐水和葡萄糖溶液以矫正脱水和补充电解质的损失，必要时输血。给予生长抑素抑制分泌，如有低钾性碱中毒，除补充水和氯化物外，还需补充钾盐。糖尿病酮症酸中毒控制血糖。每日记录水盐出入量，并作血化学检查(钠、钾、氯化物、二氧化碳结合力、非蛋白氮等)。维持尿量正常。

(4)暴饮暴食所致的胃急性扩张，胃内常有大量食物和黏稠液体，不宜用一般胃减压管吸出，常需要用较粗胃管洗胃才能清除，但应注意避免一次用水量过大或用力过猛，造成胃穿孔。

如经减压或洗胃后，腹部膨胀未明显减轻，或大量食物不能吸出，则需考虑手术治疗，切开胃壁清除其内容物。对已有腹腔内感染、气腹或疑有胃壁坏死的患者，应在积极准备后及早手术治疗。手术方法以简单有效为原则，术后应继续胃管吸引减压，或做胃造口术。

第六节　胃扭转

胃扭转虽然在临床不多见，但在X线钡剂胃肠道检查时较常发现胃的外形改变而提出为扭转的诊断，如对此情况不了解，处理上也会遇到困难，因此胃扭转尚有一定的临床意义。

【病因和病理】

胃扭转有急性和慢性扭转两类。

急性胃扭转与解剖上的异常有密切关系。在正常解剖情况下，胃的主要固定点是在食管裂孔处的食管下端和幽门部，这两部位的活动度都因邻近解剖部位的固定而受到限制。胃其他部位的固定，如肝胃韧带对小弯，胃结肠韧带和胃脾韧带对大弯，则比较松弛，不如食管下端和幽门固定牢固。但在有较大的食管裂孔疝、膈疝、膈膨出，肺切除术后或膈神经抽出术后的膈升高，以及十二指肠降段外侧腹膜过松的情况下胃即有突然发生扭转的可能。上腹内脏下垂，胃大、小弯的韧带过长或缺如，也为胃的扭转提供了条件。这些都是急性胃扭转发生的解剖基础。剧烈呕吐、急性胃扩张、胃的巨大肿瘤、横结肠显著气胀等则可以成为胃的位置突然改变而发生扭转的动力和诱因。膈位置过高和有大的膈疝时，胸腔负压的牵扯也可以使胃的位置改变。

慢性胃扭转多为继发性，除膈的病变外，胃本身或上腹邻近内脏的病变，如穿透性溃疡、肝脓肿、膈创伤等，可使部分胃壁向上或向左右粘连固定于不正常位置，而出现扭转的形态。由于粘连对胃的牵扯固定式逐渐发展的过程，所以即使解剖原来正常也可以出现慢性胃扭转。

按旋转的不同方向，胃扭转又可以分为两种类型。

1.系膜轴扭转型　是比较常见的一种。胃以从小弯中点至大弯的连线为轴心（横轴）发上旋转，又可分为两个亚型，一个亚型是幽门由右向上向左旋转，胃窦转至胃体之前，有时幽门可达到贲门水平，右侧横结肠也可随胃幽门窦部移至左上腹。另一亚型是胃底由左向下向右旋转，胃体转至胃窦之前。系膜轴扭转造成胃前后壁对折，使胃形成两个小腔。

2.器官轴扭转型　不如前一种多见，胃以从贲门至幽门的连线为轴心（纵轴）发生旋转，大弯向上向左移位使位于小弯上方，贲门和胃底部位置基本上无变化，幽门则指向下。横结肠亦可随大弯向上移位。这种类型的旋转可以在胃的前方或在胃的后方，但以前方较多见。

3.混合轴型　兼有纵轴型及横轴型之扭转。

简而言之，大弯向肝胃韧带方向扭转属器官轴扭转型；幽门向贲门扭转属系膜轴扭转型。无论哪一种扭转型，扭转可以是在胃的前方或后方。扭转的程度一般在180°以下。

【诊断】

胃扭转的临床表现决定于症状发作为急性抑或为慢性，扭转程度为完全性抑或部分性。

1.症状与体征　急性胃扭转症状出现较突然，扭转程度较完全，常表现为急性腹痛症。上腹突然剧烈疼痛，常牵涉至背部或下胸部。呕吐频繁，呕吐物不含胆汁。如胃近端有明显梗阻则为干呕。此时如放置鼻胃管减压，常不能插入胃内。体检所见为上腹膨胀而下腹平坦。如胃血液循环无障碍，全身性变化不大。一般认为上腹局限性膨胀疼痛、重复性干呕和不能将胃管插入胃内的三联征是诊断胃扭转急性发作的依据，称为 Bochardt 三联征。但此三联征仅在伴有较完全贲门梗阻的胃急性扭转才出现，在扭转程度较轻时并不一定存在。腹部 X 线平片常可见充满气体液体的扩大的胃阴影，有时可见左膈升高（膈膨出、膈疝等）。急性胃扭转常只是在急症手术时始能明确诊断。

2.影像学检查　慢性胃扭转可无任何明显症状，仅在钡餐检查时发现，但也可有类似胃、十二指肠溃疡或慢性胆囊炎的症状。慢性胃扭转也可以有多次反复的急性发作。钡餐检查是诊断慢性胃扭转的重要方法。系膜扭转型的 X 线特征是有两个液平面的胃腔，以及幽门和贲门在相近平面。器官扭转型的 X 线特征是胃大小弯倒置，胃底液平面不与胃体相连，胃体变形，幽门向下，胃黏膜皱襞可扭曲走行。钡灌肠可见横结肠向上移位。钡餐检查还可能发现食管裂孔疝、胃溃疡等病变。

【治疗】

对慢性有不完全性胃扭转，有其他病变基础的患者或年老体弱难以耐受手术治疗的患者可首先考虑胃镜复位，其优点为创伤小，但复位后有较高的复发率，部分患者需多次治疗。也可胃镜下胃造口术，使胃前壁与腹壁形成粘连，起到固定胃的作用，从而防止扭转复发。

急性胃扭转或慢性胃扭转急性发作时，可先试行放置胃管，如能成功地插入胃内，吸出大量气、液体，急性症状缓解，可随后进一步检查，再考虑手术治疗。如不能插入胃管，则应及早手术治疗。因胃扭转而引起的胃血液循环障碍发生胃壁坏死虽不多见，但可能性仍然存在。在大多数情况下，术前诊断不明确，仅在急腹症的诊断下，施行急症手术。由于脏器位置的改变和胃的显著膨胀，手术时辨认可能困难，此时可抽吸胃内大量气、液体，再进行检查即可明确病变的性质。

如胃扭转的诊断已明确，应检查有无引起胃扭转的原因（胃溃疡或肿瘤、粘连带、食管裂孔疝、膈疝，膈膨出、胃周围韧带松弛等），这些病因的解决即是对胃扭转进行了治疗。胃溃疡和肿瘤可做胃部分切除术；粘连带则予以分离切断；食管裂孔疝和膈疝可进行修补。至于不能用手术解决的病理情况，则做胃固定术。胃固定的方法有多种，最简单的方法是固定于前腹壁或空肠，后法与胃空肠吻合相同，但不做吻合口。如有膈膨出，经这种简单的固定后，扭转很可能复发。为此，有人建议沿胃大弯将胃与横结肠和大网膜上升，占据左膈下空隙，然后再将胃固定于肝圆韧带和横结肠系膜。这样可以消除过高位的膈对胃大弯的牵扯，减少复发的可能。

偶然发现而无症状或症状很轻的胃扭转多为不完全性，一般不需要手术治疗。

第七节　急性胃肠功能衰竭

胃肠道是消化系统的重要组成部分，是容纳食物、消化食物及吸收营养物质的器官，胃肠道黏膜又是全身代谢最活跃的器官之一，是对严重创伤、休克，严重感染，大面积烧伤、严重颅脑损伤等反应比较强烈的部位。近年来有人称肠道为“机体应激时的器官之一”。胃肠道更是体内最大的细菌库，在胃和上端小肠内，厌氧菌和需氧菌数量达 10^7/L，随着胃肠道越向下行，细菌数量和种类逐步增加，远端小肠含菌数量达 10^6～10^{11}/L，而结肠粪便内细菌数可高达 10^8～10^{11}/g。过去对胃肠道黏膜屏障功能障碍及衰竭的诊断和防治研究得比较少，然而，一旦发生胃肠道黏膜屏障功能衰竭大出血，病死率竟高达 90%。

一、急性胃肠功能障碍（衰竭）的病因与发病机制

（一）胃肠功能障碍（衰竭）的概念

胃肠功能障碍（衰竭）概念的提出，得益于危重病医学、感染免疫学及临床营养支持等学科的发展和研究，得益于现代外科技术的发展和新的研究手段的应用，是临床医学尤其是胃肠道疾病理论的一大进展，对于胃肠外科乃至所有专业的临床医生，充分认识到疾病状态下胃肠道的重要作用，在疾病治疗过程中不要忽视胃肠道功能的支持，都有着实际的指导意义。目前，对于胃肠功能障碍和胃肠功能衰竭并没有明确的定义，也没有可以明确监测的参数。

1.*应激性溃疡*　又称急性胃黏膜病变、急性出血性胃炎，也是危重病时的胃肠道功能障碍表现。由于抗酸药的预防性应用，现在发生率已经大大减少。

2.*肠功能障碍*　可分三型。一型即功能性小肠长度绝对减少型，如 SBS（短肠综合征）。二型即小肠实质广泛损伤型，如放射性肠损伤、炎性肠病所致的肠功能障碍。各种原因所致的肠外瘘、肠梗阻当属此型，但多数为急性，可逆转。三型则是以肠黏膜屏障功能损害为主，可同时伴有肠消化吸收功能的障碍，如严重创伤、出血、休克所致的肠功能障碍。

3.*常见的急性肠功能障碍性疾病*　①炎性肠病、克罗恩病和溃疡性结肠炎发作期，尤其合并外科并发症者；②溃疡病；③胰腺炎；④肠系膜血管性疾病；⑤恶性肿瘤；⑥肠外瘘；⑦化疗和造血干细胞移植；⑧ AIDS 病；⑨其他如急性肠梗阻、胃瘫、肠道严重的急性感染和腹部外伤等。

（二）发病原因与机制

1.*应激性溃疡的病因和发病机制*　应激性溃疡又称急性胃黏膜病变、急性出血性胃炎，是指机体在应激状态下胃、十二指肠出现急性糜烂和溃疡。应激性溃疡是在患者遭受各类重伤（包括手术），烧伤和重病的应激情况下，特别是并发休克，出血，感染或肾，肺，肝等脏器功能严重受损时，胃黏膜所表现的急性病变，它的主要临床表现是上消化道出血，可危及患者生命。

（1）应激性溃疡的病因

1）严重烧伤可引起应激性溃疡：1842 年，国外学者 Curling 报告了大面积烧伤患者出现胃、十二指肠溃疡出血，故对这种严重烧伤引起的急性应激性溃疡又称 Curling 溃疡。

2）颅脑疾病可引起应激性溃疡：1932 年，国外学者 Cushiflg 报告了颅脑肿瘤患者发生胃溃疡合并出血、穿孔，因此对颅脑外伤、脑肿瘤或颅内神经外科手术后发生的应激性溃疡称为 Cushing 溃疡。

3）一些严重疾病可导致应激性溃疡：如呼吸衰竭、肝衰竭、肾衰竭、严重感染、低血容量休克、重度营养不良等，均可引起应激性溃疡。

4)损伤胃黏膜的药物可引起应激性溃疡。这些药物主要有水杨酸类、肾上腺皮质激素、非甾体抗炎药。

5)强烈的精神刺激也可引起应激性溃疡发生。

(2)应激性溃疡的发病机制:目前尚未能完全了解,一般认为与神经(迷走神经,交感神经)、体液(促肾上腺皮质激素,肾上腺皮质激素,组胺,乙酰胆碱等物质)作用于胃黏膜有关,各类应激性溃疡的发生也可能不尽一致,如在烧伤,出血性休克,败血症时,由于有效循环血量的减少,可引起胃壁,特别是黏膜血液的减少,从而导致黏膜缺血,黏膜能量代谢降低,黏膜细胞迅速死亡而发生应激性溃疡,阿司匹林和胆汁反流入胃,可以招致胃黏膜屏障损害,氢离子逆向弥散,以致黏膜发生糜烂,出血,脑外伤者则有明显的胃酸分泌过多。

由于各种应激因素作用于中枢神经和胃肠道,通过神经、内分泌系统与消化系统相互作用,产生胃黏膜病变,主要表现为胃黏膜保护因子和攻击因子的平衡失调,导致应激性溃疡形成。

1)胃酸分泌增加:应激状态时胃酸分泌增加。动物实验和临床观察均证实颅脑损伤和烧伤后胃液中氢离子浓度增加,应用抗酸药及抑酸药可预防和治疗应激性溃疡。胃酸增加可与神经中枢和下视丘损伤引起的神经内分泌失调、血清促胃液素(胃泌素)增高、颅内高压刺激迷走神经兴奋通过壁细胞和G细胞释放胃泌素产生大量胃酸有关。

2)胃黏膜屏障破坏:有些患者在低胃酸状态下也可发生应激性溃疡,因此胃黏膜屏障的破坏是形成应激性溃疡的又一重要机制。导致胃黏膜屏障破坏的因素主要有以下方面。①胃黏膜血流改变,应激状态时,交感-肾上腺系统兴奋,儿茶酚胺分泌增加,使胃黏膜血管痉挛,并可使黏膜下层动静脉短路,流经黏膜表面的血液减少。胃黏膜缺血可造成黏膜坏死,黏膜损害程度与缺血程度有很大关系。②黏液与碳酸氢盐减少,应激状态时,交感神经兴奋,胃运动减弱,幽门功能紊乱,胆汁反流入胃。胆盐有抑制碳酸氢盐分泌作用,并能溶解胃黏液,还间接抑制黏液合成。③前列腺素水平降低:前列腺素对胃黏膜有保护作用,可刺激表层细胞腺苦环化酶受体而使环磷腺苷(cAMP)升高,促进胃黏液和碳酸氢盐的分泌,还能增加胃黏膜血流量,抑制胃酸分泌及促进上皮细胞更新。应激状态时,可导致前列腺素水平下降。④超氧离子的作用,应激状态时机体可产生大量超氧离子,其可使细胞完整性受到破坏,核酸合成减少,上皮细胞更新速率减慢,某些流基的活性减低,损伤胃黏膜。⑤胃黏膜上皮细胞更新减慢,应激因素可通过多种途径使胃黏膜上皮细胞增生减慢,削弱黏膜的屏障作用。

2.肠功能障碍(衰竭)的病因与发病机制

(1)肠道的缺血、缺氧、微循环障碍与肠黏膜损伤:危重病发生时机体常伴有低灌流状态,在这种情况下,机体出现全身血流重新分布,通过减少四肢、肠道的血流,来保护心脑等重要器官,同时肠道血流灌注相对减少,胃肠组织氧供(DO_2)下降,当组织DO_2下降超出机体代偿能力时,产生无氧代谢、黏膜酸中毒,导致肠黏膜上皮损伤。近来研究发现,即使小肠绒毛处的血流并未减少,但是由于小肠黏膜血管构成逆流交换系统,在脓毒性休克时,血管床横断面积增加,血流通过血管的平均时间增加导致逆流交换效率提高而引起黏膜表面的缺氧。另外,组织细胞缺血最根本的治疗是恢复血流灌注,然而在组织细胞缺血超过一定时间得到血液灌注,反而加重了缺血组织的损伤,此即为缺血-再灌注损伤。虽然已知低血压与缺血时可造成器官损害，恢复灌注后同样也引起损伤，Falk 等发现，黏膜损伤主要是由于缺氧引起，由于缺血缺氧导致黏膜上皮坏死，黏膜修复能力降低，为致病微生物的入侵敞开大门，进一步加快了 SIRS/MODS 及 MOF 的发展。Casali R 等研究提示，输血比林格液及高渗盐水更有改善微循环的作用。肠黏膜屏障功能的维护损害肠黏膜屏障的最主要因素是肠黏膜的供血与供氧不足，导致肠黏膜细胞萎缩、凋亡，细胞间紧密部松弛，通透性增加，为肠内细菌、内毒素提供了通道，同时免疫屏障也遭到破坏。

(2)肠道通透性升高：许多研究证实，脓毒败血症和重症患者的肠黏膜的通透性升高而且这种通透性增加与感染的严重程度是一致的。Wang Q 等发现，肠黏膜完整性的失去导致 MODS 发生，这种肠黏膜通透性的升高可以通过热休克反应降低。它的机制可能是升高白细胞介素-10(IL-10)的水平来实现的。

(3)肠道细胞的凋亡和 DNA 断裂：Guan J 等研究发现，在多处创伤伴休克时，肠道隐窝的细胞大多数凋亡，而且肠道细胞的断裂增加，且与创伤的严重性成正比，而凋亡可能在 MODS 的发展中起着重要作用。

(4)内毒素与肠黏膜损伤：内毒素是 G-菌胞壁的脂多糖(LPS)部分，其生物学效应及病用是由脂多糖的类脂 A 部分所致。内毒素可引起肠黏膜一系列病理改变：黏膜下水肿、肠绒细胞坏死、肠通透性增加，从而破坏肠黏膜屏障功能。肠黏膜屏障主要有①黏液屏障：生理状态下肠黏液形成黏弹性胶层，形成肠非特异性免疫屏障中的化学屏障。黏液主要成分是水，功能成分是杯状细胞分泌的黏蛋白，其主要功能为滑润肠黏膜，保护肠黏膜免受机械和化学损伤；通过非特异性的黏性或黏蛋白上的寡糖与细菌特异性结合以阻挡条件致病菌的定植。②生物屏障：肠道细菌在肠腔内形成一个多层次的生物层，成为肠非特异性免疫的生物屏障。深层细菌紧贴肠腔黏膜称为膜菌群，其比较稳定，菌种主要是厌氧的双歧杆菌，表层菌在肠腔中称为腔菌群，相互之间构成复杂的生态平衡。这层菌膜栖息在肠黏膜中可抵抗有氧菌的置入。③黏膜屏障：完整的肠黏膜上皮细胞及细胞间紧密连接是肠非特异性免疫机械屏障。肠道黏膜屏障能逆转营养不良，预防并发症的发生。

(5)细胞因子：肠道在缺血/再灌注损伤后，可产生肿瘤坏死因子-α(TNF-α)、白细胞介素-6(IL-6)、白细胞介素-2(IL-2)等细胞因子。全竹富等研究发现，通过对兔的盲肠结扎加穿孔(CLF)的实验中，应用抗 TNF 抗体后，直肠温度降低，血清 TNF 和 IL-6 水平下降，器官病理改变减轻，生存率显著提高。脓毒血症和脓毒性休克的大鼠肠黏膜组织中内皮素-1(ET-1)和内皮素 A 受体(ETAR)基因表达产物较正常及对照组均明显增加，提示 ET-1 和 ETAR 参与了脓毒血症和脓毒性休克的病理生理过程，可能是 MODS 启动因子之一。细胞间黏附因子(ICAM-1)广泛存在于各种上皮细胞、血管内皮细胞、网状细胞、成纤维细胞、单核巨噬细胞和淋巴细胞中，正常情况下以低水平表达，在炎症情况下炎症介质如 TNF-α、IL-1 或内毒素可增加 ICAM-1 的表达。在炎症初期，中性粒细胞在炎症区域的局限化是一个重要的步骤。许多黏附因子参与了这一过程，其中 ICAM-1 在将中性粒细胞黏附至上皮细胞起重要作用。Olanders K 等在实验中发现，肠道的缺血再灌注损伤可导致全身的 ICAM-1 表达明显升高且在不同器官升高并程度不同，其中早期以肺最明显，以后出现肠道等其他脏器的 ICAM-1 增加，而 ICAM-1 在激活血细胞的黏附和位移过程中起着重要作用，对加重组织损伤有潜在作用。IL-10 的作用一直有争议，Kalechman Y 等发现，在脓毒血症中抑制 IL-10 的 AS101 可增加腹腔和血液中的细菌清除率，降低多器官功能的损害，同时降低病死率。持续性血液净化技术可以清除多种炎性介质如 TNF-α、IL-1、IL-6、IL-8 和血小板活化因子(PAF)等。

(6)胃肠道动力功能改变：失血性休克后，由于低氧血症，氧自由基、应激及自主神经功能紊乱，可出现胃肠电节律紊乱及振幅改变，其中胃窦慢波频率下降 40%，小肠下降 25%，并且有研究发现，肠缺血/再灌注后存在小肠移行性综合肌电(MMC)异常，小肠传输延迟。同时杨鹤鸣等发现，MODS 大鼠胃肠道黏膜屏障受损，胃液中 pH 下降，而血浆中胃泌素(GAS)和胃动素(MTL)升高，且多项研究发现，促进胃肠道动力治疗可改善肠屏障功能，此在 MODS 的防治中可能有积极作用。总之，在创伤、休克或感染等病因的诱发下，机体可出现肠黏膜的缺血、缺氧、微循环障碍、肠道细胞的凋亡和 DNA 的断裂、多种细胞因子的产生，其中细胞因子 TNF-α 在全身炎症反应综合征中具有重要作用。同时，肠道通透性升高，发生内毒素血症和最后出现肠道细菌移位，均对脓毒血症和 MODS 发生起到不可忽视的作用。

二、胃肠道功能障碍(衰竭)的诊断和治疗

肠黏膜屏障功能是肠道所具有的特定功能，能阻止肠道内细菌及其分解产物经肠壁逸至机体内.现已认识到肠黏膜屏障功能障碍，肠内细菌及内毒素易位是导致全身炎性反应综合征(SIRS)、MODS 甚至 MOF 的一个重要因素。①细菌可从消化道逃逸引起致命的全身炎症反应综合征；②细菌内毒素对人肠黏膜的屏障损伤后可导致体循环衰竭；③脓毒症、烧伤、创伤及正常人接收内毒素时，这些因素最终可导致 MODS。有证据可证明，细菌可由肠腔中转移到血循环或腹腔中，造成全身性感染或腹膜炎；在创伤或烧伤时，可能发出来自肠道细菌的致命性感染，而找不到感染灶，这是由于病情严重，肠道的黏膜屏障衰竭而造成的全身性感染。近年来由于纤维内镜的广泛应用，胃肠道应激性溃疡的诊断率大为提高。

(一)胃肠道黏膜屏障功能障碍(衰竭)的诊断要点

1991 年，美国胸外科医师协会(ACCP)和危重病医学会(SCCM)在芝加哥集会联合讨论了有关感染与 MODS 及 MOF 等有关问题，但是，在这次讨论会上，对肠功能障碍的概念及防治缺乏明确的叙述，至今对胃肠道功能障碍及衰竭的诊断标准尚无共识。

1.胃肠道黏膜屏障功能障碍的诊断要点

(1)进行性腹部胀气，肠鸣音减弱，不能耐受饮料和食物超过 5d。

(2)胃肠蠕动消失。

(3)肠鸣音近于消失，出现中毒性肠麻痹，有高度腹胀者。

(4)应激性溃疡，无结石性胆囊炎等。

2.胃肠道黏膜屏障功能衰竭的诊断要点

(1)有引起胃肠道功能衰竭的前提，如重症感染，休克、黄疸、烧伤、脑血管意外，大手术后，以及有肺、心、脑、肾、肝等器官功能衰竭的患者，出现上消化道出血，应高度警惕胃肠道功能衰竭的发生。

(2)疑有应激性出血者，24h 内失血超过 800ml。

(3)经内镜检查确定胃黏膜有糜烂、溃疡、出血者。

(4)胃肠道本身的疾病和一些全身性疾病也可引起胃肠道功能衰竭，如胃肠道炎症、急性出血坏死性胰腺炎、高位肠瘘、短肠及中枢神经系统疾病，严重创伤，某些药物因素等。

3.胃肠道黏膜屏障功能衰竭的病理与生理的改变

(1)正常生长在肠道内的细菌平衡失调，发生革兰阴性大肠埃希菌菌群的扩增。

(2)宿主自身的防卫功能发生障碍。

(3)黏膜屏障在结构与功能上发生变化等.但是任何一个诊断要点，都是随着科学的进步，通过不断深入的基础研究及临床实践，再通过大量临床病例的验证，使原有的诊断要点，不断的得到充实、完善。

(二)胃肠道黏膜屏障功能障碍(衰竭)的防治

1.综合治疗

(1)迅速有效地复苏，纠正休克，改善肠道缺血状态。

(2)胃肠减压。用胃管抽吸胃内容物以防止胃扩张及洗胃等。

(3)设法降低胃酸的浓度，用西咪替丁(甲氰咪胍)对应激性溃疡及出血有预防作用。用抗酸药保持胃液的 pH 在 3.5～4.0。

(4)保护胃黏膜的药物有：①抗酸药类，氢氧化铝凝胶 10～15ml，每天 3～4 次，必要时可适当增加次数；镁乳每天 4ml，每天 3 次；乌贝散 3g，每天 3 次；乐得胃 2 片，每天 3～4 次；磷酸铝凝胶3.2g，每天 3 次。②抗组胺药，常用药物有雷尼替丁 150mg，每天 2 次口服，或 100mg 静脉滴注，每天 2～3 次；西咪替丁 200mg，每天 3 次，或 400mg 静脉滴注；每天 4 次；法莫替丁 20mg 静脉滴注，每天 2 次。③抑制 H^+/K^+ 泵药，目前临床主要使用奥美拉唑，可通过抑制胃壁细胞的 H^+/K^+-ATP 酶达到抑酸分泌作用，常用剂量 40mg 静脉滴注，每次 4～6h。

(5)拮抗氧自由基。SOD、别嘌醇均能减少应激性溃疡发生率并阻止肠道细菌移位，还可提高生存率，在严重烧伤患者休克期，给予别嘌醇 50mg，口服，每日 3 次。维生素 E 及多种中草药，如小红参酮、复方丹参、大黄等，也有明显拮抗自由基作用。

(6)若发现大出血，应立即建立静脉通道，及时输血。酌情选用以下止血药。云南白药：每次 1g，每日 3 次；氯甲苯酸(止血芳酸)：0.2～0.4g，静脉滴注，每天 2 次；酚磺乙胺(止血敏)：0.5～1.0g，静脉滴注，每天 2～4 次；垂体后叶加压素：20U 加入葡萄糖注射液 200ml 中静脉滴注，30min 内滴完，必要时可 4h 后还可重复给药；巴曲酶(立止血)1000U，静脉滴注，每天 4 次。

(7)经选择性插管灌注药物。经选择性插管可灌注血管加压素等血管收缩药物，可用于消化道大出血。灌注加压素，速度为 0.2U/min，20～30min 或以后，可做治疗后血管造影，以确定止血效果。也可改用栓塞治疗：是目前食管下段、胃及十二指肠溃疡出血首选治疗方法，尤其胃左动脉分支出血治疗效果更佳。用造影剂稀释成混悬液推注，此法可避免因灌注治疗中留置导管时间较长或血管加压素引起的不良反应。

(8)经纤维内镜下止血。局部喷洒止血药，如 80mg/L 去甲肾上腺素或孟氏溶液；电凝止血，高频电凝止血，但需操作得当；激光止血；最近有人试用向出血灶喷涂组织黏合剂，如 α-氰基丙稀酸脂等，亦可达到止血目的。

(9)手术治疗。出血治疗无效时，则需手术治疗。一般情况下手术治疗可有效地控制出血，其效果可达85%～90%。

(10)争取采用经口饮食。需用要素饮食应添加谷氨酰胺及纤维素，尽量缩短TPN时间；合理使用抗生素，维护“定植抗力”；保护免疫功能，不滥用皮质激素及免疫抑制药；提高肠蠕动能力，纠正低血钾等诱发肠麻痹的因素；补充外源性双歧杆菌，维护肠道菌群平衡；抗氧化剂可减少肠道缺血及再灌注损伤，黏膜保护剂可形成特有的黏膜保护层。

(11)选择性肠道去污染。通过给予非肠道吸收药物杀灭肠道内机会致病菌，以减少细菌移位而引起的肠源性感染的发生率等。

2.分阶段代谢营养支持　胃肠道屏障功能障碍及衰竭时，一方面机体处在代谢紊乱及营养素利用障碍状态，急需给予补充；另一方面由于多器官功能障碍时，不能有效地利用营养素及排出代谢产物。应采用分阶段代谢营养支持治疗，是阻止病情进一步发展的关键性环节之一。营养支持不是补充越多越好。营养的补充应该适当，不宜过多或过少，营养过少不能满足机体的需要，过多则将加重器官的负担而产生不良反应。分阶段代谢营养支持治疗的作用在于比较适应了这种MODS病理生理状态下的水、电解质调节、维持，代谢营养状况的保持等，所以取得了比较满意的效果。

3.免疫营养支持治疗　近期一系列相关研究表明，某些营养物质不仅能防治营养缺乏，而且能以特定方式刺激免疫细胞增强应答功能，维持正常、适度的免疫反应，调控细胞因子的产生和释放，减轻有害的或过度的炎症的反应，维护肠屏障功能等。这一新概念称之为免疫营养。具有免疫药理作用的营养素已开始应用于临床，包括谷氨酰胺、精氨酸、n-3脂肪酸、核苷和核苷酸、膳食纤维等。肠道营养剂益菲佳(ENSURE)是一种罐装速溶粉剂，能减少患者的呼吸需要，因此可以缩短使用人工呼吸器的时间，血中二氧化碳的分压可减少16%。还可应用能全素、安素、爱伦多、益力佳等，效果良好。另外还需要增加外源性胰岛素，必要时给予生长激素，促进蛋白合成，以明显减少肠源性感染的发生。这可能与维持肠黏膜细胞的机械屏障，保持黏膜的生物屏障和保持黏膜的免疫屏障等有关。

第八节　胃息肉

胃息肉通常是指高出胃周围黏膜、突向胃腔的病变。一般分为增生性息肉、胃底腺息肉、瘤样息肉或腺瘤、炎性纤维性息肉。

【诊断标准】

1.临床表现

(1)腹痛与不适：常由胃酸缺乏和胃酸低下所致。

(2)恶心、厌食、消化不良：因肿瘤引起的梗阻或胃功能紊乱所致。

(3)出血、黑粪：如息肉表面有糜烂、溃疡，可发生间歇性或持续性出血。

(4)梗阻：较大的息肉阻塞于幽门管或息肉样的胃窦黏膜进入十二指肠，可出现幽门梗阻症状。

2.诊断要点

(1)可有上腹痛、上腹不适、恶心、呕吐等典型症状。

(2)上消化道造影示充盈缺损。

(3)胃镜及活检病理有助于确定息肉性质。

(4)内镜下超声、CT 或 MRI 检查可协助诊断。

【治疗原则】

(一)内镜治疗

电灼、套圈、黏膜下切除术等治疗。

(二)手术治疗

1.指征

(1)息肉较大,内镜治疗风险大。

(2)不能除外恶变。

2.术式

(1)单发或少量息肉:胃切开息肉黏膜下切除术。

(2)多发区域性息肉:胃部分切除术。

(3)多发密布于全胃的息肉:全胃切除,原则上避免此术式,可考虑胃部分切除术+息肉切除术。

第九节　胃肠间质瘤

胃肠间质瘤(GIST)是胃肠道最常见的间叶源性肿瘤,由突变的 c-kit 或血小板源性生长因子受体(PDGFRA)基因驱动;组织学上多由梭形细胞、上皮样细胞、偶或多形性细胞,排列成束状或弥漫状图像,免疫组化检测通常为 CD117 或 DOG-1 表达阳性。胃肠间质瘤可发生在胃肠道或胃肠道外,胃是最常见的发病部位。

【诊断标准】

1.临床表现

(1)上腹痛:多为上腹部不适感。

(2)出血、黑粪:因肿瘤表面黏膜出血、坏死所致。

(3)梗阻:因肿瘤生长于幽门及贲门所致。

(4)上腹部压痛,肿物较大时,上腹部可触及包块。

2.诊断要点

(1)对于组织学形态符合 GIST,同时 CD117 阳性的病例,可以作出 GIST 的诊断。

(2)对于组织学形态符合 GIST,但是 CD117 阴性和 DOG-1 阳性的肿瘤,可以作出 GIST 的诊断。

(3)组织学形态符合 GIST,CD117 和 DOG-1 均为阴性的肿瘤,应交由专业的分子生物学实验室检测是否存在 c-kit 或 PDGFRA 基因的突变。如果存在该基因突变，则可作出 GIST 的诊断。

(4)对于组织学形态符合 GIST，但 CD117 和 DOG-1 均为阴性，并且无 c-kit 或 PDGFRA 基因突变的病例，如果能除外平滑肌肿瘤、神经源性肿瘤等其他肿瘤，可以作出 GIST 可能的诊断。

【治疗原则】

(一)手术适应证

(1)肿瘤最大径线＞2cm 的局限性 GIST。

(2)肿瘤最大径线≤2cm 的可疑局限性 GIST，有症状者应进行手术。超声内镜确定风险分级，如合并不良因素，可考虑切除。

(3)复发或转移性 GIST。

①未经分子靶向治疗，估计能完整切除且风险不大，可考虑手术。

②分子靶向药物治疗有效，病灶可完整切除，可考虑手术。

③分子靶向药物治疗总体有效，单个或少数几个病灶进展，可考虑完整切除进展病灶，并尽可能切除更多的转移灶。

④姑息性减瘤手术只限于患者能耐受手术并预计手术能改善患者生活质量。

⑤GIST 引起完全性肠梗阻、消化道穿孔、保守治疗无效的消化道大出血，以及肿瘤自发破裂引起腹腔大出血时，须行急诊手术。

(二)手术原则

争取达到 R_0 切除，避免肿瘤破裂和术中播散，一般情况下不必常规清扫淋巴结。不推荐进行内镜下治疗。

(三)靶向治疗原则

1.术前治疗

(1)适应证术前估计难以达到 R_0 切除；肿瘤体积巨大，术中易出血、破裂，可能造成医源性播散；肿瘤位置特殊，容易造成重要脏器损害；手术风险大，术后复发率、病死率较高；估计需要进行多脏器联合切除手术。

(2)术前治疗时，推荐伊马替尼的初始计量为 400mg/d。对于肿瘤进展的患者，应综合评估病情，有可能完整切除病灶，应及时手术；不能手术者，可以按照复发转移患者采用二线治疗。

2.术后辅助治疗

(1)适应证：术后病理证实有中、高危复发风险的患者。

(2)剂量和时限：伊马替尼 400mg/d，连续用药。中、高危患者服药时间大于 3 年。

3.转移复发/不可切除 GIST 的治疗

(1)伊马替尼作为一线用药，如果治疗有效，应持续用药，直至疾病进展或出现不能耐受的毒性。

(2)如果伊马替尼治疗期间出现疾病进展，可考虑伊马替尼加量应用或换用二线药物治疗，如舒尼替尼。

第十节　原发性胃淋巴瘤

原发性胃淋巴瘤是一种少见肿瘤，但为结外型淋巴瘤中最常见者，占结外淋巴瘤的20％～30％和胃肠道淋巴瘤的50％以上，其发病率近来有增高的趋势。近年来，随着对胃原发性淋巴瘤的研究不断深入，无论在病因、分子遗传学特征，还是在临床诊断和治疗方面，均发生了很大改变。发病机制尚不清楚，可能与幽门螺杆菌（Hp）所致的慢性感染有关。几乎所有胃淋巴瘤患者的胃黏膜面上均可发现 Hp 存在。

【诊断标准】

1.临床表现

(1)最常见的症状为腹痛，多为钝痛。

(2)恶心、呕吐、体重减轻常见。

(3)部分患者可出现胃穿孔和梗阻症状。

(4)约有 10％的患者无明显症状。

(5)患者恶病质多见，腹部压痛，少数患者可触及左上腹包块。

2.诊断要点

(1)常见症状为上腹痛、食欲下降、消瘦。

(2)可于左上腹触及包块。

(3)典型上消化道造影表现。

1)多数圆形不规则的充盈缺损间存有正常黏膜，即“鹅卵石”症。

2)在不规则的充盈缺损周围伴有粗糙、扭曲而又肥大的环形病变。

(4)胃镜检查可见病变常为片状，边缘不规则，表面凹凸不整，伴有多发性糜烂或浅溃疡，病灶表面常有糜烂、出血、结节隆起、浸润肥厚混杂而呈多彩性外观是胃淋巴瘤的形态特点。胃镜下取病理可明确诊断。

(5)血常规、X 线胸片和腹部 B 超检查，甚至胸腹部 CT 或 MRI 检查、骨髓穿刺涂片或活检，排除继发性淋巴瘤。

(6)原发性胃淋巴瘤的诊断（Dawson1961 年）。

1)无表浅淋巴结肿大。

2)白细胞总数及分类正常。

3)胸片未见纵隔有肿大淋巴结。

4)在手术中发现除胃及区域淋巴结受累，无其他肉眼可见肿瘤存在。

5)肝、脾正常。

(7)幽门螺杆菌检查可协助诊断。

(8)胃黏膜相关淋巴组织淋巴瘤是指起源于胃黏膜淋巴滤泡边缘带上 B 细胞的肿瘤，有特异的病理组织学特征。

【治疗原则】

1.手术治疗 行胃大部切除术。若有明显淋巴结肿大,应加做淋巴结清扫。

2.放射治疗 可为术前新辅助放疗或术后的辅助放疗。

3.术后化疗 可为术前新辅助化疗或术后的辅助化疗。

4.幽门螺杆菌治疗 进行根除幽门螺杆菌的多药物联合治疗。

第十一节 胃癌

胃癌是我国最常见的恶性肿瘤之一,发病率及病死率均居恶性肿瘤前列。胃癌多见于男性,男女之比约为2∶1。平均死亡年龄为61.6岁。

一、病因

尚不十分清楚,与以下因素有关。

1.地域环境 地域环境不同,胃癌的发病率也大不相同,发病率最高的国家和最低的国家之间相差可达数十倍。在世界范围内,日本发病率最高,美国则很低。我国的西北部及东南沿海各省的胃癌发病率远高于南方和西南各省。生活在美国的第二、三代日本移民由于地域环境的改变,发病率逐渐降低。而前苏联靠近日本海地区的居民胃癌的发病率则是前苏联中、西部的2倍之多。

2.饮食因素 是胃癌发生的最主要原因:①含有致癌物,如亚硝胺类化合物、真菌、毒素、多环烃类等。②含有致癌物前体,如亚硝酸盐,经体内代谢后可转变成强致癌物亚硝胺。③含有促癌物,如长期高盐饮食破坏了胃黏膜的保护层,使致癌物直接与胃黏膜接触。

3.化学因素 ①亚硝胺类化合物:多种亚硝胺类化合物均致胃癌。②多环芳烃类化合物:最具代表性的致癌物质是3,4-苯并芘。

4.幽门螺杆菌(Hp) 1994年WHO国际癌症研究机构得出"Hp是一种致癌因子",Hp致胃癌的机制有如下提法:①促进胃黏膜上皮细胞过度增殖;②诱导胃黏膜细胞凋亡;③Hp的代谢产物直接转化胃黏膜;④Hp的DNA转换到胃黏膜细胞中致癌变;⑤Hp诱发同种生物毒性炎症反应,这种慢性炎症过程促使细胞增生和增加自由基形成而致癌。

5.癌前疾病和癌前病变 这是两个不同的概念。

(1)胃的癌前疾病:指的是一些发生胃癌危险性明显增加的临床情况,如慢性萎缩性胃炎、胃溃疡、胃息肉、胃黏膜巨大皱襞症、残胃等。

(2)胃的癌前病变:指的是容易发生癌变的胃黏膜病理组织学变化,但其本身尚不具备恶性改变。现阶段得到公认的是不典型增生。不典型增生的病理组织学改变主要是细胞的过度增生和丧失了正常的分化,在结构和功能上部分地丧失了与原组织的相似性。不典型增生分为轻度、中度和重度三级。一般而言重度不典型增生易发生癌变。不典型增生是癌变过程中必经的一个阶段,这一过程是一个谱带式的连续过程,即正常→增生→不典型增生→原位癌→

浸润癌。

此外，遗传因素、免疫监视机制失调、癌基因(如 C-met、K-ras 基因等)的过度表达和抑癌基因(如 p53、APC、MCC 基因等)突变、重排、缺失、甲基化等变化都与胃癌的发生有一定的关系。

二、病理

1.肿瘤位置

(1)初发胃癌：将胃大弯、胃小弯各等分为 3 份，连接其对应点，可分为上 1/3(U)、中 1/3(M)和下 1/3(L)。每个原发病变都应记录其二维的最大值。如果 1 个以上的分区受累，所有的受累分区都要按受累的程度记录，肿瘤主体所在的部位列在最前如 LM 或 UML 等。如果肿瘤侵犯了食管或十二指肠，分别记为 E 或 D。胃癌一般以 L 区最为多见，约占 50%，其次为 U 区，M 区较少，广泛分布者更少。

(2)残胃癌：肿瘤在吻合口处(A)、胃缝合线处(S)、其他位置(O)、整个残胃(T)、扩散至食管(E)、十二指肠(D)、空肠(J)。

2.大体类型

(1)早期胃癌：指病变仅限于黏膜和黏膜下层，而不论病变的范围和有无淋巴结转移。癌灶直径 10mm 以下称小胃癌，5mm 以下称微小胃癌。早期胃癌分为三型。Ⅰ型：隆起型；Ⅱ型：表浅型，包括三个亚型，①Ⅱa 型，表浅隆起型，②ⅡB 形，表浅平坦型，③ⅡC 形，表浅凹陷型；Ⅲ型：凹陷型。如果合并两种以上亚型时，面积最大的一种写在最前面，其他依次排在后面。如Ⅱc+Ⅲ。Ⅰ型和Ⅱa 型鉴别如下：Ⅰ型病变厚度超过正常黏膜的 2 倍，Ⅱa 型的病变厚度不到正常黏膜的 2 倍。

(2)进展期胃癌：指病变深度已超过黏膜下层的胃癌。按 Borrmann 分型法分为四型：Ⅰ型：息肉(肿块)型；Ⅱ型：无浸润溃疡型，癌灶与正常胃界限清楚；Ⅲ型：有浸润溃疡型，癌灶与正常胃界限不清楚；Ⅳ型：弥漫浸润型。

3.组织类型　WHO(1990)将胃癌归类为上皮性肿瘤和类癌两种，其中前者又包括：①腺癌(包括乳头状腺癌、管状腺癌、低分化腺癌、黏液腺癌及印戒细胞癌)；②腺鳞癌；③鳞状细胞癌；④未分化癌；⑤不能分类的癌。

日本胃癌研究会(1999)将胃癌分为以下三型。①普通型：包括乳头状腺癌、管状腺癌(高分化型、中分化型)、低分化性腺癌(实体型癌和非实体型癌)、印戒细胞癌和黏液细胞癌。②特殊型：包括腺鳞癌、鳞状细胞癌、未分化癌和不能分类的癌。③类癌。

4.转移扩散途径

(1)直接浸润：是胃癌的主要扩散方式之一。当胃癌侵犯浆膜层时，可直接浸润腹膜、邻近器官或组织，主要有胰腺、肝、横结肠及其系膜等。也可借黏膜下层或浆膜下层向上浸润至食管下端、向下浸润至十二指肠。

(2)淋巴转移：是胃癌的主要转移途径，早期胃癌的淋巴转移率近 20%，进展期胃癌的淋巴转移率高达 70%左右。一般情况下按淋巴流向转移，少数情况也有跳跃式转移。

(3)血行转移：胃癌晚期癌细胞经门静脉或体循环向身体其他部位播散，常见的有肝、肺、骨、肾、脑等，其中以肝转移最为常见。

(4)种植转移：当胃癌侵透浆膜后，癌细胞可自浆膜脱落并种植于腹膜、大网膜或其他脏器表面，形成转移性结节，黏液腺癌种植转移最为多见。若种植转移至直肠前凹，直肠指检可能触到肿块。胃癌卵巢转移占全部卵巢转移癌的50%左右，其机制除以上所述外，也可能是经血行转移或淋巴逆流所致。

(5)胃癌微转移：是近几年提出的新概念，定义为治疗时已经存在但目前常规病理学诊断技术还不能确定的转移。

5.临床病理分期　国际抗癌联盟(UICC)1987年公布了胃癌的临床病理分期，其后经多年来的不断修改已日趋合理。

(1)肿瘤浸润深度：用T来表示，可以分为以下几种情况：T_1：肿瘤侵及黏膜和(或)黏膜肌(M)或黏膜下层(SM)，SM又可分为SM_1，和SM_2，前者是指癌肿越过黏膜肌不足0.5mm，而后者则超过了0.5mm。T_2：肿瘤侵及肌层(MP)或浆膜下(SS)。T_3：肿瘤侵透浆膜(SE)。T_4：肿瘤侵犯邻近结构或经腔内扩展至食管、十二指肠。

(2)淋巴结转移：无淋巴结转移用N_0表示，其余根据肿瘤的所在部位，区域淋巴结分为三站，N_1、N_2、N_3。超出上述范围的淋巴结归为远隔转移(M_1)。

考虑到淋巴结转移的个数与患者的5年生存率关系更为密切，UICC/AJCC分期，2010年(第7版)，对淋巴结的分期强调转移的淋巴结数目而不考虑淋巴结所在的解剖位置，规定如下：N_0无淋巴结转移(受检淋巴结个数须≥15)；N_1转移的淋巴结数为1～2个；N_2转移的淋巴结数为3～6个；N_{3a}转移的淋巴结数为7～15个。N_{3b}转移淋巴结数为大于16个。

(3)远处转移：M_0表示无远处转移；M_1表示有远处转移。

三、临床表现

1.症状　早期患者多无症状，以后逐渐出现上消化道症状，包括上腹部不适、剑突下隐痛、食后饱胀感等。胃窦癌常引起十二指肠功能的改变，可以出现类似十二指肠溃疡的症状。如果上述症状未得到患者或医生的充分注意而按慢性胃炎或十二指肠溃疡病处理，患者可获得暂时性缓解。随着病情的进一步发展，患者可逐渐出现上腹部疼痛加重、食欲减退、消瘦、乏力等；若癌灶浸润胃周血管，则可引起消化道出血，根据患者出血速度的快慢和出血量的大小，可出现呕血或黑粪；若幽门被部分或完全梗阻，则可致恶心与呕吐，呕吐物多为隔夜宿食和胃液；贲门癌和高位小弯癌可有进食梗噎感。此时虽诊断容易但已属于晚期，治疗较为困难且效果不佳。因此，外科医生对有上述临床表现的患者，尤其是中年以上的患者应细加分析、合理检查，以避免延误诊断。

2.体征　早期患者多无明显体征，上腹部深压痛可能是唯一值得注意的体征。晚期胃癌患者可能出现上腹部肿块、左锁骨上淋巴结肿大、直肠指检在直肠前凹触到肿块、腹水等。

四、诊断

胃镜和X线钡餐检查仍是目前诊断胃癌的主要方法，胃液脱落细胞学检查现已较少应用。此外，利用连续病理切片、免疫组化、流式细胞分析、RT-PCR等方法诊断胃癌微转移也取得了一些进展，本节也将作一简单介绍。

1.纤维胃镜　优点在于可以直接观察病变部位，且可以对可疑病灶直接钳取小块组织做病理组织学检查。胃镜的观察范围较大，从食管到十二指肠都可以观察及取活检。检查中利用刚果红、亚甲蓝等进行活体染色，可提高早期胃癌的检出率。若发现可疑病灶应进行活检，为避免漏诊，应在病灶的四周钳取4～6块组织，不要集中一点取材或取材过少。

2.X线钡餐检查　通过对胃的形态、黏膜变化、蠕动情况及排空时间的观察确立诊断，痛苦较小。近年随着数字化胃肠造影技术逐渐应用于临床使影像更加清晰，分辨率大为提高，因此X线钡餐检查仍是目前胃癌的主要诊断方法之一。其不足是不能取活检，且不如胃镜直观，对早期胃癌诊断较为困难。进展期胃癌X线钡餐检查所见与Borrmann分型一致，即表现为肿块(充盈缺损)、溃疡(龛影)或弥漫性浸润(胃壁僵硬、胃腔狭窄等)3种影像。早期胃癌常需借助于气钡双重对比造影。

3.影像学检查　常用的有腹部超声、超声内镜(EUS)、多层螺旋CT(MSCT)等。这些影像学检查除了能了解胃腔内和胃壁本身(如超声内镜可将胃壁分为5层对浸润深度作出判断)的情况外，主要用于判断胃周淋巴结，胃周器官肝、胰及腹膜等部位有无转移或浸润，是目前胃癌术前TNM分期的首选方法。分期的准确性：普通腹部超声为50%，EUS与MSCT相近，在76%左右，但MSCT在判断肝转移、腹膜转移和腹膜后淋巴结转移等方面优于EUS。此外，MSCT扫描三维立体重建模拟内镜技术近年也开始用于胃癌的诊断与分期，但尚需进一步积累经验。

4.胃癌微转移的诊断　主要采用连续病理切片、免疫组化、反转录聚合酶链反应(RT-PCR)、流式细胞术、细胞遗传学、免疫细胞化学等先进技术，检测淋巴结、骨髓、周围静脉血及腹腔内的微转移灶，阳性率显著高于普通病理检查。胃癌微转移的诊断可为医生判断预后、选择术式、确定淋巴结清扫范围、术后确定分期及建立个体化的化疗方案提供依据。

五、鉴别诊断

大多数胃癌患者经过外科医师初步诊断后，通过X线钡餐或胃镜检查都可获得正确诊断。在少数情况下，胃癌需与胃良性溃疡、胃肉瘤、胃良性肿瘤及慢性胃炎相鉴别。

1.胃良性溃疡　与胃癌相比较，胃良性溃疡一般病程较长，曾有典型溃疡疼痛反复发作史，抗酸剂治疗有效，多不伴有食欲减退。除非合并出血、幽门梗阻等严重的并发症，多无明显体征，不会出现近期明显消瘦、贫血、腹部包块甚至左锁骨上窝淋巴结肿大等。更为重要的是X线钡餐和胃镜检查，良性溃疡常小于2.5cm，圆形或椭圆形龛影，边缘整齐，蠕动波可通过病灶；胃镜下可见黏膜基底平坦，有白色或黄白色苔覆盖，周围黏膜水肿、充血，黏膜皱襞向溃疡集中。而癌性溃疡与此有很大的不同,详细特征参见胃癌诊断部分。

2.胃良性肿瘤　多无明显临床表现,X线钡餐检查可见圆形或椭圆形的充盈缺损,而非龛影。胃镜则表现为黏膜下包块。

六、治疗

1.手术治疗　是胃癌最有效的治疗方法。胃癌根治术应遵循以下3点要求:①充分切除原发癌灶;②彻底清除为轴淋巴结;③完全消灭腹腔游离癌细胞和微小转移灶。胃癌的根治度分为3级,A级D＞N,即手术切除的淋巴结级别大于已有转移的淋巴结级别,切除胃组织切缘1cm内无癌细胞浸润;B级:D＝N,或切缘1cm内有癌细胞浸润,也属于根治性手术;C级:仅切除原发灶和部分转移灶,有肿瘤残余,属于非根治性手术。

(1)早期胃癌:20世纪50、60年代曾将胃癌标准根治术定为胃大部切除加D_2淋巴结清除术,小于这一范围的手术不列入根治术。但是多年来经过多个国家的大宗病例临床和病理反复实践与验证,发现这一原则有所欠缺,并由此提出对某些胃癌可行缩小手术,包括缩小胃的切除范围、缩小淋巴结的清除范围和保留一定的脏器功能。这样使患者既获得了根治,又有效地减小了手术的侵袭、提高手术的安全性和手术后的生存质量。常用的手术方式有:①内镜或腔镜下黏膜切除术:适用于黏膜分化型癌,隆起型＜20mm、凹陷型(无溃疡形成)＜10mm。该术式创伤小但切缘癌残留率较高,达10%。②其他手术:根据病情可选择各种缩小手术,常用的有腹腔镜下或开腹胃部分切除术、保留幽门的胃切除术、保留迷走神经的胃部分切除术和D_1手术等,病变范围较大的则应行D_2手术。早期胃癌经合理治疗后黏膜癌的5年生存率为98.0%、黏膜下癌为88.7%。

(2)进展期胃癌:根治术后5年生存率一般在40%左右。对局限性胃癌未侵犯浆膜或浆膜为反应型、胃周淋巴结无明显转移的患者,以D_2手术为宜。局限型胃癌已侵犯浆膜、浆膜属于突出结节型,应行D_2手术或D_3手术。N_2阳性时,在不增加患者并发症的前提下,选择D_3手术。一些学者认为,扩大胃周淋巴结清除能够提高患者术后5年生存率,并且淋巴结的清除及病理学检查对术后的正确分期、正确判断预后、指导术后监测和选择术后治疗方案都有重要的价值。现有学者提出以完整系膜切除加D_2的手术方式为宜,即CME＋D_2术式。

(3)胃癌根治术:包括根治性远端胃大部切除术和全胃切除术3种。根治性胃大部切除术的胃切断线依胃癌类型而定,BorrmannⅠ型和BorrmannⅡ型可少一些、BorrmannⅢ型则应多一些,一般应距癌外缘4～6cm并切除胃的3/4～4/5;根治性近端胃大部切除术和全胃切除术应在贲门上3～4cm切断食管;根治性远端胃大部分切除术和全胃切除术应在幽门下3～4cm切断十二指肠。

根治性远端胃大部切除术后消化道重建与胃大部切除术后相同。根治性近端胃大部切除术后将残胃与食管直接吻合,要注意的是其远侧胃必须保留全胃的1/3以上,否则残胃将无功能。

根治性全胃切除术后消化道重建的方法较多,常用的有:①食管空肠Roux-en-Y法:应用较广泛并在此基础上演变出多种变法;②食管空肠袢式吻合法:常用Schlatter法,也有多种演变方法。全胃切除术后的主要并发症有:①食管空肠吻合口瘘;②食管空肠吻合口狭窄;③反流性食管炎;④排空障碍;⑤营养性并发症等。

(4)扩大胃癌根治术与联合脏器切除术:扩大胃癌根治术是指包括胰体、胰尾及脾在内的根治性胃大部切除术或全胃切除术等脏器的切除术。联合脏器切除术损伤大、生理干扰重,故此治疗的手段,也不宜用于年老体弱,心、肺、肝、肾功能不全或营养、免疫状态差的患者。

(5)姑息手术:目的有①减轻患者的癌负荷;②解除患者的症状,如幽门梗阻、消化道出血、疼痛或营养不良等。术式主要有①姑息性切除,即切除主要癌灶的胃切除术;②旁路手术,如胃空肠吻合术;③营养造口,如空肠营养造口术。

2.腹腔游离癌细胞和微小转移灶的处理　术后腹膜转移是术后复发的主要形式之一。已侵出浆膜的进展期胃癌随着受侵面积的增大,癌细胞脱落的可能性也增加,为消灭脱落到腹腔的游离癌细胞,可采取如下措施。

(1)腹腔内化疗:可在门静脉内、肝内和腹腔内获得较高的药物浓度,而外周血中的药物浓度则较低,这样药物的毒副作用就随之减少。腹腔内化疗的方法主要有两种:①经皮腹腔内置管;②术中皮下放置植入式腹腔泵或 Tenckhoff 导管。

(2)腹腔内高温灌洗:在完成根治术后应用封闭的循环系统,以 42～45℃的蒸馏水恒温下行腹腔内高温灌洗,蒸馏水内可添加各种抗癌药物,如 ADM、DDPMMC、醋酸氯己定等。对 T_3 期与 T_4 期胃癌,腹腔内高温灌洗能提高患者的生存期。

3.化学治疗　胃癌对化疗药物有低度至中度的敏感性。胃癌的化疗可于术前、术中和术后遵行,本节主要介绍常用的术后辅助化疗。术后化疗的意义在于在外科手术的基础上杀灭亚临床癌灶或脱落的癌细胞,以达到降低或避免术后复发、转移的目的。目前对胃癌术后化疗的疗效仍存在大的争议,一些荟萃分析显示术后化疗患者的生存获益较小。

(1)适应证:①根治术后患者,早期胃癌根治术后原则上不必辅以化疗,但具有下列一项以上者应辅助化疗:癌灶面积$>5cm^2$、病理组织分化差、淋巴结有转移、多发癌灶或年龄<40岁:进展期胃癌根治术后无论有无淋巴结转移,术后均需化疗。②非根治术后患者,如姑息性切除术后、旁路术后、造口术后、开腹探查未切除及有癌残留的患者。③不能手术或再发的患者,要求患者全身状态较好、无重要脏器功能不全。4 周内进行过大手术、急性感染期、严重营养不良、胃肠道梗阻、重要脏器功能严重受损、血白细胞低于$3.5\times10^9/L$、血小板低于 $80\times10^9/L$ 等不宜化疗。化疗过程中如出现上述情况也应终止化疗。

(2)常用化疗方案:已证实胃癌化疗联合用药优于单一用药。临床上常用的化疗方案及疗效如下。

1)FAM 方案:由 5-FU(氟尿嘧啶)、ADM(多柔比星)和 MMC(丝裂霉素)三药组成,用法:5-FU $600mg/m^2$,静脉滴注,第 1、8、29、36 日;ADM $30mg/m^2$,静脉注射,第 1、29 日;MMC $1mg/m^2$ 静脉注射,第 1 日。每 2 个月重复 1 次。有效率为 21%～42%。

2)UFTM 方案:由 UFT(替加氟/尿嘧啶)和 MMC 组成,用法为:UFT 600mg/d,口服 8mg,静脉注射,1 次/周。以上两药连用 8 周,有效率为 9%～67%。

3)替吉奥(S-1)方案:由替加氟(FT)、吉莫斯特(CDHP)和奥替拉西钾三药按一定比例组成。前者为 5-FU 前体药物,后两者为生物调节剂。用法为:$40mg/m^2$,2 次/日,口服;6 周为 1

个疗程,其中用药4周,停药2周。有效率为44.6%。

4.放射治疗　胃癌对放射线敏感性较低,因此多数学者不主张术前放疗。因胃癌复发多在癌床和邻近部位,故术中放疗有助于防止胃癌的复发。术中放疗的优点为:①术中单次大剂量(20～30Gy)放射治疗的生物学效应明显高于手术前、后相同剂量的分次照射。②能更准确地照射到癌复发危险较大的部位,即肿瘤床。③术中可以对周围的正常组织加以保护,减少放射线的不良反应。术后放疗仅用于缓解由狭窄、癌浸润等所引起的疼痛,以及对残癌处(非黏液细胞癌)银夹标记后的局部治疗。

5.免疫治疗　免疫治疗在胃癌综合治疗中的地位越来越受到重视。主要包括①非特异性免疫增强剂:临床上应用较为广泛的主要有卡介苗、短小棒状杆菌、香菇多糖等。②过继性免疫制剂:属于此类的有淋巴因子激活的杀伤细胞(LAK)、细胞毒性T细胞(CTL)等,以及一些细胞因子,如白细胞介素-2(IL-2)、肿瘤坏死因子(TNF)、干扰素(IFN)等。

6.基因治疗　主要有抑癌基因治疗、自杀基因治疗、反义基因治疗、核酶基因转染治疗和基因免疫治疗等。虽然这些治疗方法目前多数还仅限于动物实验,但正逐步走向成熟,有望将来成为胃癌治疗的新方法。

第十二节　消化道大出血

消化道出血临床上常见,而且后果很严重。消化道出血可因消化道本身的炎症、机械性损伤、血管病变、肿瘤等因素引起,也可因邻近器官的病变和全身性疾病累及消化道所致。消化道是指从食管到肛门的管道,包括胃、十二指肠、空肠、回肠、盲肠、结肠及直肠。上消化道出血部位指屈氏韧带以上的食管、胃、十二指肠、上段空肠以及胰管和胆管的出血。屈氏韧带以下的肠道出血称为下消化道出血。

一、上消化道出血

【病因】

引起上消化道出血的病因很多,临床以胃、十二指肠溃疡和食管、胃底静脉曲张破裂引起的出血最为常见。

(一)胃、十二指肠疾病

1.溃疡性疾病　消化性溃疡、残胃溃疡、胃肠吻合术后的空肠溃疡和吻合口溃疡、应激性溃疡等。

2.炎性疾病　急、慢性胃炎(包括药物性胃炎)、残胃炎、十二指肠炎、憩室炎等。

3.肿瘤　胃癌、残胃癌、还有淋巴瘤、平滑肌瘤、息肉、肉瘤、血管瘤、神经纤维瘤等。

4.其他　胃黏膜脱垂、急性胃扩张、胃扭转、膈疝、钩虫病等。

(二)食管疾病

1.溃疡性疾病　食管溃疡。

2.炎性疾病 食管炎(反流性食管炎、食管憩室炎)。

3.肿瘤 食管癌、食管良性肿瘤。

4.损伤性疾病 食管贲门黏膜撕裂症、器械检查或异物引起损伤、放射性损伤、强酸和强碱引起化学性损伤。

5.食管裂孔疝

(三)血管疾病

1.血管瘤 胸或腹主动脉瘤破入消化道,脾动脉瘤破入消化道,胃壁小动脉瘤、血管瘤。

2.血管畸形 胃黏膜下动静脉畸形。

3.其他 遗传性出血性毛细血管扩张症等。

(四)肝胆胰疾病

1.肝疾病 肝硬化或肝癌性门静脉高压症致食管胃底静脉曲张破裂出血,肝癌、肝脓肿或肝血管病变破裂致胆道出血。

2.胆道疾病 胆管或胆囊结石、胆道蛔虫病、胆囊或胆管病致胆道出血。

3.胰腺疾病 胰腺脓肿、胰腺炎、胰腺癌等胰腺疾病累及十二指肠引起出血。

4.门静脉炎或血栓形成的门静脉阻塞 导致食管胃底静脉曲张破裂出血。

5.肝静脉阻塞(Budd-Chiari 综合征) 导致食管胃底静脉曲张破裂出血。

(五)全身疾病

(1)纵隔肿瘤或脓肿破入食管。

(2)血液病、白血病、再生不良性贫血、血友病、血小板减少性紫癜、凝血机制障碍性疾病等。

(3)尿毒症。

(4)结缔组织病,血管炎。

(5)应激性溃疡,严重感染、手术、创伤、休克、弥散性血管内凝血、肾上腺糖皮质激素治疗及某些疾病引起的应激状态,如脑血管意外,肺源性心脏病、重症心力衰竭等。

(6)急性感染性疾病,流行性出血热、钩端螺旋体病。

在上消化道出血的病因中,溃疡病约占 1/2,食管胃底静脉曲张占 1/4,近年来急性出血性胃炎和糜烂性胃炎伴发出血的病例也有所增长,有 5%左右病例的出血病灶未能确定,即使剖腹探查也未能找到出血原因。

【临床表现】

消化道出血的临床表现取决于出血病变的性质、部位、失血量与速度,与患者的年龄、心肾功能等全身情况也有关系。

小量而缓慢的消化道出血,一般无明显症状,或仅有轻度软弱或头晕,有的仅在做呕出物或粪便的隐血试验检查才被发现。一般而言,上消化道出血以呕血或黑粪为主,这还取决于出血的数量及其速度。如出血量大,速度快,呕出的血液呈紫红色或鲜红色,严重的常伴有出血性休克征象,过快的肠蠕动致使出现暗红色甚或鲜红色的血便,易与下消化道出血相混淆。如血液贮留胃内,与胃酸接触后转变为酸性血红蛋白,使呕出的血液呈棕褐色或咖啡渣样;如血液停留在肠内较长时间,血液中血红蛋白的铁与肠内硫化物经细菌作用结合成硫化铁,致使粪便变黑如沥青，又称柏油样便。出血量超过 60ml 即可引起黑粪。

急性大量出血或出血持续不止，则出现心悸、冷汗、烦躁、面色苍白、皮肤湿凉、心率加快、血压下降以及晕厥等循环衰竭现象，若短期内失血量超过总循环血量的 1/3，可危及生命。

1.一般状况 失血量少，在 400ml 以下，血容量轻度减少，可由组织液及脾贮血所补偿，循环血量在 1h 内即得改善，故可无自觉症状。当出现头晕、心悸、冷汗、乏力、口干等症状时，表示急性失血在 400ml 以上；如果有晕厥、四肢冰凉、尿少、烦躁不安时，表示出血量大，失血至少在 1200ml 以上；若出血仍然继续，除晕厥外，尚有气短、无尿，此时急性失血已达 2000ml 以上。

2.脉搏 脉搏的改变是失血程度的重要指标。急性消化道出血时血容量锐减、最初的机体代偿功能是心率加快。小血管反射性痉挛，使肝、脾、皮肤血窦内的储血进入循环，增加回心血量，调整体内有效循环量，以保证心、肾、脑等重要器官的供血。一旦由于失血量过大，机体代偿功能不足以维持有效血容量时，就可能进入休克状态。所以，当大量出血时，脉搏快而弱(或脉细弱)，脉搏每分钟增至 100～120 次或以上，失血为 800～1600ml；脉搏细微，甚至扪不清时，失血已达 1600ml 以上。

有些患者出血后，在平卧时脉搏、血压都可接近正常，但让患者坐或半卧位时，脉搏会马上增快，出现头晕、冷汗，表示失血量大。如果经改变体位无上述变化，测中心静脉压又正常，则可以排除有过大出血。

3.血压 血压的变化同脉搏一样，是估计失血量的可靠指标。

当急性失血 800ml 以上时(占总血量的 20%)，收缩压可正常或稍升高，脉压缩小。尽管此时血压尚正常，但已进入休克早期，应密切观察血压的动态改变。急性失血 800～1600ml 时(占总血量的 20%～40%)，收缩压可降至 9.33～10.67kPa(70～80mmHg)，脉压小。急性失血 1600ml 以上时(占总血量的 40%)，收缩压可降至 6.67～9.33kPa(50～70mmHg)，更严重的出血，血压可降至零。

有人主张用休克指数来估计失血量，休克指数＝脉率/收缩压。正常值为 0.58，表示血容量正常，指数＝1失血 800～1200ml(占总血量 20%～30%)，指数＞1 失血 1200～2000ml(占总血量 30%～50%)。

有时，一些有严重消化道出血的患者，胃肠道内的血液尚未排出体外，仅表现为休克，此时应注意排除心源性休克(急性心肌梗死)、感染性或过敏性休克，以及非消化道的内出血(宫外孕或主动脉瘤破裂)。若发现肠鸣音活跃，直肠指检有血便，则提示为消化道出血。

4.出血方式 急性大量出血多数表现为呕血；慢性小量出血则以粪便隐血阳性表现；出血部位在空肠屈氏韧带以上时，临床表现为呕血，如出血后血液在胃内潴留时间较久，因经胃酸作用变成酸性血红蛋白而呈咖啡色。如出血速度快而出血量又多。呕血的颜色是鲜红色。黑粪或柏油样粪便表示出血部位在胃肠道，但如十二指肠部位病变的出血速度过快时，在肠道停留时间短，粪便颜色会变成紫红色。右半结肠出血时，粪便颜色为鲜红色。在空间回肠及右半结肠病变引起小量渗血时，也可有黑粪。

5.失血性周围循环衰竭 上消化道大量出血导致急性周围循环衰竭。失血量过大，出血不止或治疗不及时可引起机体的组织血液灌注减少和细胞缺氧。进而可因缺氧、代谢性酸中毒和代谢产物的蓄积，造成周围血管扩张，毛细血管广泛受损，以致大量体液淤滞于腹腔骨脏与周围组织，使有效血容量锐减，严重地影响心、脑、肾的血液供应，终于形成不可逆转的休克，导致死亡。

在出血周围循环衰竭发展过程中，临床上可出现头晕、心悸、恶心、口渴、黑矇或晕厥；皮肤由于血管收缩和血液灌注不足而呈灰白、湿冷；按压甲床后呈现苍白，且经久不见恢复。静脉充盈差，体表静脉往往瘪陷。患者感到疲乏无力，进一步可出现精神萎靡、烦躁不安，甚至反应迟钝、意识模糊。老年人器官储备功能低下，加之老年人常有脑动脉硬化、高血压病、冠心病、慢性支气管等老年基础病，虽出血量不大，也引起多器官功能衰竭，增加了死亡危险因素。

6.氮质血症　上消化道大出血后数小时，血尿素氮增高，1～2d 达高峰，3～4d 降至正常。如再次出血，尿素氮可再次增高。尿素氮增高可分为肠源性、肾性和肾前性氮质血症 3 种。肠源性氮质血症指在大量上消化道出血后，血液蛋白的分解的产物被肠道吸收，以致血中氮质升高。肾前性氮质血症是由于失血性周围循环衰竭造成肾血流暂时性减少，肾小球滤过率和肾排泄功能降低，以致氮质贮留。在纠正低血压、休克后，血中尿素氮可迅速降至正常。肾性氮质血症是由于严重而持久的休克造成肾小管坏死（急性肾衰竭），或失血更加重了原有肾病的肾损害。临床上可出现尿少或无尿。在出血停止的情况下，氮质血症往往持续 4d 以上，经过补足血容量、纠正休克而血尿素氮不能至正常。

如果肌酐在 133μmol/L（1.5mg%）以下，而尿素氮＞14.28mmol/L（40mg%），则提示上消化道出血在 1000ml 以上。

7.发热　大量出血后，多数患者在 24h 内常出现低热。发热的原因可能由于血容量减少、贫血、周围循环衰竭、血分解蛋白的吸收等因素导致体温调节中枢的功能障碍。分析发热原因时要注意寻找其他因素，例如有无并发肺炎等。

8.出血后的代偿功能　当消化道出血量超过血容量的 1/4 时，心排血量和舒张期血压明显下降。此时体内相应地释放了大量儿茶酚胺，增加周围循环阻力和心脉率，以维持各个器官血液灌注量。除了心血管反应外，激素分泌、造血系统也相应地代偿。醛固酮和垂体后叶素分泌增加，尽量减少组织间水分的丢失，以恢复和维持血容量。如仍不能代偿就会刺激造血系统，血细胞增殖活跃，红细胞和网织红细胞增多。

【诊断】

1.上消化道大量出血的早期识别　若上消化道出血引起的急性周围循环衰竭征象的出现先于呕血和黑粪，就必须与中毒性休克、过敏性休克、心源性休克或急性出血坏死性胰腺炎，以及子宫异位妊娠破裂、自发性或创伤性脾破裂、动脉瘤破裂等其他病因引起的出血性休克相鉴别。有时尚须进行上消化道内镜检查和直肠指检，借以发现尚未呕出或便出的血液，而使诊断得到及早确立。

上消化道出血引起的呕血和黑粪首先应与由于鼻出血、拔牙或扁桃体切除而咽下血液所致者加以区别。也需与肺结核、支气管扩张、支气管肺癌、二尖瓣狭窄所致的咯血相区别。此外，口服禽畜血液、骨炭、铋剂和某些中药也可引起粪便发黑，有时需与上消化道出血引起的黑粪鉴别。

2.出血程度的估计　发现上消化道出血，要对出血的程度作一估计.以利于制定治疗方案。上消化道出血量达到约 20ml 时，粪便隐血（愈创木脂）试验可呈现阳性反应。当出血量达 50～70ml 或以上，可表现为黑粪。严重性出血指 3h 内需输血 1500ml 才能纠正其休克。严重性出血性质又可分为大量出血即指每小时需输血 300ml 才能稳定其血压者；最大量出血即指经输血 1000ml 后血红蛋白仍下降到 100g/L 以下者。持续性出血指在 24h 之内的 2 次胃镜所见均为活动性出血，出血持续在 60h 以上，需输血 3000ml 才能稳定循环者。再发性出血指 2 次出血的时间距离至少在 1～7d。如果出血量不超过 400ml，由于轻度的血容量减少可很快超过 500ml，在失血又较快时，患者可有头晕、乏力、心动过速和血压偏低等表现，随出血量增加，症状更加显著，甚至引起出血性休克。

对于上消化道出血量的估计，主要根据血容量减少所致周围循环衰竭的临床表现，特别是对血压、脉搏的动态观察。根据患者的血红细胞计数，血红蛋白及血细胞比容测定，也可估计失血的程度。

3.*出血原因的确定*　多年的慢性上腹痛或溃疡病史提示出血最大可能源于胃、十二指肠溃疡。肝炎、黄疸、血吸虫病或慢性酒精中毒病史有利于食管胃底静脉曲张破裂出血的诊断，如体检时可见蜘蛛痣、肝掌、脾大、腹壁静脉曲张、腹水等征象，则可能性更大；有时不易与溃疡病出血鉴别时，可试放置双气囊三腔管填塞止血，出血停止，则食管胃底静脉曲张破裂出血的诊断可以确立。

应激性溃疡是在机体应激状态下发生的胃急性糜烂与浅表溃疡，是上消化道出血的常见原因之一，多有外源性或内源性致病因素，前者多发生于服用水杨酸制剂、保泰松、吲哚美辛（消炎痛）、肾上腺皮质类固醇、利舍平或喝酒之后，由于胃黏膜上皮的脂蛋白受损所致；后者多发生在败血症、颅内病变、大面积烧伤、严重创伤、休克、大手术之后，由于交感神经兴奋使胃黏膜血管痉挛收缩，迷走神经兴奋使胃黏膜下动静脉短路开放而加重黏膜缺血缺氧和胃黏膜糜烂出血所致。根据上述病史，诊断不难。近年来由于纤维内镜的广泛应用，检出以急性胃黏膜糜烂和出血为主要表现的急性糜烂性胃炎日益增多，患者多伴有腹痛、恶心、呕吐和消化不良表现，上述病史和临床表现有助于诊断。

伴有吞咽困难的呕血，多起源于食管癌或食管溃疡。食管贲门黏膜撕裂综合征（Mallory-Weiss 综合征）系食管内压力突然增高导致食管胃连接处纵行撕裂而引起的上消化道出血，多发生在剧烈呕吐、咳嗽或用力提物之后。

由胆道出血引起的上消化道出血，多系胆道蛔虫、胆道炎症或胆石引起，其特征是在反复发作右上腹绞痛、发热、黄疸等胆道感染症状之后出现周期性呕血或便血。

4.*血常规检测*　血红蛋白测定、红细胞计数、血细胞比容可以帮助估计失血的程度。但在急性失血的初期，由于血浓缩及血液重新分布等代偿机制，上述数值可以暂时无变化。一般需组织液渗入血管内补充血容量，即 3～4h 或以后才会出现血红蛋白下降，平均在出血后 32h，血红蛋白可被稀释到最大程度。如果患者出血前无贫血，血红蛋白在短时间内下降至 7g 以下，表示出血量大，在 1200ml 以上。大出血后 2～5h，白细胞计数可增高，但通常不超过 $15\times10^9/L$。然而在肝硬化、脾功能亢进时，白细胞计数可以不增加。

在出血后数小时内，血红蛋白、红细胞数和血细胞比容可能变化不大，不能用以评估出血的严重性。出血后 3～4h 到数日，组织液进入循环血内以补偿其血容量，即使出血已停止，可见血红蛋白、红细胞数和血细胞比容继续下降,并见骨髓刺激征象,表现为晚幼红细胞、嗜多染色性红细胞和网织红细胞增多。后者在出血后4～5d可达5%～15%。如在出血后2周,网织红细胞持续增多,提示有继续出血。大出血后数小时白细胞数增高,在3～4d或以后恢复正常。

5.纤维胃镜检查　在急性上消化道出血时,纤维胃镜检查安全可靠,是当前首选的诊断方法,其诊断价值比X线钡餐检查为高,阳性率一般达80%～90%或以上。对一些X线钡餐检查不易发现的贲门黏膜撕裂症、糜烂性胃炎、浅溃疡,内镜可迅速作出诊断。X线检查所发现的病灶(尤其存在两个病灶时),难以辨别该病灶是否为出血原因。而胃镜直接观察,即能确定,并可根据病灶情况作相应的止血治疗。做纤维胃镜检查注意事项有以下几点。

(1)胃镜检查的最好时机是在出血后24～48h进行。如若延误时间,一些浅表性黏膜损害部分或全部修复,从而使诊断的阳性率大大下降。国内报告一组904例上消化道出血、24h内做胃镜找到出血灶者占77%,48h则降至57.6%,72h降至38.2%。因此,必须不失时机地抓紧检查。

(2)处于失血性休克的患者,应首先补充血容量,待血压有所平稳后做胃镜较为安全。

(3)事先一般不必做洗胃准备,但若出血过多,估计血块会影响观察时,可用冰水洗胃后进行检查。

可以检查食管、胃及十二指肠球部黏膜的病变,有条件的单位能在急性出血时进行,可直接看到活动性出血病变的状况和部位,通过活体组织学检查大多可以明确诊断。大量实践证明,在急性出血期内进行内镜检查是安全的,检查距出血时间愈近,诊断阳性率愈高,只要操作熟练,应用得当,不会加重出血。检查前用冰水洗胃,可使视野清晰。受检者的血红蛋白不应低于50g/L,检查期间给予吸氧,以防发生心肌缺氧所致的严重并发症。

6.X线钡餐检查　仍为目前最常用的检查方法,可以帮助确定出血的病因和定位。如用钡剂和空气双对比造影更可以查出胃黏膜表浅病变或溃疡,其诊断符合率与内镜检查相近似,并可起相互补充的作用。但钡餐检查不适用于急性活动性出血期间,仅应用于慢性出血或出血已停止病例的检查。

7.选择性血管造影　如果内镜检和钡餐检查仍不能确定出血病因者,可做选择性血管造影,经股动脉插管至腹腔动脉或肠系膜上动脉各分支内,注入造影剂,可以发现造影剂外溢、曲张静脉、血管瘤、血管发育不良和动静脉畸形等改变,可应用于急性出血期间的检查。

8.放射性核素显像　是近年开展的一种非损伤性检查方法,现用^{99m}Tc标记红细胞的腹部γ闪烁扫描,具有能持续动态观察和灵敏度高的优点,当消化道出血仅占全身总血容量的1%时,即可检出,加上标记的红细胞在24h后扫描仍能显像,故对间歇性出血的诊断有独特的价值。缺点是对出血的病因和定位诊断的作用有限,特异性差,其临床应用尚受到一定的限制。

【鉴别诊断】

一般来说,上消化道出血必有黑粪,多为柏油便。大量出血时,也可排出暗红色大便,甚至呈鲜红色大便。还可伴有呕血,多呈咖啡色或黑褐色,出血量较大时,血液在胃内滞留时间短,则呈暗红色血块或鲜血,如肝硬化食管静脉曲张破裂出血。下消化道出血主要表现为便血。一般来说,病变位置越低,出血量越大,出血速度越快,便血颜色越鲜红;反之,病变部位高,出血量较少，速度慢，在肠道停留时间长，大便也可呈黑色。此外，肛门直肠的病变导致的便血，多不与粪便相混，而附于大便表面，或便后滴血，若大便表面带血同时有大便形状变细，应警惕有直肠癌的可能性。

根据出血时间和出血量，一般又分为：仅用化验方法证实大便隐血阳性而无明显临床症状的慢性隐性出血，有呕血和（或）黑粪而无循环障碍症状的慢性显性出血，伴有循环障碍症状的急性大量出血。

慢性隐性出血患者因无明显呕血或黑粪而不易被识别，有些患者因慢性隐性失血出现头晕、乏力、心悸和面色苍白等症状，而长期被误诊为心、脑血管疾病或血液系统疾病，被错误治疗。急性大量消化道出血患者有典型的呕血、黑粪或便血症状，一般容易识别。但对未出现呕血和黑粪的患者突然出现的头晕、无力、口渴、虚汗、心悸、恶心等症状时，应警惕有急性消化道大出血的可能，应立即到医院就诊，以免贻误最佳治疗时间。

应与其他部位的出血进行鉴别。呼吸道出血在医学上被称为咯血，此时血液呈鲜红色，或是伴有痰中带有血丝或有气泡和痰液，常呈碱性，患者有呼吸道病史和呼吸道症状。而呕血多数呈咖啡色，混有食物，呈酸性，患者有消化道病史和症状。鼻腔、口腔疾病出血时，血液也可从口腔流出，或者血液被吞下后出现黑粪，但可根据有无口腔和鼻咽部疾病病史加以识别。此外，还应与口服铋剂、骨炭、铁剂等引起的黑粪相鉴别，此类黑粪颜色较消化道出血颜色浅，大便隐血试验阴性。还应注意，食用动物肝、血制品和瘦肉以及菠菜等也可引起黑粪。

【治疗】

（一）一般治疗

卧床休息；观察神色和肢体皮肤是冷湿或温暖；记录血压、脉搏、出血量与每小时尿量；保持静脉通路并测定中心静脉压。保持患者呼吸道通畅，避免呕血时引起窒息。大量出血者宜禁食，少量出血者可适当进流质。多数患者在出血后常有发热，一般毋需使用抗生素。

（二）补充血容量

当血红蛋白低于 90g/L，收缩血压低于 12kPa（90mmHg）时，应立即输入足够量的全血。对肝硬化兼静脉高压的患者要提防因输血而增加门静脉压力激发再出血的可能性。要避免输血、输液量过多而引起急性肺水肿或诱发再次出血。

（三）上消化道大量出血的非开放手术止血处理

1.胃内降温　通过胃管以 10～14℃冰水反复灌洗胃腔而使胃降温，从而可使其血管收缩、血流减少并可使胃分泌和消化受到抑制。出血部位纤维蛋白溶解酶活力减弱，从而达到止血目的。

2.口服止血药　消化性溃疡的出血是黏膜病变出血，采用血管收缩药如去甲肾上腺素 8mg 加于冰盐水 150ml 分次口服，可使出血的小动脉强烈收缩而止血。此法不主张在老年人使用。

3.抑制胃酸分泌和保护胃黏膜　H_2 受体阻断药如西咪替丁因抑制胃酸提高胃内 pH 的作用，从而减少 H^+ 反弥散，促进止血，对应激性溃疡和急性胃黏膜病变出血的防治有良好作用。近年来作用于质子泵的制酸药奥美拉唑，是一种 H^+，K^+-ATP 酶的阻滞药，大量出血时可静脉注射，一次 40mg。

4.内镜直视下止血　局部喷洒5%Monsell液(碱式硫酸铁溶液),其止血机制在于可使局部胃壁痉挛,出血周围血管发生收缩,并有促使血液凝固的作用,从而达到止血目的。内镜直视下高频电灼血管止血适用于持续性出血者。由于电凝止血不易精确凝固出血点,对出血面直接接触可引起暂时性出血。近年已广泛开展内镜下激光治疗,使组织蛋白凝固,小血管收缩闭合,直到机械性血管闭塞或血管内血栓形成的作用。

5.食管静脉曲张出血的非外科手术治疗

(1)气囊压迫:是一种有效的,但仅是暂时控制出血的非手术治疗方法。半个世纪以来,此方法一直是治疗食管静脉曲张大出血的首选方法,近期止血率90%。三腔管压迫止血的并发症有:①呼吸道阻塞和窒息;②食管壁缺血、坏死、破裂;③吸入性肺炎。最近几年,对气囊进行了改良,在管腔中央的孔道内,可以通过一根细径的纤维内镜,这样就可以直接观察静脉曲张出血及压迫止血的情况。

(2)降低门脉压力的药物治疗:使出血处血流量减少,为凝血过程提供了条件,从而达到止血。不仅对静脉曲张破裂出血有效,而且对溃疡、糜烂,黏膜撕裂也同样有效。可选用的药物有血管收缩药和血管扩张药两种。①血管加压素及其衍生物,以垂体后叶素应用最普遍,剂量为0.4U/min,连续静脉滴注,止血后每12h减0.1U/min。可降低门脉压力8.5%,止血成功率50%～70%,但复发出血率高,药物本身可致严重并发如门静脉系统血管内血栓形成,冠状动脉血管收缩等,应与硝酸甘油联合使用。本品衍生物有八肽加压素、三甘氨酰赖氨酸加压素。②生长抑素及其衍生物,近年合成了奥曲肽,能减少门脉主干血流量25%～35%,降低门脉压12.5%～16.7%,又可同时使内脏血管收缩及抑制胃泌素及胃酸的分泌。适用于肝硬化食管静脉曲张的出血,其止血成功率70%～87%。对消化性溃疡出血之止血效率87%～100%。静脉缓慢推注100μg,继而每小时静脉滴注最多为25μg。③血管扩张药,不主张在大量出血时用,而认为与血管收缩药合用或止血后预防再出时用较好。常用含硝苯地平与硝盐的药物如硝酸甘油等,有降低门脉压力的作用。

6.选择性血管造影介入疗法　在做选择性腹腔动脉和肠系膜上动脉造影以诊断上消化道出血的病因的同时,可进行介入疗法,必要时做胃左动脉、胃十二指肠动脉脾动脉或胰十二指肠动脉的超选择性血管造影,针对造影剂外溢或病变部位经血管导管滴注垂体后叶素、加压素或去甲肾上腺素,使小动脉和毛细血管收缩,出血停止。对注入加压素止血失败者,胃肠壁血管畸形,以及上消化道恶性肿瘤出血而不能立即手术者,还可采用选择性动脉栓塞。

在某些食管静脉曲张破裂出血患者,经加压素注射和气囊填塞不能止血,又不能耐受手术,可采用经皮经肝曲张静脉栓塞术以控制出血。经皮做肝穿刺将导管通过门静脉插入胃左静脉或胃短静脉,然后注入栓塞剂,止血率可达90%,但有一定数量的病例在1个月后复发出血。

7.手术治疗

(1)食管胃底静脉曲张出血:采取非手术治疗如输血、药物止血、三腔管、硬化剂及栓塞仍不能控制出血者,应做紧急静脉曲张结扎术,此种方法虽有止血效果,但复发出血率较高。如能同时做脾肾静脉分流手术可减少复发率。其他手术如门奇静脉断流术、H形肠系膜上静脉下腔静脉分流术、脾腔静脉分流术等也在临床应用中。择期门腔分流术的手术死亡率低,有预防性意义。由严重肝硬化引起者亦可考虑肝移植术。

(2)溃疡病出血：当上消化道持续出血超过48h仍不能停止；24h内输血1500ml仍不能纠正血容量、血压不稳定；非手术治疗期间发生再出血者；内镜下发现有动脉活动出血等情况，病死率高达30％，应尽早外科手术。

(3)肠系膜上动脉血栓形成或动脉栓塞：常发生在有动脉粥样硬化的中老年人，突然腹痛与便血，引起广泛肠坏死的病死率高达90％，必需手术切除坏死的肠组织。

【预防】

(1)积极治疗原发病，同时坚持足疗程，这是最好的预防(Ⅱ级预防)。

(2)Ⅰ级预防：即对原发病的预防。

1)坚持良好的生活习惯和作息时间，避免过度劳累，保持愉快的心情。

2)坚持不暴饮暴食，不过量饮酒，过多吸烟。

3)坚持适当运动。

(3)有反复消化道出血的病史者，一旦原发疾病症状再现：则应及时到有经验的医生或消化病专家就诊，咨询，及时干预，以免再次发生消化道出血。

二、下消化道出血

下消化道出血是指距十二指肠悬韧带50cm以下的肠段，包括空肠、回肠、结肠以及直肠病变引起的出血，其临床表现以便血为主，轻者仅呈粪便隐血或黑粪，出血量大则排出鲜血便，重者出现休克。

【病因】

引起下消化道出血的病因很多，其中结肠、直肠癌是最常见的病因，占下消化道出血病例的30％～50％，其次是肠道息肉、炎症性病变和憩室。在西方国家，血管病变和消化道憩室是下消化道出血最常见病因，其次是结肠肿瘤和炎症性肠病。由于内镜检的开展，医源性下消化道出血的发生有所增长，占1％～5％，多发生在息肉部位，因烧灼不完全由息肉蒂内的中央动脉出血引起，出血量可极大，常在手术后数小时内出现，也有在息肉摘除数周后出血的报告。近年来开展了选择性血管造影、核素显像和内镜检等方法，肠道血管瘤以及发育不良病例的检出数已见增多；但是，尽管应用了新诊断技术甚至手术探查，仍有5％左右的下消化道出血病例未能找到其确切病因。

1.肛管疾病　痔、肛裂、肛瘘。

2.恶性肿瘤　直肠癌、结肠癌、肠道恶性淋巴瘤、肉瘤、小肠腺癌、肠道转移性癌等。

3.息肉样变　结肠、直肠息肉、小肠息肉、家族性结肠息肉病、Peutz-Jegher综合征等。

4.炎性病变　慢性溃疡性结肠炎、克罗恩病、放射性肠炎、肠结核、急性坏死性小肠炎、非特异性结肠炎、结肠阿米巴、药物性肠炎等。

5.血管病变　肠系膜动脉栓塞、肠系膜血管血栓形成、肠血管畸形、先天性毛细血管扩张症、结肠静脉曲张、小肠海绵状血管瘤、毛细血管瘤等。

6.肠管憩室　梅克尔憩室、肠道憩室病、小肠憩室、结肠憩室等。

7.全身疾病

(1)感染性疾病:败血症、流行性出血热、伤寒、钩端螺旋体病等。

(2)血液系统疾病:过敏性紫癜、血小板减少性紫癜、再生障碍性贫血、白血病、血友病、恶性网状细胞增多症等。

(3)寄生虫病:钩虫病、血吸虫病。

(4)其他:维生素C、维生素K缺乏,食物中毒、有毒植物中毒、药物中毒等。

8.损伤　肠道损伤、肠道医源性损伤。

9.其他　腹内疝、大肠缺血性疾病、腹外伤、肠气囊肿、子宫内膜异位症、空肠异位胰腺、肠套叠、肠扭转等。

【临床表现】

1.呕血、黑粪和便血　是消化道出血特征性临床表现。右半结肠出血时,粪便颜色为暗红色;左半结肠及直肠出血,粪便颜色为鲜红色。在空回肠及右半结肠病变引起小量渗血时,也可有黑粪。

2.失血性周围循环衰竭　消化道出血因失血量过大,出血速度过快,出血不止可致急性周围循环衰竭,临床上可出现头晕、乏力、心悸、恶心、口渴、出冷汗、黑矇或晕厥;皮肤灰白湿冷;按压甲床后呈现苍白,且经久不见恢复;静脉充盈差,体表静脉瘪陷;同时进一步可出现精神委靡、意识模糊、反应迟钝等,甚而引起死亡。

3.贫血　一般经3～4h出现贫血。出血后24～72h血液稀释到最大限度。贫血程度除取决于失血量外,还和出血前有无贫血、出血后液体平衡状况等因素有关。出血24h内网织红细胞即见增高,以后逐渐降至正常。如出血未止,网织红细胞可持续升高。

4.氮质血症　由于失血性周围循环衰竭造成肾血流暂时性减少,肾小球滤过率和肾排泄功能降低,以致氮质贮留。在纠正低血压、休克后,血中尿素氮可迅速降至正常。当严重而持久的休克造成肾小管坏死(急性肾衰竭),或失血更加重了原有肾病的肾损害后,临床上可出现尿少或无尿。

5.发热　多数患者在休克被控制后出现发热,一般不超过38.5℃,可持续3～5d。

【诊断】

下消化道出血大多数是消化道疾病本身所致,少数病例可能是全身性疾病的局部出血现象,故病史询问和体格检查仍是必要的诊断步骤。一般来说,出血部位越高,则便血的颜色越暗;出血部位越低,则便血的颜色越鲜红,或表现为鲜血。这当然还取决于出血的速度和数量,如出血速度快和出血数量大,血液在消化道内停留的时间短,即使出血部位较高,便血也可能呈鲜红色。仔细收集病史和阳性体征,对判断出血的原因很有帮助,如鲜血在排便后滴下,且与粪便不相混杂者多见于内痔、肛裂或直肠息肉;中等量以上便血多见于肠系膜及门静脉血栓形成、急性出血性坏死性肠炎、回肠结肠憩室和缺血性结肠炎,甚至上消化道病变出血也可表现为大量便血,在诊断时加以区别。血与粪便相混杂,伴有黏液者,应考虑结肠癌、结肠息肉病、慢性溃疡性结肠炎;粪便呈脓血样或血便伴有黏液和脓液,应考虑菌痢、结肠血吸虫病、慢性结肠炎、结肠结核等;便血伴有剧烈腹痛,甚至出现休克现象,应考虑肠系膜血管栓塞、出血性坏死性肠炎、缺血性结肠炎、肠套叠等；便血伴有腹部肿块者，应考虑结肠癌、肠套叠等。便血伴有皮肤或其他器官出血征象者，要注意血液系统疾病、急性感染性疾病、重症肝病、尿毒症、维生素C缺乏症等情况。

（一）消化道出血的识别

一般情况下呕血和黑粪常提示有消化道出血，但在某些特定情况下应注意鉴别。口服禽畜血液、骨炭、铋剂和某些中药可引起粪便发黑。少数消化道大出血患者在临床上尚未出现呕血、黑粪，首先表现为周围循环衰竭。因此，凡患者有急性周围循环衰竭，除排除中毒性休克、过敏性休克、心源性休克或急性出血坏死型胰腺炎，以及子宫异位妊娠破裂等疾病外，还应考虑急性消化道大出血的可能。直肠指检有助于发现尚未排出的血便。

（二）出血严重程度的估计和周围循环状态的判断

临床观察，成年人日消化道出血5～10ml，粪便隐血试验出现阳性，日出血量50～100ml可出现黑粪。一次出血量不超过400ml时，一般不引起全身症状。出血量超过400～500ml，可出现头晕、心悸、乏力等全身症状。短时间内出血量超过1000ml，可出现周围循环衰竭表现。

（三）出血是否停止的判断

临床上出现下列情况应考虑继续出血或再出血，需及时处理：①周围循环衰竭的表现经充分补液输血而未见明显改善，或虽暂时好转而又恶化；②血红蛋白浓度、红细胞计数与血细胞比容继续下降，网织红细胞计数持续增高；③补液与尿量足够的情况下，血尿素氮持续或再次增高。

（四）出血病因和部位诊断

过去病史、症状与体征可为出血的病因提供重要线索。但确诊出血的原因与部位需靠器械检查。对于急性下消化道出血的诊断应先做纤维结肠镜检查，内镜检查是消化道出血定位、定性诊断的首选方法，可解决90%以上消化道出血的病因诊断。

1.*胃管吸引*　如抽出的胃液内无血液而又有胆汁，则可肯定出血来自下消化道。

2.*硬管乙状结肠镜检查*　可直接窥视直肠和乙状结肠病变。Hunt统计55%结肠癌和4.7%～9.7%腺瘤性息肉可由硬管乙状结肠镜检查发现。

3.*纤维结肠镜检查*　内镜检查目前已广泛应用于肠道出血的诊断，具有直视的优点，并能在检查过程中做活检及小息肉摘除等治疗，也可发现轻微的炎性病变和浅表溃疡。在急性出血期间仍可进行该项检查，但在严重出血伴休克病例宜稍推迟待病情稳定后再进行。内镜检查发生假阳性的机会要比双对比造影的少得多。某医院放射科曾对115例便血病例进行内镜、结肠双对比造影与手术和病理检查的比较，内镜和双对比造影总的诊断符合率分别为93.9%和86.1%，但对结肠肿瘤和息肉的诊断符合率分别为94.9%和93.2%，结肠双对比检查漏诊的病例大多数为浅表的黏膜和黏膜下病变，说明内镜检对浅表的炎症病变的诊断要优于双对比造影。但内镜检查不能完全取代钡灌肠检查，特别是结肠双对比检查，因为内镜检也有其受限的方面，如结肠镜有时不能完全抵达回盲部，观察时也存有盲区，在肿瘤、炎症引起肠道狭窄的情况下致使结肠镜不能通过，本组115例中有9例因之造成肠镜检查不完全或失败，占7.8%；国外文献报告肠镜不能抵达回盲部可达20%左右。因此，内镜检查和双对比造影检查可互为补充。

4.X线钡餐检查　仅适用于出血已停止和病情稳定的患者，其对急性消化道出血病因诊断的阳性率不高。钡灌肠不能显示结肠内微小病灶，如在注入钡剂后，自肛管通过气囊注气1000ml左右，在透视下观察肠曲扩张满意后即可拔除肛管，让患者做数次360。翻转，使结肠形成良好的双对比显影，采用分段摄片的方法，包括直肠侧位、乙状结肠仰卧、俯卧及斜位片，一般摄片10～15张，除能显示病变轮廓外，还能观察结肠的功能改变，后者是内镜检查无法观察到的。

5.选择性血管造影　近年来已广泛应用于消化道出血的检查。1963年，Nusbaum在犬实验中证实：肠道出血速度达0.5ml/min时通过选择性肠系膜动脉或腹腔动脉造影可以显示造影剂外溢现象。1989年，上海医科大学华山医院放射科在22条家犬实验中，表明来自动脉的出血待其速率达1ml/min时才能见到造影剂的外溢现象；在27例下消化道出血患者，24例选择性血管造影见有异常发现，其中15例显示出血部位造影剂外溢，9例显示异常血管改变，余3例为假阴性，诊断符合率达88.9%。但选择性血管造影须通过股动脉插管的操作。属于损伤性检查，是其缺点。

6.放射性核素显像　创伤小，可起到初步定位作用，放射性核素扫描是静脉推注用^{99m}Tc标记的患者自体红细胞做腹部扫描，在出血速度＞0.1ml/min时，标记红细胞在出血部位溢出形成浓染区，该检查创伤少，可做为初步出血定位。对Meckel憩室合并出血有重要诊断价值。

7.剖腹探查　各种检查不能明确出血灶，持续大出血危及患者生命，必须手术探查。有些微小病变特别是血管病变手术探查亦不易发现，此时可借助术中内镜检查帮助寻找出血灶。对持续大出血患者则宜及时做选择性腹腔动脉造影，在出血量＞0.5ml/min时，可以发现造影剂在出血部位溢出，有比较准确的定位价值。对于某些血管病变如血管畸形和血管瘤、血管丰富的肿瘤兼有定性价值。

【鉴别诊断】

鼻腔、口腔疾病出血时，血液也可从口腔流出，或者血液被吞下后出现黑粪，但可根据有无口腔和鼻咽部疾病病史加以识别。此外，还应与口服铋剂、骨炭、铁剂等引起的黑粪相鉴别，此类黑粪颜色较消化道出血颜色浅，大便隐血试验阴性。还应注意，食用动物肝、血制品和瘦肉以及菠菜等也可引起黑粪。

1.肠道肿瘤　直肠癌、结肠癌在未发生大出血之前多数已有明显症状，如大便习惯和粪便形状改变、腹胀、腹痛等，10%～20%病例可发生急性大量出血。直肠或左半结肠癌多伴有血便或脓血便、里急后重及大便习惯的改变。后期可出现肠梗阻。右半结肠癌大便可呈酱红色甚至黑色。有时患者突出表现为贫血。病变部位往往有压痛，有时可触及包块。偶也有肝癌侵入结肠肝曲，子宫颈癌侵入直肠而引起大量便血。引起便血的其他恶性肿瘤有淋巴肉瘤、黑色素瘤等。良性肿瘤如平滑肌瘤等，当其体积较大时，也可引起便血。

2.肠息肉　息肉的好发年龄多在40岁以内，儿童尤多见。一般为少量或中等量反复多次出血，血液附在粪便表面，个别病例出血量大，色较鲜红。肠息肉便血多数为间歇性，量少，个别有大出血。有时息肉自行脱落后，蒂部血管出血可致休克。由于肠息肉多分布在左半结肠及直肠，因此排出的血色鲜红或暗红。

3.肠道炎性疾病　慢性溃疡性结肠炎并发大出血者较少见，约4%，出血前已有腹泻、黏液血便或脓性便史，好发于20～50岁，多有排便后腹痛缓解的特点。起病急骤、急性脐周或中上腹剧痛，不同程度腹胀，腹肌紧张，全腹胀痛反跳痛，肠鸣音减弱，病变主要发生在空肠或回肠，严重者累及全小肠，呈节段性肠壁充血、水肿、炎性细胞浸润，广泛出血、坏死及溃疡形成甚至穿孔，病死率高达25%～30%。急性坏死性小肠炎有腹痛、腹泻、便血和毒血症四个主要症状，血便呈暗红色或鲜红色糊状，有时出血相当严重。溃疡型克隆病患者可有便血，出血前常有低热、腹泻、腹部疼痛和压痛。

4.结肠憩室　过去认为结肠憩室很少发生出血，除非同时伴有憩室炎，但近年来证实无炎症时也可出血，并被认为系老年人下消化道出血的常见原因之一。发病率和性别无关。憩室出血多为急性，出血量远多于血管发育不良，因为前者来自结肠动脉直血管支，而后者来自扩张的小静脉或毛细血管。出血量虽多，但75%病例出血能自行停止，出血的复发率很低。

5.结肠血管发育不良　又称结肠血管扩张或动静脉畸形，系一种老年人的退行性病变，见于60岁以上老年人。病变直径一般在0.5cm以下，多位于盲肠及升结肠，镜检所见的病变均由扩大的静脉、小静脉和毛细血管组成，起始于黏膜下层，逐步累及黏膜层，最后使整个黏膜层充满扩大和变形的血管。临床表现为便血，出血量一般不多，但易反复发作；在约15%病例可有大量出血，然罕有导致休克者。

6.肠道血管畸形　上述的血管发育不良实质上也是一种血管畸形。多发性静脉曲张常为多发性、位于黏膜下层，直径自数毫米至数厘米不等，发生在食管、直肠和小肠中段较多见。遗传性出血性毛细血管扩张症，又称Osler-Weber-Rendu病，呈常染色体显性遗传，表现为皮肤、黏膜和内脏器官毛细血管扩张，造成反复出血。病灶为紫红色小点，呈星状或结节状，最初的出血症状为鼻出血，约15%患者在30～40岁出现肠道出血症状。血管瘤实际上是错构瘤，位于黏膜下血管丛，其中毛细血管瘤由细小和压紧的血管所组成，内衬增生的内皮细胞层，多发性者很少；海绵状血管瘤由充满大量血液的血窦组成，弥漫性的血管瘤常累及结肠，多见于儿童期，病灶可扩展到邻近脏器，如膀胱和后腹膜，病死率很高，约30%。肠道血管瘤伴有黏膜、皮肤色素沉着，是一种常染色体显性遗传病。这些肠道血管畸形除下消化道出血外多无临床特征，诊断主要依靠内镜检查和血管造影。

7.结肠缺血性疾病　由于肠道血管病变或血液灌注不良所致。如伴发感染，则有发热、腹痛、腹泻和结直肠少量至大量出血，称之为缺血性结肠炎。血液循环长期不足，则引起肠壁全层受损，并发纤维性狭窄或坏疽。缺血性结肠炎的病因在老年人以全身性动脉硬化或冠状动脉缺血引起心肌功能不全为多见。主动脉瓣狭窄患者有时伴发胃肠道出血，这是由于心排血量降低以及胃肠道缺血缺氧所致。

8.门静脉高压罕见部位的静脉曲张　门脉高压症引起的静脉曲张最多见于食管及胃底，偶可发生于自空肠至直肠的罕见部位，如曲张的静脉破裂可引起下消化道大出血，同时有肝脾大等门脉高压症表现。

9.肠伤寒　是由伤寒杆菌引起的急性全身性传染病。伤寒杆菌由口进入消化道，侵犯小肠黏膜的淋巴组织，在淋巴结内繁殖增多，再进入血液引起发热、腹泻等症状，发病的第2、第3周，在肿胀的基础上，局部坏死、结痂，结痂脱落即形成溃疡，溃疡达到一定深度、大小，可以引起出血和穿孔。

10.上消化道出血 包括食管、胃、十二指肠或胰胆等病变引起的出血，胃空肠吻合术后的空肠病变出血等。临床主要表现为呕血和(或)黑粪，往往伴有血容量减少引起的急性周围循环衰竭。

【治疗原则】

下消化道出血主要是病因治疗，大出血时应积极抢救。

(1)一般急救措施及补充血容量详见上消化道出血。

(2)下消化道出血的处理如下。

1)凝血酶保留灌肠：对左半结肠出血有效。

2)内镜下止血：急诊结肠镜检查如能发现出血病灶，可试行内镜下止血。

3)血管活性药物应用：血管加压素、生长抑素静脉滴注可能有一定作用。如做动脉造影，可在造影完成后动脉滴注血管加压素 0.1～0.4U/min，对右半结肠及小肠出血止血效果优于静脉给药。

4)动脉栓塞治疗：对动脉造影后动脉输注血管加压素无效病例，可做超选择性插管，在出血灶注入栓塞剂。本法主要缺点是可能引起肠梗死，拟进行肠段手术切除的病例，可做为暂时止血用。

5)紧急手术治疗：经内科非手术治疗仍出血不止危及生命，无论出血病变是否确诊，均是紧急手术的指征。

(3)针对不同病因选择药物治疗、内镜治疗、择期外科手术治疗等。

【治疗】

基本措施是输血，输液，纠正血容量不足引起的休克。在诊疗时应先检查上消化道，在排除上消化道出血的可能后，再针对下消化道出血的定位及病因诊断而进行相应治疗。

内镜下止血治疗是下消化道出血的首选方法。局部喷洒 5%孟氏液、去甲肾上腺素、凝血酶复合物。也可做电凝、激光治疗。

应按不同病因制定治疗方案，在未能明确出血的原因时，应先给予抗休克等支持疗法。患者绝对卧床休息，严密观察血压、脉搏、呼吸及末梢循环灌注情况，准确记录黑粪或便血次数、数量，定期复查血红蛋白、红细胞数、血细胞比容、血尿素氮、电解质和肝功能等。补充全血，使血红蛋白不低于 100g/L、脉搏每分钟在 100 次以下。

1.手术治疗 经过检查已基本弄清出血的部位和病因，进行针对性处理。手术的目的首先是控制出血，在患者全身情况和局部条件许可的前提下，可对病变部位做较彻底的外科手术。盲目剖腹探查下消化道出血的失败率可达 60%～70%，且在术中切开肠管，逐段寻找出血来源，腹腔污染严重，有时仍遭失败，应严格掌握剖腹探查指征。

2.介入放射学治疗 多配合选择性血管造影时进行。

(1)加压素动脉内滴注：选择性血管造影显示造影剂外溢时，即在该处经动脉导管滴入加压素，首次剂量为 0.2U/min，在灌注 20min 后复查血管造影，以明确出血是否停止。如出血已停止，继续用前述剂量维持 12～24h，然后逐渐减量直至停用，届时在导管内滴注右旋糖酐或复方氯化钠溶液以资观察，确无再出血现象即可拔除血管造影导管。如出血不止，增加加压素剂量至 0.4U/min，仍无效者应放弃加压素治疗，一般统计其有效率可达 53%～91%，与出血的血管口径大小有一定的关系，加压素直接作用于血管壁的平滑肌，特别是末梢小动脉，故对口径较大的血管出血效果较差。加压素治疗有一些副作用，如用药后心动过缓、诱发心律失常等，近也有报告并发乙状结肠梗死，或因加压素返流入主动脉而引起一侧下肢严重缺血的情况，加压素的浓度不宜太高。

(2)动脉栓塞疗法：可采用各种不同的短暂或永久性的栓塞材料，如对于溃疡、糜烂、憩室或外伤性撕裂等可采用短暂性的栓塞剂止血，经一定时间后一时性栓塞的血管再通，以减少对栓塞部位不必要的损害；而对动静脉畸形、血管瘤、毛细血管瘤或静脉曲张等可采用永久性栓塞剂。短暂性栓塞剂有自体凝血块和明胶海绵，前者在数小时至 1d 内被溶解吸收，后者可维持 7～21d。永久性栓塞剂有 PVA 粒子和金属线圈，PVA 粒子直径＞420μm 者用于肠道出血未见肠缺血坏死发生，但直径＜250μm 的 PVA 粒子用于栓塞则有相当的危险性。至于多聚物、硅胶及无水乙醇可阻塞末梢血管而引起肠管缺血坏死，一般不用于肠道出血病例。虽然栓塞治疗仍有发生梗死的可能，但不少学者认为这一治疗可帮助不能耐受手术的患者度过危险期待病况好转后再进行择期手术，动脉栓塞的使用仍应谨慎。

3.止血药的使用　可静脉注射维生素 K_1、氨甲苯酸(对羟基苄胺)等，也可经静脉滴注加压素，剂量同动脉滴注。

4.内镜局部止血治疗　在纤维结肠镜所及的范围内，对出血病灶喷洒肾上腺素、止血药，也可用高频电凝、冷冻或激光止血。在某些肿瘤病灶，冷冻或激光光凝不但可予暂时止血，也能作为姑息性治疗的手段。

【预后及判断是否继续出血】

下消化道出血病因纷繁多种，按出血量多少、速度快慢、在肠腔停滞时间的长短，临床表现不同，各种病因的预后亦有十分显著的差异。下消化道急性大量出血常常会危及患者生命安全，故不可满足于便血症状的消失或缓解，更重要的是尽快找出出血的部位及病因。寻找下消化道出血的病因及部位有时是困难的，需反复检查，在出血未停止时的检查更为重要(如内镜、核素扫描、血管造影等)，治疗上也要采用病因性治疗方案。

临床上不能单凭血红蛋白在下降或大便柏油样来判断出血是否继续。因为一次出血后，血红蛋白的下降有一定过程，而出血 1000ml，柏油样便可持续 1～3d，粪便隐血可达 1 周，出血 2000ml，柏油样便可持续 4～5d，粪便隐血达 2 周。有下列表现，应认为有继续出血。

(1)反复呕血、黑粪次数及量增多，或排出暗红以致鲜红色血便。

(2)胃管抽出物有较多新鲜血。

(3)在 24h 内经积极输液、输血仍不能稳定血压和脉搏，一般状况未见改善；或经过迅速输液、输血后，中心静脉压仍在下降。

(4)血红蛋白、红细胞计数与血细胞比容继续下降，网织红细胞计数持续增高。

【预防】

(1)应在医生指导下积极治疗原发病，如消化性溃疡及肝硬化等。

(2)生活要有规律。饮食要定时有节，切忌暴饮暴食，忌酒忌烟，不要饮用浓茶和咖啡。

(3)注意药物的使用，应尽量少用或不用对胃有刺激性的药物，如必须使用时，应加用保持胃黏膜药物。

(4)要定期体检，以期发现早期病变，及时治疗，在出现头晕等贫血症状时，应尽早上医院检查。

(5)消化道出血急救措施。人们在日常生活中应掌握一些基本的急救知识，下面这几条一定要记住。

1)如果大量出血又未能及时送到医院，则应立即安慰患者静卧，消除其紧张情绪，注意给患者保暖，让其保持侧卧，取头低脚高位，可在脚部垫枕头，与床面呈30°，这样有利于下肢血液回流至心脏，首先保证大脑的血供。呕血时，患者的头要偏向一侧，以免血液吸入气管引起窒息。

2)患者的呕吐物或粪便要暂时保留，粗略估计其总量，并留取部分标本待就医时化验。

3)少搬动患者，更不能让患者走动，同时严密观察患者的意识、呼吸、脉搏，并快速通知急救中心。

4)消化道出血的临床表现是呕血和便血，呕出的血可能是鲜红的，也可能是咖啡色的；便出来的血可能是鲜红的或暗红的，也可能呈柏油样黑色。

5)吐血时，最好让患者漱口，并用冷水袋冷敷心窝处。此时不能饮水，可含化冰块。

这些基本的急救措施加之急救医生的科学救治，一定能最大限度地挽救患者的生命。最后，还要提醒肝病患者，尤其是肝硬化患者一定要定期复查，必要时应进行内镜诊断，预防消化道出血的发生，并严格按照医生的提示科学治疗和保养。

第十三节　胃外科微创

一、食管、胃黏膜内癌的内镜切除技术

食管癌及胃癌是我国常见的恶性肿瘤，死亡率占癌症总死亡率的39.49%。严重威胁人们的生命健康，积极开展食管、胃早期癌及癌前病变内镜诊断与治疗，是实现食管、胃癌少发易治目标的重要措施。在早期癌治疗方面，传统外科手术具有切除率高、切除彻底等优点，但创伤大、经济代价高、并发症多，有手术禁忌者失去手术机会等缺点也使人们更倾向于一种融合内外科优势的微创手术。内镜下黏膜切除术EMR即在内镜下将病变黏膜剥离，并用高频电流完整切除。EMR是在息肉电切术、黏膜下注射术及钛夹止血术等内镜技术的基础上逐步发展起来的，是针对浅表型黏膜病变的一种新型治疗手段。EMR的主要原理是通过黏膜下注射等渗盐水使黏膜病变抬高，然后用高频电圈套法切除病变黏膜，达到根除黏膜层早期癌或癌前病变的目的。

(一)早期癌的定义

食管早期癌是指癌灶不超过黏膜下层，其中局限于黏膜层的癌称为“原位癌”。

胃早期癌是指癌细胞仅侵及黏膜层及(或)黏膜下层，而不论其面积大小及有无附近淋巴

结转移。病变在6～10mm范围内者为小胃癌。病变在5mm以下者为微小胃癌。内镜活检确诊为癌，而手术病理检查未发现癌灶者为超微癌或一点癌。

（二）ERM的适应证

早期癌：食管灶，癌灶局限于黏膜固有层以内＜30mm，且＜1/2周径；灶数＜3个。胃灶，黏膜内癌，分化型Ⅰ型、Ⅱa型，＜20mm；ⅡC形，＜10mm，且无溃疡或瘢痕。对拒绝手术及外科高危患者适当放宽指征。癌前病变：内镜下有明确病灶，＜30mm，重度不典型增生灶或中度不典型增生灶1年内观察未见好转。

（三）EMR的技术现状

1.单纯切除，或提起加切除 此种息肉切除术常被用来切除突起明显的亚蒂或有蒂肿瘤。

2.黏膜下注射使病灶抬高后切除，如黏膜剥脱活检术 此方法需要一条双腔内镜，以能从管腔中同时通过电套圈及活检钳。先用电套圈套住病变，再用活检钳把病灶夹住提起，使广基病变变为亚基病变，接着收紧电套圈钢丝，用高频电流将癌肿切除。也可采用两条较细管径的内镜替代双腔内镜。此方法由于要求病灶与镜端的距离要短，且病灶在胃壁的角度要合适，有些部位的病灶不能切除。

3.黏膜下注射后，吸起病灶再切除 常见的有透明帽法的黏膜活检术（EMRC）和借助结扎法的黏膜切除术（EMRL）。

EMRC：将合适的透明帽固定于胃镜前端，并将高频电套圈器安装在帽槽内。当内镜插至病灶黏膜附近时，启动负压将黏膜吸入透明帽内，此时缩紧电套圈，用高频电流将黏膜切除。对较大病灶可采用分次逐步切除法。该方法也适用于形态学上没有溃疡的小肿瘤。

EMRL：将食管曲张静脉套扎器安装于胃镜前端，先采用黏膜下注射法将高渗肾上腺素盐水注入病变周围将病变托起，启动负压吸引将病变吸入套扎器透明帽中，牵拉橡胶圈使之脱下将病变套紧，然后从活检管道伸出圈套器在橡胶圈的下方套住病变，用高频电将其切下。研究表明，该方法适用于直径＜2.5cm的病灶和黏膜内癌。

这两种方法的先进性为：新手操作容易；即使操作空间狭窄、病灶位置角度不好也能完成；并发症少等。

4.注射后，切开黏膜，切除黏膜下层，如内镜下黏膜剥离术（ESD） ESD需要特殊的切开刀如针形刀、头部绝缘的（IT）电刀、钩形刀、回形刀及三角形刀等；或口部缩小的透明帽等特殊设备。与其他方法比较，ESD的主要优点有：切除范围和形状可以控制；大瘤体也可切除；溃疡型肿瘤也能切除。ESD不足之处为：需要两个或更多助手，操作时间长，出血多且穿孔概率大。

（四）判定完全切除的标准

以切除黏膜块病理详细检查为准。早期癌：切缘未见癌组织且距癌巢缘＞1mm。癌前病变：病理为中、重度非典型增生，切缘为正常组织。

（五）EMR的并发症

内镜下切除术的并发症包括腹痛、出血、穿孔和狭窄形成。出血是最常见的并发症，但一般出血量少并能在内镜下治疗。多数出血发生在操作期间或术后24h内。最近的一项研究显示，质子泵抑制剂对内镜切除术后形成的溃疡愈合疗效甚微，仅对术后出血有效。穿孔在

ESD的发生率较其他内镜下切除术相对较多,但近期报告显示,ESD的穿孔发生率已降到人们能接受的水平。如能即使发现穿孔并立即在内镜下用止血夹子夹闭、鼻胃管吸引气腹减压及使用抗生素等保守观察,可不用行急诊手术。

二、晚期食管癌的支架治疗

食管癌是我国中、老年常见的恶性肿瘤之一,发病率男性约为31.66/10万,女性约为15.93/10万,死亡率占各部位恶性肿瘤死亡率的22.4%,仅次于胃癌居第二位。食管癌患者多以吞咽困难,进食后咳嗽就诊,发现时已到中晚期,很多患者因此失去手术时机或其他原因无法进行手术治疗。晚期食管癌患者大都伴有重度吞咽困难及营养障碍,其体质状况较差,若不能进食,往往短时间内就会出现恶病质、器官衰竭甚至死亡。因此对于这部分患者,放置食管支架便成了首要选择,且放置支架后,患者的吞咽困难及呛咳症状立即得到改善,可起到立竿见影的效果,近期疗效显著,并为进一步治疗创造条件。镍钛记忆合金网状带膜食管支架因其具有扩张食管保持通畅,阻止肿瘤或肉芽组织向支架内生长而堵塞,并能有效地减少出血,同时支架本身也可能有压迫癌肿、防止出血、造成局部血运障碍、减慢癌灶生长速度等优点,而被广泛应用于临床。目前,支架的置入方式有多种,即剖胸术后置入、胃镜下置入、X射线下置入、胃镜加X线下置入。

【支架置入术】

(一)内镜直视下镍钛记忆合金支架置入术

1.*术前准备* 患者解释操作过程和配合要点,以取得合作。检查口腔,去掉假牙。术前4h禁食、禁水,术前0.5h应用镇静及抑制腺体分泌的药物,术前10min将盐酸利多卡因胶浆10g含于咽喉部片刻后慢慢咽下。

2.*手术方法* 患者取左侧卧位,安置牙垫,先行胃镜到达病变上方,准确测定病变到门齿的距离,同时经胃镜活检孔放入导丝至贲门以下,退出胃镜,沿导丝置入Savary锥形硅胶扩张器,根据狭窄程度从细到粗逐级扩张,将狭窄部扩张至能置入支架置入器的宽度,准确标记出支架下端距门齿的距离后放入支架置入器及胃镜,用胃镜准确测定出预计的支架上端距门齿的距离,支架长度根据病变长度选用合适,一般较病变长度超过4cm,以超过病变上下缘2cm,并监视支架置入过程。支架置入后,退出支架置入器,注入温水使支架紧贴食管壁,用胃镜准确测定支架上端距门齿的距离,并观察支架复张情况及位置有无偏斜。术后禁食并卧床,24～72h后行食管钡餐了解支架复张情况及位置。

(二)X线透视下镍钛记忆合金支架置入术

1.*术前准备* 食管钡餐造影,明确诊断并测量食管狭窄位置、长度,有无合并瘘,以确定采用支架的长度、直径。其余准备同前。

2.*手术方法* 患者取左侧卧位安置牙垫,术前先将交换导丝套入Cobra导管并出头,钭导丝送入口腔并令其做吞咽动作,透视下推送导丝,使其通过狭窄部。导丝通过困难时将导管先前推送,利用管端的角度调整方向,引导导丝通过狭窄部。此后将导管一并推入胃内,拔出导丝,注入造影剂(稀钡)证实导管位于胃内,再沿导管送入超硬导丝。撤出导管,沿导丝送入食管专用球囊导管,通过狭窄段行球囊扩张术,同时确定病变上下端的位置并做好标记。由超硬导丝送入支架及释放装置,透视下反复核对狭窄部与支架的位置是否吻合,支架应超出狭窄部两端各 4mm,固定支架释放系统,在透视下缓慢后撤外套管,支架逐步开张,将支架准确释放在狭窄部。术中一旦发现支架上移或下移,应立即调整其位置。支架释放成功后,吞咽稀钡造影复查,证实食管通畅,同时观察支架位置和开放情况,术毕。

(三)胃镜加 X 线下镍钛记忆合金支架置入术

1.*术前准备* 同前。

2.*手术方法* 常规插入内镜至狭窄部位,将导丝经内镜活检道在 X 线观察下置入,有食管支气管瘘者注意导丝勿经瘘管进入气管、支气管内,误入时应将导丝后退并重置,将导丝穿过狭窄部位至胃腔,退出内镜,通过导丝用扩张器由细至粗按序从 1 号扩张条逐渐扩张到 5 号,使食管狭窄部逐渐扩张至 12～15mm,胃镜能顺利通过狭窄部位至胃腔。将导丝及扩张器退出,再次内镜观察病变的起止端,选择长度超出病灶长度 4cm 的支架,冰水处理支架,压缩后装入支架推送器,借用导丝将推送器送入食管,确定支架中央部位与病灶中心一致后,推出支架,然后退出推送器、导丝。重新插入胃镜,进入支架内,了解支架定位、膨胀情况。如定位偏移,可以从活检孔注入适量冰水,支架略收缩,用活检钳推拉纠正。术后分别用 X 线或胃镜了解食管通畅情况,支架扩张欠佳者,可注入适量温水,使支架最大程度张开。最后吞钡或泛影葡胺摄片。

【适应证及禁忌证】

各种食管癌性狭窄所致的吞咽困难,如中晚期食管癌所致狭窄、吻合口或肿瘤复发所致狭窄、放疗后狭窄、食管癌性内瘘、转移或外部肿瘤浸润所致食管狭窄等。

相对禁忌证:全身极度衰弱,病变超过第 1 胸椎上缘以上者,严重心脏病,有严重出血倾向者。

【并发症及处理】

1.*胸痛、异物感* 多于术后 3～14d 逐渐消失,严重者需长期服用镇痛药。对于食管上段癌选用弱力支撑架,以减轻对气管的压迫,高于第 1 胸椎水平的食管狭窄不宜置放支架。

2.*胃食管反流* 多为食管下段、贲门或吻合口狭窄患者。选用防反流装置的金属支架,餐后保持立位或坐位,睡前不进食,适当服用促进胃动力药物可减少胃食管反流发生。

3.*上消化道出血* 应用扩张条后易损伤肿瘤表面导致出血,多为少量渗血,置架后由于网状金属支架扩张而有压迫止血作用,一般不需经特殊处理可自行缓解。

4.*消化道穿孔* 扩张条及置管器顺导丝而下,一般不会出现穿孔。对于内镜下无法直视食管瘘口或引导钢丝通过困难者,宜在 X 线透视引导下将导丝送到胃腔,以防止损伤消化道。

5.*支架脱落* 多发生于贲门狭窄患者,可采用置放较大直径支架的做法以增加其附着力。

【X 线和胃镜直视下置入方式的比较】

目前,食管支架的置入技术主要有 X 线法和内镜法两种方法。两者各有优缺点:第一,在狭窄段通过方面,内镜法更具优势,内镜法可直接观察到狭窄段上口的形状和位置,有利于将导丝直接插入狭窄的孔道。而 X 线法在这方面则带有一定的盲目性;第二,在狭窄段扩张方面 X 线法更安全,患者痛苦少;第三,在支架定位方面,X 线法更准确。

三、胃镜下胃造瘘术

经皮内镜下胃造瘘术(PEG),是一种通过胃镜介导放置胃造瘘管进行肠内营养或胃肠减压且无须外科手术及全身麻醉的胃造瘘术。PEG 适用于各种原因不能经口进食而胃肠功能尚未丧失、需行胃肠内营养支持的患者。与常用的鼻胃管相比,能减少胃食管反流、食管炎和吸入性肺炎的发生,避免了胃管对鼻咽部的刺激,以及因鼻胃管长期压迫摩擦引起的糜烂和不适;病情轻者(如食管瘘患者)可以带管外出参加某些活动而不受影响;病情重者便于护理和方便给药。自从 20 世纪 80 年代临床应用以来,其适应证也得到了不断扩大,现已成为一项十分成熟的技术。目前,美国每年有 20 万～30 万例次的临床操作,并有专职的内镜小组,由于其具有简单易行、经济实惠、安全快捷等优点,近年来已部分替代了手术胃造瘘术。

【术前准备】

术前患者常规化验出凝血机制,禁食 8～12h。术前 2d 开始抗生素预防感染,神志清晰者术前15～30min 肌内注射或静脉注射地西泮 10mg、阿托品 0.5mg、哌替啶 50mg,常规麻醉咽喉部(同胃镜)。不能配合者可在静脉全麻下施行。常规行脉搏、氧饱和度检测,以保证操作过程安全顺利。

【手术方法】

患者左侧卧位,适当应用镇静药物后置入胃镜,在胃镜下对胃和十二指肠先行常规检查后改为平卧位。选择胃体中部前壁为穿刺点,经胃镜向胃腔注气至胃皱襞变平,使胃壁贴近腹壁。在较暗光线下腹壁可见胃镜的透光,助手在腹壁确定穿刺点常规腹部消毒铺巾,局麻后在皮肤做一 0.5cm 切口,穿刺针经此切口垂直穿进胃腔,推出钢针,置入导丝。胃镜操作者在胃镜下将导丝用圈套器连同胃镜拉至口腔外,造瘘管与导丝连接。助手将导丝从腹壁拉出,造瘘管经口腔、食管进入胃,并随导丝拉出腹壁。再次进镜,检查造瘘管的胃内端位置良好后,即在腹壁固定造瘘管,剪除造瘘管末端,接上“Y”形接头。

【适应证与禁忌证】

适应证:PEG 适用于各种原因造成的不能经口进食而胃肠功能尚未丧失,需行胃肠内营养支持而又不能耐受鼻胃管的患者(一般认为需留置超过 1 个月者);且可以作为提供额外营养和胆汁替代的疗法。另外,还适用于良性和恶性疾病所致的慢性肠梗阻的胃肠减压。具体有以下几种疾病:中枢神经系统疾病造成的吞咽困难;头颈部肿瘤放疗期间或手术前后不能经口进食;各种肌病所致吞咽困难及完全不能进食的神经性厌食。

禁忌证:对食管贲门狭窄,胃镜不能通过者;严重的出、凝血机制障碍者;食管静脉曲张,胃镜操作过程中可能引起出血者;大量腹腔积液者;肝左叶增大,穿刺过程可能会损伤肝脏者;幽门十二指肠梗阻者;胃肠功能丧失者;穿刺部位肿瘤者;病情十分危重、预期寿命短暂的患者不宜行 PEG。

【并发症与处理】

1.*局部感染*　局部感染是 PEG 术较常见的并发症,病原菌多来源于上消化道,与造瘘口周围皮肤固定过紧或过松有一定关系。表现为术后局部伤口红肿、分泌物增多。局部压痛,可伴有轻至中度发热、外周血白细胞增多。操作时应严格无菌技术，加强伤口护理，勤换药，保持切口干燥清洁，必要时可使用抗生素治疗或切开引流。

2.气腹　常为造瘘口处小的缺损或不恰当的瘘管定位形成内漏，临床上往往无任何症状。小的缺损可采用鼻胃管抽吸，并更换口径更大的造瘘管。单纯的气腹或皮下气肿不需要探查，仍可经 PEG 管进食。若存在固定或游离的腹腔积液、不断增加的气腹、发热和腹膜炎时应积极处理。

3.内出血　操作过程中可能因穿刺损伤胃壁血管，发生内出血，后期可能因内垫综合征出现内出血，表现为呕血、黑粪。严重者可发生血压下降、心率增快、面色苍白、出冷汗等低血容量性休克表现。如术中见出血可局部喷撒凝血酶或以 1：10000 肾上腺素冰生理盐水冲洗，术后予以质子泵抑制剂和静脉止血药物，出血量较多时给予禁食，补充血容量及内镜下止血治疗。

4.管周渗漏或脱落　由于皮肤垫盘外固定松紧程度不佳或移位，胃壁未能与前腹壁紧密相贴或造口扩大或因内垫综合征局部腹壁组织坏死、胃壁与腹壁之间分离，可导致胃液、分泌物及食物从管周渗漏。轻者造成局部切口感染，重者可因胃瘘导致腹膜炎，出现腹胀、腹痛、全腹压痛、发热等症状。造瘘管留置时间较长，也可因造瘘管老化、胃酸的长期腐蚀而断裂脱落，导致消化道漏。治疗上应加强皮肤清洁护理，重新调整外垫的松紧度，如导管断裂在胃腔以外，可在医务人员指导下将造瘘管缓慢拔出，如 PEG 管造影显示断裂端在胃腔以内，造影剂漏进腹腔，应及时在胃镜直视下将造瘘管取出，行鼻胃管负压引流。根据具体情况是否重新置管，行全身抗生素治疗。

5.管道堵塞或过早老化　多由于管饲后未及时冲管而致，亦有因自配饮食未充分匀浆或药片未碾碎，颗粒过大而导致管腔堵塞。温度过高可能引起造瘘管过早老化。通过细致的喂养宣教和管理可减少此类并发症的发生。

6.腹腔脏器损伤　腹腔脏器损伤是严重的并发症，重在预防。穿刺胃腔前要将胃充气以使胃与腹壁贴近并推开肠管，必要时配合 B 超定位避开肝脏及肠管均是有效的预防方法。

7.肿瘤的种植　较为少见，但应引起重视。

四、腹腔镜胃十二指肠穿孔修补术

急性胃十二指肠溃疡穿孔是外科常见急腹症之一，若不及时手术，可发生严重感染性休克导致死亡。1990 年，法国医生报告了腹腔镜下溃疡穿孔修补术。随着腹腔镜技术的推广，腹腔镜下行胃十二指肠穿孔修补术应用亦越来越多，其手术方法符合传统手术要求，且具有创伤小、恢复快、住院时间短、切口美观等优点。更重要的是，术后近期并发症明显减少，而且由于胃肠道的解剖结构未发生改变，完全避免了因胃切除而可能发生的远期并发症，易于患者和医生所接受。

【适应证】

(1)胃十二指肠溃疡急性穿孔。

(2)全身状况良好，能耐受人工气腹。

(3)可排除溃疡恶变或癌性穿孔。对于术中发现直径较大、不能排除癌性穿孔者,先取少量穿孔处组织送快速病理检查以明确诊断,再决定手术方案;对于癌性穿孔如患者衰竭、腹腔污染重、肿瘤广泛转移、手术无法切除病例,也可以先期行穿孔修补,待一般情况改善后,再做进一步检查治疗。

(4)术前无幽门梗阻或修补术后不会发生梗阻。

【术前准备】

完善各项相关检查,充分清洁脐部皮肤。

【手术方法】

(1)气管插管,静脉全身麻醉。

(2)建立气腹,压力维持在1.3～2kPa,置入腹腔镜,腹腔镜下吸净腹腔内溢出的胃肠内容物,观察溃疡大小,穿孔边缘,周围有无肿大淋巴结,判断是否为癌性穿孔。对胃穿孔、年龄较大者,先取穿孔周围组织行病理检查。

(3)确认非癌性穿孔后,镜下用320无损伤缝线,距穿孔缘的5mm进针,深达胃或十二指肠壁全层,缝合穿孔部位3～4针,缝合满意后,大网膜覆盖固定于穿孔处,并用大量的生理盐水冲洗腹腔,Winslow孔放置腹腔引流管。

(4)术后给予抗感染、制酸、禁食、胃肠减压、肠外营养等治疗。良性溃疡患者出院后,继续服用抗溃疡药物。3个月后胃镜复查。

五、腹腔镜胃切除术

腹腔镜下胃切除相对于单纯胃、十二指肠溃疡来说,要复杂得多,但随着内镜技术的发展,特别是超声刀的引进,使得该项技术在我国有了较大的进步。常见的腹腔镜下胃切除包括腹腔镜下楔形切除术(LWR)、胃黏膜切除术(IGMR)两种。

【适应证】

消化系溃疡及其并发症的治疗;胃壁良性肿瘤的局部切除;胃溃疡伴非典型增生的胃大部切除;早期胃癌的根治;晚期胃癌的姑息性手术;肥胖症胃减容术;胃食管反流胃底折叠术。

【术前准备】

完善各项相关检查。术前1d备皮,清洗腹部,碘伏消毒数次,常规肠道准备。术前禁水4～6h,禁食6～8h,术晨插胃管,抽出胃内容物及气体。术前排空膀胱,置尿管。

【方法】

1.腹腔镜下楔形切除术(LWR)

(1)气管插管,静脉全身麻醉。

(2)建立气腹。

(3)用胃镜和腹腔镜确定癌肿部位及其周围胃壁。

(4)用12-G鞘针刺入腹壁和病变周围胃壁。

(5)经外鞘向胃内插入一个带有细导丝的小金属杆,撤走针鞘。

(6)拉紧金属杆,提起病变,用内镜缝合楔形切除胃壁。

(7)移出标本后关闭腹腔。

2.腹腔镜下胃黏膜切除术(IGMR)

(1)气管插管,静脉全身麻醉。

(2)建立气腹。

(3)有胃镜和腹腔镜监视下,将3个戳卡刺透腹壁和胃壁,放入胃腔。

(4)用一个气囊将胃壁和腹壁固定起来。

(5)经戳卡插入腹腔镜,并向胃内插入两把钳子,在病变周围做好切除边界标记,然后切除病变。

(6)用电灼和激光止血。

(7)经胃镜取出标本。

(8)放出气囊内的气体,撤走戳卡。

(9)腹腔镜下吻合胃壁戳口,关闭腹腔。

第十四节　胃手术并发症

胃手术曾经是治疗消化性溃疡和胃肿瘤的主要手段,随着人类对消化性溃疡发病机理的深入研究及治疗药物的研发,前者正逐渐退出胃手术的主要适用范围。在目前的临床实践中,胃手术主要用于治疗胃癌及其他胃的间质性肿瘤。胃手术经过百余年的临床实践和发展,以及用于胃肠切割、吻合器械的发明和改进,手术技术已经相当成熟,在我国也得到了普及。然而,手术仍可能引起一些严重的并发症,尤其是在胃癌根治术中,不仅涉及胃的切除,而且要进行胃周淋巴结的清扫和胃肠道重建,势必带来额外的风险。在这些并发症中,有些与手术操作不当有关,有些则是手术本身带来的解剖、生理、代谢的改变有关。因此,胃手术的并发症可在术后近期发生,也可能间隔很长一段时间后发生。

一、呃逆

(一)概述

呃逆是不随意、不规则、重复的一侧或两侧的膈肌异常痉挛性收缩,及其随后的吸气期声门突然关闭,引起气体的内流受阻而发出一种特征性的短促声音。俗称打嗝。一般男性多于女性。引起呃逆的因素有许多,只要能干扰髓质呃逆中枢及其反射弧的因素都能引起呃逆,是一种神经反射动作。

(二)病因及病理生理

根据病因,呃逆一般可分为中枢性、反射性、代谢障碍性和精神性四类。中枢性呃逆是由于颅内疾病直接或间接影响呼吸中枢,脑干迷走神经核或颈髓所引起。精神性呃逆往往有癔病史,在情绪激动时呃逆发生或加重,熟睡、精神刺激消除后,呃逆停止或减弱。而胃手术后引起的呃逆往往是反射性或代谢障碍性呃逆,以反射性呃逆最为多见,当周围神经(包括迷走神经、膈神经或其他神经，如腹部手术后损及腹部交感神经以及腹腔神经丛）受某种直接或间接的因素影响，其兴奋通过迷走神经到达延髓呼吸中枢，然后至膈神经，而引起的膈肌痉挛。引起胃手术后呃逆常见的原因有膈下、胸腔积液、积血或感染、胃肠胀气、吻合口水肿、胃痉挛、胆囊炎、支气管炎及肺部感染等，有时胃管的刺激也可引起呃逆；代谢障碍性呃逆多是由于电解质紊乱，酸碱平衡失调，体内代谢产物的刺激等引起，通常是由于钠钙离子水平降低，致膈肌兴奋性增高而引起的痉挛所致。此外，血液中 CO_2 升高可加重呃逆，降低可减轻呃逆。可见呃逆诱因繁多，有些原因临床可能难以及时查明。

胃手术后呃逆是常见的并发症之一，多数患者通过转移注意力或屏气等方法以求自行缓解，但仍有部分患者呃逆呈顽固性发作，可持续存在数天甚至十数天，严重影响手术切口的正常愈合，甚至导致手术切口裂开，更严重的还可导致吻合口漏或食管、贲门黏膜撕裂引发的上消化道出血。因此，需要早期及时处理，拖延时间会使患者的精神、体力十分疲惫，甚至可能加重病情。

（三）预防

虽然呃逆不是非常严重的胃手术并发症，但是持续呃逆可能引发其他的严重并发症，如吻合口漏、食管贲门黏膜撕裂出血等，且会影响患者康复，因此要引起临床医师的重视，尽量减少胃术后呃逆的发生。术前积极做好准备，详细地了解并纠正重要脏器疾病。胃癌根治术时，手术创面大，渗出量多，术中尽量减少对胃周围脏器的侵扰，引流管放置位置得当，避免引起膈肌的刺激，且能保证术后有效引流，减少膈下积液可能。也有人认为，术后呃逆发生与术中麻醉有一定关系。术中麻醉阻滞不全或全麻程度浅，加上术中牵拉刺激等，术后容易出现呃逆。如术中出现呃逆不及时处理，一旦反射建立，就易形成顽固性呃逆。术后保持有效胃肠减压，不应过早拔除胃管。同时要防止水、电解质、酸碱平衡失调。鼓励患者早日下床活动，以促进患者早日康复。

（四）治疗

对于胃手术后出现的呃逆，首先要排除上述可能刺激膈肌兴奋的因素，纠正水、电解质、酸碱失衡。如果去除这些诱因后，呃逆仍持续存在，处理将非常棘手。在过去的数个世纪中，报告了大量治疗呃逆的方法，但是没有一种是确切有效的。根据近年文献的报告，治疗呃逆的方法大致有如下几类。

1.*一般治疗*　持续的呃逆容易使患者产生原有疾病预后的顾虑或对手术成功的怀疑，从而产生不安情绪，需要医务人员对患者进行解释、安慰，分散注意力，消除紧张的情绪，可以让患者深吸气、屏气、慢呼气，或喝一口水后分次咽下，以阻断呃逆的反射弧。必要时可以持续胃肠减压。

2.*物理疗法*　主要是通过刺激迷走神经的方法，有时也很有效，如牵引舌头，挤压眼球或用拇指按压双侧的眶上神经等，也可以让患者吞入干面包或碎冰块以诱发呕吐。在适当的监护条件下，可以按摩一侧的颈动脉窦，或可以用手指深压胸锁关节后的膈神经。通过提高 $PaCO_2$ 也可能抑制膈肌活动，可以嘱患者反复深吸气—屏气或向一纸袋内深呼气（注意：不能用塑料袋，因为后者可黏附于鼻孔）。其他方法还包括洗胃，电刺激膈神经，用小探条扩张食管等。吸入含 5% CO_2 的氧气也会有效。对于胃手术后患者，可能存在膈肌胸膜炎，除了应用腹带外，可在下胸部用腹带裹紧，也会有一定的帮助。

3.*药物治疗*　治疗持续性呃逆的药物有许多种类，但是没有一种药物有确定性疗效，常常需要联合、交替使用。常用的药物种类如下。

(1)中枢兴奋类药：如哌甲酯、苯丙胺。

(2)镇静安定类药：如氯丙嗪、地西泮、苯巴比妥、多塞平、冬眠合剂等。

(3)止吐类药：如甲氧氯普胺、普鲁氯哌嗪。

(4)解痉类药：如阿托品、东莨菪碱、巴氯芬、萘福潘(后二者为中枢性肌肉松弛药)；其他还可用钙离子拮抗剂、麻醉剂等。

下面主要介绍目前临床比较常用的几种药物的用法及其主要作用机制：

哌甲酯通过中枢—内脏神经调节作用，使膈神经由过度兴奋而达到抑制状态，同时可能使交感神经兴奋。用法为哌甲酯 20mg，肌内注射，2h 后可重复使用。

甲氧氯普胺对延髓催吐化学感受区有抑制作用，并可加速胃的排空，同时可阻断胃肠多巴胺受体，加速胃的正向排空，缓解平滑肌痉挛，从而起到缓解胃肠及膈肌异常蠕动和收缩的作用。10～20mg，口服，每日 2～4 次，对某些患者可能有效。

氯丙嗪的作用机制，目前认为它具有阻断网状结构上行激活系统的作用，从而使功能紊乱、兴奋性增高的膈神经得到抑制和调整。一般每晚用 25mg，肌内注射。

多塞平具有抗抽搐、中枢镇静、抗胆碱能作用，降低迷走神经张力，使膈肌痉挛被抑制。用法为多塞平每次 25mg，每日 1～2 次口服。发作有时间性者，在发作前 0.5h 服 25mg。

利多卡因的作用机制是通过调节自主神经功能，反馈性地影响中枢神经系统，使膈神经由兴奋转为抑制，或吸收后直接作用于膈神经，解除膈肌痉挛。用法为，将利多卡因 50～100mg 加入 50%葡萄糖注射液 40～100ml 中静脉注射，或 50～100mg 肌内注射。

氟哌啶醇与抑制延髓的催吐化学感受区附近的中枢调节部位有关，主要用于脑血管病、精神因素所致的呃逆。用法为氟哌啶醇每次 5mg 口服，呃逆消失后再用 2～3d。

盐酸麻黄素对肾上腺能 α、β 受体都有兴奋作用，同时具有较强的中枢兴奋作用。每次用药 10～30mg，重复应用要在 6h 以上，对治疗腹部手术后的顽固性呃逆效果较好。

硝苯地平通过阻止 Ca^{2+} 细胞内流，从而解除膈肌痉挛，用法为硝苯地平 10mg，咬碎舌下含服或吞服，半小时内呃逆不止者，追服 10mg。若呃逆反复发作，可重复应用，24h 最大用量不超过 100mg，首次剂量不宜大于 20mg。

4.*中医针灸*　在临床实践中，胃手术后出现顽固性呃逆，在排除外科情况后，也可采用我国的传统医学手段，有时能收到令人惊喜的效果。常用的穴位有足三里、合谷、内关、章门、上脘、中脘、涌泉、内关、膈俞、肝俞、胃俞等。可以在穴位处针刺留针或外敷中药。也可采取中西医结合的方法，即在穴位处针刺得气后，注射甲氧氯普胺、利多卡因、哌甲酯等药物。

5.*神经阻断*　如果能明确是哪侧膈肌痉挛，则可用少量 0.5%的普鲁卡因做膈神经封闭，应注意避免呼吸抑制和气胸。但是，即使双侧膈神经切断也不能治愈所有顽固性呃逆患者。

二、残胃排空障碍

(一)概述

残胃排空障碍(胃瘫)是指胃大部切除术后早期出现的一种以残胃流出道非机械性梗阻为主要临床征象的功能性并发症,经保守治疗可以治愈。该症在文献报告中提法较多,以前曾称为胃无张力症、胃滞留、胃潴留等,近年也称为残胃无力症、残胃排空延迟症、残胃排空迟缓症、输出袢综合征等,也有学者提出以胃麻痹或胃瘫命名,似更简洁。我们采用残胃排空障碍这一名词以区别于其他无胃手术前提而由某些内科疾病引起的胃瘫,如糖尿病、结缔组织性疾病导致的胃瘫。文献报告的胃大部切除术后残胃排空障碍的发生率各不相同,近年来国内报告为0.47%～4.3%,国外为0.59%～24%,造成差异的原因是各家对此症的认识不一致,以及诊断标准的不统一。

(二)病因及病理生理

1.病因　残胃排空障碍的致病因素目前尚没有统一的解释,大致可归纳为以下几种因素。

(1)精神因素:患者情绪紧张,对手术安全性及预后顾虑重重,术前、术后常得不到良好的休息。

(2)基础疾病:存在影响胃动力的全身因素,如糖尿病、低蛋白血症、电解质紊乱、营养不良、贫血等。

(3)手术创伤:手术时间较长或操作粗暴,残胃组织挫伤严重,残胃及吻合口炎症严重或输出袢痉挛水肿;同时损伤了迷走神经,影响神经、体液调节功能。

(4)吻合口水肿:术后胆汁、胰液反流引起反流性残胃炎和吻合口炎症水肿,或吻合口缝线等异物反应刺激也可引起吻合口水肿。

(5)手术方式:胃大部切除术后毕Ⅱ式吻合较毕Ⅰ式吻合有较高的发生率,这可能与毕Ⅰ式吻合更符合生理状态,胃肠运动较协调,端端吻合较端侧吻合能使胃肠功能恢复更快,而毕Ⅱ式比毕Ⅰ式更明显地改变了胃肠道的生理环境,从而影响了胃肠运动激素的产生机制,使胃肠运动功能出现节段性麻痹。

(6)术前存在胃流出道梗阻:胃潴留对胃动力产生不利影响,术后发生胃功能性排空障碍机会更大,特别是在长期反复发作性疼痛刺激下,使内脏神经反射抑制延长,导致了胃壁松弛,胃腔容积不断扩大,胃平滑肌受损,加之手术切除了运动最活跃的胃窦部及损伤迷走神经属支,使残胃兴奋性冲动收缩波失去了同步化,扰乱了神经体液的调节功能,导致术后出现残胃张力降低、排空动力不足。

(7)饮食因素:饮食中异体蛋白引起过敏反应,或术后进食过早或直接进食高脂肪、高蛋白或高浓度食物刺激,加重胃壁水肿,造成胃潴留。且脂肪作用于十二指肠和空肠上段黏膜产生肠抑胃素,使胃肠动力降低。

(8)术后存在影响胃动力的因素:血糖对胃动力有抑制作用,并与血糖高低成正相关,血糖浓度正常时,则对胃动力无影响;长期应用抑制胃肠道动力的药物;术后止痛药应用不当,如曲吗多有抑制胃肠蠕动作用,吗啡能刺激化学感受器和敏感前庭器,产生恶心呕吐等。因此,残胃排空障碍的发生并非单一因素所致，而是多种复杂因素并存的结果。

2.发生机制 胃大部分切除术后发生残胃功能性排空障碍的机制仍不十分清楚，可能的机制如下。

(1)从胃运动的功能解剖上来说，分为近侧 1/3 胃和远侧 2/3 胃，起搏点即位于近 1/3 与远 2/3 的胃大弯侧。当食物进入胃内，胃容积增大，近侧 1/3 胃的受纳性松弛，对迷走神经末梢纤维的张力受体是一个冲动信号，引发远侧 2/3 胃的收缩。胃手术切除胃近端或胃窦及幽门，造成胃肠道的动力改变，会产生残胃排空障碍；或由于胃大部切除术切除了远端胃和幽门，残胃张力低下，同时丧失了对食物的研磨功能，小肠运动紊乱使食糜传递阻力增加，造成残胃排空障碍。

(2)胃手术后通过多种途径激活交感神经系统，使胃肠交感神经抑制性活动增强，激活的交感神经纤维不仅可通过抑制胃肠神经丛的兴奋神经元抑制胃动力，还可通过交感神经末梢释放的儿茶酚胺直接与胃平滑肌细胞膜上的 α 和 β 受体结合抑制平滑肌细胞收缩。目前认为这是胃术后排空障碍的主要原因。

(3)残胃排空障碍发生与胃去神经支配有关，胃切除手术同时切断了支配残胃的迷走神经，使其运动功能受到影响，蠕动减弱、胃张力下降，并降低了胃的储存和机械性消化食物的能力。

(4)内分泌激素的变化有关，胃十二指肠产生多种内分泌激素来参与胃十二指肠的蠕动功能，当手术切除了胃窦或十二指肠后可导致内分泌激素不足。机体在短时间内无法适应而发生排空障碍。

(5)胃的电生理研究表明，胃排空的启动依赖于幽门括约肌收缩引起胃内压增高，而胃大部切除术切除了幽门和胃窦，产生胃肌电节律紊乱，阻断胃窦-幽门-十二指肠的协调运动，使残胃功能相对减弱；同时胃肠道移行性运动复合波(MMC)产生明显的抑制作用，胃排空被抑制 50%～60%，胃动指数由 100%降至 38%±5%。

(6)胃肠道重建后造成的胃酸、胃肠道激素分泌的变化，会影响胃、肠电生理活动的协调，加重吻合口和残胃黏膜炎症和水肿，引起吻合口部位局限性麻痹，也可使空肠的输出袢产生痉挛或麻痹，使胃内容物不能排空，这也是残胃排空障碍的原因之一。

(7)残胃排空障碍发生后，残胃黏膜出现明显的水肿、糜烂、出血点和浅溃疡形成，并伴有菌群的紊乱和致病菌的生长，这些继发性病变可能加重排空障碍的病情和延长持续时间。

(8)近年来免疫组织化学技术已经证实了消化道 cajal 细胞的存在。cajal 细胞是消化道的一种起搏细胞，相当于心脏窦房结的起搏细胞，不仅和慢波的产生明显相关，而且作为神经对肌肉活动控制的中介，起着调控胃肠动力的作用。此细胞位于胃体、窦部肌壁间隙内，胃手术后，cajal 细胞的破坏及减少造成胃的起搏电位紊乱，可能导致胃排空障碍。

(9)近年来还发现许多胃肠肽类激素如胃泌素、胰泌素、生长抑素、神经降压素、降钙素、降钙素基因相关肽(CGRP)、胆囊收缩素(CCK)、肠高糖素、肠调理素、前列腺素 E、血管活性肠肽等均可延缓胃排空，其中 CCK 和 CGRP 备受关注。

(10)最近的研究证实了作为最终信使的小分子气体一氧化氮(NO)，在周期性消化间期移行性运动复合波(MMC)调控中也起到极其重要的作用。

（三）临床表现及诊断

残胃排空障碍是胃手术后的一个功能性病变，并非急性危重并发症，临床医师可以有充裕的时间作出诊断。但在诊断前必须排除可能引起残胃排空障碍的器质性病变和腹腔内其他并发症的存在。其诊断主要依靠典型的临床表现和相应的辅助检查。

1.临床表现　一般多发生于术后6～8d，但也在有术后3d或10～12d发生的，多于开始进食或由流质饮食改为半流饮食后突然发生，而肛门有排便排气。主要表现为进食后上腹部饱胀感、钝痛、嗳气、反酸，继而呕吐含胆汁的不消化食物，且有酸臭味，少则100ml，多则可达1500ml以上，呕吐后自觉症状缓解。体检发现上腹部饱满，偶可见胃型，压之不适，可闻及振水声，肠鸣音可无改变或减弱。

2.辅助检查

(1)X线检查：一般采用口服稀钡或76%泛影葡胺行上消化道造影，典型征象为残胃胀满、无张力、无蠕动波，胃肠吻合口通过欠佳，有时少量钡剂通过吻合口，残胃呈杯状或漏斗状，输出肠袢近端有5～20cm肠袢黏膜粗大、水肿，造影剂呈线状充盈、间断向远端排出。钡剂往往长时间潴留于胃内。也可采用硫酸钡加阿拉伯胶制成固体小丸，吞服后定时透视跟踪观察，正常人5～6h全部排空，排空障碍患者则不能排空。

(2)胃镜检查：可见残胃无蠕动，吻合口大小正常，但局部充血水肿，胃镜能顺利通过吻合口进入空肠，同时输出袢肠段未见有明显潴留，无流出道机械性梗阻，所以对残胃排空障碍有确诊价值。胃镜不但对诊断有帮助，同时对胃壁刺激有利于胃蠕动的恢复。

(3)核素测定：有的学者用核素标记餐胃排空测定方法，此法简便、无创，可定量，而且可通过双核素标记餐同时测定固相和液相胃排空。因此，被认为是测定胃排空的最佳方法，同样适用于胃术后残胃排空的测定。

(4)近年有国外学者用稳定核素胃排空呼吸实验，也能测定胃的排空，同样是一种非侵入性检查。另外，胃肠肌电图对复杂的胃肠功能紊乱的患者诊断有重要价值，但是受干扰因素多，实施困难。

尽管诊断并不困难，但目前国内外尚无统一的诊断标准。Malagelada等曾提出功能性胃排空障碍诊断标准为：①顽固性恶心、呕吐，胃内有或无粪石形成；②X线钡餐检查提示有胃液潴留；③胃内有宿食存在；④为胃镜证实无胃黏膜损伤和机械性梗阻。

Bar-Natan于1996年提出的标准：①胃肠减压引流量大于600～800ml/d；②经一项或多项检查提示无流出道机械性梗阻，胃肠蠕动消失或减弱；③排除糖尿病、结缔组织疾病引起的胃瘫；④无水、电解质、酸碱失衡；⑤未用影响平滑肌收缩的药物。

国内复旦大学附属中山医院提出的诊断标准为：①经1项或多项检查提示无胃流出道机械性梗阻；②胃引流量超过800ml/d，持续时间超过10天；③无明显水、电解质平衡紊乱；④无引起胃瘫的基础疾患，如糖尿病、甲状腺功能减退、结缔组织疾病等；⑤未应用影响平滑肌收缩的药物。

虽然以上三个诊断标准略有差异，但核心的条件是排除残胃流出道的机械性梗阻。排除机械性排空障碍的要点有：①机械性肠梗阻患者常有阵发性腹痛，上腹部明显压痛，伴有气过水声等肠梗阻表现，症状常呈持续性，多逐渐加重；②上消化道造影时，在动态观察下见残胃收缩和蠕动功能较好，而钡剂不能通过吻合口或输出袢肠段的某一部位；③胃镜检查：功能性排空障碍多数胃镜能顺利进入输出袢，但无肠液潴留，此时向输出袢空肠注入少量气，往往可发现部分气体从肛门排出，但输出袢机械性梗阻时很少有此现象。

（四）预防

术前应向患者说明手术有关情况，解除患者对手术的恐惧和顾虑。对合并幽门梗阻者术前要有效胃肠减压、洗胃，纠正贫血、低蛋白血症及水电解质平衡紊乱，尽可能使水肿增厚的胃壁得到恢复。术中操作要轻柔，尽可能减少胃的牵拉，注意保持暴露脏器的湿度和温度。术后仍要充分的胃肠减压，避免过早改变饮食，不要进食不易消化或刺激性食物。也不要过早进食高脂肪、高蛋白饮食，避免加重胃壁水肿引起胃无力。应反复告诉患者及家属拔管后要少量多餐，开始时饮食宜清淡，循序渐进。

（五）治疗

胃术后残胃排空障碍属于功能性并发症，而非机械性梗阻，诊断明确后应坚持保守治疗，切忌再次手术，手术探查不仅不能去除病因，反而会加重病情。治疗过程中最需要是的医师和患者的信心和耐心。首先医师在明确诊断后，要坚定保守治疗的信心；同时医师要帮助患者树立保守治疗治愈疾病的信心。有时治疗过程可能会很长（文献报告最长时间为 70d），对患者和医师的耐心的确是一种考验，但等待是最好的治疗。

1.*心理治疗*　胃手术本身已经使患者及其家属心理紧张，术后合并胃排空障碍，就会加重了患者及家属的心理负担，因此，医师要向患者及家属做解释工作，消除患者顾虑。有文献报告，此类患者性格偏内向、有敏感型性格，极易产生悲观情绪，甚至不配合治疗，因而应耐心向患者解释，使其克服紧张心情和恐惧心理，树立战胜疾病的信心，以取得治疗配合。同时术者本人也要充满信心，耐心等待，不能在患者及家属的反复要求下，而施行不必要的二次手术。

2.*一般治疗*　基于胃术后残胃排空障碍的致病因素繁多，发病机制不十分清楚，而各种药物治疗效果不确切，有效的持续胃肠减压、严格的禁食和合理的用药和营养支持是治疗的关键。

（1）禁食和胃肠减压可以使残胃空虚，减少反流的胆汁和胰液对残胃和吻合口的刺激，使残胃得到休息，减轻吻合口水肿，促进胃张力恢复。还可采用温高渗性盐水、普鲁卡因、地塞米松和庆大霉素定时洗胃的方法，不仅能帮助清除残胃内的食物残渣，还可缓冲胆汁胰液的刺激，减轻胃黏膜和吻合口炎症水肿，促进胃动力。普鲁卡因的可能作用是麻醉胃黏膜，减轻对不良刺激的反应。要观察每日引流液的情况，如引出的胃液清淡，量少于 500ml 时或突然减少，可以试夹胃管，如患者无不适反应，方可拔除胃管。切忌反复插拔胃管，加重病情和患者的紧张心情。如果医师认为残胃动力已经恢复，必要时可以复查消化道造影，直接观察胃的蠕动情况，造影剂以泛影葡胺为佳。

（2）长期禁食和胃肠减压势必造成体液大量丢失，尤其在疾病的早期，频繁呕吐，可导致严重的水、电解质、酸碱紊乱，要及时予以纠正并注意维持。如患者伴有其他疾病，如高血糖、贫血、低蛋白血症，应同时予以治疗纠正。

（3）加强营养支持，保证足够的热量、蛋白质、维生素及微量元素，纠正负氮平衡。可给予全胃肠外营养（TPN），并争取尽早肠内营养。TPN 技术在临床应用已相当成熟，但长期应用不可避免会导致肝功能损害及肠黏膜逐渐萎缩，黏膜屏障功能障碍，易发生细菌易位和毒素吸收。而有研究表明静脉输注葡萄糖、氨基酸，脂肪乳剂可明显抑制胃肠动力。因此，早期肠内营养支持可能更有利于残胃功能恢复。对于残胃排空障碍患者，肠内营养的实施可通过纤维胃镜的帮助或在X线观察引导下将鼻肠营养管从鼻腔插入残胃后经吻合口至输出袢下方30cm，以防营养液反流，置管后即可予肠内营养，因为胃排空障碍患者的小肠和结肠蠕动功能是正常的。肠内营养物质进入肠腔后，可以刺激肠黏膜相关细胞分泌各种激素参与肠道的适应性变化，如胃泌素、胆囊收缩素等，具有促进消化、吸收及胃肠蠕动的作用。

3.药物治疗　用于治疗胃排空障碍的药物主要有胃动力药、红霉素、拟胆碱类药及激素。胃动力药主要有以下几种。

(1)多巴胺受体拮抗剂：如胃复安和多潘立酮，两者均属多巴胺-2受体拮抗剂。甲氧氯普胺是临床上最早使用的胃肠动力促进剂，兼有中枢和外周双重作用，作用于胃的平滑肌可促进胃排空，阻止胃内容物反流，还能扩张幽门和十二指肠，增进十二指肠、空肠的蠕动。多潘立酮为选择性周围多巴胺受体-2(DAR-2)拮抗剂通过阻断外周靶器官的DAR：发挥其促胃动力作用，增强胃蠕动，协调胃十二指肠运动，促进胃排空。甲氧氯普胺和多潘立酮的有效率分别为18%和22%。

(2)哌啶苯酰胺衍生物：代表药物为西沙必利，是新一代促动力药，为5-羟色胺4受体激动剂，能直接作用于肠肌丛神经节细胞，增加肌间神经丛节后神经末梢乙酰胆碱生理性释放，促进平滑肌收缩，加快胃排空和胃肠协调运动，从而增加胃排空；同时还有增强小肠及大肠动力的作用，加快胃肠运动。有效率为40%。近年来还报告一种新型的胃肠动力促进剂：普卡比利，它也属于5-羟色胺4受体，具有促进胃肠动力和结肠转运的双重作用。

(3)大环内酯类抗生素：主要是红霉素及其衍生物，可能是胃动素受体激动剂，能引起移行性运动复合波Ⅲ强烈收缩，促进胃排空，无刺激胃分泌作用。能快速纠正紊乱的胃电节律和减轻胃潴留。

(4)拟胆碱药：如新斯的明，对胃肠道平滑肌有较强的兴奋作用。激素可能有提高神经肌肉组织的兴奋性作用，并促进吻合口水肿的吸收，改善临床症状，缩短病程。但效果不确切。

4.胃电起搏　胃电起搏是近年开展的一种新的治疗胃排空障碍的新方法。是通过外科手术将起搏装置植于胃的浆膜下，试图通过电刺激使胃的慢波频率恢复正常。动物实验和临床实验都表明这一方法可以促进胃排空，改善胃瘫症状。但是目前对胃电起搏治疗的疗效和确切机制还存在争议，至今还没有临床对照试验证实胃电起搏的有效性，因此临床极少应用。目前，临床上使用胃镜刺激胃壁，有时也可奏效，可能机制相同，但必须在术后数周应用，早期应用胃镜刺激可能并不奏效，同时还有引起吻合口破裂的危险。

5.中医中药　常用的中药以大承气汤为主方，汤剂从胃管内注入，可增加胃肠蠕动，促进胃肠功能恢复，明显缩短胃排空时间。现代实验已证实，大承气汤的主药大黄可通过增强胃平滑肌峰电活动及促胃动素释放发挥促胃动力作用。针灸取太冲穴、合谷、曲泄、足三里、中脘、大横、关元、上巨、阿是穴等穴疏肝理气、活血化瘀、健脾和胃，降逆通腑。实验证实足三里等穴位针刺可促进胃正常电节律恢复，加速胃的排空。

三、出血

胃手术后出血主要表现为胃腔内出血和腹腔内出血，为手术后早期的急诊并发症，往往与手术操作失误或手术意外事故有关，有时还与术前检查或准备不充分有关，例如患者术前就可能伴有凝血功能异常的病理状况，术后手术创面容易引发出血。一般都需要紧急处理，如果出血量较大，还需急症手术治疗。

【胃腔内出血】

（一）概述

胃切除手术后 24h 内可从胃管内引流出少量咖啡色或暗红色胃液，一般不超过 300ml，此后引流液可逐渐变浅、变清。如果在手术 24h 后仍从胃管不断引出暗红色胃液或甚至新鲜血液，应考虑术后胃出血。国内文献报道，胃切除术后近期出血的发生率为 1%左右，且有 13%～25%的病死率，因此，必须引起足够重视。

（二）病因及病理

引起胃手术后出血的主要原因与手术操作不当或术前诊断不清有关。常见的病因有以下几个方面。

1.吻合口出血　吻合口及残胃切端是胃术后大出血的常见部位，系手术技术不当所致。既往胃手术行胃肠吻合时采用手工缝合，吻合口处的胃、小肠黏膜下止血不够细致、吻合时针距过大、打结过松、缝针、缝线过粗或缝针恰好穿破血管等不规范操作均可诱发术后出血。如果黏膜层关闭不严密，浆肌层缝合后，黏膜下血管即可暴露在胃腔内，引起术后出血。结扎线过紧也可使黏膜割断或发生黏膜水肿甚至坏死，导致术后出血。现在吻合器、闭合器已经普遍使用，但操作不够熟练，用力过轻或过重，也可导致吻合或闭合处间断脱落或压力不够而出血。手术时由于患者血压较低或术中肠钳压迫，因而出血未被及时发现而未能在术中予以缝扎。

2.旷置的十二指肠溃疡出血　现在临床上偶尔还会遇到因十二指肠溃疡引起幽门梗阻或并发出血而行胃大部切除的患者。由于在行胃大部切除术时，往往离断了胃右动脉和胃网膜右动脉，而保留了胃十二指肠动脉，可能会致该动脉供血量增加。因此，十二指肠溃疡患者，尤其是胼胝溃疡行旷置术后易并发出血；有些溃疡位置较低或与肝门粘连，为避免胆道损伤而行 Bancroft 十二指肠旷置术，也可能出现术后出血，因此，对于术前有十二指肠溃疡出血史的患者应慎用十二指肠旷置术，即使不得已而为之，最好采用 Nissen 术式。

3.遗漏出血病灶　往往发生在急性上消化道大出血而急诊行胃手术的患者，术前对于出血原因诊断不明确或遗漏了真正的出血病灶，盲目行胃大部切除术，导致术后再次发生出血。常见遗漏的病灶有高位多发性溃疡、肿瘤及十二指肠降部、水平部的血管瘤、Dieulafoy 病、憩室及胆道出血。有些患者合并食管静脉曲张和消化性溃疡，胃大部切除术中的牵拉、挤压及术后引流管的机械性损伤常可使曲张的静脉破裂而导致出血。

4.凝血机制障碍　此类患者多为恶性肿瘤或并存某些血液疾患，如血友病、急性粒细胞白血病等。胃癌患者容易存在凝血机制障碍。

5.其他　术后 6～10d 胃出血可能是胃残端感染所致。术后 10～20d 的胃出血往往是继发性的，可能是吻合口或其周围发生感染，导致黏膜下脓肿，继之蛋白分解酶腐蚀附近血栓及血管壁而引起出血，一般出血量大。手术20d后发生的出血原因有多种，可来自未切除的溃疡灶、术后发生吻合口溃疡或胃空肠、结肠瘘、应激性溃疡或空肠输出袢急性多发性糜烂。有时可能由于术中贯穿缝合十二指肠残端时带上了胃十二指肠动脉，导致胃十二指肠动脉腐蚀而引起消化道出血。

（三）临床表现及诊断

1.临床表现　胃大部切除术后胃腔内出血的早期表现主要为手术后当天胃管内持续引出大量暗红色胃液或鲜血，或24h后仍持续有鲜血，以及反复解柏油样便，如果出血迅猛还可表现为呕血，并伴有进行性贫血，心率加快，血压下降，有时可出现休克征象，则提示上消化道内有活动性出血。

2.诊断　胃术后发生上消化道出血需立即明确出血的部位和原因，并对出血量作出大致的判断，在诊断的过程中同时要采取止血、补液、输血及抗休克等治疗措施，在最短的时间内做出下一步治疗方案的决定。结合术前的病史、出血发生的时间、回顾手术过程，对出血的原因可提供重要的线索。对于系凝血机制障碍引起的出血，除了上消化道出血外，腹部切口可能也会有渗血及多处体表皮下淤血。如患者是十二指肠溃疡旷置手术（Bancroft术式），应首先考虑旷置溃疡出血。出血的时间可以大致提示出血的原因。如手术后当日出血，则以残胃断端及吻合口出血的可能性大，一般系手术操作不当引起；部分因上消化道出血急诊手术的患者，可能是遗漏真正出血的病灶。而手术1周以后出现出血，往往是继发性的，可能由吻合口及周围感染，吻合口缝线脱落、吻合口瘘或应激性溃疡等引起。大部分患者可经急诊胃镜检查明确诊断，部分患者可借助选择性血管造影协助诊断，有极少患者可能没有时间做检查或辅助检查无法作出诊断，只能行手术探查。

(1)胃镜检查：胃术后近期大出血行急诊胃镜检查有一定风险，但非常必要，需要有经验的内镜医师和手术医师共同完成。最好在出血时进行检查，可提高诊断阳性率，但要在休克已经改善、生命体征稳定的情况下进行。文献报告，在出血24～48h内行胃镜检查，病灶检出率约90%。有时即使出血已停止，也可发现破裂的血管或出血创面。除了检查食管、残胃胃腔、十二指肠及吻合口外，对于毕Ⅱ式吻合者还要检查输入袢和输出袢，但胃镜进入输入袢有较大的困难和风险，在排除其他部位出血后，胃镜可通过吻合口进入输入袢，如果发现不断有鲜血流出，可以大致确定出血部位。部分病例可在胃镜下进行止血治疗。

(2)血管造影：如果胃镜不能确定出血部位，可采用介入技术行选择性腹腔动脉造影。有时还可同时采用腹腔动脉及肠系膜上动脉双管造影，以发现十二指肠以下部位的出血。造影剂溢出处即出血病灶。出血处的典型表现如同假性动脉瘤，出现早，消失晚。但血管造影的阳性率在60%左右，一般限于正在出血的病例，出血量大，出血速度快，就更容易发现。理论上讲，当出血量大于0.5ml/mm，即可发现病灶。

(3)手术探查：胃术后大出血虽然非常紧急，但不能轻率盲目手术探查，因为部分出血灶在麻醉或血压下降后可能停止出血，术中寻找病灶难度很大。除非出血迅猛，生命体征不稳定，无法耐受进一步检查时，要果断及时进行再手术，不能患得患失。手术要按剖腹探查的一般原则进行，按照出血部位的可能性大小逐一探查，消化道内积血最多的部位或积血部位的上游存在出血灶的可能性大。一般纵向切开胃壁或十二指肠壁，切口要足够大，切缘彻底止血，避免影响探查术野。不宜切开吻合口或十二指肠残端探查，这样不便于检查吻合口、残端有无出血。必要时可在麻醉成功后，先由内镜医师插入胃镜协助定位；也可切开胃腔后，从胃腔插入胃镜检查直视不及的部位，如食管、胃底、输入袢、输出袢。关闭切开的十二指肠后要常规进行造瘘，以避免十二指肠漏。

（四）预防

胃手术后出血大多数是可以预防的。预防的要点有：①术前检查尽可能要全面，即使是急诊手术也要检查出、凝血功能，以排除凝血功能障碍疾病；②上消化道出血患者应行胃镜检查，如胃镜也无法发现病灶，可以行血管造影检查，如果仍不能发现出血病灶，可在术中打开胃腔后行内镜检查，尽量避免盲目的胃大部切除术；③术中操作要仔细，如果仍采取手工行胃肠吻合，要特别注意胃侧止血，因为胃的血供丰富，尤其是胃小弯残端缝闭处黏膜下血管粗，距胃左动脉较近，动脉压力高，易于出血。因此，在切断胃前，先切开胃浆肌层，缝扎黏膜下血管，胃切断后，再用细丝线结扎少数遗留的出血点，如此即可在无血情况下进行胃肠吻合术。必要时可采用交锁褥式间断缝合法，在缝合完成后，依次逐一扎紧缝线，可达到有效止血；④预防胃肠吻合口肠侧出血的方法是在切开空肠后要松开肠钳，对明显的出血点予以结扎止血；⑤目前大多采用胃肠吻合器进行胃肠吻合，一定要按照吻合器的说明正确使用，以免闭合过紧或过松，导致组织切断或血管未闭而出血，必要时也可在吻合器完成吻合后再间断加固全层缝合吻合口；⑥十二指肠溃疡出血时，如手术切除有困难，而不得不做旷置手术时，不论术时出血是否停止，均应做出血部位的局部处理，力争行 Nissen 旷置术；⑦在关闭十二指肠残端用胰包膜覆盖，应避免损伤胰十二指肠上动脉，防止创伤性动脉瘤形成；⑧在关腹前，应检查胃管引流液性状，以便及时发现情况；⑨术后密切观察生命体征，保持胃管通畅，可及时发现胃腔内出血。

（五）治疗

胃切除术后近期消化道出血的患者，首先应予积极的保守治疗，对于出血量不大，速度较慢的出血，通过止血、抑酸、输血、补液、扩容、支持治疗等措施，同时密切观察生命体征及贫血进展情况，必要时采取介入治疗，大部分患者能治愈。但对于出血速度快、出血量大，经保守治疗后患者的生命体征或情绪不稳定，或休克难以纠正者应立即手术。

1.保守治疗

(1)镇静、抗焦虑，以稳定患者情绪，并予吸氧。

(2)静脉输入止血药物，如维生素 K_1、酚磺乙胺、氨甲苯酸、巴曲酶、垂体后叶素等止血药。此外，动物实验和临床研究表明，生长抑素对上消化道出血有明显的止血作用，临床最常用的有奥曲肽和施他宁，前者为 8 肽衍生物，后者为 14 肽激素制剂。

(3)输血，最好是输新鲜全血，既有利于止血，也可为再次手术创造条件。

(4)留置胃管、持续胃肠减压，不仅可以通过胃管注入止血药物，而且可以观察出血的情况。局部用药方法：8mg 去甲肾上腺素加入 100ml 冰生理盐水，通过胃管注入或直接口服，冰盐水洗胃可降低胃内温度，使胃黏膜血管收缩，减少血流量，降低溶解纤维素活力，有利于止血。但也有人认为急性胃黏膜病变的患者应慎用此药，因此类药物易引起胃黏膜的缺血、坏死，加重出血。还可用凝血酶原、云南白药稀释后口服或胃管注入。一般药物从胃管内注入后夹管30min。

(5)纤维胃镜不仅有助于诊断，判断出血速度、出血量，且有时可直接应用胃镜在出血点注射硬化剂或喷洒孟氏液、凝血酶原复合物等止血药物进行局部止血、用药等治疗。

如果经过上述处理仍不能止血，且病情有恶化趋势，应立即手术。内科保守治疗及观察的时间不宜太长，一般不超过48h。

2.手术治疗　再手术的指征有：①术后短期出血量大且发生休克，提示出血的血管较粗，非手术治疗止血成功可能性不大；或经输血800～1200ml，观察6～8h，出血未减少，生命体征仍不稳定，应立即手术；②经积极扩容、输血、止血治疗后，血压、脉搏、红细胞计数仍不稳定；或全身情况虽有好转，但每小时输血100ml，而血压仍不稳定者，应立即手术；③内镜发现有大量活动性出血又无法在内镜下止血者；④经非手术治疗后出血停止，但不久又发生大量出血者，应考虑再次手术；⑤60岁以上老年患者，往往伴有血管硬化，靠血管收缩止血可能性不大，宜手术治疗。

再手术力求简单有效，最好能在术前行内镜检查，不仅可以明确出血部位，还可以指导治疗。由于原吻合口、闭合口处组织脆弱、肿胀，一般不将原吻合口拆开，而在距吻合口或闭合口适当的正常胃壁上纵向切开，牵开显露出吻合或缝合口内部，既可以明确是否为吻(闭)合口出血，也可确保止血后在相对正常的胃壁再做闭合。如果术中找不到出血部位，应设法使血压回升后促成出血部位的活动性出血，以利于出血病灶的定位，也可术中应用内镜帮助寻找病灶。对已行溃疡旷置(Bancroft法)而又不能切除的十二指肠溃疡应改行Nissen溃疡肠外旷置法，以防止术后再出血。如果术中发现的病灶不能解释出血原因，或术中已自行止血，则最可能的出血灶仍在吻合口或首次手术涉及的部位，应再进行加固缝合1次。止血完成后，可使患者的血压适当上升，再进行彻底探查，并观察胃管内的引流情况。

无论初次手术的原因，是由于消化性溃疡或胃肿瘤，再次手术的术式选择应以初次术式而定。迷走神经切断伴幽门成形术后并发出血时，应行连同病变的胃大部切除术；毕Ⅰ式术后并发出血时，对出血的球部溃疡决不能作保留，必要时可改为毕Ⅱ术式；毕Ⅱ式术后并发出血时，先作残胃前壁纵切口，若找不到病变再拆开十二指肠残端；若出血来自十二指肠而非残端，则可用胃镜经残端伸向十二指肠远端检查。必要时可切开近屈氏韧带的空肠。向十二指肠远端及空肠近端检查，以发现肿瘤、憩室，溃疡等病变；Bancroft术后并发出血，又不能切除的十二指肠溃疡应改行Nissen溃疡肠外旷置法，以防止术后再出血。急性糜烂出血性胃炎可行全胃切除，改食管空肠Roux-en-Y吻合。

【腹腔内出血】

胃手术后腹腔出血是威胁患者生命的严重并发症，绝大多数是由术者操作不当或粗心大意所造成。术后腹腔引流管持续引流出血性液体，或者引流液变少或颜色变浅后突然出现血性液体，应警惕腹腔出血的可能。有时出血迅猛，腹腔内可形成血凝块，使腹腔引流管引流不畅，此时应根据临床症状如脉搏增快、血压下降和腹部膨隆等作出判断，必要时还可在超声指引下在腹部浊音明显处行腹腔穿刺，以明确诊断。术后早期腹腔出血引起低血压或休克症状必须早期手术探查，不要瞻前顾后，保守治疗只能延误治疗，加重病情，甚至导致患者死亡。手术探查的原则同外伤性腹腔出血的探查原则，开腹后首先探查最可能出血的部位或血块最集中处，进行止血，然后彻底清理腹腔，进行系统全面的排查。

胃手术后腹腔出血的常见原因有：

(1)网膜血管结扎不牢或网膜组织大块结扎，导致结扎线脱落引起出血；有时也可因结扎过紧而切割网膜血管所致。因此，要求手术精细，血管结扎牢固可靠。

(2)术中牵拉不当造成脾、肝撕裂，多见于分离脾胃韧带结扎胃短血管时，牵拉网膜的力量过大，引起脾下极或脾包膜撕裂出血，如果存在网膜周围束带或脾周围粘连，更容易造成脾撕裂。肝、脾撕裂大多在脏面，呈线形，可以缝合止血或用止血纱布压迫止血。如果脾止血困难，应毫不犹豫切除脾，以免后患。胃术后脾出血往往是术中术者心存侥幸，止血不彻底所致，有些是脾背侧出血，术中没有发现。因此，手术要以安全为重，术野暴露要清晰、充分。手术结束前检查腹腔有无引起术后出血的疑点。

(3)根治性胃大部切除术或迷走神经切断术后食管旁及胃小弯上端的断端血管如果单纯结扎容易回缩，应采用缝扎止血，或结扎后将胃小弯浆膜化，以避免术后出血。有时还可发生膈下血管的损伤或结扎线脱落造成术后出血，术中应注意这些部位的止血。

四、胃肠道梗阻

【吻合口狭窄梗阻】

(一)概述

根据胃手术方式的不同，胃术后的吻合口狭窄可分为食管空肠吻合口狭窄(全胃切除术)、食管胃吻合口狭窄(近端胃大部切除术)、胃十二指肠吻合口狭窄(胃大部切除术、Billroth Ⅰ式吻合，毕Ⅰ式)、胃空肠吻合口狭窄(胃大部切除术、Billroth Ⅱ式吻合，毕Ⅱ式)及近端胃幽门吻合口狭窄(保留幽门的胃大部切除术)，发生率也依次减少，近端胃幽门吻合几乎没有吻合口狭窄的问题。关于吻合口狭窄的发生率，国内报告不一，目前尚未见大宗病例的文献，因此，发生率难以估计。

早期术后吻合口梗阻通常是吻合口炎性水肿或痉挛，大多数病例通过胃肠减压、补液及消肿等处理后，吻合口梗阻可以缓解。如果梗阻时间延长，经上述处理后没有好转，并经胃镜或上消化道造影证实是吻合口狭窄，且排除了胃排空障碍(另见胃排空障碍章节)，则大多为手术不当引起的，往往需要进一步的处理。

(二)病因及病理生理

吻合口狭窄的主要原因为：

1.*手术技术相关因素*　主要吻合口开口过小，或吻合口两端的组织内翻过多、吻合口两端黏膜对合不整齐，缝线过紧、过密或吻合器口径选择不当或过度挤压，使吻合口愈合后形成的瘢痕较大。

2.*机械性因素*　吻合口形成瘢痕组织、吻合口周围脓肿或炎性肿块压迫、反流性食管炎等，偶见输入袢逆行套叠；有时由于胃大部分切除术中易损伤胃大网膜血管，引起大网膜缺血、坏死、无菌性炎症反应、粘连等一系列病理改变，最终压迫吻合口，大多发生在毕Ⅱ式术后。

3.*吻合口癌*　如果原先是因胃癌手术，可能由于胃切除范围不够，尤其是切缘癌残留者，导致胃癌复发。如果原先是良性疾病手术，可能是残胃吻合口癌。吻合口癌的发病机制可能是胃术后的肠液、胆汁、胰液等反流，致使残胃黏膜长期浸泡在碱性环境中，使吻合口发生炎症、萎缩和肠化生以致癌变。残胃内的细菌过度生长也可能是导致残胃癌变的主要原因之一，特别是毕Ⅰ式术后更易发生。

（三）临床表现及诊断

1.临床表现　胃肠吻合口狭窄引起的梗阻，胃肠减压期间吸出较多胃液，开始进食后出现腹胀、呕吐，呕吐物中不含胆汁；上腹偶见胃型或扪及肿块。食管胃吻合口或食管空肠吻合口狭窄的梗阻一般在拔除胃管后出现进食哽噎感或呕吐未消化食物，而体检可闻及高调肠鸣音。

2.辅助检查　上消化道造影可见造影剂滞留残胃内或食管内，吻合口呈环状或漏斗状，造影剂通过受阻。吻合口狭窄X线诊断标准为吻合口宽度小于1.5cm。吻合口癌主要X线征象为局部管腔缩窄，边缘不规则，黏膜纹中断或粗大呈结节状，这是与吻合口炎的区别点。残胃因手术改造吻合口附近胃壁紧张力高，并常可见有管腔略窄且不规则现象，不同之处是吻合口癌所致的管腔缩窄与正常胃壁间有明确的分界，胃远端与小肠间距离增大，而无癌浸润的吻合口附近胃腔缩窄与近侧胃壁呈过渡状。胃镜检查见吻合口被黏膜填塞，胃镜不能通过吻合口，病理活检可鉴别为良性狭窄或吻合口癌。

3.鉴别诊断　因手术技术因素造成的吻合口狭窄一般在术后2～3d内开始出现吻合口通过受阻的症状，且为持续性，不能自行缓解；因吻合口水肿或痉挛引起的吻合口狭窄，临床症状多在术后6～10d出现，多为暂时性的，经胃肠减压、营养支持后均能解除；而吻合口周围脓肿或炎性包块引起的狭窄多发生于术后数日，一般不能自行缓解。而吻合口癌则发生术后数月或数年，甚至数十年，一般进行性加重。

（四）预防

为防止吻合口狭窄应做到以下几点：①术中应根据消化道管径选用适当较大型号吻合器，吻合器管径过小，容易造成术后吻合口狭窄；②在吻合时要争取一次吻合成功，避免过多加针加固缝合；③避免将周围组织嵌入吻合口，不仅容易造成吻合口漏，而且造成在愈合过程中瘢痕和肉芽增生而形成狭窄。一旦发生狭窄，应早期行扩张，效果相对较好。

（五）治疗

吻合口狭窄梗阻的治疗应根据引起狭窄的因素而定，在早期未明确原因前可先进行保守治疗，同时进行排查，也为明确诊断后的进一步治疗做准备。保守治疗的主要措施包括禁食、胃肠减压、营养支持，酌情输血。以往提倡全胃肠外营养，现在也有人主张可经胃镜给梗阻患者放置空肠营养管，进行肠内营养，有助于维持胃肠道功能、提高机体免疫力。经保守治疗无法解除梗阻症状，且各项检查明确有机械因素引起梗阻，就应在患者一般状况改善后进行手术治疗。手术主要是去除引起梗阻的因素，如去除吻合口周围的脓肿或炎性包块。对于因手术技术引起的吻合口狭窄，可拆除原吻合口进行重新吻合，对于毕Ⅰ式吻合主张改行毕Ⅱ式吻合。如果为吻合口癌，应争取行残胃癌根治术。

目前，对于发生率较高的食管胃或食管空肠吻合口狭窄的治疗有手术方法和非手术方法。对于吻合口癌的病例，如果患者一般情况尚可且无广泛转移，应尽量采取手术治疗，大多要采取胸腹联合切口，行残胃根治性切除术。非手术治疗主要针对吻合口良性狭窄或对恶性狭窄的姑息治疗，非手术治疗有较大的进展。一般有激光、微波、扩张和支架植入等。激光、微波是腔内治疗方法，短期有一定疗效，但不能彻底解除吻合口周围的狭窄环。扩张是目前较成熟的治疗手段，常用的方法有梅氏探条扩张、沙氏扩张器扩张。此外，还有气囊扩张和水囊扩张，但其扩张力度不够，近期、远期疗效均较差。因单纯扩张不能阻止瘢痕增生和狭窄环的形成，对瘢痕性管状狭窄仅可得到暂时性疗效，多于治疗后1～2个月复发，常需反复扩张，甚至放置支架。扩张也可作为支架放置的前提步骤，也可为胃镜检查了解吻合口下方情况提供可能。扩张后防止吻合口再狭窄是维持扩张后疗效的关键所在。异烟肼是一种抗结核药物，不良反应小，具有抑制赖氨酸氧化酶而导致胶原合成障碍的作用，动物实验结果显示，异烟肼在食管腐蚀后能抑制食管瘢痕的胶原合成，从而减轻瘢痕形成所致食管狭窄，提高狭窄部位的顺应性。临床研究也证明服用异烟肼能够阻止吻合口再狭窄，显著改善进食状况，减轻反复扩张给患者带来的痛苦和经济负担，是一种经济、实用、有效的治疗方法。

早期支架治疗食管-胃吻合口、食管-空肠吻合口狭窄，主要存在支架移位、反流性食管炎和再狭窄等并发症。随着抗反流全带膜食管支架的出现，支架结构的不断改进，反流性食管炎、再狭窄等问题基本得到解决，支架移位发生率也明显下降。对于吻合口良性狭窄宜选用防反流支架；对肿瘤复发造成吻合口狭窄可选用抗反流带膜支架，并进行放、化疗。

【输入段肠袢梗阻】

（一）概述

胃大部切除术后发生输入段肠袢梗阻较罕见，是胃手术后特有的一种高位肠梗阻，主要是胆汁、胰液及肠液淤积在吻合口以上的肠腔内，系机械性梗阻，需手术治疗才能解除梗阻。大多发生于术后数日内，也可在术后任何时间出现临床症状，按病程可分为急性输入段肠袢梗阻和慢性输入段肠袢梗阻，按梗阻程度可分为不全性和完全性，一般为不全性肠梗阻，慢性输入段肠袢梗阻很少有完全性的肠梗阻。

（二）病因及病理生理

胃大部切除术后发生输入段肠袢梗阻的原因大多是术中行胃肠吻合时输入袢长度选择不当造成的，部分是由于粘连束带、大网膜或炎性包块压迫输入段肠袢出口所致。输入段肠袢过短，在完成胃肠吻合后，使空肠在吻合口处或空肠起始部形成锐角；输入段肠袢过长，则空肠容易形成扭曲；如果行结肠前输入段肠袢对胃小弯胃空肠吻合，由于空肠与其系膜的解剖关系发生扭曲，容易引起输入段肠袢部分扭转，或输出袢系膜可能牵拉过紧而压迫输入段肠袢，十二指肠及近端空肠形成闭袢。当输入段肠袢不全性梗阻时，肠内的压力达到一定程度后，输入段肠管产生剧烈的蠕动，可克服阻力，将淤积在输入袢内的消化液排入胃内，引起呕吐；当输入段肠袢完全性梗阻时，不断分泌的胆汁、胰液及十二指肠液积聚在输入袢，使输入袢所受的压力不断增加，肠壁组织受压.造成血供障碍，从而使十二指肠侧壁或输入袢空肠发生缺血、坏死直至穿孔，更多见的是十二指肠残端破裂。有的还可并发急性胰腺炎，为空肠近段梗阻、十二指肠内压增高、十二指肠乳头水肿、壶腹部括约肌痉挛、胆汁胰液反流所致。

（三）临床表现及诊断

1.*临床表现*　临床表现与梗阻的程度有关，一般都有上腹饱胀或腹痛，并有恶心、呕吐，有时上腹部可触及囊性包块。如果梗阻是不全性，术后可出现间歇性呕吐，吐出物中含大量胆汁，有时可达1000ml以上，呕吐后症状缓解或彻底消失，呕吐前触及的包块可缩小或消失。如果梗阻是完全性，则上腹部疼痛更为剧烈，呕吐更频繁，但呕吐物中不含胆汁，上腹部的包块有明显的压痛，如果发生十二指肠残端破裂或空肠坏死、穿孔，可出现腹膜炎体征，病情急剧发展，并出现休克征象，处理不及时可导致死亡。

2.辅助检查　X线检查可见上腹部固定的气液平面；消化道造影检查，可见造影剂能顺利通过吻合口进入输出袢空肠，而不能进入输入袢空肠，或仅有少量造影剂缓慢进入输入袢空肠，并呈现输入袢明显扩张。超声检查可发现十二指肠扩张，呈液性暗区。

3.鉴别诊断　输入段肠袢梗阻要与吻合口狭窄梗阻、反流性胃炎及输入段肠袢逆流鉴别。胃术后的反流性胃炎是胆汁、胰液的生理流向发生了改变，由十二指肠逆流至胃腔，破坏了胃黏膜屏障，引发上腹部持续性烧灼痛，进食后可加重，并伴有呕吐，呕吐物也含有胆汁，但上消化道造影可见吻合口通畅，造影剂顺利进入输入段肠袢和输出段肠袢。而输入段肠袢逆流是由于吻合口输入袢的位置低于输出袢，进食后食物先进入输入段肠袢，出现上腹部饱胀不适，然后十二指肠和输入段肠袢强烈蠕动将食物送回到胃内，因此，在进食后可立即出现呕吐，呕吐物以未消化食物为主，含少量胆汁，上消化道造影可见输入段肠袢和输出段肠袢通畅，但吻合口输入袢一侧低于输出袢一侧，输入段肠袢略扩张，有造影剂逆流存在。对于腹部剧烈疼痛伴淀粉酶升高的病例还应与术后的急性胰腺炎鉴别，一般上腹部CT可以鉴别，如果单纯是胰腺肿胀伴胰周积液，而无十二指肠的扩张及淤滞，应考虑是急性胰腺炎。

（四）预防

预防输入袢梗阻的关键在于选择适当的输入袢的长度。虽然目前尚无统一标准，一般结肠前输入袢对胃大弯胃肠吻合时，输入袢长度为10～12cm；结肠前输入袢对胃小弯胃肠吻合时输入袢长度为20～25cm；结肠后输入袢对胃小弯行胃肠吻合时，输入袢长度为6～8cm。但实际操作时，还应考虑手术的具体方式，如单纯的胃大部切除术和胃癌根治术，单纯的胃大部切除术可能保留大网膜，那么输入袢的长度留置还应考虑大网膜的厚薄，必要时可切除部分大网膜；如果行胃癌根治术，还应考虑残胃的大小，残胃留下过少，胃肠吻合口的位置偏高，就应估计吻合后胃回缩程度以及横结肠是否受压和吻合有无张力等情况。因此，在行胃肠吻合前，可先将空肠拟做吻合处拉到胃拟做吻合处（应保持空肠的自然长度，不宜过度牵拉，造成假象），观察输入袢是长度是否合适。如果由于手术方式决定输入袢必须适当的延长，可以在完成胃肠吻合后加做输入袢和输出袢之间的侧侧吻合（Braun 吻合），或直接行胃空肠 Roux-en-Y 吻合。

（五）治疗

输入段肠袢梗阻一般均需手术治疗，手术方式依据梗阻的原因和程度决定。对于完全梗阻或出现绞窄征象者更应早期施行手术，以避免病情的发展。具体有以下几种方式。

1.未发生肠坏死者　原则是去除病因，解除梗阻，建立比较符合生理的通道。

(1)输入段肠袢长度合适，由于粘连束带、大网膜或炎性包块压迫输入段肠袢出口者，可离断束带、去除过多的大网膜或炎性包块。

(2)输入段肠袢过短导致成角者，可先松解屈氏韧带，如果仍然不能解除成角，可以行输入袢和输出袢之间的侧侧吻合，或改做胃空肠 Roux-en-Y 吻合。

(3)胃空肠 Roux-en-Y 吻合同样适用于输入段肠袢部分扭转病例。

(4)输入段肠袢过长形成扭曲者,可将扭转的肠袢复位,并行输入袢和输出袢之间的侧侧吻合。

2.已发生肠坏死者(包括十二指肠残端破裂)　原则是解除梗阻,去除病灶,加强引流。

(1)十二指肠侧壁有小穿孔者,可去除病因后行穿孔修补术,并在穿孔附近放置引流管;可能的情况下,加做输入袢和输出袢之间的侧侧吻合,在侧侧吻合口远端输出袢空肠置入造瘘管至十二指肠穿孔的肠腔内。

(2)壶腹部以下十二指肠、输入袢空肠有大片坏死者,应切除坏死的肠段及输入袢肠段,拆除原胃肠吻合口,再行十二指肠空肠吻合,并重做胃肠吻合;或直接将十二指肠与输出袢吻合,成 Y 形。在十二指肠空肠吻合周围放置引流管,必要时加做输入袢和输出袢之间的侧侧吻合及十二指肠造瘘术。

(3)十二指肠残端破裂者,在解除梗阻后行十二指肠造瘘术.并在残端周围放置引流。

(4)如果有十二指肠的第二、三段坏死,就不可避免行胰十二指肠切除,决不能姑息而延误病情。

【输出袢肠段梗阻】

(一)概述

胃大部切除术后输出袢肠段梗阻不多见,其发生原因多数与输入袢肠段梗阻相似,临床表现也极为相似,处理原则基本相同。

(二)病因及病理生理

输出袢肠段梗阻的主要原因有:①大网膜炎性包块压迫;②粘连造成输出袢肠段成角或束带压迫肠管;③输出袢肠管逆行套叠,甚至套入胃内;④输出袢肠段和吻合口成角;结肠后胃空肠吻合时将横结肠系膜裂孔固定在输入袢、输出袢的肠壁上或固定在胃壁上的缝线脱落,使横结肠系膜的裂孔下滑、压迫输入袢和输出袢肠管;⑤内疝也可造成输出袢肠段梗阻。

(三)临床表现及诊断

输出袢肠段梗阻多发生于术后 2 周,也可发生于术后数月至数年。主要表现为高位小肠梗阻的征象,上腹部饱胀,伴恶心、呕吐,呕吐物为未消化食物和胆汁。如为输出袢肠管逆行套叠引起,呕吐物中可混有血性液,并可在上腹部触及包块。诊断主要依靠上消化道造影,可见造影剂通过吻合口,进入输入袢,但进入输出袢后不能顺利进入远段肠腔,近端肠腔扩张。CT 可见扩张的肠腔,且肠壁增厚,肠管相对固定。空肠胃套叠的病例,上消化道造影或 CT 可见胃内有弹簧圈样结构。主要与吻合口狭窄梗阻、反流性胃炎及输入袢梗阻及胃排空障碍鉴别。

(四)预防

行胃大部切除术时,如发现大网膜的血运欠佳或污染较严重时,可切除部分或全部大网膜,以免术后引起大网膜炎性包块,造成梗阻。在做胃肠吻合时,还是要选择输入袢的适当长度。结肠后胃肠吻合时,必须将横结肠系膜裂孔切实固定在胃壁上。

(五)治疗

输出袢肠段梗阻的处理没有输入袢梗阻那样急迫,明确诊断后,如无腹膜炎征象或上消化道出血的情况,一般可先按肠梗阻治疗原则行保守治疗,予胃肠减压、维持水、电解质平衡及营养支持等，直至梗阻缓解。如经保守治疗后，临床表现无好转，应行手术治疗，对于明确是输出袢肠管逆行套叠者，应急诊手术。手术的原则也是去除梗阻原因，切除坏死的肠段，恢复肠道通常。一般不需加做输入袢和输出袢肠段之间的侧侧吻合。如果梗阻原因确实难以解除，可以将输出袢梗阻部位的远端肠段和近端肠段做一侧侧吻合，进行改道手术。

【内疝性梗阻】

（一）概述

内疝性梗阻是胃手术后一种特殊类型的肠梗阻，往往也是输入袢梗阻和输出袢梗阻的原因之一。其发生率较低，国外报告了 2146 例胃切除后行食管空肠吻合或残胃空肠吻合的病例，发生内疝性梗阻仅 7 例，占 0.3%，病史最短的为 5d，最长的为 27 年。因此，对于胃手术后患者出现肠梗阻的患者，都要考虑到内疝性肠梗阻的可能。一般都要手术治疗，延误治疗可能导致严重的并发症。

（二）病因及病理生理

引起内疝的主要原因是胃手术后原来的解剖间隙被打乱或形成新的腹腔内间隙。如结肠前输入袢空肠段对胃小弯胃空肠吻合，如果输入袢空肠留置过长，那么过长的输入袢空肠就有可能穿过吻合口后下方可间隙而形成内疝；即使输入袢长度适当，输出袢的远段小肠也有可能进入此间隙而形成内疝。如果行结肠后胃空肠吻合，横结肠系膜裂孔与胃壁的固定不确实或脱落，则可在胃壁和横结肠系膜之间出现一个间隙而形成内疝。行全胃切除、食管空肠 Roux-en-Y 吻合术时，小肠系膜关闭不确实，也可引发内疝。发生内疝后如果不能自行复位，就形成一个闭袢性肠梗阻，并可压迫输入袢或输出袢，若不及时处理，就可导致小肠坏死、穿孔。

（三）临床表现及诊断

临床表现为腹痛、恶心和呕吐，腹痛往往呈阵发性，呕吐后未必能缓解，有时可在上腹部触及一肿物，有压痛。腹部 X 线片偶可见一段固定扩张的肠袢，可合并输入袢或输出袢的梗阻，因此，难以鉴别。

（四）预防

胃手术后无论行何种胃肠道重建吻合方式，都必须关闭因手术形成的人为间隙，以避免术后小肠套入、嵌顿。

（五）治疗

若保守治疗无效后应及时手术，将嵌顿的肠段进行复位，并关闭间隙。如果已经发生肠段坏死，可切除坏死肠段，进行重新吻合，如果嵌顿坏死的是输入袢肠段，切除部分肠段后可能导致输入袢过短，则可改做残胃空肠 Roux-en-Y 吻合术。

五、胃肠吻合口、十二指肠残端漏

【吻合口漏】

（一）概述

在临床工作中，胃手术后吻合口瘘与吻合口漏两词常常混淆，在发表的文章中也常互用。我们认为，手术后早期，消化液或食物漏出消化道，应称为吻合口漏，可造成严重的局部及全身的病理变化；如果漏口在两周后仍未愈合，但由于局部的组织增生，使消化道漏口和腹壁之间形成一个相对完整的管道，则称为吻合口瘘较适当。随着消化道吻合器及切割闭合器的普遍应用，在行消化道吻合时，已不同于以往手工吻合时大都做消化道的端端吻合，而是往往采用端侧吻合，势必会保留胃或空肠的切端，形成残端，这些残端同样可以造成裂口，导致消化道漏。由于残端漏的临床表现、病理生理变化及处理与吻合口漏相似，因此也将其归入吻合口漏。消化道吻合器在国内临床应用也有20年历史，随着临床医师对其熟练的操作，吻合器的优势也充分突显，吻合口漏的发生率已经明显下降；同时吻合口漏的治疗也取得了一定的进展，尤其是外科营养、抗生素的应用，对吻合口漏的治疗提供了良好的保障，无论是非手术治疗还是再手术治疗，吻合口漏的治愈率明显提高，死亡率明显下降。虽然吻合口漏的发生率下降了，但仍是胃手术后尤其是胃癌根治术后很常见的并发症。

（二）病因及病理生理

发生吻合口漏的原因有全身因素和局部因素，全身因素包括患者年龄大于70岁、全身营养差、严重的贫血或低蛋白血症及维生素缺乏、糖尿病等代谢障碍疾病，组织的修复能力低下，愈合不良，容易造成吻合口漏。局部因素除少数是疾病本身的病理基础造成外，大多数是由于手术操作不当引起的。如果在术前就存在胃壁水肿及胃周围严重的粘连、瘢痕组织增生等病理变化，那么在此基础上行胃肠吻合或胃食管吻合，就容易发生漏。手术操作引起的吻合口漏主要是吻合口张力太大、吻合口两侧组织的血液循环不良，导致组织缺血，从而发生漏，尤其是在行远端胃大部切除时，如果已经将胃左动脉切断，若同时不慎离断全部的胃短动脉或切除脾脏，残胃就只有膈下动脉供血，就可能造成残胃血运不良，一旦膈下动脉起源于胃左动脉，就势必造成残胃缺血，出现吻合口漏或残胃坏死；在行根治性近端胃大部切除时，一般只保留胃网膜右血管，如果损伤了胃网膜右血管或完成食管胃吻合后造成胃网膜右血管过度紧张，也可引起残胃近端缺血，导致食管残胃吻合口漏。有些可能是因吻合技术差，吻合时疏密不均或漏缝或缝合后缝线脱落。尽管目前大多采用吻合器或闭合器，也可因使用不熟练造成吻合口漏或残端漏，如选择吻合器的口径不对，口径太大容易使组织不全撕裂，造成吻合口周围组织薄弱、缺血；口径太小容易使抵针座周围组织太多，导致闭合切割不全，而遗漏裂口；再有可能将周围组织意外带入吻合切割部，使吻合完成后在吻合口留有周围其他组织。闭合器闭合残端时，往往由于闭合过紧或闭合时过于用力，容易导致残端缺血、坏死；吻合口与残端一般要相距1.5～2.0cm，距离过近容易使吻合口附近的残端组织缺血。如果吻合口或残端周围有血肿形成，可导致术后吻合口血供不良或继发感染，导致吻合口破溃。术后如果发生吻合口周围的感染或脓肿，也容易侵袭吻合口，使吻合口组织坏死，造成漏。少数病例报道有寄生虫从吻合口钻入。

吻合口漏发生后，可以造成消化液漏入腹腔，并腐蚀腹腔内的组织，造成腹膜炎腹腔组织水肿，机体丢失大量的有效容量内的体液，出现水、电解质和酸碱紊乱及营养障碍等，并继发感染，如得不到及时控制，可进展为败血症、休克、甚至死亡。消化液长时间的侵蚀可造成血管破裂，导致患者腹腔大出血。

（三）临床表现及诊断

吻合口漏的临床表现缺乏特异性，早期诊断困难。其表现与漏发生时间，漏口部位、大小，漏出液成分、速度、量以及患者的身体状况有关。临床发现吻合口漏一般在术后1周左右。食管胃吻合或食管空肠吻合口漏症状相对较轻，而胃空肠吻合或胃十二指肠吻合口漏由于漏出的消化液相对较多，而且漏出液中有胆汁、胰液、十二指肠液等，刺激性较强，临床症状也相对明显。早期症状可表现为腹痛、腹胀、呃逆、低热、脉搏增快等，与术后胃肠道功能未完全恢复的表现难以区别，腹痛不典型，常误以为术后正常反应。典型的吻合口漏的表现，如术后突然的剧烈腹痛、全腹膜炎、发热、心悸、出汗、呼吸困难、休克等，临床较为少见；即使伤口出现了炎症表现或发现膈下积液的情况，也常误认为是切口感染或膈下脓肿，待敞开切口或腹腔脓肿穿刺发现有消化液，才能明确诊断。临床实践中，对于胃手术后患者体温持续不降或降而复升时，如找不到解释发热的其他因素，应高度怀疑吻合口漏的可能，就应该对可疑吻合口漏者积极进行相关检查。最简单的方法是让患者口服亚甲蓝，如果引流管引出蓝染腹液或进行腹腔穿刺抽出蓝染液体即能确诊。如果高度怀疑而又不能确诊者，可口服泛影葡胺造影，进行腹部X线检查，一般都能明确诊断。

(四)预防

术前要对患者作全面的评估，纠正存在的影响愈合的不良因素，如高血糖、低蛋白、贫血等，改善全身状况，通过术前对手术风险进行评估，制定合理的手术方案。有幽门梗阻的患者，应在术前给予胃肠减压及洗胃。手术时要保证吻合口区的血供，避免吻合口张力过大。与食管进行吻合时，要注意食管不能游离过长，因为食管无浆膜，愈合能力差，容易缺血，必要时可将与食管吻合的胃壁组织或肠壁组织缝合悬吊于膈肌。在行胃肠手工吻合时，胃小弯断端缝闭处与胃肠吻合线相交成Y形，是以往发生吻合口漏最常见的部位，被称作危险角，可行Cushing荷包缝合，即将胃前壁、胃后壁及空肠（或十二指肠）的浆肌层做荷包缝合包埋加强。行胃十二指肠吻合时，如果发现吻合口张力过大，可将十二指肠的侧腹膜打开（Kocher切口），松解十二指肠，将其向上提拉，如果这样还不能缓解张力，就改行胃空肠吻合。在做胃大部切除时，必须保证2～3支胃短血管；如果损伤了脾而不得已行切除，就应同时切除残胃，以免后患。此外，术中仔细缝合是不需再强调的要求，目前来说，应注意胃肠吻合器的应用事项，首先医师应熟悉各种吻合器的性能和使用方法，在行吻合时选择合适的吻合器，正确使用。吻合器也不能保证万无一失，吻合结束后要认真检查切割下来的吻合圈是否完整，吻合口是否周密，有无缺血的情况。用吻合器吻合发生的吻合口漏往往是由于对合过紧，导致组织缺血、坏死所致。所以在采用吻合器吻合时，除了参考吻合器的对合标记外，还应视进行吻合的组织的厚薄而定，吻合器对合应松紧适中。术后如果发现有腹腔脓肿，要及时引流，避免脓液侵蚀吻合口。对于术后出现发热或体温降而复升的患者要高度警惕漏的可能，尽早发现，尽早处理，防止病情恶化。

(五)治疗

吻合口漏诊断一旦明确，首先要进行充分有效的引流，这是早期治疗的关键，主要措施是持续胃肠减压和腹腔引流，同时给予充分的营养支持和针对性的抗生素治疗，维持水、电解质、酸碱平衡也是不可缺少的措施。早期的腹腔引流同时最好可行适当腹腔冲洗，因为当吻合口漏发生时，大量的消化酶进入腹腔，腐蚀性强，对周围组织的刺激大，持续局部灌洗可稀释消化液，保护漏口周围脏器促进周围肉芽组织形成。

营养支持可采用TPN方式，近年来，有人主张采取肠内营养的方式，可通过内镜引导或X

线透视下，将鼻肠营养管送过吻合口置入小肠，营养液就可以绕过漏口；如果考虑需要营养时间较长，还可以考虑经皮放置营养导管，如经皮内镜空肠造口术，这需要有一定经验的营养医师完成。对于漏口较小、发现时间较早的吻合口漏，通过以上治疗2～3周后一般可自行愈合，加用生长抑素和生长激素效果更佳，缩短漏的愈合时间。生长抑素可抑制消化液的分泌，减少漏出；生长激素能明显加速体内摄入的营养转化成蛋白，显著扭转负氮平衡，但对于恶性疾病行胃手术者，生长激素要慎用。目前，国内也有人采取纤维蛋白胶填塞瘘管、封堵瘘口的办法，可促进吻合口瘘的愈合，缩短治疗时间。生物蛋白胶是由适当比例纤维蛋白原、凝血酶、第Ⅷ凝血因子、钙离子组成，各组成分均匀混合后，涂布于瘘口及其周围，形成乳白色蛋白质凝胶，产生纤维膜，能有效制止组织创面渗血和静脉出血，减少渗液，封闭缺损组织，促进瘘口愈合。

近来，有人通过内镜将薇乔网修补吻合口瘘，并用生物蛋白胶加以封堵，经过1～2次治疗后，患者可在短时间内进食。也可在胃镜直视下或X线透视引导下，将金属支架或带膜的金属支架放置在吻合口瘘位置(一般支架以瘘口为中心上下超过瘘口至少2cm)，进行物理封堵瘘口，可以有效治疗吻合口瘘，并能尽早经口进食，明显缩短治疗时间。

如果患者的腹膜炎体征不是局限的或出现无法控制的败血症和腹腔积液，则必须进行手术探查，控制感染是后期治疗的关键。手术主要目的是找到漏口，清除腹腔内的感染物，并在漏口附近放置引流管。对于小的裂口可以缝合，并可将大网膜贴敷于漏口加强；或在原来毕Ⅱ式吻合的基础上加做输入袢-输出袢侧侧吻合(Braun吻合)，但漏口周围仍必须放置引流管。对于胃十二指肠吻合较大漏口者，必须改行胃空肠毕Ⅱ式吻合或Roux-en-Y吻合，并行十二指肠造瘘术，在十二指肠残端附近放置引流管。对于胃空肠吻合较大瘘口者，可将原吻合口切除，在相对健康的胃壁与空肠行Roux-en-Y吻合或切除残胃行食管空肠Roux-en-Y吻合。也可用Roux-en-Y吻合法修补漏口，即将输出袢离断，远端空肠断端封闭，将远端空肠肠壁浆膜缝合于漏口周围，以肠壁修补漏口。食管胃吻合或食管空肠吻合口漏，经保守治疗大多可以愈合，但裂口较大者必须重新进行吻合，必要时还要开胸手术。

一般来说，再次手术都能找到漏口，但术中要仔细检查，避免遗漏多个漏口的可能。如果寻找漏口有困难，可经胃管注入亚甲蓝溶液，常可见亚甲蓝从瘘口漏出或漏口周围蓝染。对于实在无法找到漏口者，可在最可能发生漏的部位放置引流管，不要强行分离粘连，以免使本来就水肿脆弱的周围组织进一步损伤，甚至使小瘘口变成大瘘口或造成新的肠瘘或邻近脏器损伤。如果术中发现腹腔内感染或组织水肿严重，或者患者情况太差，可以不必修补漏口或行改道手术，而仅仅行胃或十二指肠造瘘，并在漏口和感染严重的部位放置引流管，术后加强消化道引流和腹腔引流，待感染控制、患者情况好转及腹腔脏器水肿消退后再行确定性手术治疗。任何吻合口漏的再次手术，均不能单纯行漏口的修补术，因为此时吻合口周围组织必然是水肿的，愈合能力差，单纯修补的成功率极低；在手术结束前，应行空肠造口术，以利于术后的肠内营养，减少患者的痛苦(包括医疗费用)和其他并发症。术后的治疗仍同早期保守治疗。

【十二指肠残端漏】

(一)概述

十二指肠残端漏是胃大部切除、毕Ⅱ式重建术后近期严重并发症之一。20世纪90年代国外文献报告，该并发症占毕Ⅱ式手术患者的1%～4%。国内20世纪80年代数家医院的大样本病例报告，发生率均不到1%，但是死亡率仍在20%～50%。

（二）病因及病理生理

十二指肠残端漏的发生除了术前存在的贫血、低蛋白血症、糖尿病能全身高危因素外，局部固有的因素主要是反复发作的慢性炎症导致局部的瘢痕增生和水肿。此外，手术方式的选择和手术操作也密切相关。如果十二指肠闭合有张力存在，手术医师心存侥幸而未行十二指肠造瘘，就容易发生残端漏。残端闭锁不满意、缝合过密、过稀或结扎过紧、闭合器使用不当，也可造成漏。术中不慎损伤胃十二指肠动脉可能导致残端血运障碍，愈合不良而引发残端漏。术中未能正确判断切除溃疡的可能性，匆忙游离大、小弯侧的网膜血管，当发现无法继续分离切除溃疡时改为幽门旷置术，此时胃窦部的血运已遭破坏，也可导致残端漏。术后如果并发其他并发症，如急性胰腺炎、残端周围局部积液或感染、输入袢梗阻等，也是造成残端漏的因素。而远期十二指肠残端漏的发生大多是输入袢梗阻造成的，主要是胆汁、胰液、十二指肠液积聚在十二指肠内，肠腔内压力不断升高，最终导致残端破裂。

由于十二指肠漏可造成大量的胆汁、胰液、十二指肠液流入腹腔，消化酶激活，腐蚀腹内脏器，继发感染，导致大量体液、电解质丢失，毒素吸收，致使患者水、电解质紊乱。若处理不及时，可因败血症、电解质紊乱、营养障碍或多脏器功能衰竭而死亡；甚至可因大血管被腐蚀而突发腹腔内大出血而导致死亡。

（三）临床表现及诊断

十二指肠残端漏多发生于术后3～8d，突然发生右上腹部剧痛或胀痛、伴体温升高和心率增快，右上腹有压痛和腹肌紧张，白细胞明显增多。有部分患者在漏发生后48h内，可因胆汁被腹膜吸收而出现轻度黄疸。有腹腔引流管的患者可引流出含胆汁的肠液，或行超声检查可见腹腔积液，腹腔穿刺抽出黄色胆汁、脓汁。

（四）预防

就如防止吻合口漏一样，使用闭合器时对合不宜过紧，以免引起组织坏死，残端应用细丝线间断全层缝合数针加固，缝合线超过闭合钉0.5cm为宜。无论是什么因素造成的十二指肠残端闭合不满意，都应进行预防性的十二指肠造瘘，这是最有效的预防措施。虽然造瘘管要在术后2周才能拔除，延长了住院时间，但增加了手术的安全性。此外，在处理十二指肠残端时要避免损伤胰腺，以免术后出现急性胰腺炎，在行胃肠吻合时，要防止输入袢梗阻或吻合口梗阻。

（五）治疗

对于早期发现的十二指肠残端漏，如果漏出量少且无明显腹膜炎的患者，可经右上腹吸引引流，也可在CT或超声引导下放置腹腔引流管进行引流。对于较大裂口的残端漏或无法彻底引流的残端漏，往往存在严重的腹膜炎和全身并发症，应尽早再次手术，彻底清除腹腔内的积液和感染灶，简单关闭漏口，并在残端周围放置有效的腹腔引流管。企图单纯缝合修补的手术是徒劳的。术中除了放置腹腔引流外，还应进行十二指肠造瘘和空肠造瘘，前者可减少消化液从漏口漏出，后者可在术后早期进行肠内营养，同时避免进食时食物进入胃腔而刺激胆汁和胰液的分泌。十二指肠造瘘可经破裂部做十二指肠引流，也可缝合漏口后从空肠上段逆行置管到十二指肠做引流。如果漏口较大，而周围组织炎症、水肿不明显，可行漏口与输出袢远段空肠的Roux-en-Y吻合术，即将远端空肠套入十二指肠残端漏口以下相对正常的肠壁进行缝合,周围仍需放置引流管。术后要进行有效的胃肠减压和腹腔引流,以减少胆汁胰液的分泌及漏出液对腹腔内脏器的腐蚀。同时应用广谱有效的抗生素,纠正水电解质紊乱,给予充足的营养支持。术后还要注意保护引流管周围的皮肤免受从引流管外渗出的消化液的腐蚀,最好进行持续的负压吸引,必要时可同时行腹腔冲洗以稀释消化液。尽量保持引流管周围皮肤干燥,可在皮肤戳口处涂抹氧化锌软膏或其他的糊剂,如金霉素眼膏等。

与吻合口漏一样,也可应用生长激素和生长抑素以促进漏口自愈,并可采取生物蛋白胶封堵等措施。

（宋吉杰）

第四章 小肠疾病

第一节 肠梗阻

一、机械性肠梗阻

机械性肠梗阻系机械性因素引起肠腔狭小或不通，致使肠内容物不能通过，是临床上最常见的类型。常见的原因包括：①肠外因素，如粘连及束带压迫、疝嵌顿、肿瘤压迫等；②肠壁因素，如先天性肠道闭锁、炎症性狭窄、肿瘤等；③肠腔内因素，如蛔虫梗阻、异物、粪块或胆石堵塞等。

【诊断与鉴别诊断】

（一）肠梗阻的诊断

根据腹痛、呕吐、腹胀、停止排气排便四大症状和腹部可见肠型或蠕动波，肠鸣音亢进等，一般可作出诊断。但在早期，有时并不具有典型的上述症状仅有腹痛与呕吐，则需与其他的急腹症如急性胃肠炎、急性胰腺炎、输尿管结石等鉴别。除病史与详细的腹部检查外，化验检查与X线腹部平片可有助于诊断。

（二）肠梗阻的鉴别诊断

1.机械性与动力性肠梗阻　机械性肠梗阻是常见的类型，具有上述典型临床表现，早期腹胀可不显著。麻痹性肠梗阻无阵发性绞痛等肠蠕动亢进的表现，相反是肠蠕动减弱或停止，腹胀显著，肠鸣音微弱或消失，而且多继发于腹腔感染、腹膜后出血、腹部手术、肠道炎症、脊髓损伤等。X线腹部平片对鉴别诊断甚有价值，麻痹性肠梗阻显示大、小肠全部充气扩张；而机械性肠梗阻的胀气扩张限于梗阻以上的部分肠管，即使晚期并发肠绞窄和麻痹，结肠也不会全部胀气。

2.单纯性与绞窄性肠梗阻　绞窄性肠梗阻有血运障碍，可发生肠坏死、穿孔与腹膜炎。二者鉴别极为重要，关系到治疗方法的选择和患者的预后。有下列表现者，应考虑绞窄性肠梗阻的可能。

（1）腹痛发作急骤，初始即为持续性剧烈疼痛，或在阵发性加重之间仍有持续性疼痛，有时出现腰背部痛。

(2)病情发展迅速,早期出现休克,抗休克治疗后改善不明显。

(3)有腹膜炎的体征,体温上升、脉率增快、白细胞计数增高。

(4)腹胀不均匀,腹部有局部隆起或触及有压痛的肿块。

(5)呕吐出现早而频繁,呕吐物、胃肠减压抽出液、肛门排出物为血性。腹腔穿刺抽出血性液体。

(6)腹部X线检查见孤立扩大的肠袢。

(7)经积极的非手术治疗症状体征无明显改善。

3.小肠梗阻与结肠梗阻 临床上常见的是小肠梗阻。结肠梗阻时,因回盲瓣具有单向阀的作用,气体仅能向结肠灌注而不能反流至小肠,形成闭袢型梗阻,结肠极度扩张。加之结肠薄,易发生盲肠部穿孔。结肠梗阻以腹胀为主要症状,腹痛、呕吐、肠鸣音亢进均不及小肠梗阻明显。体检时可发现腹部有不对称的膨隆,X线腹部平片上出现充气扩张的一段结肠袢。钡灌肠检查或结肠镜检查可进一步明确诊断。

【治疗】

肠梗阻的治疗原则是纠正因肠梗阻所引起的生理紊乱和解除梗阻,治疗方法的选择要根据肠梗阻的原因、性质、部位以及全身情况和病情严重程度而定。

(一)基础疗法

1.胃肠减压 是治疗肠梗阻的主要措施之一,现多采用鼻胃管减压,一般采用较短的单腔胃管。以往,对低位梗阻有用Miller-Abbott管者,待管前端通过幽门后,将气囊充气,借铜头的重量及充气的气囊随肠蠕动而下行至梗阻部,以期对低位梗阻做有效的减压,减压效果较好。但操作困难,现较少使用。

2.纠正水、电解质及酸碱失衡 水、电解质及酸碱失衡是急性肠梗阻最突出的生理紊乱,应及早给予纠正。当血液生化检查结果尚未获得前,要先给予平衡盐液。待有检测结果后,再添加电解质与纠正酸碱平衡失调。单纯性梗阻,特别是早期,生理紊乱较易纠正。而在单纯性肠梗阻晚期和绞窄性肠梗阻,尚须输给血浆、全血或血浆代用品,以补偿丧失的肠腔或腹腔内的血浆和血液。

3.防治感染和中毒 肠梗阻后,肠壁循环有障碍,肠黏膜屏障功能受损而有肠道细菌易位,或是肠腔内细菌直接穿透肠壁至腹腔内产生感染。应用抗肠道细菌,包括抗厌氧菌的抗菌药物对于防治细菌感染,从而减少毒素的产生都有一定作用。

4.其他治疗 腹胀后影响肺的功能,患者宜吸氧。为减轻胃肠道的膨胀可给予生长抑素以减少胃肠液的分泌量。

(二)解除梗阻

可分为手术治疗和非手术治疗两大类。

1.手术治疗 各种类型的绞窄性肠梗阻、肿瘤及先天性肠道畸形引起的肠梗阻,以及非手术治疗无效的患者,适应手术治疗。手术的原则和目的是:在最短的手术时间内,以最简单的方法解除梗阻或恢复肠腔的通畅。手术的方式可根据患者的情况与梗阻的部位、病因加以选择。

(1)单纯解除梗阻的手术:针对引起梗阻的原因治疗,如粘连松解术、肠切开取出异物、肠套叠或肠扭转复位术等。

(2)肠切除肠吻合术:如肠管因肿瘤、炎症性狭窄等,或局部肠袢已经失活坏死,则应做肠切除肠吻合术。应争取在肠坏死以前解除梗阻,恢复肠管血液循环,正确判断肠管的生机十分重要。

(3)肠短路吻合术:当梗阻的部位切除有困难,如肿瘤向周围组织广泛侵犯,或是粘连广泛难以剥离,如肠管无坏死现象,为解除梗阻,可分离梗阻部近端肠管做短路吻合,旷置梗阻部,但应注意旷置的肠管尤其是梗阻部的近端肠管不宜过长,以免引起盲袢综合征。

(4)肠造口术或肠外置术:肠梗阻部位的病变复杂或患者的情况差,不允许行复杂的手术,可在膨胀的肠管上,亦即在梗阻部的近端肠管做肠造口术以减压。小肠可采用插管造口的方法。结肠则宜做外置造口。如已有肠坏死,则宜切除坏死肠段并将两断端外置做造口术,待以后二期手术再解决结肠病变。

2.非手术治疗　除前述基础疗法外,还包括:中医中药治疗、口服或胃肠道灌注生植物油、针刺疗法,以及根据不同病因采用低压空气或钡灌肠,经乙状结肠镜插管,腹部按摩及颠簸疗法等各种复位法。在治疗期间,应严密观察,如症状、体征不见好转或反有加重,即应手术治疗。

二、粘连性肠梗阻

粘连性肠梗阻是肠粘连或腹腔内粘连带所致的肠梗阻,是肠梗阻中最常见的一种类型,占肠梗阻的40%~60%。

肠粘连和腹腔内粘连带形成可分为先天性和后天性两种。先天性较少见,可因发育异常或胎粪性腹膜炎所致;后天性者多见,常由于腹腔内手术、炎症、创伤、出血、异物引起。临床上以手术后所致的粘连性肠梗阻为最多。粘连性肠梗阻一般发生在小肠,引起结肠梗阻者少见。

肠粘连必须在一定条件下才会引起肠梗阻。常见的如肠袢间紧密粘连成团或固定于腹壁,使肠腔变窄或影响了肠管的蠕动和扩张;肠管因粘连牵扯扭折成锐角;粘连带压迫肠管;肠袢套入粘连带构成的环孔;肠袢以粘连处为支点发生扭转等。

粘连性肠梗阻有时并无症状或仅有部分梗阻的症状,当附加有其他因素时则出现症状。

【诊断与鉴别诊断】

粘连性肠梗阻的症状可以表现为完全性或不完全性梗阻,可以是单纯性也可以是绞窄性,与粘连的分类,产生梗阻的机制有关。多数患者在手术后肠袢与切口或腹腔内剥离面成片状粘连有肠袢折或绞窄。急性粘连性肠梗阻主要是小肠机械性梗阻的表现,患者多有腹腔手术、创伤或感染的病史。以往有慢性梗阻症状或多次急性发作者多为广泛性粘连引起的梗阻;长期无症状,突然出现急性梗阻症状,腹痛较重,出现腹膜刺激征,应考虑粘连带、内疝或扭转等引起的绞窄性肠梗阻。

手术后早期(5~7d)即可发生梗阻的症状,应与手术后肠麻痹恢复期的肠蠕动功能失调相鉴别。后者多发生在手术后3~4d,当自肛门排气排便后,症状便自行消失。

【治疗】

机械性肠梗阻中的治疗原则适用于粘连性肠梗阻。单纯性肠梗阻可先行非手术疗法，无效时则应进行手术探查。反复发作者可根据病情即期或择期手术治疗。以往有“粘连性肠梗阻不宜手术”的说法，认为越手术粘连越重。目前认为，在非手术疗法难以消除造成梗阻粘连的条件下，即使是广泛的肠粘连，手术仍是有效的方法。

手术后早期发生的肠梗阻，多为炎症、纤维素性粘连所引起，在明确无绞窄的情况下，经非手术治疗后可以吸收，症状消除。

手术方法应按粘连的具体情况而定：粘连带和小片粘连可施行简单的扭断和分离；如一组肠袢紧密粘连成团难以分离，可切除此段肠袢做一期吻合；在特殊情况下，如放射性肠炎引起的粘连性肠梗阻，可将梗阻近、远端肠侧侧吻合做短路手术；为实现腹腔内广泛分离后虽有粘连但不形成梗阻，可采取肠排列的方法，使肠袢呈有序的排列粘连。

【预防】

减少组织损伤，减轻组织炎症反应，预防粘连引起的肠梗阻是临床医生应重视的问题。腹腔内粘连的发生除一些不可避免的因素外，尚有一些可避免的因素。

(1)清除手套上的淀粉、滑石粉、不遗留线头、棉花纤维、清除组织异物于腹腔内，减少肉芽组织的产生。

(2)减少缺血的组织，不作大块组织结扎。

(3)注意无菌操作技术，减少炎性渗出。

(4)保护肠浆膜面，防止损伤与干燥。

(5)清除腹腔内积血、积液。必要时放置引流。

(6)及时治疗腹腔内炎性病变，防止炎症扩散。

(7)术后早期活动和促进肠蠕动及早恢复。

三、肠扭转

【概述】

肠扭转是一段肠袢沿其系膜常轴旋转而造成的闭袢型肠梗阻，同时肠系膜血管受压，绞窄性肠梗阻发生。是肠梗阻中病情凶险、发展迅速的一类。肠扭转的好发部位是小肠、乙状结肠和盲肠。

1.解剖因素　如手术后粘连、乙状结肠冗长，先天性肠旋转不良、游离盲肠等。

2.物理因素　在解剖因素的基础上，肠袢身需要一定的重量，如饱餐后，特别是有较多不易消化的食物涌入肠腔内。肠腔有蛔虫团，肠管肿瘤，乙状结肠内积存大量干结粪便等，都是造成肠扭转的潜在因素。

3.动力因素　强烈的肠蠕动或体位的突然改变，使肠袢产生不同步的运动导致扭转。

【诊断与鉴别诊断】

小肠扭转的患者常突发持续性腹部剧痛，并有阵发性加重，先有脐周疼痛，可放射至腰背部。呕吐频繁，腹部膨胀明显，早期即可有压痛，但无肌紧张，肠鸣音减弱，可闻及气过水声。

全小肠扭转时，可仅有胃十二指肠充气扩张。部分小肠扭转时，可在腹部的某一部位出现巨大胀气、扩大的肠袢，且有液平面。

乙状结肠扭转多见于有便秘的老年人。患者有腹部持续胀痛，逐渐隆起，有下腹坠痛感但无排气排便。左腹部明显膨胀，可见肠型，叩之呈鼓音，压痛及肌紧张均不明显。腹部平片可见巨大双腔充气的肠袢，且有液平面。

盲肠扭转较少见，分为急性与亚急性两型。急性扭转起病急，有剧痛及呕吐，右下腹有肿块触及，有压痛，可产生盲肠坏死、穿孔。亚急性起病缓慢，主诉右下腹绞痛，腹部很快不对称隆起，上腹可触及弹性包块。腹部平片可见巨大的充气肠袢，伴有多个肠充气液面。

当疑有乙状结肠或盲肠扭转，可考虑应用钡灌肠以明确诊断。结肠出现阻塞，尖端呈"鸟嘴"或锥形，可明确为乙状结肠扭转。盲肠扭转则显示钡剂在横结肠或肝区处受阻。

小肠扭转发病急，病程进展快，休克的发生率高。临床上常与下列疾病相混淆，应注意鉴别。

（一）肠系膜血管栓塞

患者往往有冠心病或心房纤颤史，多数有动脉硬化表现。选择性肠系膜上动脉造影不仅可以确诊，而且还可帮助早期鉴别肠系膜栓塞、血栓形成或血管痉挛。

（二）腹内疝

其发病急骤，迅速出现绞窄性肠梗阻症状，与部分肠扭转的临床表现极其相似。X 线检查对诊断有重要价值。腹部平片表现为充气的肠袢聚集一团，钡餐检查可发现一团小肠袢聚集在腹腔某一部位，不易分离，周边呈圆形。选择性动脉造影可以看到小肠动脉弓行走移位。如右侧十二指肠旁疝时可看到空肠动脉弓走向肠系膜上动脉右侧。有时很难作出诊断，而往往须在剖腹探查中才得以明确诊断。

（三）急性坏死性胰腺炎

血清淀粉酶增高在胰腺炎诊断中准确率很高。临床表现不典型者，行腹腔穿刺如抽吸浑浊的有血性的含有高淀粉酶腹液，则诊断明确。X 线检查显示胰腺阴影增大，密度增高，边缘不清。胰旁有钙化斑阴影或不透光的结石阴影。由于局限性肠麻痹，右上腹或中腹可出现扩张的近段空肠袢，腔内有液平，即所谓"哨兵袢"征；早期仰卧时见结肠肝曲、脾曲充气，而横结肠中段充气，即所谓"横结截断征"。这是因为炎症刺激而引起横结肠痉挛所致。此外，B 形超声、CT 检查对胰腺炎的诊断均有很大帮助。

乙状结肠扭转起因现大多隐袭，且常常发生在老年患者，故应与结肠癌、粪块阻塞或假性肠梗阻（Ogilvie 综合征）等鉴别。

【治疗】

肠扭转的诊断明确后，一般应及时手术治疗。

（一）扭转复位术

将扭转的肠袢按其扭转的相反方向回转复位。复位后如肠系膜血运良好，肠管未失去生机，则应解决复发的问题，如为移动性盲肠引起的盲肠扭转，可将其固定于侧腹壁；过长的乙状结肠可将其平行折叠，固定于降结肠内侧。

（二）肠切除术

适用于已有肠坏死的病例，小肠应做一期切除吻合。乙状结肠一般切除坏死肠段后，将断端做肠造口术，以后再做二期肠吻合术。

早期乙状结肠扭转，可在乙状结肠镜下，将肠管通过扭转部进行减压，并将肛管保留2～3d。但这些非手术疗法必须在严密观察下进行，一旦怀疑有肠绞窄，须及时手术治疗。

四、肠套叠

一段肠管套入其相连的肠管腔内称为肠套叠，其发生常与肠管解剖特点、病理因素以及肠功能失调、蠕动异常等有关。原发性肠套叠绝大部分发生于婴幼儿；继发性肠套叠多见于成年人。按照发生的部位分为回盲部套叠、小肠套叠与结肠套叠等型。套叠的结构可分为三层，外层为鞘部；中层为回返层，内层为进入层，后二者合称套入部。80%的肠套叠发生于2岁以下的儿童。

【诊断与鉴别诊断】

肠套叠的三大典型症状是腹痛、血便和腹部肿块。表现为突然发作剧烈的阵发性腹痛，患儿阵发哭闹不安，有安静如常的间歇期。伴有呕吐和果酱样血便。腹部触诊常可在腹部扪及腊肠形、表面滑、稍可活动具有压痛的包块。常位于脐右上方，而右下腹扪诊有空虚感。随着病程的进展逐步出现腹胀等肠梗阻症状。钡剂胃肠道造影对诊断肠套叠有较高的准确率，灌肠检查可见钡剂在结肠受阻，阻端钡影呈“杯口”状或“弹簧状”阴影；小肠套叠钡影可显示肠腔呈线状狭窄而至远端肠腔又扩张。

除急性肠套叠外，尚有慢性复发性肠套叠，多见于成人，其发生原因常与肠息肉、肿瘤、憩室等病变有关。多呈不完全梗阻，故症状较轻，可表现为阵发性腹痛发作，而发生血便的不多见。由于套叠常可自行复位，所以发作过后检查可为阴性。

肠套叠临床表现为多样化，病因复杂。尤其是成年人发病率相对少见，医生对此病认识不足，缺乏警惕性等因素，故临床上误诊率高达51%～72%。对婴儿的鉴别诊断应以发病年龄为主要思考线索。患儿腹痛、血便特别是在痢疾流行季节，应提高对肠套叠的警惕。腹部有无肿块为肠套叠鉴别诊断的不可忽视的依据。肠痉挛是肠套叠发生的主要因素。婴儿因肠痉挛引起剧烈腹痛、哭闹，应严密观察。稍大的婴幼儿有腹痛、便血需要与Meckel憩室、急性出血性坏死性肠炎、过敏性紫癜等鉴别。有肿块者需应与蛔虫性肠梗阻、胆总管囊肿、囊肿型肠重复畸形以及急性肾积水等相鉴别。此外，与婴幼儿急性阑尾炎、肠梗阻及嵌顿疝也应加以鉴别。有时上述疾病还可同时与肠套叠并存，钡剂灌肠常为有效的鉴别措施。

成人肠套叠的临床“三联症”表现不典型。有时可误诊为肠痉挛、痢疾、胃肠炎、出血性坏死性肠炎、腹膜炎、肠道功能紊乱、直肠脱垂等，均应注意仔细鉴别。

【治疗】

应用空气、氧气或钡剂灌肠是诊断和治疗的有效方法，适用于回盲型或结肠型的早期。一般空气压力先用8.0kPa，经肛管注入结肠内，在X线透视下明确诊断后，继续注气加压至10.7kPa左右，直至套叠复位。如果套叠不能复位，或病情已超过48h，或怀疑有肠坏死，或空气灌肠复位后出现腹膜刺激征及全身情况恶化，都应行手术治疗。手术方法分手术复位和肠切除吻合术。对手术复位失败，肠壁损伤严重或已有肠坏死者，可行一期肠切除吻合术。若患儿全身情况不良，则可先切除坏死肠管，将断端暂置切口外，关闭腹腔以后行二期肠吻合术。成人肠套叠一般主张手术为宜。

第二节　肠系膜血管缺血性疾病

一、急性肠系膜上动脉闭塞

急性肠系膜上动脉闭塞是肠缺血最常见的原因，通常是由于血栓形成和栓塞所致。

【诊断】

1.临床表现

(1)多有风湿性心脏病、房颤、心内膜炎、心肌梗死、瓣膜疾病和瓣膜置换术等病史。

(2)突发剧烈腹部绞痛，不能用药物缓解，早期腹软不胀，肠鸣音活跃，症状与体征不符是早期病变特征。

(3)继续发展，出现绞窄性小肠梗阻表现及体征，呕吐及腹泻血样物。

(4)较早出现休克。

2.实验室检查　白细胞数明显增高，达 $20 \times 10^9/L$ 以上，血液浓缩，代谢性酸中毒。

3.辅助检查

(1)X线腹平片见小肠及结肠中等或轻度充气和腹腔积液影像。

(2)选择性动脉造影可明确诊断。

(3)超声多普勒检查与CT有辅助诊断意义。

【鉴别诊断】

急性肠系膜上动脉闭塞应注意与各种机械性肠梗阻进展所致绞窄性小肠梗阻鉴别。另外，其临床表现与非闭塞性急性肠缺血类似，应注意鉴别。选择性动脉造影对于正确诊断有决定性意义。

【治疗原则】

1.非手术疗法

(1)积极治疗控制原发病。

(2)动脉造影后，动脉持续输注罂粟碱30～60mg/h，并试用尿激酶或克栓酶动脉溶栓治疗。

2.手术治疗

(1)栓塞位于某一分支，累及局部肠管坏死，行肠切除术和小肠吻合术。

(2)栓塞位于肠系膜上动脉主干，全部小肠和右半结肠已坏死，则行全部小肠，右半结肠切除术，术后肠外营养支持。

(3)栓塞位于肠系膜上动脉主干，肠管未坏死，行动脉切开取栓。

(4)如取栓后肠系膜上动脉上段无血或流出血较少，则应行自体大隐静脉或人工血管在腹主动脉或髂总动脉与肠系膜上动脉间搭桥吻合术。

二、慢性肠系膜血管闭塞

慢性肠系膜血管闭塞大部分的病例都是有动脉硬化狭窄或内脏血管的阻塞。内脏血管的肌纤维组织发育不良极为少见，其他不常见原因包括腹部外伤和腹主动脉、腹腔动脉、肠系膜动脉的动脉瘤性疾病。

【诊断】

1.临床表现

(1)进食后出现弥漫性腹部绞痛，可伴有恶心呕吐，严重性与进食量有关，症状进行性加重。

(2)慢性腹泻，泡沫样大便，吸收不良，体重下降。

2.实验室检查 大便检查含有较多脂质和大量未消化食物。

3.辅助检查 选择性动脉造影侧位像可见腹腔动脉和肠系膜上动脉出口处有狭窄，甚至闭塞有诊断意义。

【鉴别诊断】

慢性肠系膜血管闭塞其症状主要表现为间歇性腹痛，难以与其他的腹痛鉴别。尤其应注意与慢性胆囊炎、慢性阑尾炎、慢性胰腺炎等的鉴别。血管造影检查对确诊慢性肠系膜血管闭塞至关重要。对于腹痛不能用上述其他疾病解释(经多种检查)，且有动脉硬化症，应考虑极有可能是由于慢性肠系膜血管闭塞引起的腹痛。

【治疗原则】

1.非手术疗法 少量多餐，口服维生素 C、维生素 E 及血管扩张药物，静脉滴注低分子右旋糖酐等。

2.手术治疗

(1)血栓内膜剥落术。

(2)越过狭窄段自体静脉搭桥手术。

(3)将肠系膜上动脉狭窄段切除，然后将该动脉再植入主动脉。

(4)腹腔动脉狭窄，自体静脉在腹主动脉与脾动脉之间搭桥手术；或脾动脉与腹主动脉端侧吻合。

(5)肠系膜上动脉出口处狭窄，自体静脉在结肠中动脉开口以下与肾动脉水平以下腹主动脉之间搭桥手术。

三、肠系膜静脉血栓形成

肠系膜静脉血栓形成(MVT)分原发性和易感因素性两种。原发性 MVT 较少见，约占

MVT 的15%～25%。易感因素早在 1846 年 Vichow 提出血流滞缓、静脉管壁结构上的改变和血流成分变化，是静脉血栓形成的三大因素：①血流学异常易感因素有真性红细胞增多症、抗凝血酶Ⅲ不足、使用口服避孕药、脾性贫血；②创伤性易感因素有手术、钝性或穿透性腹部创伤、门静脉高压且近期脾切除术后；③腹腔炎症、阑尾炎、盆腹腔脓肿、脓毒血症及游走性静脉炎。

【诊断】

1.临床表现

(1)多有腹腔化脓感染，肝硬化门脉高压，真性红细胞增多症，口服避孕药和外伤手术史，约 1/4 的患者发病时无明显诱因，称为原发性肠系膜静脉血栓形成。

(2)多有腹痛、腹部不适、排便规律改变等前驱症状，然后突发剧烈腹痛伴有呕吐，可有血便及腹泻。

(3)绞窄性肠梗阻临床表现，腹腔穿刺抽出血性液。

2.实验室检查　常无任何阳性发现。

3.辅助检查

(1)X 线腹平片示大小肠充气及气液平面。

(2)CT 可见肠系膜增厚影像特征，有时可见静脉血栓，有诊断意义。

【鉴别诊断】

急性肠系膜静脉血栓形成的症状如一般急腹症的表现一样，以腹痛为主。应注意与消化道穿孔、急性胰腺炎、机械性绞窄性肠梗阻等急腹症鉴别。还应注意与急性肠系膜上动脉闭塞鉴别。CT、选择性动脉造影和彩色多普勒超声检查对正确诊断有一定帮助。

【治疗原则】

(1)急性肠系膜静脉血栓形成一经诊断，积极手术治疗，应切除受累肠管，并包括有静脉血栓的全部系膜；切除范围适当放宽，避免血栓蔓延。

(2)术后继续抗凝治疗 6～8 周。

四、非闭塞性急性肠缺血

非闭塞性急性肠缺血是一种在低血容量情况下，肠黏膜血流灌注不足引起的肠梗阻。多由于心源性低血容量反射性引起肠系膜血管痉挛使血流量减少致肠黏膜坏死、出血及腹膜炎，最后可因休克而死亡。

【诊断】

1.临床表现

(1)多存在心力衰竭、心肌梗死、心律不齐、休克等病史，大多数患者有动脉硬化史。

(2)临床表现：腹部不适、乏力等前驱期症状，几天之后突发腹部剧烈绞痛，伴有呕吐，可有腹泻血便，可很快出现休克。

(3)腹部表现弥漫性腹膜炎，有腹膜刺激征。

2.实验室检查　腹穿液检查为血性液体。

3.辅助检查　选择性动脉造影提示无动脉闭塞，仅示中小动脉散在的节段性狭窄，提示动脉硬化。

【鉴别诊断】

非闭塞性急性肠缺血的临床表现类似急性肠系膜上动脉闭塞，应注意两者的鉴别。详细询问病史（包括心力衰竭、心肌梗死、心律不齐、休克等病史），结合选择性腹腔动脉造影有助于鉴别诊断，另外，非闭塞性急性肠缺血还应注意与其他急腹症相鉴别。

【治疗原则】

(1)治疗原发病，改善低流量循环状态。

(2)动脉输注血管扩张剂，如妥拉唑啉、异丙肾上腺素、罂粟碱等。

(3)出现明显腹膜炎体征时，手术治疗切除坏死肠管。

第三节　急性出血性坏死性小肠炎

本病为一种原因尚不明确的肠管急性炎症病变，起病急，病情发展快。由于在手术中或尸检中可观察到不同阶段的病变，发现有充血、水肿、出血、坏死等不同的病理改变，故又被称为急性节段性肠炎，急性坏死性肠炎，节段性出血性坏死性肠炎，急性出血坏死性肠炎，坏死性肠炎等。本病虽可有肠坏死，但不必定发生肠坏死，而血便是临床主要的症状之一。故称为急性出血性肠炎较为合适。

以往，本病在国外文献中报告较多，多发生在新生儿，特别在早产儿。近30年来，在我国也屡有报告且有地区性，以辽宁、广东、四川等地报告较多。也有季节性，在夏秋两季发病率较高。多见于儿童和青少年，但也可发生在任何年龄，男女之比为(2～3)∶1。

【病因和病理】

本病的确切病因和发病机制尚不够了解。以往曾认为与细菌感染或过敏有关。因为有1/3以上的病人发病前有不洁饮食史或有上呼吸道感染史；本病有季节流行或集体发病的倾向；有白细胞计数增高及全身中毒症状；病人的粪便中曾培养出大肠杆菌或产气荚膜杆菌等。但也有人认为早期病变的病理检查，可见肠壁小动脉纤维有蛋白性坏死和大量嗜酸性粒细胞浸润，而多数病例又未能找到单一的致病菌，本病应是变态反应的结果。临床上所见的小肠感染病灶可能是末梢血循环障碍所致局灶性坏死的继发表现。近年来国外文献报告，本病的发病与C形Welch杆菌的β毒素有关。他们认为长期进食低蛋白饮食可使肠道内的胰蛋白酶处于低水平。肠道蛔虫也可分泌一种胰蛋白酶抑制物，使患蛔虫病病人的胰蛋白酶的效果受到抑制。在有胰蛋白酶减少的情况下，肠道内C形Welch杆菌产生的β毒素不能被破坏，从而导致急性出血性肠炎的发生。这一发病机制是否正确，还有待证实。

本病主要发生在空肠或回肠，也可是空、回肠都受累。结肠与胃较少有发生。病变多呈跳跃性发生，病变与病变之间有明显分界的正常肠管，但严重时病变也可融合成片。病变程度一般以空肠下段最为严重，上段较轻。肠壁各层可呈水肿、充血、坏死和溃疡形成，甚至穿孔，并附有黄色纤维素性渗出或脓苔，病变多发生在对肠系膜侧。受累肠段的系膜也有充血和水肿，有多个淋巴结肿大,腹腔内有浑浊渗液。

受累的肠管黏膜有炎症细胞和嗜酸性粒细胞浸润,水肿明显,有散在的大片出血和溃疡灶,病变范围与正常黏膜分界清楚。肌层除肿胀和出血病变外,还可见肌纤维断裂,玻璃样变和坏死。血管壁呈纤维素样坏死,并常有血栓形成。肠壁肌层神经丛细胞有营养不良性改变。黏膜及黏膜下层病变范围往往超过浆膜病变范围,可能是病变始于黏膜层而逐渐向浆肌层方向发展。

除肠道病变外,尚可见肝脂肪变性,脾急性炎症,肺水肿和间质性肺炎。

从肉眼观察,本病的肠管改变易与急性活动期的 Crohn 病相混淆,在病理改变上两者有所不同:①急性出血性肠炎的病变组织主要表现为凝固坏死而无增殖性改变;②黏膜下层有充血、水肿、出血、大量炎性细胞浸润,而 Crohn 病急性期主要为水肿和淋巴管扩张;③肠壁小动脉及胶原纤维有纤维素样坏死变性而无非特异性肉芽肿形成和纤维化改变。

【临床表现】

开始以急性腹痛为主,呈阵发绞痛或持续性痛伴阵发加重,痛多在脐周或遍及全腹。随之有腹泻,多数为血水样或果酱样血便,偶有紫黑色血便,也有少数病人腹痛不明显而以血便为主要症状。半数病人伴有恶心、呕吐,有些病人在入院时已呈中毒性休克状。

病人有中等度发热(37～39℃),可有寒战。腹部检查可见程度不同的腹胀、腹肌紧张及压痛,当肠管坏死或穿孔时,可有明显的腹膜炎征象,有时可触及充血水肿增厚的肠袢所形成的包块。肠鸣音一般减弱或消失。

根据病人不同的病变程度与病情发展的速度,临床上可归纳为四型。

1.血便型　以便血为主要症状,也可以有腹痛、发热、腹泻等症状。出血量多少不一,少者仅为便中带血,多者每日达数百毫升,腹部有轻压痛而无明显的腹膜刺激征。需与肠套叠、绞窄性肠梗阻,肠过敏性紫癜等相鉴别。

2.中毒型　起病时即有高热,腹痛、腹泻,继之有嗜睡、谵妄、昏迷和休克等表现,休克多在发病 1～2d 内发生,在小儿多见,易误诊为中毒性疾病或消化不良。

3.腹膜炎型　较为常见,约有半数病例属于此型,表现为腹痛、呕吐、发热,也有腹泻和血便,腹部表现有局限性或弥漫性腹膜炎的征,腹腔内有积液,肠鸣音减弱,重者可出现休克。

4.肠梗阻型　与一般机械性肠梗阻相似,主诉以阵发性腹绞痛和频繁呕吐为主,常有腹泻,偶有少量血便,腹部可见膨胀偶有肠型,这一类型较为少见。

术前确诊有时较为困难,在多发地区高发季节,易考虑到这一疾病。因此,误诊率甚高,常误诊为肠套叠、细菌性痢疾、急性阑尾炎。在剧烈腹痛、腹泻、血便与中毒症状均存在时应多考虑本病。X 线腹部平片显示小肠扩张积气,空肠黏膜皱襞粗糙,肠间隙增宽,立位片可见液平面,肠段坏死时则示不规则的致密阴影团。腹腔穿刺液可能为血性。化验检查可见白细胞计数中度升高,有血便或大便隐血阳性。

【治疗】

本病应以非手术治疗为主,包括:①纠正水、电解质与酸碱紊乱,如便血量大,可少量多次输血;②积极改善因内毒素而产生的中毒症状,预防脓毒症,中毒性休克的发生;③应用广谱抗生素与甲硝唑以控制肠道细菌特别是厌氧菌的生长;④应用肠外营养,既可提供营养又可使肠道休息;⑤禁食、胃肠减压以减轻肠胀气。

约 50%的病人经非手术治疗后可以治愈,由于诊断延误或病情发展迅速而出现并发症时需要手术治疗,其指征为:①因肠坏死或穿孔而出现腹膜刺激征象;②反复肠道大量出血,非手术治疗无法控制:③在非手术治疗下,肠梗阻的表现逐渐严重;④局部体征加重,全身中毒症状明显,有休克的倾向,提示有肠坏死的可能;⑤诊断未能确定者。

经剖腹探查后,根据病变的情况选择不同的手术方式:①有肠管坏死、穿孔或大量出血,病变局限着可行肠管部分切除吻合术。如病变广泛,可将穿孔、坏死部切除,远近两端肠管外置造口,以后再行二期吻合。也有作一期吻合并做近端肠段插管造口,但其安全性不及前者;②如肠管并无坏死、穿孔,亦无大量出血,可在肠系膜根部注射普鲁卡因或酚妥拉明等血管解痉药,不做其他处理,继续内科治疗观察。急性出血性肠炎严重时,可累及大部分肠管,手术时必需仔细判断肠管有无坏死,不可因有广泛炎症、水肿、片状或点状出血而贸然行广泛切除,后遗短肠综合征。

非手术治疗的死亡率为 5%～10%,而手术治疗的病例大都病情较重,手术死亡率可达 12%～30%,术后还可能有肠瘘、肠功能不良等并发症。

第四节 肠结核

肠结核是结核分枝杆菌侵犯肠道引起的一种慢性特异性感染。过去在我国比较常见,随着防结核工作的推广以及人民生活水平的提高,现发病率已大为降低。华山医院 1975 年 9 月至 2007 年 8 月间仅收治 45 例肠结核患者。但近年来结核病又见死灰复燃,肠结核的发病率也见上升,卫生部门已提出大力防治。

【病因】

肠结核多为继发性,最常见于活动性肺结核患者吞入含有大量结核菌的痰液。肠结核也可经血源感染,多见于粟粒性肺结核;或由邻近器官如女性生殖器官结核直接蔓延而致。原发性肠结核少见,一般饮用了污染牛结核分枝杆菌的牛奶引起。

【病理】

90%以上的肠结核患者病变位于回盲部和回肠,这是因为回盲部具有丰富的淋巴组织,而结核分枝杆菌多侵犯淋巴组织;并且食物在回盲部停留较久,增加回盲部感染机会。肠结核也可发生于肠道其他部位,大致趋向为离回盲部越远,发生概率越低。

本病病理根据机体对结核分枝杆菌的免疫力和过敏反应而定。机体过敏反应强,病变以渗出为主,并可有干酪样坏死及溃疡,为溃疡型肠结核;机体免疫力好,则表现为肉芽组织增生,并可有纤维化,为增生型肠结核。溃疡型和增生型的分类不是绝对的,这两类病理变化常不同程度地同时存在。

(一)溃疡型

此型肠结核多见。肠壁的淋巴组织呈充血水肿等渗出性改变,进而发生干酪样坏死,肠黏膜逐渐脱落而形成溃疡,常绕肠周径扩展,大小深浅不一。溃疡边缘和基底多有闭塞性动脉内膜炎，因此少有出血。受累部位常有腹膜粘连，故很少急性穿孔。晚期可有慢性穿孔，形成包裹性脓肿，并可穿透形成肠瘘。在修复过程中产生肠管的环形狭窄，并使肠段收缩变形，回肠与盲肠失去正常解剖关系。

(二)增生型

病变多局限于回盲部。虽可同时累及邻近的盲肠和升结肠，但多数患者仅一处受累。其病理特征是肠黏膜下纤维组织和结核肉芽肿高度增生，有时可见小而浅的溃疡和息肉样肿物。由于肠壁的增厚和病变周围的粘连，常导致肠腔狭窄和梗阻，但穿孔少见。

【临床表现】

肠结核多见于青少年，女性多于男性。常见临床表现如下。

(一)腹痛

多位于右下腹，反映肠结核多位于回盲部，并可有上腹和脐周的牵涉痛。腹痛性质为隐痛或钝痛，餐后加重，排便后减轻。增生型肠结核并发肠梗阻时，还可有绞痛，伴有腹胀、肠鸣音亢进等。

(二)腹泻和便秘

腹泻是溃疡型肠结核主要临床表现之一，多为水泻或稀便，少有黏液和脓血便及里急后重感。后期病变广泛，粪便可含有少量黏液和脓液，便血仍少见。可间有便秘。腹泻和便秘交替曾被认为是肠结核临床特征，其实是胃肠功能紊乱的一种表现，也可见于其他肠道疾病。增生型肠结核以便秘为主。

(三)腹部肿块

主要见于增生型肠结核。当溃疡型肠结核合并有局限性腹膜炎，病变肠段与周围组织粘连，也可出现腹部肿块。肿块多位于右下腹，固定，质地中等，可有轻度压痛。

(四)全身症状

溃疡型肠结核常有结核毒血症，表现为午后低热、盗汗、消瘦、食欲减退等。此外可同时有肠外结核的临床表现。增生型肠结核少有结核毒血症及肠外结核的临床表现。

并发症见于晚期患者，常有肠梗阻，肠出血、穿孔、肠瘘、局限性脓肿等少见。

【诊断】

肠结核的临床表现及体征均无特异性，确诊不易。华山医院收治的肠结核患者中有82.1%的病例同时具有慢性腹痛和发热，因此对于有以上两个临床表现的患者，应考虑有肠结核的可能。X线检查，包括X线胃肠钡餐造影和钡剂灌肠造影，具有特异性。溃疡性肠结核多表现为X线钡影跳跃现象、病变肠段黏膜紊乱、回肠盲肠正常夹角消失等；增生型肠结核则多表现为钡剂充盈缺损。纤维结肠镜可直接观察到肠结核病灶，并可做活组织检查，有很大的诊断价值。有报告应用聚合酶联反应(PCR)技术对肠结核组织中的结核分枝杆菌DNA进行检测，可提高诊断准确性。化验室检查，如粪便找抗酸杆菌、结核菌素试验以及红细胞沉降率化验等对诊断有一定帮助。一些疑及肠结核的患者，可试行2～3周抗结核的治疗性诊断方法，观察疗效。对于增生型肠结核有时需要剖腹探查才能明确。

【治疗】

肠结核应早期采用敏感药物治疗，联合用药，持续半年以上，有时可长达一年半。常用的化疗药物有异烟肼、利福平、乙胺丁醇、链霉素、吡嗪酰胺等。有时毒性症状过于严重，可加用糖皮质激素，待症状改善后逐步减量，至6～8周后应停药。

手术仅限于完全性肠梗阻、慢性肠穿孔形成肠瘘或周围脓肿、急性肠穿孔或肠道大量出血经积极抢救无效等伴发并发症者，对右下腹块难以与恶性肿瘤鉴别时也可剖腹探查以明确。手术方式根据病情而定，原则上应彻底切除病变肠段后行肠吻合术，曾有肠结核穿孔行修补术后并发肠瘘而导致再次手术的惨重教训。如病变炎症浸润广泛而固定时，可先行末端回肠横结肠端侧吻合术，二期切除病变肠段。手术患者术后均需接受抗结核药物治疗。

第五节 克罗恩病

一、发病机制

克罗恩病(CD)的病因及发病机制至今仍未完全明确，与溃疡性结肠炎(UC)类似，我们探讨在基因学、肠道微生态学、免疫学，以及实验动物模型等方面的研究可以增加我们对疾病发展过程的理解。以下将从几个方面进行阐述。

(一)基因学研究

CD的遗传特性不完全符合孟德尔遗传定律，但是研究表明易感基因在CD的发病过程中有着重要作用。很多证据支持这个观点，如CD发病有家族聚集性及种族差异。我们认为可能存在特殊的基因使人类CD的患病危险增加。可是有学者更倾向于认为CD是一个多基因遗传病，不同个体的基因和CD的临床亚型相关。不管在CD的发病机制中多少个基因涉及在内，承认易感基因在发病中的作用有助于我们明确致病基因谱，这样，我们可以明确每个患者患病的风险及可能干预的措施。

CD亦存在家族聚集现象，在有CD家族史的人群中CD的发病率增高。可是，UC和CD发生在同一个家庭里面的概率比单独发生的概率要高，这提示UC与CD在发病机制上可能有交联。而且有CD家族史的人群患CD的概率比UC家庭史的人群患UC的概率要高，这提示CD与UC相比有更强的基因易感性。最近一些学者致力于研究CD家族史与发病年龄、病变部位，以及病变类型(如炎症、穿孔、梗阻)的关系和疾病的发展过程，其中高达86%的家族患者其病变部位一致，说明基因在此扮演了非常重要的角色。

IBD基因的复杂性在于其不完全外显率及基因的多源性，这使我们对候选基因的识别有一定难度。只要获得亚临床指标，就可以鉴别拥有易感基因但未感染的个体，并且通过同源基因的分层可以有助于寻找IBD的易感基因。在这方面的研究中最令人瞩目的是抗中性粒细胞胞质抗体(p-ANCA)及肠通透性增加。在各种肠炎中，p-ANCA基因在CD中具有最高的特异性及敏感性，尽管在某些CD患者上发现p-ANCA的阳性，可是在CD中p-ANCA的存在很常见。因此，p-ANCA作为一个潜在的CD的易感标志物的作用仍需要进一步验证。

肠道通透性增高是另外一个IBD易感性的亚临床指标。CD患者较UC和正常人群的肠通透性高。Hollander 报告 CD 患者的健康家属的肠通透性增高，提示肠道吸收的缺陷可能是由基因控制的，也有其他研究持相反的观点。根据现有数据，肠道通透性增加的确发生在某些 CD 患者的健康家属上，提示肠道通透性增加可能是 IBD 易感性的亚临床的指标，可以用于分析 CD 患病风险。

与 UC 不同的是，CD 与 HLA 相关性的数据比较少，一些研究显示了在 CD 中 HLA-B44 基因的表达显著提高。从 HLA-DR7、HLA-DR4 及 HLA-DR1 和 HLA-DQB1 * 1502 的结合体中可以找到 HLA-Ⅱ相关性。一部分研究者致力于细胞因子基因的突变或者基因多态性方面的研究，从而明确细胞因子在调节肠道免疫的作用及抗细胞因子治疗的临床效益。IL-1 受体拮抗药(IL-lra)是 IL-1 的天然存在的拮抗药。IL-lra 无效产物的释放可以增加 IBD 中 IL-1 的大量产生，从而导致肠道免疫反应的错误激活，肿瘤坏死因子(TNF-α)也备受关注，Plevy 等证明了特异性 TNF 的微卫星标本与 CD 有很强的关联性，同时也和 HLA-DRl/DQ5 有关。在某些 CD 患者的 HLA 聚集场所中可以高频率地找到 TNF 的微卫星标本。

确定 CD 易感基因的最直接的方法是收集大量的有家族患病史的家族链，寻找易感基因的基因组。一个法国的研究所最近在 53 个至少有 2 名家庭成员是 CD 患者的白人家庭里面展开了基因组的搜索，他们的结果是易感基因位于第 16 号染色体上，而且在第 16 号染色体这个特定的区域内是白介素受体及细胞黏附素基因的所在区域。进一步关于基因位点的研究可能会在 CD 的发病机制这领域中有新的发现。

(二)免疫因素

1.体液免疫　对大肠埃希菌的循环抗体及其他细菌抗原的抗体可在 CD 患者中发现。同时在 CD 患者身上同样可找到牛奶蛋白的抗体和淋巴细胞毒性抗体。然而，这些研究都不能明确解释不同类型及水平的抗体滴度与疾病的临床活动性的特殊相关性。因此，与 UC 的研究类似，这些抗体的存在可能是炎症的预兆表现而不是发病的起始情况。

2.细胞免疫　与外周血相比，黏膜免疫细胞是一个活化的免疫群体。在 CD 固有层单核细胞显示了淋巴细胞活化抗原及免疫活化基因产物的表达增高。有趣的是，CD 和 UC 的固有层单核细胞之间的激活催化剂有不同的反应。在一篇文章里面测量了淋巴细胞因子激活杀伤细胞的过程，单核细胞在 CD 患者中产生促进细胞毒性的作用，但是 UC 患者的黏膜细胞当被相同剂量的 IL-2 诱发后却显得毒性小一点。总之，在 IBD 患者中黏膜免疫细胞的免疫功能及 UC 与 CD 的不同总结如下：在 CD 中 T 细胞独立功能是正常或提高了，但在 UC 中它们是被抑制了。

3.非免疫细胞　它在 CD 中的作用和 UC 中的作用较为相似，在此不再赘述。

4.细胞因子　是一种分泌因子可以影响邻近细胞的作用。大量可以获得的细胞因子及它们对免疫细胞和免疫功能的不同作用使它们在 CD 中细胞因子的角色受到广泛关注。CD 中细胞因子的作用在很多综述中有叙述。值得注意的是，衡量特定的细胞因子与疾病的关系时候要严格规定研究人群的数量，标本的来源(血清或黏膜)，以及指标的类型(蛋白测量或 DNA/RNA 测量)。与 UC 相同，在 CD 发病中起作用的细胞因子可以分为免疫调节因子及促炎症因子。

IL-2 在 IBD 发病机制中被深入地研究，我们发现肠道单核细胞的 IL-2 的蛋白水平降低。

但在活动性 CD 中 mRNA 的水平却提高了。在 UC 及 CD 中其黏膜对 IL-2 反应有差异。如上节所述，CD 黏膜淋巴细胞对 IL-2 的反应增强，但在 UC 中这个反应却减弱。血清及肠道 IL-2 水平提升的发现，尤其在 CD 中，这提供了附加的证据表明 IL-2 在 IBD 中扮演重要角色。

类似 IL-2，IFN-γ 由固有层的单核细胞产生，它在 CD 中比在 UC 中及对照黏膜数量更多。关于其他免疫调节因子如 IL-4、IL-10 的数据相对较少。IL-4 有潜在抗炎作用，以及其黏膜产物可以在蛋白和 mRNA 水平上减少。而且 IBD 黏膜对免疫调节剂 IL-4、IL-10 的反应可能受到破坏。这两种免疫调节因子在 CD 及 UC 中的反应没有区别。最近的报告表明给予 CD 活动期患者补充 IL-10 可以缓解症状，这些现象表明潜在的免疫调节分子可能与 CD 的致病机制相关。

正如预料的是，IL-1 的产物在 IBD 黏膜中大量产生。然而，是这个细胞因子的天然受体抗体（IL-lra）而不是它的可吸收水平在 IBD 的发病机制中有重要作用，因为在黏膜 IL-1 和 IL-lra 之间处理平衡。这种平衡状态导致抗炎能力的缺陷从而形成慢性炎症。

TNF-α 是一个潜在的促炎症细胞因子，它有广泛破坏组织的特性，我们可能会猜想在 CD 中 TNF-α 的水平会增高。然而令人吃惊的是，这个细胞因子很难检测到。在儿童 CD 患者中发现 TNF-α 在粪便的水平与疾病活动情况有关。在难治性 CD 治疗中处理 TNF-α 单克隆抗体的报告表明虽然在检测方面存在困难，TNF-α 很有可能在肠道免疫方面有重要作用。

花生四烯酸的代谢产物也是 CD 发病过程中的炎症介质。花生四烯酸的代谢产物主要是前列腺素及白三烯，这两种产物主要通过增加血管的通透性及舒张性，趋化中性粒细胞，促进血小板聚集，肌肉收缩及促进分泌电解质等途径来介导炎症反应。研究表明红肿的黏膜可以产生类十二烷酸，导致十二烷酸水平增高。虽然和肠道炎症相关的花生四烯酸及其代谢产物是一种非特异性的炎症情况，但是 CD 与 UC 相比花生四烯酸的分布并不同。在 UC 患者中，前列腺素 E2 及血管收缩素 B_2 水平大大提高。临床经验表明，给予 CD 患者鱼肝油治疗可以减少疾病的复发率，这可能提示调节花生四烯酸的代谢产物可能对 IBD 患者有好处。

其他生长因子包括 TGF-α、TGF-β、IGF、FGF 等在 IBD 中黏膜损伤中有重要作用。这些肽类物质对肠道黏膜的上皮细胞及单核细胞均有作用，它们通过刺激上皮细胞增殖分化保持肠道黏膜的完整性，这是修复过程的重要环节。一些 CD 肠道损伤模型的研究表明生长因子如 KGF 可以促进黏膜保护作用。三叶肽、FGF、KGF 在 IBD 的组织中均大量释放，而且 IBD 组织中，TGF-α 和 TGF-β 的表达是不同的，提示在上皮增生中 TGF-α 的作用及在上皮细胞损伤后修复中 TGF-β 的作用。以上数据指出，在 IBD 发病机制中，我们除了研究黏膜的压力性损伤以外，还要注意在损伤中也有修复，两者的动态平衡值得我们关注。中性粒细胞及巨噬细胞渗入到肠道黏膜，这是活动性 IBD 的特征。这些细胞除了释放水解蛋白酶以外，还产生活性氧代谢物（ROM）及氮氧化物（NO），两者均是炎症介质。CD 患者中产生大量的 ROM，但只有 UC 患者中发现 NO 的合成增加，CD 未见此现象。

很多 IBD 患者会觉得病情与心理压力的改变有关系。虽然具体的证据依然缺乏，可是我们认为神经系统可以影响免疫系统，而且神经、内分泌及免疫系统通过神经肽、激素及细胞因子互相作用。虽然在 IBD 中肠神经系统的紊乱已经被报道，可是这些改变如何影响中枢神经的免疫作用依然未知。

(三)肠道微生物学和微生态

1.*细菌*　目前肠道部分的异常菌落已经被认识,厌氧菌落的培养证明,与正常对照组相比,CD中有更多的G^+的球杆状菌落及G^-杆状菌落。在CD患者中没有一个单独的细菌病原被分离,不过在一部分CD患者的黏膜培养可以得到不寻常的缺乏细胞壁的L细菌。在母体菌落的突变型中发现了假单胞菌、大肠埃希菌、葡萄球菌等。CD患者血清抗体滴度有所增高,从而可以更好地抵抗细菌抗原,这可能是上皮细胞损伤的继发作用。虽然在CD中特定的细菌抗原仍未明确,但值得记住的是,正如在幽门螺杆菌的发现之前溃疡是不认为由于感染所导致的一样,我们也不能完全否定微生物感染在IBD发病机制中的作用。

1913年,Dalziel总结了CD与Johne病的发病机制的相似点,Johne病是由于感染了类结核分枝杆菌后分枝杆菌长期作用导致的。20世纪70年代后,Chiodini和他的同事在一部分CD患者上分离培养了结核分枝杆菌。由于结核分枝杆菌对培育环境要求很高,因此它的培养成功率很低。在过去数年里,研究者致力于借助精密的分子生物学技术把CD与结核分枝杆菌联系起来。一个特异的分枝杆菌DNA的插入序列——IS900,在M结核分枝杆菌的基因组里面被发现了,现在已经被克隆,而且经过PCR技术已用于CD肠道标本的标记。3%～65%的CD组织中可以发现IS900。M结核分枝杆菌是CD发病中的重要因素还是一个不相关的微生态菌群仍然不能确定,因此,用抗结核分枝杆菌去治疗CD患者可能不是一个值得的治疗方法。

2.*病毒*　最近,Wakefield和他的同事发表了几篇文章,认为CD可能与潜在的麻疹病毒感染有关系。我们设想由于长期的肠系膜血管炎导致胃肠道黏膜多灶性的缺血梗死,从而导致CD。这些损伤组织在电子显微镜观察下与副黏病毒损伤类似,通过免疫组织化学染色及体内麻疹病毒的杂交结果也同样支持以上观点。流行病学数据亦支持CD与麻疹病毒感染有关系。Wakefield和他的同事的假设无疑是令人鼓舞的,可是更多的工作需要我们去完成从而更准确地支持或否决这样的假设。

3.*酵母菌*　虽然传统的真菌感染没有被认为是病因机制的一种,但最近有学者表明酵母菌可能在CD的发病机制中有重要作用。CD患者对酵母菌的反应表现为核周淋巴细胞的增多,酵母细胞壁可能选择性的激活局部或系统的免疫反应。其他学者认为这可能不是CD特有的免疫应答,在其他肠道疾病中也有发现类似情况。

4.*细菌产物*　细菌产物在UC和CD发病中作用较为相似。

5.*饮食因素*　饮食因素在CD中的作用。

6.*动物模型*　IBD的复杂性及人类遗传学的限制使我们对IBD的致病机制及组织损伤的机制的研究步步维艰。我们通过动物实验模型可以深入研究疾病发病的起始原因,炎症反应中各种成分如何交互反应,以及分析不同的免疫因素和基因如何决定易感性等。理想的动物模型在发病因素、病理、病理生理,以及临床发现方面应与人类一致,可是我们找不到这样的模型,至今我们做出的只是很少的而且是初步的动物模型。过去10年里,很多种类的动物模型不断被研发,这是我们可以更深入地透过动物模型研究IBD的炎症反应机制。最有价值的动物模型是那些容易诱导的、可复制的、便宜的,以及与人类有相同免疫系统和基因背景的。但是动物模型的选择是基于我们研究试验的目的需要,制作CD的动物模型包括外源性诱导和分子生物学手段诱导。

有几个动物模型被广泛利用，但是最简单的动物模型就是腔内注射乙酸导致的急性炎症反应模型。最起始的损伤是上皮细胞的坏死，接着是黏膜及黏膜下的炎症。这个非特异性的急性炎症可以通过一系列的抗炎途径阻止，如阻滞白细胞趋化，阻碍中性粒细胞回巢，清除活性氧化产物，前列腺类似物的抑制剂等，继发的炎症反应包括腔内细菌的繁殖，以及由 PG-PS 产生的炎症。这个急性炎症反应的模型容易复制而且便宜，可以用于各种动物身上。在这个模型中柳氮磺胺吡啶及激素的治疗作用对于研究新的治疗方法及评估炎症过程中腔内因素有重要作用。但是，它缺乏长期慢性的免疫损伤，这限制了它跟人类 IBD 的一致性。

Sartor 和他的同事通过把纯化链球菌细胞壁产物（PG-PS）注入大鼠肠道壁内的方法建立起自发的急性肉芽肿性慢性肠炎模型。肠道炎症的基因易感性值得我们关注：Lewis 大鼠诱发了严重的系统性疾病包括肠炎、关节炎、肝炎、贫血及白细胞增多症，但是 Sprague-Dawley 大鼠却诱发了顽固的肠炎，但是没有关节炎或肝炎。与人类 IBD 相似，IL-lra/IL-l 比率可能是由基因决定的，它在易感群体中比值降低。这些研究提示正常菌落的产物可以诱导易感宿主的肠道肉芽肿性炎症反应及肠外症状，这与 CD 类似。

分子生物学可使大鼠里 HLA-B27 和 β_2-微球蛋白分子交互传染导致包括小肠多器官炎症的产生。这个模型代表了系统性疾病及继发肠道损伤。IL-10 缺乏的小鼠可产生类似 CD 的结肠炎与小肠结肠炎。

总之，得益于现代科学的研究方法，过去 10 年里面关于 IBD 发病机制的研究所取得的成就比既往几十年都要多。可是我们仍然不明确 IBD 的确切发病因素及炎症持续的机制，但一部分的证据和研究结果我们已经掌握。首先，易感性、起始性及调节性的免疫基因分布已初步明确。往后的研究将继续关注各种相关的不同基因及基因与环境的相互作用对疾病发病的决定作用。其次，周围环境，尤其是肠道菌落的作用与以前认识的相比较显得更为重要。IBD 实验性无菌动物模型，涉及全部或部分菌落试验，以及抗生素在缓解病情的作用，这些研究都关注于作为调节剂的正常微生物体的作用。这个观点将来有可能因为发现特定的直接导致 UC 或 CD 的菌落而改变。再次，黏膜免疫系统是肠道免疫损伤的中心免疫系统。它的机制紊乱或长期活动导致慢性的组织损伤反应是复杂的，但最主要的控制手段肯定是有限的。它们一旦被认识，这些免疫因素都将成为病理生理控制的手段。最后，几个可重复的通过控制环境因素或由已知的效应细胞诱导的动物模型的建立使我们可以更深入地研究 IBD 的发病机制。很多新发现将会在不久的将来通过这些动物模型的研究中获得。一旦关于这些方面的知识被整合，我们将会对 IBD 的发病机制有更进一步的理解。

二、病理学特征

CD 又称局限性回肠炎、局限性肠炎、节段性肠炎和肉芽肿性肠炎，是一种原因不明的肠道炎症性疾病。CD 在整个胃肠道的任何部位均可发生，但好发于末端回肠和右半结肠，也可涉及阑尾、直肠、肛门。受累肠的病变分布呈节段性，与正常肠黏膜的分界清楚。以腹痛、腹泻、肠梗阻为主要症状，且有发热、营养障碍等肠外表现。病程多迁延，常有反复，不易根治。

(一)病理变化

1.大体形态　CD可累及小肠和结肠,其最早、最明显的损害是细小而边界清楚的黏膜溃疡,称为"阿弗他"溃疡(或鹅口疮样溃疡),常呈多灶性分布,这是在黏膜淋巴小结上形成的溃疡,如手术切除缘附近有这种小溃疡,则可称为以后复发的病理基础。病灶呈节段性,病灶间被正常黏膜分隔。随着溃疡不断扩展融合,小的斑片状逐渐形成连续的大片溃疡,切开肠管标本可见溃疡呈匐形状或裂隙状,将肠黏膜分割,呈现出鹅卵石样外观。CD的溃疡既可以是浅表的,也可以深及固有肌层,甚至形成瘘管或窦道,此时,浆膜脂肪可包绕肠管表面,使浆膜面模糊,形成"脂肪外套"。病变累及肠壁全层是CD的另一特点,肠壁各层炎症浸润、纤维组织增生使肠壁增厚变硬,可呈水管样或铅管样肠腔狭窄,这种狭窄的长度小,数厘米至10cm。狭窄处肠壁弥漫性增厚,管腔狭窄。

2.镜下观察　病变复杂多样,主要包括结节病样肉芽肿、裂隙溃疡形成和肠壁各层炎症病变。裂隙状溃疡表面被覆坏死组织,其下肠壁各层可见大量淋巴细胞、巨噬细胞与浆细胞浸润称为穿壁性炎症,可见淋巴组织增生并有淋巴滤泡形成,约50%以上病例出现结核样肉芽肿,但无干酪样坏死改变。结节病样肉芽肿又被称为非干酪样结核样肉芽肿,由类上皮细胞和多核巨细胞构成,可以发生于肠壁各层,也可见于附近的淋巴结、肠系膜及肝脏。当肉芽肿内出现干酪样坏死时,必须考虑结核病的诊断。结节病样肉芽肿与结核结节的区别在于前者无干酪样坏死,体积小而孤立,周围淋巴细胞套薄而不显。肉芽肿的巨细胞质内常可找到Schaumann小体。小肠和大肠CD肉芽肿少,而直肠和肛门CD肉芽肿较多;病程长者肉芽肿少。结节病样肉芽肿是CD较具特征性的病理改变,事实上,部分CD缺乏这种特征性病变,仅表现为非特异性全壁炎。因此,肉芽肿是CD的早期改变。直肠或肛门常是最早发现CD病变的部位,肛门、直肠活检或其他部位活检诊断CD,需找到肉芽肿才具有诊断意义。

裂隙溃疡可见于约30%的CD患者。溃疡呈缝隙状,有时可呈分枝状,深达黏膜下层甚至深肌层,是CD发生穿孔和瘘管的病理基础。轻症患者病变肠段黏膜可仍正常或轻度充血,或可有纵行线状溃疡。严重患者黏膜结构则遭破坏,可见多发性溃疡,仅残留小岛状正常黏膜。深溃疡或裂缝可深入到增厚并水肿的黏膜下层,有时则可贯通至浆膜表面。裂隙状溃疡的内壁为炎性渗出物和肉芽组织,该溃疡虽也可见于溃疡性结肠炎和肠结核急性期,但前者浅表,而后者数量很少。因此,裂隙状溃疡对CD有一定的诊断价值。

肠壁各层炎症病变是CD普遍的组织学改变。在早期,炎症累及淋巴滤泡表面的被覆上皮,引起局部组织坏死和溃疡形成。伴随炎症的发展,固有膜内淋巴组织增生,黏膜下慢性炎细胞浸润(淋巴细胞、浆细胞、单核细胞、嗜酸性粒细胞和肥大细胞),最后肠壁各层受累。受累肠壁表现为水肿、淋巴管扩张、淋巴组织增生和纤维组织增生,以黏膜下层和浆膜层更明显。CD有淋巴管闭塞、淋巴液外漏、黏膜下水肿、肠壁肉芽肿性炎症等一系列病理特征。在淋巴和小血管周围可形成淋巴样聚积,这种淋巴聚积可分布于肠壁的任何部位,但多见于黏膜下,可见大量淋巴细胞形成结节,并有生发中心,中性粒细胞则易侵犯隐窝,常导致隐窝炎和隐窝脓肿,是活动性病变的标志。隐窝炎症性受损(隐窝炎)和隐窝脓肿,可发展为极小的局灶性口疮样溃疡,溃疡往往发生在淋巴聚积的上方。CD隐窝脓肿的分布比溃疡性结肠炎更局限。有些病例,上述病变消退,但在其他病例中,炎症过程发展为巨噬细胞和其他炎症细胞的侵入和增生，有时形成非干酪样坏死性肉芽肿，伴有多核巨细胞。随着病变的发展，CD表现为全壁性肠炎。肠黏膜面有多个沟槽样或裂隙状纵形溃疡，可深达肌层，并融合成窦道，有时见散在的炎性息肉。由于黏膜下层水肿与炎症细胞浸润，使黏膜隆起呈铺路卵石状。受累肠段因浆膜有纤维素性渗出，常和邻近肠段、其他器官或腹壁粘连。肠壁的肉芽肿性病变及纤维组织增生使肠壁皮革样增厚、肠腔狭窄。

3.结肠镜下病理变化　结肠镜下可观察到CD不同病期、多种形式的表现。早期血管减少，甚至消失；黏膜苍白，浅表、针尖样或小圆形口疮样（阿弗他）溃疡，周围充血；溃疡呈跳跃性分布，进一步进展溃疡变大变深，成为圆形或卵圆形状，表面覆盖黄白状物，边界清晰，周围黏膜大致正常。更重时，溃疡增大加深，呈匐行状，纵长形，边缘增厚；黏膜水肿区域不规则。这种裂隙状溃疡使黏膜分隔，以及水肿使正常黏膜抬起，呈低平隆起，顶面圆钝，侧面呈半球形，周围有溃疡包绕，呈现结节隆起，大小不等，呈所谓的“卵石征”。上述侵袭与破坏性病变在修复与增殖期中，可分别形成假息肉或黏膜桥。后期肠壁广泛纤维化，造成阶段性狭窄，回盲瓣变形。归纳CD结肠镜检查特点：①病变多样性，即亚急性、慢性炎症的不同病期的病变交替与重叠存在，既可见破坏性（溃疡等），也可见修复机增殖性（卵石征、假息肉与狭窄等）病变；②病变多部位性，即病变可位于胃肠道任一部位，结肠多与其他部位同时受累；③溃疡形态不一，裂隙状溃疡为其特点；④病变节段性或区域性分布。

（二）病变分布

CD一般累及远端小肠和（或）结肠，倾向于局灶性或节段性分布，直肠常不受累。另外，CD还可累及自口腔肛门消化道的任何部位，最常见的病变部位为末段回肠和近段结肠。病灶限于结肠部位的CD最难与溃疡性结肠炎鉴别，但这部分CD患者在疾病的分布上与溃疡性结肠炎仍有不同。溃疡性结肠炎呈连续性病变，而CD的病变呈节段性，溃疡相距数厘米，由正常肠黏膜相隔。然而，CD的活动性病变可分别限于升结肠和降结肠，而横结肠则可以完全正常。另外，CD很少累及直肠，而溃疡性结肠炎则常累及直肠。

三、诊断与鉴别诊断

CD是一种病因未明的胃肠道慢性炎性肉芽肿性疾病，病变多见于末端回肠和邻近结肠，但从口腔至肛门各段消化道均可受累，呈阶段性或跳跃性分布。临床上以腹痛、腹泻、腹块、瘘管形成和肠梗阻为特点，可伴有发热、营养障碍等全身表现及关节、皮肤、眼、口腔黏膜、肝等肠外损害。本病有终身复发倾向，重症患者迁延不愈，预后不良。发病年龄多在15～30岁，但首次发作可出现在任何年龄组，男女患病率近似。

（一）临床表现

CD的症状多种多样，慢性腹泻是最常见的临床表现，其他常见症状有腹痛、腹部包块、瘘管形成，以及乏力、纳差、发热、体重减轻等。当患者，尤其是年轻患者出现这些症状时应注意考虑CD的可能。

1.消化系统表现

（1）腹痛：常见，腹痛部位常与本病病变部位一致。腹痛多位子右下腹或脐周，间歇性发作,常为痉挛性阵痛,多于进餐后加重,排便或肛门排气后缓解。腹痛的发生可能与进餐引起胃肠反射或肠内容物通过炎症、狭窄肠段,引起局部肠痉挛有关。亦可由部分或完全性肠梗阻引起,此时伴有肠梗阻症状。出现持续性腹痛和明显压痛,提示炎症波及腹膜或腹腔内脓肿形成。全腹剧痛和腹肌紧张,提示病变肠段急性穿孔。

(2)腹泻:慢性腹泻是CD,最常见的临床症状,85%的CD患者在急性期出现大便次数增多,粪质变稀,如持续超过6周,则自限性感染性腹泻可能性不大,应高度注意CD的可能。腹泻先是间歇性发作,病程后期转为持续性,亦有大便习惯改变,如便秘、腹泻与便秘交替。腹泻主要由病变肠段炎症渗出、蠕动增加及继发性吸收不良引起。粪便多为糊状,一般无黏液和脓血,当病变累及下段结肠或肛门直肠者,可有黏液血便及里急后重感。

(3)腹部包块:见于10%～20%的CD患者。由于肠粘连、肠壁增厚、肠系膜淋巴结肿大、内瘘或局部脓肿形成所致。多位于右下腹与脐周,其边缘一般不清楚,质地中等,压痛明显,固定的腹块提示粘连,多已有内瘘形成。

(4)瘘管形成:是CD特征性临床表现,因炎症累及肠壁全层并穿透至肠外组织或器官而成。国外文献报道,瘘的发生率为26%～48%。分为内瘘和外瘘,前者可通向其他肠段、肠系膜、膀胱、输尿管、阴道、腹膜后等处,后者通向腹壁或肛周皮肤。瘘管形成后部分患者可无症状,仅于X线钡餐检查或腹部手术探查时偶然发现。肠段之间的内瘘形成可导致腹泻加重、营养不良及全身情况恶化。肠瘘通向的组织与器官因粪便污染可引起继发性感染,亦可引起腹内脓肿;外瘘或通向膀胱、阴道的内瘘,可见有粪便或气体排出。

(5)肛门周围病变:包括肛周瘘管、脓肿及肛裂等病变。有结肠受累者较多见,可为CD首发或突出的临床表现。约10%的CD患者首诊时有肛周瘘管。

(6)消化道其他症状:有食欲缺乏、畏食油腻、腹胀等。恶心和呕吐常为晚期或并发肠梗阻的症状。

2.全身表现　CD的全身表现较多且较明显,常见的有发热、体重减轻或消瘦、贫血等,且多见于中度至重度患者。

(1)发热:为常见的全身表现之一,与肠道炎症活动及继发感染有关。间歇性低热或中度热常见,少数呈弛张高热伴毒血症。少数患者以发热为主要表现,发生于消化道症状出现之前。

(2)营养障碍:由慢性腹泻、食欲缺乏及慢性消耗等因素所致。主要表现为体重下降,可有贫血、低蛋白血症和维生素缺乏等表现。青春期前患者常有生长发育迟滞。

3.肠外表现　CD的肠外表现较多,如结节性红斑、坏疽性脓皮病、嘴唇水肿样/溃疡样病变、鹅口疮、牙龈黏膜和颊黏膜溃疡、葡萄膜炎和虹膜炎、关节病变(关节痛和关节炎)、骶髂关节炎、肝脏脂肪样变、骨质疏松和骨质疏松症等。据报道CD患者肠外表现据报告高达30%。CD患者中当病变累及结肠时肠外表现最常发生,其中以肌肉骨骼系统的异常最为常见。

(二)内镜检查

1.结肠镜　是诊断CD最重要的手段,结肠镜检查应达末端回肠。典型CD内镜下肠道表现为节段性、非对称性的黏膜炎症、小而深的阿弗他溃疡和纵形溃疡。病程较长时,于回肠末端可见鹅卵石样改变,可有肠腔狭窄和肠壁僵硬等,尚可见结肠黏膜广泛的再生性增生(息肉样病变)。

2.染色内镜 对CD的诊断意义如UC。

3.胶囊内镜 胶囊内镜与其他检查比较的优点是非侵袭性、无痛舒适,可以直接观察到整个小肠表面的黏膜病变、部位及病变范围。胶囊内镜扩展了传统内镜的视野范围,能发现传统内镜及放射学检查可能遗漏的小肠病变,在发现小肠病变,特别是早期损害上及黏膜表面的病变意义重大。胶囊内镜在发现小肠病变上比MR或CT的敏感性要高,但由于其在超过10%的健康患者中亦可发现黏膜中断及糜烂。因此,胶囊内镜并不能作为CD诊断的独立依据。

4.小肠镜 目前主要有双气囊小肠镜及单气囊小肠镜。双气囊肠镜(DBE)比放射学检查在发现小肠病变上具有更高的敏感性,其最主要的优势是可以取活检及采取一些进行治疗措施。DBE检查并发症发生率高,有研究报告,178例接受DBE检查中发生穿孔2例(1.12%),86%不能达到观察全小肠的目的。单气囊小肠镜(SBE)具有观察范围大、图像清晰、视野控制自如等优点。但最近德国学者对比DBE与SBE的一项前瞻性研究显示,SBE除在术前准备时间及经口进镜操作时间上较DBE有优势外,在完成全小肠检查率方面仍劣于DBE。

5.超声内镜 有助于确定病变的范围和深度,发现腹腔内肿块或脓肿。

6.如有上消化道症状 应行胃镜检查。主要病变位于食管、胃、十二指肠的溃疡,溃疡多较大、深,周边常有增生改变,发生于十二指肠的溃疡易引起梗阻,对常规抑酸治疗反应较差。

(三)病理组织学检查

1.黏膜活检 内镜下取活检最好包括炎症和非炎症区域,以确定炎症是否节段性分布。病变部位较典型的改变:①非干酪性肉芽肿,主要有类上皮细胞构成,周围淋巴细胞套薄而不显,可以有或没有多核巨细胞,无干酪样坏死,可存在肠壁黏膜至浆膜的各层,是CD具有特征性的病理改变;②阿弗他溃疡;③裂隙状溃疡,呈刀切样纵行裂隙,溃疡窄而深,可穿通肠壁各层,是CD并发肠瘘的病理基础;④固有膜慢性炎性细胞浸润、腺窝底部和黏膜下层淋巴细胞聚集;⑤黏膜下层增宽;⑥淋巴管扩张;⑦神经节炎;⑧隐窝结构大多正常,杯状细胞不减少等。非干酪性肉芽肿是诊断CD的主要标准之一,但活检标本中该病变发现率仅为15%~36%。

2.手术切除标本 大体标本中可见肠管局限性病变、节段性损害、鹅卵石样外观、肠腔狭窄、肠壁僵硬等特征。病变肠段镜下可见穿壁性炎症、肠壁水肿、纤维化及系膜脂肪包绕等改变,局部淋巴结亦可有肉芽肿形成。手术切除标本中肉芽肿病变发现率达40%~60%。

(四)影像学检查

1.钡剂造影 可行胃、小肠钡剂造影及钡剂灌肠。活动期CD可见小肠或大肠黏膜皱襞粗乱、裂隙状、带状或纵形溃疡、鹅卵石症、假息肉、多发性狭窄、瘘管形成等X线征象,病变呈节段性分布。由于病变肠段激惹及痉挛,钡剂很快通过而不停留该处,称为跳跃征;钡剂通过迅速而遗留一细线状影,称为线样征,该征亦可能由肠腔严重狭窄所致。由于肠壁深层水肿,可见填充钡剂的肠袢分离,但其不能很好地显示肠壁的受累程度及肠外并发症。

2.经腹超声 超声检查可发现肿大的淋巴结、脓肿、结节甚至瘘管。由于其具有无创、可多维观察病灶、简便易行和价格低廉的特点,在CD这一需终身随访、多次复查的疾病中的诊断价值及优势明显。欧洲和北美国家已把超声检查纳入为CD的常规检查,作为CD首选的筛查和随访手段。常规超声及口服造影剂超声造影诊断CD的敏感性分别为91.4%和

96.1%，而对肠道狭窄病变的诊断敏感性则分别为74%和89%。超声检查的缺点是结果判断带有一定的主观性，采用计算机软件对观察结果进行定量处理可望提高对CD活动性判断的准确性。

3.腹部CT　多层螺旋CT扫描速度快，肠腔蠕动和呼吸运动伪影的影响小，重建和后处理功能提高了CT在肠道病变的诊断作用。有报告螺旋CT诊断CD敏感性和特异性分别达到94%和95%。CTE通过口服对比剂，使肠管充分充盈扩张，然后进行多层螺旋CT扫描，进一步提高了对小肠病变的诊断能力，不仅可以显示肠腔黏膜病变，对肠壁厚度进行测量，还可以显示肠壁及肠腔外病变，发现内镜难以发现的瘘管、脓肿等。静脉内注射对比剂后肠壁的分层强化可以区分水肿和炎症活动，木梳征提示肠腔周围的充血和肠壁的炎症。

4.磁共振成像(MRI)　MRI是诊断肛门直肠瘘管和脓肿的主要手段。发现肛门瘘管的影像学证据对CD的诊断及指导治疗降低复发具有重要意义。

5.直肠超声　可替代MRI评估肛周病变。它可以区别简单或复杂瘘管，以及评估瘘道与括约肌的关系，对肛周脓肿亦有很高的敏感性。但该项检查的准确性与专业内镜医师的技术水平高低密切相关。

(五)实验室检查

CD目前没有特异的实验室检查诊断标准。实验室检查的主要价值在于排除感染性肠炎，确定活动性炎症的存在和活动程度，便于指导治疗方案的制定、疗效评估和判断预后等。

1.血液检查　白细胞、血小板计数及急性反应性蛋白增加(如C反应蛋白，CRP/高敏C反应蛋白、HSCRP)提示疾病活动明显。初发CD患者中超过95%的患者可出现炎症活动指标的异常。CRP与CD活动性密切相关。由炎症活动引起的血小板计数升高需密切关注，血小板血栓并发症可发生于1%～6%的IBD患者，且多为深静脉血栓(＞60%)。疾病持续性活动的CD患者常有贫血，且贫血的程度和炎症活动相关。此外，尚需定期查肝功能及胆汁淤积指标(碱性磷酸酶、γ-谷氨酰基转移酶、胆红素)。低白蛋白血症提示严重的蛋白丢失或吸收不良。维生素和微量元素水平的评估只用于并发症的鉴别诊断。慢性腹泻患者还需评估甲状腺功能。

2.粪便检查　病原体包括细菌、病毒、寄生虫及其虫卵，以及艰难梭菌毒素的检测对鉴别CD和感染性肠炎是必需的。粪便钙卫蛋白检测有助判断肠道炎症的存在，并反映疾病的活动性。

3.血清标记物检测　抗酿酒酵母抗体(ASCA)阳性可见于35%～50%的CD患者。有报告将ASCA的免疫球蛋白IgA、IgG两个亚型结合起来诊断率可接近100%，而当CD患者出现pANCA阳性时提示病变仅局限于大肠。ASCA、大肠埃希菌外膜孔蛋白C抗体(OmpC)、鞭毛蛋白抗体、I2抗体在CD中呈现不同程度的阳性，如超过50%的CD患者可出现I2抗体及OmpC抗体阳性。最近发现的一些新的抗微生物多糖抗体，如ALCA、ACCA、AMCA、gASCA、Anti-L，An-ti-C均属于这一家族的成员，有报道认为这些联合应用这类新的血清标记物可提高对CD诊断的敏感性和特异性、预测疾病复发及并发症的发生，并能评估预后及预测对治疗的反应。

（六）诊断

CD诊断的"金标准"尚未建立，目前各种国内外指南均无提及CD诊断的绝对标准，需排除其他可引起类似症状的疾病，如慢性肠道感染、肠道淋巴肿瘤、缺血性肠炎等，并结合患者临床表现和上述各项检查结果进行综合判断。我国炎症性肠病协作组提出了对我国炎症性肠病诊断治疗规范的共识意见可作为临床工作中采用规范程序对CD进行诊断的依据，诊断标准如下。

1.临床表现　慢性起病、反复发作的右下腹或脐周腹痛、腹泻，可伴腹部肿块、梗阻、肠瘘、肛门病变和反复口腔溃疡，以及发热、贫血、体质量下降、发育迟缓等全身症状。阳性家族史有助于诊断。

2.影像学检查　胃肠钡剂造影，必要时结合钡剂灌肠。可见多发性、跳跃性病变，呈节段性炎症伴僵硬、狭窄、裂隙状溃疡、瘘管、假息肉及鹅卵石样改变等。腹部超声、CT、MRI可显示肠壁增厚、腹腔或盆腔脓肿、包块等。

3.肠镜检查　结肠镜应达末段回肠。可见节段性、非对称性的黏膜炎症、纵形或阿弗他溃疡、鹅卵石样改变，可有肠腔狭窄和肠壁僵硬等。胶囊内镜对发现小肠病变，特别是早期损害意义重大。双气囊小肠镜更可取活检助诊。如有上消化道症状，应行胃镜检查。超声内镜有助于确定范围和深度，发现腹腔内肿块或脓肿。

4.黏膜组织学检查　内镜活检宜包括炎症与非炎症区域，以确定炎症是否节段性分布；每个病变部位至少取2块组织。病变部位较典型的改变：①非干酪性肉芽肿；②阿弗他溃疡；③裂隙状溃疡；④固有膜慢性炎细胞浸润、底部和黏膜下层淋巴细胞聚集；⑤黏膜下层增宽；⑥淋巴管扩张；⑦神经节炎；⑧隐窝结构大多正常，杯状细胞不减少。

5.切除标本　可见肠管局限性病变、节段性损害、鹅卵石样外观、肠腔狭窄、肠壁僵硬等特征，镜下除以上病变外，病变肠段更可见穿壁性炎症、肠壁水肿、纤维化及系膜脂肪包绕等改变，局部淋巴结亦可有肉芽肿形成。

在排除肠结核、阿米巴痢疾、耶尔森菌感染等慢性肠道感染、肠道淋巴瘤、憩室炎、缺血性肠炎、白塞病及UC等基础上，可按下列标准诊断：①具备上述临床表现者为临床疑诊，安排进一步检查。②同时具备上述第1、2、3项特征者，临床可拟诊为本病。③如再加上第4或第5项病理检查，发现非干酪性肉芽肿与其他1项典型表现或无肉芽肿而具备上述3项典型组织学改变者，可以确诊，即强调临床拟诊，病理确诊。④在排除上述疾病后，亦可按世界卫生组织（WHO）结合临床、X线、内镜和病理表现推荐的6个诊断要点进行诊断，但由于这些条件在临床上难以满足，使该诊断标准应用受限。⑤初发病例、临床与影像或内镜及活检改变难以确诊时，应随访观察3～6个月。如与肠结核混淆不清者应按肠结核做诊断性治疗4～8周，以观后效。

CD完整的诊断包括疾病的临床类型、严重程度（活动性及严重程度）、病变范围、肠外表现及并发症。

（1）临床类型：早在1975年Farmer等已对CD进行临床分型，该分型因欠准确，目前已被弃用。1998年提出了维也纳分型，该分型包括初诊年龄（以40岁为界）、疾病部位（包括末段回肠、结肠、回结肠、上消化道）及疾病行为3个方面。末段回肠病变指病变肠段局限于小肠下

1/3 伴或不伴有盲肠受累。结肠病变是指介于盲肠与直肠之间的肠段受累而无小肠或上消化道病变。回结肠病变是指末段回肠及介于盲肠与直肠之间的肠段受累。上消化道病变是指病变位置在末段回肠以上部位，不论其他肠段有无病变。疾病行为包括炎症型、狭窄型及穿透型。2005 年在维也纳分型的基础上做出了一些改进，形成了蒙特利尔分型，然而，这些分型仍没有得到专家的普遍认可，在临床治疗、临床试验中的应用有限，因此，克罗恩病的分型仍有待进一步改进。

(2)严重程度：CD 的严重程度可根据临床表现作出判断，如全身症状、腹泻、腹部压痛、腹部包块和梗阻等情况。无这些临床表现的患者为轻度，出现明显症状、体征或并发症者为重度，介于轻重度之间的则为中度。CD 的活动度则可通过计算 CD 活动指数(CDAI)进行评估。CDAI＜150 分为缓解期，≥150 分活动期，其中 150～220 分为轻度，221～450 分为中度，＞450 分为重度。

(3)病变范围：CD 可以累及全消化道，依据内镜及影像学检查的结果可分为小肠型、结肠型、回结肠型。如有其他部位的消化道受累，如食管、胃等，亦应注明。受累范围超过 100cm 的属于广泛型。

(4)肠外表现及并发症：CD 的肠外表现可累及口、眼、关节、皮肤、泌尿及肝胆等系统；并发症可有肠梗阻、出血、肠穿孔、瘘管、炎性包块或脓肿等，应分别在诊断中注明。

(七)鉴别诊断

1.CD 与肠结核的鉴别　诊断 CD 应首先排除肠结核。肠结核患者既往或现有肠外结核史，临床表现少有肠瘘、腹腔脓肿和肛门病变，内镜检查病变节段性不明显、溃疡多为横形，浅表而不规则。组织病理学特征对鉴别诊断最有价值，肠壁和肠系膜淋巴结内大而致密且融合的干酪样肉芽肿和抗酸杆菌染色阳性是肠结核的特征。不能除外肠结核时应行抗结核治疗。亦可行结核菌培养、血清抗体检测或采用结核特异性引物行 PCR 检测组织中结核分枝杆菌 DNA。

2.CD 与白塞病的鉴别　推荐白塞病国际研究组的诊断标准：①反复发生口腔溃疡，过去 12 个月内发病不少于 3 次；②反复发生生殖器溃疡；③眼病；④皮肤病变；⑤皮肤针刺试验阳性(无菌穿刺针刺入患者前臂，24～48h 出现＞2mm 的无菌性红斑性结节或脓疱)。确诊需有①加其他两项特征。

3.其他需鉴别的疾病　包括缺血性结肠炎、显微镜下结肠炎、放射性肠炎、转流性肠炎、药物性肠病(如非甾体抗炎药)、嗜酸细胞肠炎、恶性淋巴瘤和癌等。对于一些难以与 CD 鉴别的疾病，应密切随访观察。

四、克罗恩病的外科治疗

CD 临床病理特征上述章节已经阐述，病因目前尚不明确，内外科治疗的选择以及治疗效果取决于其 CD 的分型。与溃疡性结肠炎不一样(部分溃疡性结肠炎患者可手术治愈)，CD 的手术治疗常常仅是对其并发症进行处理，且术后疾病复发率相当高，并不能治愈疾病本身。对 CD 的治疗，目前着眼于有效控制疾病发作和维持缓解。传统治疗 IBD 的三大类药物(如氨基水杨酸制剂、糖皮质激素、免疫抑制药）的研究取得了极大发展，目前仍是治疗 CD 最常用药物。随着对 CD 发病机制的深入研究，特别是遗传、免疫学、细胞分子生物学方面的重大进展，其治疗发生了重大的变化，许多治疗 IBD 的新型药物如生物制剂开始应用于临床。尽管如此，仍有近 70％的 CD 最终需要外科手术干预。我国汪建平等回顾性分析了 142 例 CD 患者，起病后 5 年累积手术率为 52％，全组总体手术率为 68.4％。常见手术原因包括内科治疗无效，或出现并发症如肠梗阻、腹腔感染（脓肿、炎性包块形成及肠内、外瘘等）、大出血等。另外，确诊 CD 后 10 年结直肠癌累计发病率为 2.9％。

（一）手术指征

CD 的手术指征包括急性并发症、慢性并发症及内科治疗无效。急性并发症是指中毒性结肠炎伴或不伴巨结肠、出现、穿孔等。慢性并发症是指不典型增生、生长迟缓以及肠外表现。内科治疗无效有几种情况，包括无反应性疾病、不完全反应、药物不良反应、药物顺应性差。

1.中毒性结肠炎　CD 引起的中毒性结肠炎如引起巨结肠可导致死亡。中毒性结肠炎的定义有多种。有一种简单合理的定义为 CD 急性发作伴有下列中的两项：低蛋白血症（＜3.0g/dl），白细胞升高（＞10.5×10^9/L），心动过速（＞100/min），体温升高（38.6℃）。使用这些相对客观的标准有利于患者的诊断及治疗，因为大剂量激素、免疫调节剂或生物制剂的使用可能掩盖患者的病情。

治疗措施首要目标在于逆转内环境紊乱，包括静脉补液、纠正电解质平衡紊乱、血液制品的使用等。在 24～72h 出现临床症状恶化应尽快急诊手术。如经保守治疗 5～7d 仍无明显好转，应改变药物治疗方案或建议患者手术。主要手术方式为次全结肠切除加回肠末端造口，全结直肠切除加回肠末端造口，或袢式造口加减压双腔造口。在这些手术方式当中，次全结肠切除加回肠末端造口是最为常用的手术。一般情况下患者数天内即可有症状改善，1 周内即可出院。因为死亡率和并发症发生率较高，全结直肠切除在特别严重的患者中较少使用。全结直肠切除的手术难度增加，盆腔出血及盆腔神经受损的风险增高。在极少数直肠穿孔或结直肠广泛出血的情况下，如果患者病情较轻，且不适合进行回直肠吻合，则可考虑行全结直肠切除。由于溃疡性结肠炎与克罗恩结肠炎难以鉴别，全结直肠切除会使溃疡性结肠炎的患者失去复原手术的机会。因此，应慎重选取该术式。

因为内科治疗的进步，袢式造口结合减压双腔造口已经基本消失。该术式在极度重症的患者中仍有应用价值，如局限穿孔、高位脾曲、妊娠等。手术禁忌证包括结直肠出血、开放性穿孔、腹腔内脓肿。该手术仅为临时缓解症状的手术。一般情况下，术后 6 个月再行相应的手术治疗。

2.出血　CD 可能引起致命的下消化道大出血。但这一并发症并不常见。更常见的是一些与 CD 不相关的疾病，如消化性溃疡和胃炎，可能导致肠道出血。因此常需要行胃管吸引或胃镜检查来排除与 CD 不直接相关的出血。治疗原则取决于出血的严重程度和复发的风险。应首先明确出血部位，在疾病稳定、结肠病变时优先考虑使用内镜，既可评估结肠炎症，又可治疗出血。但在结肠出血时并不能盲目使用结肠镜检查，因为在这种情况下往往结肠炎症比较严重，无论结肠镜检查结果如何，最终需要行结肠切除术。

如患者需要持续扩容才能维持血流动力学稳定，或怀疑有小肠出血，应急诊行肠系膜血管造影明确出血部位及进行止血。如果出血部位已明确,但这些方法并不能控制出血,可行术中血管造影以明确所需切除的肠段。否则,切除范围难以确定从而需要切除较多的肠段。

某些情况下可能需要开腹手术,如不能维持血流动力学稳定,输入 6U 血液制品后仍继续出血,出血反复,或同时存在另一手术指征。

3.穿孔 小肠开放性穿孔比较少见,常常发生在狭窄部位或其近端。最恰当的措施是切除病变肠段,一期或二期吻合。在治疗延误、营养不良、严重内科合并症、重症感染时应行近端转流性造口。转流造口可使并发症从 41%减少至 4%。结肠穿孔也较为罕见,一般行次全结肠切除,因为大部分患者结肠炎症较为严重或使用激素。

(二)肠管保留的理念

术后复发的定义为肠段切除吻合或狭窄成形术后疾病的再发。CD 的术后复发率相当高,国外文献报告术后 1 年内复发率达 28%~93%。复发率的高低因相应文献中的复发的诊断依据(临床症状、内镜表现、影像学表现、再次手术)而异。肠段切除吻合后症状复发率 5 年内为 18%~55%,10 年内为 52%~76%。儿童 CD 患者的术后复发亦相当常见。一项对 100 例术后 CD 患者的研究显示,1 年临床症状复发率为 17%,3 年为 38%,5 年为 60%,约 30%的患者在术后 10 年内需要再手术。因此,为了避免短肠综合征的发生,需要用各种方法进行肠管保留。保留肠管需遵循以下几个原则:①保留有功能的肠管;②缩小切缘;③手术记录中描述肠管切除前后长度;④尽量使用狭窄成形术;⑤术后药物预防复发。

(三)肠段切除

随着近代医学的进步,以及对旁路手术并发症(如疾病复发、黏液囊肿、癌变等)的认识,现已基本弃用旁路手术。许多单纯转流手术不能缓解症状,最终需要手术切除病变,如高位复杂性肛瘘及深大溃疡均需切除直肠加永久性肠造口。采用临时性转流来治疗远端病变的同时还需要结合局部手术如直肠黏膜前徙瓣等,否则不能达到临床疗效。对于肠管开放性穿孔,单纯近端造口也常常不能解决问题,而需要肠段切除。

目前肠段切除一般是首选方式。但复发与肠管保留是手术治疗 CD 必须考虑的两个问题。两者之间联系密切,并且关系到患者最终的治疗效果及生活质量。总的来说,由于 CD 本身的疾病特点,外科手术偏于保守。虽然大部分患者有 1m 长的肠管已可维持生理需要,复发常随着时间的推移而增多,这部分患者最终需要多次的肠段切除。而每一次切除都会增加患者出现短肠综合征及相关代谢性并发症的风险。因此,对于已有肠段切除史的患者,要谨慎施行第二次肠段切除。肠段切除需要考虑以下问题:

1.肠管切缘的问题 大部分需要手术的 CD 患者常患有节段性小肠或结肠病变,因而手术切除病变肠段及吻合是最常见的手术方式。切除范围是外科医师所关注的首要问题。不少文章对切缘与复发的关系进行了研究。Krause 等分析了 186 例 CD 患者,根据切缘(<10cm 或>10cm 即根治性切除)对患者进行比较。他们发现长切缘组的复发率为 31.0%,而短切缘组为 83.0%,且生活质量更好。Hamilton 等研究了术中冷冻切片检查切缘的作用,其研究发现肉眼切缘与组织学切缘对于术后复发或再手术率并无影响。目前有关这方面的最佳证据来自于 Fazio 等进行的一项前瞻性随机对照研究,把 131 例患者分为短切缘组(2cm)及长切缘组(12cm)(肉眼切缘)。虽然复发率在长切缘组较低(25.0%和 18.0%),但两组无显著差异。对于局限于回盲部的CD合并肠梗阻，局限性即可得到缓解。可以认为目前已有足够证据支持局限性切除，而扩大切除实无必要。外科治疗的趋势是不切除镜下病灶。短肠综合征的发生率已较以往大大降低。肠段切除后仍有50%的患者出现复发。

2.吻合方式的选择 既往研究表明肠段切除后的吻合方式对术后复发也有一定影响。梗阻常由肠管纤维狭窄而导致，因侧侧吻合后肠腔较大，梗阻的可能性较低，再手术率也相应降低。文献报告吻合器吻合术后并发症发生率及复发率均较低，但在一定条件下徒手吻合更有优势，特别是当需要吻合的肠段增厚(但无肉眼病变)，超过了吻合器的规格时。近期，Simillis等做了一项关于CD手术吻合方式的meta分析，包含2项随机试验和6项非随机试验总共712例吻合操作，其中53.8%为徒手端端吻合，46.2%为其他吻合方式(吻合器侧侧吻合、端侧吻合、侧端吻合及吻合器端端吻合)，结果显示端端吻合的吻合口漏发生率较高。而侧侧吻合术后并发症少，住院时间较短，并且吻合口周围复发率低。然而2009年由加拿大McLeod发起的多中心随机对照研究，其中招募了139例患者比较发现端端吻合和侧侧吻合之间其内镜下复发、症状复发相近。我们的经验是端端吻合是安全的，端端吻合其吻合口瘘发生率并没有增高。采用吻合器或徒手的宽肠腔(至少5cm)功能性端端吻合是可能效果更好，但尚未有随机对照试验。

(四)狭窄成形术

1.适应证 虽然肠段切除是治疗梗阻性CD的首选术式，但是由于CD的复发倾向，多次的肠管切除必然要是患者承受短肠综合征的风险。1982年Lee等借鉴结核性狭窄的治疗经验，在CD患者中第一次使用了狭窄成形术。在梗阻性CD时使用狭窄成形术带来的问题：①可能增加吻合口瘘、复发率更高；②可能遗漏癌变，应考虑是否对病变进行活检以排除癌变；③远期有无癌变的风险；④狭窄成形术所保留的有疾病的肠管的吸收功能也存在疑问。虽然已有多个研究证明其安全性，但对其运用仍需慎重。目前狭窄成形术的应用指征：①广泛空肠回肠炎伴单个或多个较短的纤维性狭窄；②既往有多次或者广泛肠段切除，有短肠综合征风险的患者；③既往肠段切除1年内复发的狭窄；④单一的回结肠吻合狭窄；⑤某些十二指肠狭窄。在以下几个情况下不宜使用狭窄成形术：腹腔感染(合并脓肿、瘘管)、可疑肿瘤及营养较差。在较短的肠段内有多个狭窄时，狭窄成形术往往难以达到解除梗阻的目的。狭窄成形术在CD合并肠梗阻时的应用有较大争议。仅有小部分梗阻性CD的患者可用狭窄成形术。Mayo Clinic的Spencer等回顾性分析了244例因并发症行剖腹探查的CD患者，35例患者共接受了71次狭窄成形术，67%患者同时有肠段切除。术后无吻合口瘘、肠外瘘或腹腔脓肿等并发症。围术期总的并发症发生率为14%。35例患者中有33例术后恢复肠内营养并停止了内科治疗。3年内有症状复发的概率为20%。6例患者需再手术。

2.狭窄成形术方式的选择 对于较短的狭窄(≤10cm)采用Heineke-Mikulicz方式，即纵切横缝。包含对系膜侧直线切口超过狭窄远端及近端各2cm。同时取黏膜活检排除癌，然后进行纵切横缝。而对于10～20cm的狭窄段，则可考虑使用侧侧狭窄成形术(Finney)。该术式要求肠管足够柔软，在弯曲成U形的情况下仍能达到无张力吻合。该手术为沿对系膜缘切开肠管，随后将小肠折成U形，前后均采用黏膜内翻连续缝合封闭。考虑这种狭窄成形术后从肠管伸出的憩室样囊腔可能会导致细菌过度繁殖，以及靠近憩室的输入段可能复发狭窄，

Michelassi 等对这种技术做出一些改进，如侧侧同向蠕动成形术。对于 20cm 以上的狭窄，某些患者也可采用这种吻合。

（五）结肠克罗恩病

结直肠切除的复发率最低，结肠区段切除的术后复发率最高。结肠 CD 的外科指征与回盲部病变不同，手术原因更多是因为顽固性、暴发性疾病或肛门直肠疾病。根据 CD 结肠炎是局限性或弥漫性改变，可相应采用单纯回肠造口、结肠区段切除、次全结肠切除加回肠造口、全结肠切除加回直肠吻合及结直肠切除加回肠造口。结肠区段切除术，适用于结肠孤立病变，该术式 5 年内复发率为 30%～50%，再手术率为 45%。次全结肠切除加回肠造口加 Hartmann 远段缝闭，适用于中毒性结肠炎的急诊手术、中毒性巨结肠估计不能耐受直肠切除者。对结直肠 CD 直肠无病变者可仅考虑保留直肠的结肠切除、二期行回直肠吻合。结直肠切除术适用于广泛、弥漫的结直肠疾病。尽管根据病变的不同可应用多种不同术式，但与小肠病变一样，CD 结肠炎的外科治疗总的趋势仍应倾向保守原则。

（六）肛周克罗恩病

国外文献报告肛周 CD 发病率为 8%～90%。临床上多数情况下可见到几种肛管直肠疾病同时发生于 1 例患者。相比而言，结肠型 CD 比小肠型 CD 出现合并肛管疾病的概率要高，前者并发率超过半数，后者则低于 20%。临床表现以肛裂和水肿的皮赘最常见，也可见肛管狭窄和溃疡、排便不节制、复杂肛瘘和脓肿。早期外科医师不太愿意对肛周 CD 行手术治疗，因担心手术会导致局部伤口的长期不愈和括约肌损伤。直至 20 世纪 80 年代后期，越来越多学者开始提倡较为保守的外科治疗，但要求遵循两项原则，即明确化脓症是外科处理的指征和强调保护括约肌功能。

肛周脓肿一般只需简单的引流即可。Halme 等报告，约有 50%的 CD 患者其肛瘘可自行愈合，因而反对手术干预，认为手术只会促使瘘管愈合的时间延迟，有些甚至造成永久不愈。但大多专科医师还是同意予以“瘘管切开术”或“挂线引流”。低位或括约肌间型肛瘘行瘘管切开术仍是一线治疗手段，文献报道其愈合率为 63%～73%。大多不能愈合的肛瘘皆属合并肛周脓肿同时存在的复杂肛瘘，或合并有直肠疾病。若瘘管病变侵及括约肌，可采用非切割的挂线疗法。

3%～10%的女性 CD 患者可合并直肠阴道瘘。无症状的表浅瘘管可不予处理；对有症状的表浅瘘管，若未侵及括约肌，可安全开放。对经括约肌或括约肌以上瘘，若直肠无病变，可行直肠黏膜前徙瓣术。手术要点是将瘘管内口在内的黏膜部分予以切除，将包括直肠黏膜、黏膜下组织和薄层内括约肌的广基瓣由远侧折叠延至近侧并做无张力吻合。转流性造口在这些修补术时可能是必要的，特别当炎症较为严重或瘘管复发者。如果肛管狭窄加重了直肠阴道瘘，则需行“全袖状前徙瓣术”。CD 合并的肛裂有自限倾向。多数疼痛性肛裂的原因为存在括约肌间脓肿。合并脓肿时行内括约肌切断引流术可促进症状缓解。无脓肿者可予内科治疗，包括局部应用硝酸甘油或麻醉药物。约 25%的肛周皮赘患者在肠道病变缓解后可自行改善。严重肛周合并症，如排便不节制、肛管狭窄、复发严重脓肿和瘘在局部处理失败后都可能需行直肠切除术。该术式存在永久造口的可能，但它又确实是肛周 CD 有效的治疗手段。

第六节 小肠憩室疾病

一、空肠憩室病

空肠憩室常发生在 Treitz 韧带附近，可单发，但常为多发。

【诊断标准】

1.临床表现

(1)症状：空肠憩室无任何特异症状。可有消化功能障碍，如腹痛、腹泻、恶心等一般消化道症状。另外可有营养吸收不良，如脂肪泻、贫血等症状。出现并发症时，有相应的表现，如并发消化道出血、肠梗阻、急性憩室炎合并穿孔。

(2)体征：空肠憩室本身无特异性体征。

(3)实验室检查：无出血和炎症的情况下，实验室检查无特殊。

(4)影像学检查：小肠气钡双重造影检查有较高的确诊率。对消化道出血疑为本病者，核素检查、选择性肠系膜上动脉造影等可协助诊断。

(5)并发症。

1)憩室炎：当憩室较大尤其开口较窄时，食物进入腔内不易排出，引发炎症，患者可感腹痛。

2)憩室穿孔：憩室炎严重时可发生憩室壁穿孔出现腹膜炎、腹腔脓肿，可继发肠外瘘或内瘘。

3)肠梗阻：因憩室周围炎粘连，肠扭转或套叠，或胀大的憩室压迫肠管引起。

4)消化道出血：由憩室炎出现肠黏膜溃疡出血，多次反复发生。

5)盲袢综合征由于憩室较大而出口较窄，其内可发生慢性细菌感染，继发吸收不良、维生素 B_{12} 缺乏等盲袢症状。

2.诊断要点

(1)空肠憩室无任何特异症状。可有消化功能障碍、营养吸收不良等症状。出现并发症时，有相应的表现，如并发消化道出血、肠梗阻、急性憩室炎合并穿孔。

(2)空肠憩室本身无特异性体征。

(3)上消化道气钡造影可发现憩室。

(4)由于并发症而手术时可在术中得到确诊。

【治疗原则】

(1)对没有明显临床症状的小肠憩室，可不进行治疗。对有轻度盲袢综合征的患者，可给予广谱抗生素。

(2)症状持续加重或有其他并发症时，应将病变肠管切除行空肠-空肠端端吻合术。

二、回肠憩室

回肠远端憩室又称“梅克尔(Meckel)憩室”，是先天性真性憩室中最为常见的一种，通常位于回肠末端 200cm 以内，多数为 10～100cm，发生合并症者占 20%。男性比女性多 2～4 倍。

【诊断标准】

1.临床表现

(1)症状：多数终身无症状，婴幼儿脐部可有黏液样分泌物甚或大便样物。婴儿期易发生并发症，而出现各种症状，表现为肠梗阻、消化道出血或急性憩室炎。

(2)体征。

1)婴幼儿脐部有皮肤糜烂，有时可见鲜红色息肉样黏液。

2)有卵黄管囊肿时，于脐部可触及囊性肿物，基底部活动稍大。

3)出现并发症时有相应的体征。

(3)实验室检查无特殊。

(4)影像学检查。

1)X 线小肠钡餐造影或钡灌肠检查可发现憩室。

2)注射 ^{99m}Tc 标记的高锝酸盐进行核素扫描，可显示异位胃黏膜的憩室影。

(5)并发症。

1)肠梗阻：常见者为肠套叠，其次为肠扭转，以固定在脐部的纤维索带与腹壁或脏器相连，小肠穿过其间，发生绞窄，或被压迫引起血运障碍，或因憩室炎引起粘连性肠梗阻。

2)出血：大量便血，发病突然而又无腹痛，或多次复发均应考虑本病。大量便血可致休克，腹部体征少，脐右侧轻压痛。

3)憩室炎：出现慢性右下腹痛，急性憩室炎可引起坏死及穿孔。

2.诊断要点　单纯回肠远端憩室无临床症状时较难确诊，一旦出现并发症与其他急腹症难于鉴别。有低位小肠出血、回肠机械性肠梗阻或有中下腹腹膜炎症表现都应考虑本病。X 线钡餐检查可协助诊断。注射 ^{99m}Tc 标记的高锝酸盐进行核素扫描，可显示异位胃黏膜的憩室影。

下列临床情况更应警惕本病的存在。

(1)急性阑尾炎手术中发现阑尾正常，应探查 100cm 范围内的末端回肠。

(2)多次反复发作的右中下腹牵拉性疼痛，并有低位小肠梗阻表现，且临床无腹腔疾病和腹部手术史者，应怀疑回肠远端憩室的可能性。

(3)婴幼儿童出现血便，如排除结-直肠息肉性出血，或多次出现的肠套叠，需考虑本病。

【治疗原则】

本病主要采用手术治疗。

(1)憩室切除术。

(2)病变累及回肠应将部分回肠切除，并做回肠-回肠端-端吻合术。

第七节　肠道气囊肿症

肠气囊肿症是一少见病，其特征为肠壁或系膜上有多个黏膜下或浆膜下气囊肿，它又被称为囊性淋巴积气症，腹膜淋巴积气症，肠气囊肿，肠大气肿等。1730 年 duVernoi 在尸体上发现，1899 年 Hahn 第 1 次在病人身体上发现。

【病因和病理】

本病的发病原因尚不十分清楚，仅有各种推论。

1.*机械学说*　认为气体系自损破胃肠道黏膜进入肠壁，沿组织间隙扩散到黏膜下或浆膜下。但引起胃肠黏膜损破的病变甚为常见，而肠气囊肿症却很少见。在动物实验中亦未能得到证实。

2.*肺部学说*　有作者认为气体来自破裂的肺泡进入纵膈，再沿主动脉、肠系膜血管的周围间隙到达肠系膜，胃肠韧带和肠壁浆膜下，但多数有气囊肿病人并无肺部疾病。

3.*细菌学说*　认为肠气囊肿系由于肠壁淋巴管内细菌感染而形成，有报道自肠气囊肿内培养出肠道产气荚膜杆菌；也有人在动物实验中向腹腔或肠壁内注入产气荚膜梭状芽胞杆菌，造成了肠气囊肿的模型，但在临床上未能证实肠气囊肿与细菌感染有直接的关系。

4.*营养失调学说*　认为食物中缺乏某些物质，或碳水化合物代谢障碍等可能导致肠腔内酸性产物增多，并使肠黏膜通透性增加，酸性产物与肠壁淋巴管内碱性碳酸盐结合产生二氧化碳，与血中的氮气交换而形成气性囊肿，这一推论在人体中也未得到证实。

肠气囊肿可分为原发、继发与婴儿型。原发型约占 15％不伴有其他胃肠道疾病；继发型常与炎性肠道疾病，阻塞性疾病，腹部钝性伤，内镜检查，肠缺血，以及一些肠外疾病如慢性阻塞性肺疾患等并存；婴儿型实际上是继发性但将其分出作为单一类型。

气囊肿多见于回肠，其次为结肠，也可在胃、十二指肠、肠系膜、肝胃韧带、镰状韧带、大网膜等处发生。甚至累及自食管至肛门整个胃肠道，浆膜下囊肿较黏膜下气囊肿为多见，形如淋巴管瘤或肥皂泡状，触之有如海绵，直径为数毫米至数厘米，可以簇杂在一起，有的带蒂，呈节段状分布。囊壁薄，有单层扁平或立方细胞，其周围组织内可见有单核细胞、多核巨细胞等，囊与囊间的气体不沟通，以氮气为主。

【临床表现】

肠气囊肿本身并无特殊的症状，多以伴随的疾病症状为主，如溃疡病合并幽门梗阻、炎性肠道疾病、胃肠道肿瘤等。有时可有类似肠易激综合征的症状，如腹部隐约不适、便秘、腹泻、呕吐、气胀、体重下降等。有时可由于气囊肿突入至肠腔或影响了肠的蠕动出现部分肠梗阻的症状。肠气囊肿有时可自行破裂而出现气腹但并无腹膜炎的表现。Jamart 报告结肠气囊肿病人，50％有腹泻，56％有血便，而小肠气囊肿病人 60％有呕吐，59％有腹胀，55％有体重下降，53％有腹痛。在儿童，继发于坏死性小肠结肠炎，主要的症状是腹泻。由于无特异性的症状，肠气囊肿常是在剖腹探查或进行其他检查时始被发现。

在结肠气囊肿，纤维内镜检查可见多个透明、可压缩的囊肿，表面光滑完整，基底较宽，挤压破裂后可发出破裂声，囊肿随之消失，内镜检查时可同时行黏膜活检。

直立位腹部X线平片，肝曲或脾曲部可见气囊肿或游离气腹，小肠肠腔充气处还可看到许多沿肠管分布的大小不等气泡状透明区。X线钡餐检查可见肠壁边缘有不规则的多发充气性缺损，由于囊肿位于肠壁黏膜下或浆膜下，透明区往往超过钡剂的边缘，可与突向肠腔引起充盈缺损的息肉或肿瘤相鉴别。如在肝横膈间有小肠肠袢是小肠气囊肿的典型表现，称Chilaiditi征，约15%的病人有此征象。

计算机扫描(CT)对诊断肠气囊肿甚有帮助，能鉴别肠壁内囊肿与肠腔内囊肿，B形超声对肠气囊肿也有较高的诊断价值。

【治疗】

无明显症状的原发性肠气囊肿症，无需特殊治疗。如有明显的腹部不适，腹胀、腹泻等症状时，For-gacs(1973)建议行高压氧治疗，吸入2.5个大气压的氧，每天1次，每次2h，病人的血氧分压达200mmHg，可获囊肿自行消失的效果，其机制是血中高浓度氧借梯度弥散将囊内以氮气为主的非氧气体消除，氧进入囊肿后很快被组织代谢利用、消失。

肠气囊肿可伴发肠梗阻，穿孔、出血与张力性气腹。发生率约为3%，如有伴发症时则应行相应的手术治疗，切除严重病变的肠段是主要的手术方式。

第八节　肠外瘘

瘘在医学概念上是指非生理性通道，肠瘘则是指此非生理性通道的一端是连接肠道，另一端连接其他脏器或组织，或者直接通往体外，前者称为肠内瘘，后者称为肠外瘘。内瘘的病理生理改变、症状及治疗方法随所连通的脏器或组织而异，其特性大于共性，而肠外瘘虽然根据其不同分型或分类各有特点，但仍有较多共性，可归为一类进行总结。

肠外瘘应该说是一种并发症，常继发于损伤、手术、炎症、感染等疾病或医疗操作，也有少数是属于先天畸形。在临床上，有时为了一定的治疗目的行肠道外置减压，或旷置远端，近端肠外置在腹腔外，虽也有肠液溢至腹壁外，但与本章节作为并发症讨论的肠外瘘有很大区别，故不在本节讨论范围之内。一般来说，肠外瘘的病因大致有以下几个方面。

1.先天畸形　由于脐肠瘘(卵黄管未闭)可以在脐部形成肠外瘘，卵黄管肠端未闭而腹壁已闭则形成梅克尔憩室，先天性肠瘘为数极少。

2.手术　手术原因所致的肠外瘘是临床上肠外瘘形成的最主要成因，虽然严格地讲也是损伤造成的肠外瘘，但有其特点而且数量多，故单独列出。有学者总结了661例肠外瘘中，属手术后并发症的占77.1%，多见于胃肠及胆道手术，肾、输尿管及妇产科手术也可并发肠外瘘，多是手术误伤所致。

3.损伤　肠损伤经初步处理后，后因感染或组织缺血，破损处经修补或吻合后再次破裂成瘘，或处理时有遗漏，占13.3%；放射治疗后肠道损伤致瘘，可以发生在放疗后早期，也可在后期发生，占2%。

4.肿瘤或炎症　肿瘤穿破成瘘多发生在结肠(1.2%)，炎性病变如小肠克罗恩病、溃疡性结肠炎或白塞病也可溃破成瘘(1.2%)。肠结核与腹腔内一般化脓性感染也有引起肠壁坏死穿孔成瘘的可能。

【病理生理】

肠外瘘根据不同的标准有多种分类或分型,临床上常用的有:根据肠瘘发生部位分有十二指肠瘘、空肠瘘、回肠瘘、结肠瘘、直肠瘘等;根据距 Treitz 韧带的距离分为高位瘘(100cm 以内)和低位瘘;根据肠液流量分高流量瘘(空腹状态下肠液流出量>1000ml/24h)和低流量瘘;根据瘘口情况分管状瘘、唇状瘘和断端瘘;根据窦道情况分单纯瘘和复杂瘘等。

肠外瘘的病理生理改变主要是由于肠液溢出肠腔外而引起,除肠液含有的营养成分、电解质和水分外,还有细菌、消化酶等,这些导致了一系列的病理生理改变。

1.水、电解质和酸碱紊乱　这主要是因为肠外瘘患者有大量肠液丢失所致,在高位高流量瘘患者尤其要注意这一点;另一个原因是在处理肠外瘘患者时给予的补液量或临床营养不当,因医源性因素人为造成水、电解质和酸碱失衡,这更应该在临床工作中加以注意。

2.循环障碍　这主要是因为肠液大量丢失后未能得到有效补充,导致循环容量不足,甚至肾前性肾功能损害。在 20 世纪 70 年代前,内稳态失衡和循环障碍是肠外瘘患者死亡的主要原因,随着临床营养的进步,目前这两种病理改变只要临床医师加以注意,应该不难纠正。

3.感染　对于高位肠瘘其肠液中含有大量消化酶,一方面这些消化酶会腐蚀所流经的组织,为致病微生物感染创造条件,另一方面大量消化酶丢失会造成患者营养不良,免疫力降低,也为感染创造了条件。而低位肠瘘其漏出液中本身就包含大量细菌,故其早期就可出现感染表现。在肠瘘窦道形成前,如果漏出的肠液未能得到充分引流,则可能污染整个腹腔,形成弥漫性腹膜炎,若控制不当,甚至可发展为多脏器衰竭导致患者死亡。在高位肠瘘,由于消化液的腐蚀,有可能瘘口周围的血管被腐蚀破而引起出血,加重这一恶性循环,导致患者重要脏器缺血,增加患者死亡率。目前感染已经成为当前肠外瘘患者死亡的首要原因,有学者报告的一组死亡病例中,有 90%是因为感染引起。

4.营养不良　肠外瘘发生后,如无良好的临床营养支持,患者将在 2～3 周出现营养不良,具体还要视肠瘘的部位和流量而定。感染和营养不良两者相互影响,形成恶性循环,肠瘘患者属蛋白质—能量不足型营养不良,既影响伤口愈合和脏器功能,也不利于感染的控制。

5.原发病的改变　一般肠外瘘发生时原发病已经得到治疗,但有的肠外瘘发生时原发病并未得到有效控制,肠外瘘的发生甚至加重了原发病的进展。

【临床表现】

肠外瘘的临床症状可以分为两个阶段:第一阶段是创伤、手术后早期或炎性肠病导致肠穿孔早期,肠内容物尚未溢出腹腔外,但肠液已经溢至腹腔,导致弥漫性或局限性腹膜炎表现,出现腹痛、发热、腹膜刺激征、肠鸣音减弱或消失等,经剖腹探查引流或腹壁切口感染破裂后,或者原有的腹腔引流管引出肠液后,肠外瘘患者将出现第二阶段症状。第二阶段症状随肠液流出量及腹腔感染程度,以及处理是否恰当有明显关系,轻者仅有少量肠液从瘘管流出,重者则上述的 5 种病理生理改变均可能出现,严重的可致患者死亡。一般来说肠外瘘的临床表现主要是以下几个方面。

1.瘘口局部的症状　由于漏出肠液的腐蚀作用,瘘口周围常常出现红肿糜烂,伴有强烈的疼痛，尤其是高位高流量肠瘘。在管状瘘时，由于肠液先会漏到腹腔，所以部分患者或有局限性腹腔感染或脓肿形成，在内瘘口和外瘘口间形成脓腔。

2.内稳态失衡　由于有大量肠液丢失，患者或出现水、电解质丧失的表现，最多见的低钾、低钠，尤其是高位高流量瘘，同时，患者还会出现酸碱失衡，酸中毒多于碱中毒，但在瘘口位置较高，胃液大量丢失的情况下碱中毒的可能性增加，或者感染中毒较重，患者呼吸增快，出现呼吸性碱中毒。

3.营养不良　在肠外瘘早期可能不明显，但随着病程进展，在感染、限食和消耗增加等原因作用下，营养不良若得不到良好干预，可能会发展到威胁患者生命的程度。

4.感染　肠外瘘发生后，若未得到充分引流或引流不彻底，患者会出现局限性或弥漫性腹膜炎，严重时会诱发多器官衰竭，直至死亡。目前，感染是肠外瘘的第1死亡原因，可占死亡病人的80%～90%。

5.多系统或多脏器衰竭　是肠外瘘最严重的后果之一。多脏器衰竭可能源于感染，也可能源于重度营养不良或免疫功能下降所致的全身感染、肺炎。在肠外瘘患者病程中还可见急性呼吸窘迫综合征、黄疸、应激性溃疡、胃肠道糜烂出血等，在最终的死亡患者中，表现有多脏器衰竭的患者约80%。

【诊断】

当有肠液从引流口或创口中流出时，肠外瘘的诊断很容易成立。但当瘘口较小、位置较深或炎症肠病所致的早期肠瘘时，肠外瘘的诊断会较为困难。临床上可出现创口经久不愈，或是愈后又破溃，或是出现腹膜后感染及全身中毒症状，而创面口仅有肉芽组织不健康或脓性分泌物增多的现象。为此，针对肠外瘘的一些影像学和实验室检查是非常必要的。

1.口服染料或碳末检查　这是早期临床常用的方法之一，但目前这一检查方式在临床已很少用到。

2.窦道造影　这是肠外瘘最有价值的检查方法之一。通过将造影剂从瘘口直接注入并连续拍摄X线平片，结合患者改变体位，可以清楚获得肠外瘘窦道长度、走行、中间是否有脓腔、是否有多条窦道、窦道内口在肠道的位置、远端肠道是否有梗阻、引流管位置是否合适等许多有价值的信息，所以该检查不仅在诊断方面有重要价值，在肠外瘘窦道评估方面也有积极意义，所以常需要多次反复进行。但有时由于窦道较细或位置较深，造影剂有时未必能进入肠腔，瘘口所在肠管也不能清晰显示。

3.全消化道造影　全消化道造影检查的目的是了解瘘口近端肠道及远端肠道的情况，了解整个消化道的情况，这一检查对治疗的价值高于对诊断的价值。

4.腹部CT检查　对于腹腔脓肿的定位有较大诊断意义，同时对于肠外瘘的原发病的诊断与评估也有较高价值。多数时建议患者口服稀释的造影剂(常用碘剂而不是钡剂)后再进行腹部CT检查，增加肠腔与腹腔的对比度，更有利于发现和评估病变部位。

5.实验室检查　需要动态观察患者血象、肝肾功能、电解质及酸碱平衡的变化，要定期评估患者的营养状况和免疫状况以及心肺功能等，以防发生其他脏器的损害。同时还要特别关注肠外瘘发生的原因及原发病的情况。

这里需要特别指出的是，通常的概念认为，腹部特别是胃肠手术后或创伤的患者有腹膜炎体征，在伤口或引流的位置出现胆汁样及粪样液体，即明确肠瘘，但在肠瘘发生的早期，腐蚀性的肠液自肠腔内流出至腹腔，只有积累至一定量后才从切口或引流管中流出，一旦肠液外漏至腹腔，即会刺激腹膜，同时毒素由腹膜迅速吸收入血，导致全身炎症反应综合征和急性呼吸窘迫综合征。有研究发现，急性呼吸窘迫综合征是肠瘘特别是高位肠瘘的最常见表现，因此，在任何腹部外科手术后患者出现腹膜炎症状、不明原因发热和急性呼吸窘迫综合征时，外科医生应考虑肠瘘的可能。

鉴于腹腔感染是肠瘘最常见的并发症，并有较高的致死率，所以在肠外瘘患者中判断感染的状况非常重要，有文献报告，25%～75%的肠瘘合并腹腔感染，当有下列症状和体征时，应考虑有腹腔感染存在：体温持续升高；心率增快；呼吸频率＞20/min；有弥漫性腹膜炎或局限性腹膜炎；肠功能恢复后再次出现肛门排气排便停止，同时有腹痛、腹胀、肠鸣音减弱或消失；外周血白细胞计数极高，甚至出现未成熟粒细胞，或者外周血白细胞计数极低。对于具有上述一种或多种症状和体征的肠外瘘患者，应进行B超或CT检查，B超或CT检查对肠瘘患者是否存在腹腔感染，有决定性诊断意义，B超或CT还可以了解腹腔感染的程度，如脓肿数目、位置、大小等，对肠瘘并发腹腔感染的治疗提供有利的帮助，但B超常因腹内肠道胀气而影响检查结果。

【治疗】

根据其病理生理特点，肠外瘘有以下几个方面的治疗。

1.*纠正内稳态失衡*　发生肠外瘘，尤其是高流量瘘时，若处理不当或不及时，患者将很快出现内稳态失衡。此时需要在动态监测患者水电平衡的情况下，及时有效地给以补液治疗，当机体丢失体液成分较多，而且需要外周营养时，常常需要进行深静脉置管才能达到有效补液量。

2.*控制感染*　感染目前是肠外瘘患者的主要死因，故对于肠外瘘患者尤其要重视机体的感染情况，充分而全面地引流对于预防和治疗肠外瘘患者的重要性无论如何强调都不为过。在肠外瘘患者出现腹腔感染征象时，宜及时行剖腹探查术，清除腹内脓液及分泌物，并行充分引流，此时不宜同时行肠瘘确定性手术，因为在腹腔感染情况下，肠道常常有不同程度水肿等炎症反应，且常粘连严重，强行确定性手术常会再发肠外瘘，导致手术失败。若剖腹探查见感染范围大、程度重，且因肠道水肿导致关腹困难，可行腹腔开放术，即用无菌涤纶等缝于腹壁切口处，待腹腔感染控制后再行二次手术，但腹腔开放会导致更多的体液丢失，并增加或有加重腹腔感染的风险，故需要更为严格和仔细的监测和护理方可。

3.*瘘口局部的处理*　瘘口局部的处理好坏常直接或间接地影响疾病的进程，良好的瘘口局部处理可以减轻患者疼痛；减少周围组织的腐蚀、糜烂和出血；有利于控制局部感染；有利于减少肠液的丢失等。国内医院在这方面有很多较为成熟的经验，包括①双套管负压冲洗引流法；②水压、管堵和胶堵法；③硅胶片内堵法。这些经验和方法的介绍常见于各专著和文献，目前已为多数临床专科医师所熟知。

4.*营养支持*　对于肠外瘘患者，营养支持治疗是一个重点。在20世纪70年代前，营养不良是肠外瘘患者治疗失败的一个主要原因，在20世纪70年代后，由于临床营养的进步，营养不良逐渐退于肠外瘘患者治疗失败的次要原因，但时至今日，在临床上仍可看到部分肠外瘘患者因临床营养治疗不当导致医源性营养不良，甚至肠外瘘治疗失败。尤其需要指出的是，部分临床医师对临床营养缺乏现代的、全面的认识，导致对临床营养认识不足，在患者营养状态未得到有效改善时便匆忙进行确定性手术，最终使治疗失败，徒增患者的痛苦和经济负担，并使自己陷入无谓的医疗风险之中。

在肠外瘘发生的早期，应以静脉补充水和电解质，尽快恢复患者内稳态为目的。在患者内稳态平衡后，临床营养治疗以胃肠外营养为宜，因为这样可以有效减少胃肠道分泌的液量，有利于瘘口的愈合。在 20 世纪 90 年代开始在肠外瘘患者应用生长抑素减少胃肠道分泌量，生长抑素与胃肠外营养联合应用可以使胃肠道分泌的液量锐减，使肠外瘘患者的外漏肠液量减少 70％以上，部分患者可以因此肠瘘自愈。

肠内营养要根据患者情况加以选择，对于肠瘘口小流量低的患者可以选择经口或鼻饲给予要素饮食，对于小肠瘘患者，若远端有足够长度供消化吸收之用，并且没有梗阻情况，就可以从瘘口向远端置管进行肠内营养。对于高位高流量小肠瘘，目前也提倡“边漏边吃”的原则，若同时结合肠液过滤回输到远端肠道的技术，则更主张选择肠内营养。肠内营养是合乎生理的临床营养给予方式，目前认为肠内营养较肠外营养有诸多优势，包括：①有利于肠屏障的恢复，防止菌群失调和肠道细菌易位；②有利于避免肠外营养所带来的代谢并发症；③有利于减轻肠道水肿，防止肠道失用性萎缩变薄，使肠道更健康，有利于术后胃肠道重建；④肠内营养费用较肠外营养低廉，且操作并发症少，营养吸收更全面。但肠外营养也有其自身的优势和特点，在某些情况下必须要用肠外营养，例如若拟行管状瘘胶堵，此时需要减少胃肠液的量，这就需要行完全的胃肠外营养，所以何时选择何种营养给予方式需结合患者情况、病程发展以及治疗需要综合考虑。

5.重要脏器功能的维护　在肠外瘘患者治疗失败或致患者死亡的原因中，感染所致的多脏器衰竭是目前的主要原因，在这里面，感染常是加剧病情恶化的第一诱因，而营养不良也常是加剧病情恶化的另一诱因，感染和营养不良常常互为因果，恶性循环，若患者其他脏器原本就有基础病或年老体弱，则发生多脏器衰竭的可能性就更大。临床上常累及的脏器为肺和肝，另外凝血功能障碍在临床上也不少见。在临床上，一方面要控制感染和纠正营养状况，另一方面从一开始就要注意保护其他脏器，尤其是肝和肺的功能。

6.手术治疗　肠外瘘手术可分为两大类，即辅助性手术和确定性手术。剖腹探查、引流、止血、肠造口等辅助性手术可以按需进行，但以消除肠瘘而施行的肠修补、切除重建等确定性手术的手术时机则取决于腹腔感染的控制和患者营养状况的改善，一般确定性手术可在肠瘘发生后 3 个月到 1 年时进行，目前也有行早期确定性手术的探讨，一般在发现肠瘘后 10d 内进行，且肠瘘发生同时仅有较轻微的腹部或局部感染，所选肠瘘常为唇状瘘，拟行的手术不复杂，患者能承受手术等，但行早期确定性手术仍须非常慎重，因为还有发生再漏的可能性，且目前各个中心的经验仍不太多。常用的手术方式包括：①肠瘘局部肠袢切除吻合术；②肠管部分切除吻合术；③肠袢浆膜覆盖修补术；④带蒂肠浆肌层覆盖修补术；⑤肠瘘外置造口术；⑥肠旷置术。其中肠部分切除、对端吻合和带蒂肠浆肌层覆盖是应用较多、效果较满意的术式。

对于肠外瘘治疗风险的防范，学者认为有以下几点需要特别注意。

(1)经管肠外瘘患者需要医师具有高度的责任心：为便于读者理解，在此举一病例，曾经接管一位从国内某三甲医院转诊来的肠外瘘男性患者，该患者是因为外伤导致十二指肠损伤，术后出现肠外瘘，在该院治疗3个月余未愈，入院后经检查评估，发现该患者置于十二指肠旁的硅胶引流管竟通过十二指肠球部进入胃内，导致引流管内一直有消化液流出，经退管、胃肠外营养、抑制消化液分泌、胶堵后，患者肠外瘘自愈出院。如果原医院的医师能仔细评估患者情况，相信这位患者在该院也能痊愈，这也是为何将责任心放在第一位的原因。另外，肠外瘘患者病情变化较快，这是因为肠外瘘患者的机体储备往往已经动用到了极限，些许医疗差错或不及时，或感染、出血等意外情况的出现，就会让病情急转直下，所以需要经管医师勤查患者，及时了解病情变化及治疗执行情况，在出现病情变化时早发现、早处理，这是在此强调责任心的另一原因。

(2)尽量用创伤最小的方法解决患者的临床问题，这不仅是肠外瘘所要遵循的原则，在其他绝大多数疾病的治疗中也是如此。在肠外瘘并腹腔感染形成脓肿时，高效而充分的引流是解决腹腔脓肿的关键所在，但并非都需行剖腹探查手术，多数患者可以通过B超或CT引导穿刺引流即可解决问题，须知任何手术操作都同感染、出血等并发症一样，对患者也是一次极大地打击，故手术决策必须慎之又慎，手术前应该自问是否已经再无其他方法可行。对于确定性手术也是如此，在决定行确定性手术之前，应该尽一切可能争取肠外瘘自愈，只有在肠外瘘没有自愈可能的情况下才考虑行手术治疗。影响肠外瘘自愈的常见原因包括瘘口远端肠道有梗阻，瘘口局部有感染或异物、窦道短于1.5cm，放射性损伤和唇状瘘等，这些因素确实无法解除时，才考虑再次手术切除肠瘘。

(3)细致全面地术前评估是确定治疗方案的基础，也是预防肠外瘘的第一步：在行确定性手术之前，一定要问问自己这样几个问题：这个患者上次手术为何会漏？我这次手术如何能保证不会再漏？上次手术出现肠瘘的诱因是什么？这些诱因在这次确定性手术前是否都已经纠正？以往研究表明，腹腔感染、腹膜炎、营养不良、糖皮质激素使用、肠梗阻、慢性阻塞性肺病、克罗恩病和放疗等是术后肠外瘘的高危因素，这些高危因素是否是该患者出现肠外瘘的诱因？此次手术前这些诱因是否都得到良好评估并予以纠正？通过病史询问、体格检查和相关检查可以对肠外瘘的预期风险有初步的判断，对于高危病例在后续治疗中时刻保持警惕，积极做好预防措施。

(4)手术时机的把握：对于择期手术患者，手术应安排在纠正营养不良和改善全身状况后进行，以尽可能降低肠外瘘的风险。机械性肠梗阻患者很多情况下病情发展迅速，对这类患者剖腹手术应采取相对积极的态度，在发生肠绞窄和腹膜炎前解除梗阻，降低因腹腔污染和肠段切除带来的肠瘘风险。而术后早期肠梗阻多是动力性肠梗阻，且腹腔内存在广泛的炎性粘连，故应以保守治疗为主。二期手术多选择在术后3个月后进行，此时炎性粘连逐渐转变成膜性粘连，分离相对较容易，一般来说，等待时间越长，粘连越轻，手术越容易分离，在查体时，触诊腹腔明显变软是粘连松解的重要体征，肠管经瘘口外凸也是瘘口附近粘连松解的表现，CT检查也能提供肠管粘连的情况；同时，通过3个月以上的临床营养支持，患者的营养不良也得到纠正；肠内营养的实施使肠道水肿消退，肠道更加健康，为肠道重建创造了条件；通过对肠外瘘窦道的冲洗引流，窦道更加成熟，感染较为局限，避免了无辜切除更多肠道和组织。另外，在等待确定性手术期间，患者的功能锻炼是非常重要的一个方面，南京军区南京总医院任建安教授认为，一般成年肠瘘患者，手术恢复最为顺利的是可在6min左右徒步爬完16层楼梯，即使是80岁以上的肠瘘患者，术前能爬上4～6层楼梯的，术后恢复极佳，而长期卧床不能下床活动是确定性手术的禁忌证之一。

(5)无论是行辅助性手术还是确定性手术，如果有机会都应进行术中探查，术中探查是对患者再次全面、深入的直观评估，往往可以获得意想不到的信息，纠正术前错误的判断，不能草率了事，浪费一次肉眼直视病变部位的机会。术中探查力求全面、仔细，对于上腹部闭合性损伤的患者，要注意十二指肠损伤的可能，探查要求打开十二指肠侧腹膜；腹部开放性损伤，尤其在无法找到肠管损伤部位时，要打开侧腹膜，注意是否存在结肠后壁的损伤；阑尾手术后出现的肠外瘘，尤其当病史不典型，要注意回盲部探查，判断是否存在回盲部肿瘤或克罗恩病等情况。

(6)根据术前评估和术中探查，全面准确掌握病情，制定合理的手术方式。手术前，术者必须要有成熟的手术方案，对于复杂肠瘘患者至少要有上、中、下三套手术方案，对于手术中可能出现的情况要有相应的预案。例如对于粘连性肠梗阻，粘连松解、恢复肠道通畅是首选方式，但当肠管粘连成团分离困难时，一味追求分离粘连会造成肠壁广泛损伤，甚至影响肠管血供，增加肠瘘风险，此时可行上游粪便转流手术，或在保证肠管长度的情况下，切除吻合更为合理。结、直肠手术时若腹腔内污染严重，一期吻合术后肠瘘的发生率高，建议造口后行二期手术。直肠癌行全直肠系膜切除(TME)术后吻合口瘘发生率为10％～20％，这一比例在低位直肠癌中更高，因此对于吻合不满意或术前放疗的高危患者，可以行预防性近端肠造口。距回盲瓣10～15cm的末端回肠受血供和回盲瓣的影响，此处吻合口瘘有较高的发生率，行回盲部切除，回-结肠吻合可以有效减少瘘的发生。二次手术多发生在术后早期，由于出血或引流不畅等原因需要再次剖腹，此时腹腔内存在广泛的炎性粘连，肠管水肿增厚，分离时极易损伤而且修补困难，因此二次手术力求简化，术中避免大范围分离。克罗恩病穿孔单纯修补的成功率极低，要求切除至正常肠壁后吻合，但即使这样术后肠瘘的发生率仍很高，而且多次手术后容易造成短肠综合征，至今仍是外科的一大难题。

(7)肠外瘘患者因为曾有腹腔感染，腹腔内广泛粘连，术中难免要行广泛的肠粘连松解术，术后患者出现粘连性肠梗阻和腹腔感染的风险很大，这也是肠外瘘术后再次出现肠瘘的两个原因。对于预防粘连性肠梗阻，一方面是鼓励患者尽早下床活动，尽早给予肠内营养外，还可以在肠外瘘术后加做肠排列术，一般推荐行经切断的阑尾残端或盲肠造口逆行插入排列管做肠排列。对于预防腹腔感染风险，南京军区南京总医院的经验是在关腹前用大量温等渗盐水(150ml/kg)冲洗腹腔，此方法可以将腹腔冲洗液每毫升的细菌数由10^6降到10^2以下，同时根据腹腔污染的程度与部位放置双套管负压冲洗引流，此举可以防范术后腹腔感染的发生。

第九节　小肠肿瘤

小肠黏膜约占全消化道黏膜的90％，但是小肠肿瘤的发病率远较胃、结肠及直肠为少见，仅占全胃肠道肿瘤的1％～6％。就恶性肿瘤的发病率而论，小肠、胃和结肠、直肠的比例为

1∶120∶40，这可能与肠内容物通过小肠速度快，减少了致癌物质与肠黏膜的接触时间以及大量肠液对潜在致癌物的稀释等因素有关。原发性小肠肿瘤的组织发生具有多样性，从而使其在消化道肿瘤中颇具特色。小肠肿瘤有来自上皮的，亦有来自间质的。恶性肿瘤居多，约占全部小肠肿瘤的3/4，良性肿瘤占1/4。小肠肿瘤虽然发病率低，但临床表现各异，病理类型多，临床检查方法受客观条件限制较大，因而误诊、漏诊率较高。

【病理】

小肠肿瘤根据其组织发生来源及良、恶性可分类如表4-1。原发性小肠肿瘤无论国内外均以恶性肿瘤居多，良、恶性肿瘤比约为1∶3。不同的小肠肿瘤在小肠不同部位的分布，似有一定的倾向。国外报告小肠良性肿瘤主要发生在回肠，其次为十二指肠，空肠略少；小肠恶性肿瘤好发部位依次为末端回肠、十二指肠及空肠。国内报告良性小肠肿瘤发生部位为空肠较回肠为多，十二指肠较少；恶性肿瘤依次为十二指肠、回肠、空肠，均不同于国外统计。

表4-1　小肠肿瘤的病理类型及组织起源

组织起源	良性	恶性
上皮性	腺瘤	腺癌
非上皮性	（肠黏膜腺体的嗜银细胞）	类癌（嗜银细胞瘤）
平滑肌	平滑肌瘤	平滑肌肉瘤
淋巴组织	免疫增生性小肠疾病（IPSID）	恶性淋巴瘤
脂肪	脂肪瘤	脂肪肉瘤
纤维	纤维瘤	纤维肉瘤
血管	血管瘤	血管内皮或外皮内瘤等
淋巴管	淋巴管瘤	淋巴管肉瘤
神经	神经纤维瘤	恶性神经纤维瘤
	神经鞘瘤	恶性神经鞘瘤
	节细胞神经瘤	恶性节细胞神经瘤

【临床表现】

小肠肿瘤缺乏特异性临床表现，早期诊断困难。良性肿瘤多数无症状，部分以急腹症或腹部包块而就诊。恶性肿瘤中晚期才出现症状，临床表现多样、复杂且无规律。小肠肿瘤的常见临床表现如下。

1.共性

(1)腹痛：腹痛为最常见症状，可因肠梗阻、肿瘤的牵拉、肠管蠕动失调以及瘤体中心坏死继发炎症、溃疡、穿孔等引起。当肿瘤逐渐增大可引起肠道堵塞；肿瘤侵犯肠壁同样可以逐步引起肠管的狭窄及梗阻。这类梗阻多见于小肠恶性肿瘤。肠套叠多半是小肠良性肿瘤所致，可急性发作，也可反复慢性发作。小肠肿瘤的腹痛具有慢性、间歇性和进行性加重的特点。有时经一般治疗可得到一段时间的缓解，常被误认为肠功能紊乱、肠炎、肠痉挛等而延误诊断。

(2)腹部肿块：由于小肠活动度大、位置又不固定，所以小肠肿瘤在体检时偶可扪及肿块，但为游走性，时有时无。这种肿块以较大的肉瘤为多。良性肿瘤表面光滑，活动度大。恶性肿瘤可呈分叶状，有的表面有结节感，活动度可大可小，可有压痛。肿块由恶性肿瘤、粘连聚积的大网膜、小肠和成团的淋巴结组成。

(3)消化道出血：有 1/3～2/3 的患者因肿瘤表面溃烂、溃疡或坏死而引起出血。大量出血时以柏油便、暗红色血便为主，少量时大便隐血试验呈阳性。也可出现间断性少量出血，长时间可产生缺铁性贫血。常见引起出血的小肠肿瘤为平滑肌瘤、血管瘤、平滑肌肉瘤、腺癌和恶性淋巴瘤等。

(4)肠梗阻：小肠肿瘤生长到一定程度才发生梗阻，且多为不全性肠梗阻。腺癌、平滑肌瘤的肠梗阻发生率较高。

(5)腹泻：小肠肿瘤腹泻的发生率各家报告不一。起病初期大便次数并不增加，仅有大便性状改变，由成形变为不成形，无明显黏液和血便。随着病情发展，大便次数增加，黏液增多，但血便不多见。小肠肉瘤腹泻较常见。

(6)肠穿孔：少数恶性肿瘤发展到晚期可形成肠穿孔，引起弥漫性腹膜炎，亦可慢性穿破，形成炎性包块、脓肿或内瘘。

(7)全身症状：除肿瘤反复出血导致贫血外，小肠恶性肿瘤尚可引起低热、消瘦、乏力或消化不良等全身症状。

2.不同的小肠肿瘤的特异表现

(1)平滑肌瘤和肉瘤：具有外生性和出血性两大特点，有的肿瘤向肠壁外生长。黏膜较易出现糜烂、溃疡和出血。有时也会引起肠套叠、肠扭转导致肠梗阻，甚至穿孔 80％的平滑肌肉瘤患者可扪及腹块。

(2)血管瘤：主要症状是出血，亦可引起肠梗阻。

(3)腺癌：早期缺乏症状，随后多有腹痛和消化道出血，长期出血可导致贫血。肿瘤生长至一定程度则出现肠梗阻症状，癌肿亦可引起小肠穿孔。癌肿的部位不同，临床表现也有所不同，如发生在十二指肠上段的癌可表现出类似十二指肠球部溃疡的中上腹痛，之后出现高位肠梗阻的表现；十二指肠乳头周围则常表现为肠梗阻、出血以及梗阻性黄疸。部分患者可扪及腹块。

(4)淋巴瘤：小肠淋巴瘤的主要症状为慢性肠梗阻而致间歇性腹痛，亦可有消化道出血，多数患者可有消瘦、乏力、发热等症状，有的呈周期性发热。约半数患者可触及腹块，当肿块压迫肠系膜静脉及淋巴管时可致腹水、下肢水肿。当小肠黏膜上有较广泛的肿瘤浸润时可发生吸收不良综合征。

(5)小肠类癌：当消化道类癌转移至肝脏时，可出现以发作性潮红、腹泻及哮喘为主的特征性全身症状，称为类癌综合征。类癌综合征的发生率占类癌的 1％～2％，主要发生在回肠类癌患者中。由于类癌表面很少形成溃疡，故少见消化道出血；生长较缓慢而少见有肠梗阻出现，故常无典型症状。

【诊断】

小肠肿瘤早期诊断颇为困难，术前正确诊断率仅为 21％～53％。小肠肿瘤患者，多因腹痛、腹部肿块或消化道出血等症状来就诊。如初步诊查排除了常见的病因，或不能作出明确诊断，应考虑到有小肠肿瘤的可能，需进一步检查。尤其是伴随以下症状、体征者：①不明原因的脐周疼痛，进食后加重，排便后缓解；②间歇性便血或腹泻，纤维胃镜及结肠镜未见异常；③成人肠套叠。

1.肠道X线检查　凡疑为小肠肿瘤者，首先应拍腹部X线平片，了解有无液平、肠管扩张等肠梗阻征象。如疑十二指肠病变可作低张十二指肠造影。自小肠气钡双重造影应用于临床以来，小肠肿瘤的诊断有了明显提高。本法从十二指肠直接注入钡剂和空气，使小肠充分扩张，黏膜展平，有利于病变的观察。这是目前较理想的检查方法，有35%～73%的病例可确诊。回肠末端肿瘤可用结肠气钡逆行灌注回肠法检查，有助于诊断。小肠肿瘤X线表现有充盈缺损、狭窄、肠曲推移、软组织阴影、黏膜形态改变、肠壁僵硬及蠕动迟缓等。完全性或接近完全梗阻者，禁作钡餐检查，以免促发完全梗阻。

2.选择性腹腔和肠系膜上动脉造影　适合于有消化道出血者。出血量估计每分钟超过0.5ml者，可见出血部位造影剂异常浓聚，从而定位出血病灶。而非活动期出血行动脉血管造影检查，根据血管本身异常表现也可判断病变部位。国外有人应用尿激酶和血管扩张剂重新活化出血灶，显示造影剂外溢来明确诊断。

3.纤维内镜检查　疑为十二指肠肿瘤时，除十二指肠低张造影外，可作十二指肠镜检查，直接了解病变部位、大小、形态，并做活组织检查。探头型小肠镜可随小肠蠕动进入小肠，50%可达回肠远端，因视野限制仅能窥视50%～70%的小肠黏膜。但尚未得到推广应用。

4.腹部CT和磁共振(MRI)检查　能显示小肠肿瘤的大致部位、大小和与肠壁的关系，以及有无肝转移及腹主动脉前和肝门淋巴结肿大等。但当肿瘤较小，直径在1.5cm以下时往往难以发现。CT提示肠套叠时提示有小肠肿瘤可能。

5.B形超声检查　空腹状态下全腹常规扫查后，饮水500ml，30min后每隔15min检查一次。通过水的流动能较好显示肿瘤的部位、大小、形态、内部结构、与肠壁关系、浸润深度、周围淋巴结和远处转移情况。

6.^{99m}Tc标记红细胞扫描　适用于慢性小量消化道出血病例。通过核素在肠道内聚积，推断胃肠道出血部位，^{99m}TC标记的红细胞注入体内24h后，逐渐被肝、脾清除，若此期间有血液外渗，在血液聚积区显示“热点”。每分钟出血量<0.1mm的病例，诊断价值优于动脉造影。

不少小肠肿瘤经过以上种种检查仍未能明确诊断，必要时可考虑剖腹探查或腹腔镜检查。有些患者甚至多次手术才明确诊断者，可见小肠肿瘤诊断的困难。

【治疗】

小肠良性肿瘤可引起出血、套叠等并发症，少数发生恶变，一旦确诊，应手术切除。较小的肿瘤术中较难发现，且肿瘤可为多发性，术中容易遗漏较小的病灶，故术中探查必须全面仔细。探查方法有触摸法、透照法、术中内镜检查等。可根据肿瘤大小和累及肠管情况行局部或部分肠管切除术。

小肠恶性肿瘤手术需对病变肠段及区域淋巴结作较广泛的切除吻合。如为十二指肠恶性肿瘤则多数需做胰十二指肠切除术。

如小肠肿瘤局部固定无法切除，可做短路手术以解除或预防梗阻。

【预后】

一般认为小肠肿瘤部位越高预后越差。腺癌预后最差，恶性淋巴瘤、肉瘤次之。小肠恶性肿瘤早期诊断较难，切除率约为40%。切除术后5年生存率为平滑肌肉瘤约40%，淋巴瘤约35%，腺癌约20%。恶性类癌患者可以长期存活。

除淋巴瘤外，放射治疗和化学疗法均效果不佳。

第十节 盲袢综合征

本病是由于肠道因不同原因存在着盲袢致肠道内容物长期淤滞和细菌过度繁殖而引起，故称之为盲袢综合征，或小肠袢淤滞综合征。

【病因和病理生理】

正常情况下，小肠内容物不断地自近端向远端流动，且有胃酸，肠黏膜能分泌免疫球蛋白以及回盲瓣防止结肠内容物的逆流，细菌不致过度繁殖。但有肠狭窄、肠憩室、内瘘或因手术造成盲袢或盲袋，如末端回肠与横结肠做侧侧吻合后所形成的升结肠盲袢，或小肠短路后的盲袢。胃空肠吻合术后输入袢过长形成滞留，克罗恩病与肠结核发生的狭窄或肠瘘、小肠憩室以及假性肠梗阻等都可因肠内容物淤滞而有细菌繁殖。在繁殖的细菌中，主要是厌氧菌，其他尚有大肠埃希菌、产气杆菌、副大肠埃希菌、变形杆菌、肠链球菌和粪链球菌等，会影响维生素 B_{12} 的吸收，其机制尚不很清楚，有认为维生素 B_{12} 在与内因子结合的前后，均能吸附于肠菌的表面，然后被肠菌摄取、利用。此外肠菌毒素可以抑制肠壁对维生素 B_{12} 的吸收以及破坏已被吸取的维生素 B_{12}，引起维生素 B_{12} 缺乏和巨细胞性贫血。小肠内细菌多，将水解结合胆盐为游离胆盐，肠腔内结合胆盐减少，长链脂肪酸和脂溶性维生素的吸收受到影响，导致脂肪泻。这些肠菌均含有某些蛋白酶，使刷状缘膜内的酶失去活性，影响肠道对营养物质的吸收。肠菌还可使脂肪酸羟化成羟化脂肪酸而不被机体吸收，且损伤肠上皮而影响水、钠的吸收，引起水样泻。肠腔内容物滞留，细菌繁殖过多，其产生的内毒素被吸收可致内毒素血症，肠腔内容物滞留也可损伤上皮，出现肠黏膜糜烂和出血，慢性失血又可引起缺铁性贫血，黏膜糜烂严重的甚至发生肠穿孔和肠瘘。

【诊断】

临床表现主要有三方面。

1.*吸收不良引起* 由于有维生素 B_{12}、脂肪以及其他营养物质的吸收不良而有贫血、慢性腹泻、脂肪泻、体重丢失和营养不良。因肠道内未吸收的脂肪与钙结合而影响钙的吸收，发生低钙血症。

2.*部分肠梗阻症状* 由于有盲袢或盲袋，肠内容物在这些部分长期滞留或形成循环，引起腹痛、腹胀、肠型、肠鸣音亢进甚至呕吐，但仍有大便且次数增多，腹部症状可仅表现在腹部的一侧。经进食，待肠内容物滞留的情况减轻后，症状可以改善，但进食时，症状又重复，病人因此而少进食，加重了营养不良。

3.*并发症的表现* 因肠黏膜损害而有炎症、出血或破溃，形成局限性脓肿或肠瘘。也可因肠道内细菌过多而出现内毒素症状，高热、寒战以及代谢性酸中毒等。

根据病史尤其是手术史，可以得出正确的诊断，细致的全消化道钡餐检查对诊断甚有帮助，能够显示出盲袢或盲袋的存在。

【治疗】

当诊断明确后，可先进行非手术治疗，先纠正水、电解质酸碱失衡，改口服饮食为要素膳食，以减少食物的容量与肠内容物的滞留，既能改变营养状态，也能改善症状。盲袢症状严重者可应用肠外营养，使肠腔内滞留的内容物完全排空，同时给予口服肠道抗菌药物，如氨基糖苷类（如庆大霉素）、头孢菌素（如头孢达新）、甲硝唑（灭滴灵）等。

巨大憩室或回肠横结肠侧侧吻合后的盲袋或盲袢，可行手术治疗，去除盲袋或盲袢，能获良好效果。

很多盲袢综合征是由于手术所造成。因此，在行肠道手术时应考虑到这一后遗症的结果，尽量不造成盲袋或盲袢。

第十一节　短肠综合征

短肠综合征（SBS）是指因各种原因引起广泛小肠切除或旷置后，肠道吸收面积显著减少，残存的功能性肠管不能维持患者营养需要，从而导致水、电解质代谢紊乱以及各种营养物质吸收障碍的综合征。SBS临床上主要表现为严重腹泻、脱水、吸收不良、维生素缺乏及代谢障碍和进行性营养不良。在小儿可影响发育，甚至危及生命。近年来，随着SBS代谢变化、残留肠道代偿机制认识的加深，SBS患者的治疗措施也日趋完善。通过合理的营养支持和肠道康复治疗，可促进残留肠道的代偿，不少患者已可能治愈或能摆脱肠外营养（PN）而长期生存。另一方面，随着小肠移植技术的不断成熟，同样给SBS患者带来彻底治愈的希望。

【病因及定义】

儿童SBS的常见原因是坏死性小肠结肠炎和先天性畸形（如先天性腹裂畸形、肠旋转不良、肠闭锁和肠狭窄、神经节细胞缺乏症）。在成人SBS的常见原因是肠扭转、肠系膜血管性疾病（栓塞或血栓形成）、创伤、克罗恩病等严重的炎性肠病或放射性肠炎、内外疝绞窄、肠恶性肿瘤等行广泛小肠切除，或胃回肠错误吻合等。

1.*急性肠扭转*　急性肠扭转时，由于肠系膜呈顺时或逆时钟方向扭转360°甚至720°，致肠管血供受阻。常累及全部小肠，甚至包括右半结肠。起病急骤，手术时往往肠管已缺血、坏死。因患者丧失全部小肠，后果极为严重。

2.*肠系膜血管病变*　急性肠系膜血管病变是由各种原因引起肠系膜血管血流减少，而导致肠壁缺血、坏死和肠管功能障碍的一种综合征，临床上表现为绞窄性肠梗阻。常见下列原因：④肠系膜上动脉栓塞，栓子多来自心脏，也可来自主动脉上的粥样斑块，栓塞常居于空肠动脉分支；②肠系膜上动脉血栓形成，大多发生于动脉硬化性阻塞或狭窄的基础上；③肠系膜上静脉血栓形成，一般继发于腹腔感染、门静脉高压和血管损伤，临床上以肠系膜上动脉栓塞多见。无论是肠系膜上动脉栓塞，或是肠系血管血栓形成，都可导致小肠缺血及坏死。肠管受累的范围与血管病变部位有关，血管病变越是靠近主干，累及的小肠就越多。

3.克罗恩病　克罗恩病(Crohn)是肠道非特异性炎症疾病，主要累及小肠。病变发展很缓慢，受累肠管的各层均有增殖性炎症改变，管壁增厚、僵硬，可引起肠管狭窄、梗阻，也可引起肠瘘。由于该病目前尚无有效的治疗方法，当发生肠梗阻、肠瘘及消化道大出血时常需行手术，作病段小肠切除以病情缓解，但数年后又会再发作而需再手术。多次的肠切除使大部分小肠丧失，最终产生短肠综合征。

除上述几种常见病因之外，外伤及某些先天性疾病也可引起短肠综合征。

目前，SBS尚无统一的定义，对于SBS残留小肠长度的标准，说法也不一。把切除小肠75%作为标准显然不够恰当，因为小肠长度因人而异，而且实际上难以算出这个百分数。有人认为残留小肠短于100cm就会导致短肠综合征，这个标准也不确切。因为其中不少患者仍能维持小肠的消化、吸收功能而不出现症状。目前认为，机体需要小肠长度的最低极限是1cm/kg，即60kg体重者至少要有60cm的小肠。但是，除了残留小肠的绝对长度之外，还有其他因素会影响消化、吸收功能。例如回盲瓣是否保留，结肠是否保留，残留的小肠是空肠还是回肠等。如果同时缺失回盲瓣和(或)部分结肠，或缺失的是回肠而不是空肠，则症状会明显加重，而且代偿也会更困难。

【病理生理变化】

短肠综合征对机体代谢的影响大，首先是产生营养不良，继而可致器官功能衰竭，最终甚至危及生命。为取得良好效果，首先必需充分认识短肠综合征产生的一系列代谢变化，了解其代偿机制及能力，然后才能针对性地采取最佳的营养支持治疗措施，使机体保持营养状态，平稳地度过其失代偿阶段。

临床上习惯上将SBS病程人为地分为急性期、代偿期和恢复期三个阶段。急性期因肠道还不能适应肠黏膜吸收面积的骤然减少，患者可以出现严重腹泻，每日肠液排泄量可达5～10L。大量消化液的丢失不但造成体液丧失，而且使营养状况迅速恶化，容易出现水电解质紊乱、感染和血糖波动。促胃液素水平升高，高胃酸分泌可导致溃疡发生率增高，胆盐沉淀引起营养物质吸收不良，胰酶活性下降和空肠运动增加，这一阶段持续2个月左右。代偿期时肠道逐渐适应肠黏膜吸收面积明显减少所带来的变化，腹泻量明显减少，饮食量可以逐渐增加，营养与液体量不足的部分仍需从肠外途径补充。短肠代偿期从术后2个月左右开始，至代偿完全一般需经过1～2年。恢复期也称完全代偿期，部分患者能从肠道获得足够的营养，不再需要补充肠外营养。部分如患者不能耐受普通饮食和肠内营养，则必须依赖肠外营养维持生命。

【短肠综合征的代偿】

SBS患者的代偿、适应过程是指残余肠道吸收宏量营养素、微量元素、水等物质的程度逐渐恢复至肠道手术前水平，并获得自主性的过程。这一段时间长短不一，短则数月，长则需要1～2年。SBS患者残余肠道代偿、适应过程在疾病治疗中起着非常重要的作用，不少患者经过一段时间代偿、适应过程之后可以基本恢复小肠的消化、吸收功能，摆脱肠外或肠内营养，正常进食后能维持体重及营养状态。代偿一旦成功，不仅可节省可观的肠内、肠外营养费用，避免长期营养支持所造成的并发症，更重要的是能明显地改善患者的生活质量。

1.SBS残余肠道代偿机制　SBS残余肠道代偿、适应表现在结构上和功能上，结构上表现为吸收面积的增加，小肠肠管扩张和延长，绒毛变高，隐窝变深，腺细胞增生（并非细胞肥大）。功能上则表现为肠道蠕动延缓，从而使吸收时间增加。黏膜上皮的增生是肠道代偿、适应过程发生的物质基础，各种各样刺激如细胞增生、肠腔内营养物质、激素、生长因子和胆胰分泌物等可引起小肠和大肠增加它们的吸收面积和功能来满足机体代谢和生长的需要。临床上 SBS 患者代偿表现为在 SBS 发生早期，患者会有明显的腹泻、消瘦，出现营养不良。但到后期，患者能逐渐适应，大便次数减少，营养状况逐渐改善，这即是残余肠道代偿、适应的结果。

2.影响 SBS 残余肠道代偿的因素　许多因素影响 SBS 患者残余肠道的代偿、适应过程。①残余小肠的长度：这是最关键的因素，残余的小肠越少，代偿也越困难，如果全部小肠都被切除，其代偿几乎是不可能的。正常小肠黏膜的吸收面积大大超过维持正常营养所必需的面积，有很大的功能储备，因而能够耐受部分小肠切除而不发生临床症状。但当残留小肠的长度过短时，尽管代偿非常充分，仍不能完全供给机体所需的各种营养成分以维持机体生长发育和新陈代谢的需要，可引起显著的消化、吸收不良症状，严重者可危及生命。②年龄：SBS 残余肠道的代偿能力与年龄密切相关，年龄愈小，代偿能力愈强。③残留小肠的部位：虽然空、回肠同样具有很强的消化、吸收功能，但相比之下，回肠显得更为重要，因为回肠能在结构和功能上都有适应性变化以增加吸收，而空肠往往只有功能上的适应性变化。④回盲瓣是否保留：SBS 患者是否留有回盲瓣，对其代偿能力的影响很大。回盲瓣能限制食物过快通过小肠，利于肠功能的代偿。回盲瓣缺失后，结肠的内容物会返入小肠，使小肠菌群失调，这将明显影响小肠功能的代偿。⑤结肠是否保留：SBS 患者如果保留有完整的结肠，其代偿能力将明显增强。结肠吸收水、电解质和脂肪酸，延缓小肠的传输，刺激小肠黏膜增生，有利肠道代偿。此外，SBS 患者的结肠可有明显的形态学变化，包括代偿性细胞增殖、肠管增粗、黏膜皱襞增多、陷窝加深、肠黏膜 RNA 和 DNA 增加等。临床上，结肠完整或留有结肠的 SBS 患者，即使残余小肠较短，代偿时间往往较短，并很少需要水和电解质的补充。反之，如大部分结肠缺失，即使残留小肠较多，代偿仍很困难。⑥术后是否及时进食：肠腔内食物的刺激对 SBS 残余肠道代偿起着十分重要的作用，其机制为：营养物质直接接触上皮细胞可刺激黏膜增生，肠内营养物不仅可增加肠上皮细胞的营养能源，还可通过体液因子等局部分泌或旁分泌机制发挥作用；刺激胃肠道激素的分泌，后者通过血流循环到达功能障碍的肠段，刺激肠道代偿、适应；刺激胆汁、胰液分泌，胆汁和胰液进入远端小肠可刺激绒毛肥大。⑦残余肠道是否有病变：除上述各种因素之外，患者是否同时存在其他疾病（特别是小肠有病变），将影响其代偿。

【治疗】

迄今为止，营养支持仍是 SBS 患者的首选的治疗方法，部分 SBS 患者需要终身依赖营养支持。典型的 SBS 病程需经过急性期、代偿期和恢复期三个阶段，在各个时期营养支持的侧重点各不相同。近年来，小肠移植有了长足的进步，有望成为 SBS 彻底治愈的理想方法。

1.急性期营养支持　SBS 早期，肠道不能适应吸收面积骤然减少，患者可出现严重腹泻，大量体液丧失，高胃酸分泌，营养状况迅速恶化，易出现水电解质紊乱、感染和血糖波动。此阶段应以肠外营养支持为主，因为此时如进食甚至是饮水，均可加重腹泻，进一步造成内环境紊乱。一般说来，在短肠术后 2～3d，患者血流动力学和代谢状态稳定、电解质紊乱纠正后，应开始肠外营养支持。由于多数 SBS 患者需接受相当长时间的肠外营养支持，不合理配方或反复中心静脉导管感染可在很短时间内诱发肝功能损害，使肠外营养无法实施，因此在制订肠外营养配方时应避免过度喂养和高糖，选择具有保肝作用的氨基酸，脂肪乳剂使用量不宜过大，一般不超过总热量的30%～40%，电解质的剂量应根据情况供给并作及时调整，维生素和微量元素要经常补充，并经常监测。

由于长期肠外营养不仅费用昂贵、易出现并发症，而且不利于残留肠道的代偿。因此，即使在急性期如有可能也应尽早过渡到肠内营养和口服进食。一般说来，肠内营养实施得越早，越能促进肠功能代偿。但是，SBS患者能否从肠外营养过渡到肠内营养主要取决于残留肠管的长度和代偿程度，过早进食会加重腹泻、脱水、电解质和酸碱平衡紊乱。我们的经验是当患者水、电解质和酸碱平衡稳定，腹泻量降至2L/d以下，并保留有30cm以上的小肠时，可口服少量相对等渗液体，同时放置鼻饲管，开始肠内营养支持。肠内营养时应从低容量、低浓度开始，循序渐进，逐渐提高输注速度和营养液浓度，逐渐增至全量，不可操之过急。肠内营养开始时先应用由短肽类或单糖、氨基酸、脂肪酸为主要成分的制剂，如果患者能够耐受，再逐渐使用或添加整蛋白型制剂及膳食纤维。在肠内营养早期，营养素摄入无法满足患者营养需求，不足部分可从肠外途径进行补充。随着肠内营养用量的逐渐增加而逐渐减少肠外营养用量，如果单用肠内营养能维持患者体重及其他营养指标，则停止肠外营养，同时鼓励患者经口进食，逐渐减少肠内营养用量，最终使患者恢复至正常饮食。

2.代偿期营养支持 典型代偿期从术后2个月左右开始，至代偿完全一般需1～2年。此阶段腹泻量明显减少，应继续给予肠内营养和膳食，量可逐渐增加，同时可以辅助应用肠外营养，最大限度地保证营养和水化状态，并逐步将常量营养素、微量营养素与液体由肠外转变为肠内途径供给，某些维生素与矿物质可改为肌内注射。当肠内营养供给量超过每日所需热卡的一半时，可考虑逐步停用肠外营养。如果患者通过经口饮食，每周体重下降<0.5kg，则表示患者残余肠道已代偿、康复。反之，如果患者通过经口饮食无法维持体重及营养状况，我们采用每周补充2～4次肠外营养。在肠道代偿期进行一些促代偿治疗可以在一定程度上帮助残留肠道代偿提早实现，部分患者能在治疗后近期内完全摆脱营养支持或减少营养素用量。

3.恢复期营养支持 这一阶段由肠内营养逐渐过渡到经口饮食为主，肠内营养与普通饮食的比例视患者对普通饮食的消化吸收情况而定，如患者依靠普通饮食不能维持营养状况，则肠内营养比例应适当增加。即使短肠患者的吸收功能接近正常，但由于吸收面积减少，患者往往需要服用比需要量多的营养物质才能满足营养摄入的需求。如患者不能耐受普通饮食和肠内营养，则必须依赖肠外营养维持生命。

4.手术治疗 SBS手术治疗的目的是延长肠管长度，增加营养物质与肠黏膜接触时间以增加营养物质的吸收。以往常用的手术方法有小肠倒置、结肠间置、小肠瓣膜成形术、连续横向肠成形术等。一般说来，只有在SBS发生后1～2年以上，残余肠道已经最大限度代偿后仍无法摆脱肠外营养支持，才考虑采用手术治疗。值得注意的是，术前必须观察6～12个月以进一步明确是否有手术指征，谨慎选择术式，因为任何不适宜的手术不但不能起到治疗作用，反而加重病情甚至带来新的并发症。

小肠移植是治疗SBS最理想的方法，近年来，随着新型免疫抑制剂的问世有移植技术的进步，小肠移植有了较快发展，移植存活率不断提高。国际权威机构已经认可小肠移植、肝小肠联合移植和联合脏器移植为不可逆的肠衰竭患者的治疗标准。

综上所述，对 SBS 的营养支持已积累了相当多的经验和科学依据，但目前我们对 SBS 残余肠道代偿的研究大多数局限于组织形态学上较粗浅的认识。今后有必要对肠道代偿进行分子生物学水平的研究，更深入地揭示肠道代偿的规律和机制，从而使 SBS 患者能够更快、更好地进行代偿，使 SBS 的治疗更加科学。

（宋吉杰）

第五章　结肠疾病

第一节　结肠扭转

结肠扭转是以结肠系膜为轴的部分肠袢扭转及以肠管本身纵轴为中心扭曲。其发病在世界各地很不一致。以中非、印度、东欧等地多见，西欧和北美少见。国内以山东、河北等地多见。本病可发生于任何年龄，但多发生在老年男性。平均发病年龄在40～69岁。是完全性肠梗阻的常见原因之一，约占全部肠梗阻的5%，结肠梗阻的10%。乙状结肠是最常见的发生部位，约占90%，其次是盲肠，偶尔可见扭转发生在横结肠和结肠脾曲。

一、乙状结肠扭转

【病因】

发生肠扭转常需两个因素：第一，必须有一段冗长的结肠在腹腔内自由移动；第二，肠袢两端的固定点必须十分邻近以用作发生扭转的支点。此外，Kerry和Ransom归纳了4个诱发因素。

(1)肠内容物和气体使肠袢高度膨胀，如长期慢性便秘等。

(2)肠活动的增强和腹内器官位置的变化，如妊娠和分娩。

(3)有过腹腔手术病史而使腹腔内粘连。

(4)先天性异常如肠旋转不良或后天因素造成远端肠管梗阻。而乙状结肠具有其自身的解剖学特点，使其更易发生扭转，因为乙状结肠肠管有较大的活动度；肠系膜一般较长，但系膜根部较窄，对造成扭转起着支点的作用；肠腔内常有粪便积存，由于重力作用体位突然改变或强烈的肠蠕动可诱发扭转。

【病理】

乙状结肠扭转多为逆时针方向，但也有顺时针方向扭转，扭转程度可由180°到720°，旋转少于180°时，不影响肠腔的通畅，尚不算扭转，可能自行恢复，特别是女性，盆腔宽大，更易恢复，但如果超过此限度，就可出现肠梗阻表现。肠扭转造成的主要病理改变是肠梗阻和肠管血供的改变。乙状结肠扭转后，肠袢的入口及出口均被闭塞，因此属闭袢性梗阻，肠腔内积气、积液、压力增高，也会影响肠壁血供。除扭转的肠袢外，扭转对其近侧结肠也造成梗阻。乙状结肠扭转后发生肠管血供障碍来自两个方面：一是系膜扭转造成系膜血管扭转不畅，另一方面是肠袢的膨胀，压力增高而影响肠壁血循环，先影响毛细血管，然后是静脉，最后是动脉，引起肠腔内和腹腔内出血，肠壁血管发生栓塞、坏死和穿孔。

【诊断】

1.症状与体征　乙状结肠扭转的主要症状为腹痛和进行性腹胀，临床上分为亚急性（约占80%）和急性（约占20%）两类。亚急性乙状结肠扭转多见于老年男性，常有慢性便秘史。部分病人曾有类似发作，并随排便排气而腹痛自行消失的病史。发病大多缓慢，主要表现为中下腹部的持续性隐痛、阵发性加剧和进行性腹胀。查体可见腹部明显膨隆，不对称，有时可触及有压痛的囊性肿块，无显著腹膜刺激征，主要为低位不完全或完全性肠梗阻表现。急性乙状结肠扭转多见于青年人，起病急骤，剧烈腹痛，呕吐出现早而频繁，腹胀反而较轻，主要为典型的绞窄性低位肠梗阻表现，查体可发现急性腹膜炎刺激征，腹胀不对称。

2.辅助检查　乙状结肠扭转的诊断并不困难，腹痛、腹胀、便秘或顽固性便秘为扭转三联征。查体有腹胀，腹部压痛、腹部包块、肠鸣音亢进、体温升高、休克、腹膜炎体征。再结合病史、诱发易患因素，腹痛、腹块的部位，一般可作出乙状结肠扭转的诊断。

X线腹部平片对诊断帮助很大，应作为怀疑乙状结肠扭转的常规检查，乙状结肠扭转的典型X线表现是显著充气的孤立肠袢，自盆腔至上腹或膈下，肠曲横径可达10～20cm，立位腹部平片可见两个巨大且相互靠拢的气液平面。其他各段小肠和结肠也有胀气与气液平面，钡灌肠见钡剂止于直肠上端，呈典型的鸟嘴样或螺旋形狭窄。当疑有坏疽时，禁忌做钡灌肠，因为有坏死段肠管穿孔的危险。

低压盐水灌肠是一种重要诊断方法，如不能灌300～500ml盐水，表示梗阻在乙状结肠。

纤维电子结肠镜对疑为乙状结肠扭转者可明确诊断并对肠扭转进行复位，而且可排除诱发乙状结肠扭转的肠道病变。急性乙状结肠扭转的临床表现常与其他严重急腹症混淆，术前不易区别，常需急诊手术探查。

【治疗】

当乙状结肠扭转引起肠梗阻时，需按肠梗阻治疗原则进行处理，包括禁食水、胃肠减压、纠正水电解质平衡失调及抗炎对症等，同时根据不同病情采取相应治疗措施。包括手术治疗和非手术治疗两大类。

1.非手术复位方法　①温盐水低压灌肠法：该方法对乙状结肠扭转只有5%～10%复位成功率。将37℃的生理盐水与肥皂水混合均匀，灌进直肠和乙状结肠。水进入乙状结肠促使扭转复位，但压力不可过高，以免扭转肠管发生破裂。若400～500ml盐水无法灌进结、直肠内，即说明乙状结肠可能存在梗阻。由于该方法操作简便，兼有诊断意义，临床上对病情较轻，无休克，扭转肠管无绞窄坏死的情况下可作为试验性方法使用。如有气体和粪便排出，腹胀消失，腹痛减压，表示扭转复位。②乙状结肠镜或纤维结肠镜插管减压法：内镜沿着肠腔进入直肠上段梗阻部，如发现黏膜出血、溃疡、炎症明显或由上方流出脓血，表示肠壁已部分坏死，不宜继续插管，如检查无异常，将软导管通过乙状结肠镜，缓慢经过梗阻，进入扭转肠袢，排出大量气体和粪便，扭转自行复回，症状好转，插管全程要细致轻柔，不可用力过猛，注意此软管不要立即拔出，要保留12d。一方面是拔除早，短期内扭转常易复发，另一方面也可观察扭转肠袢或以上肠管有无坏死而出现脓血性物质流出。

尽管非手术疗法复位成功率较高，达 50%～80%，死亡率和并发症率均较手术治疗为低，但由于发生扭转的根本原因依然存在，复发率高达 60%～80%。因此，国内外学者近年均主张非手术疗法复位后 10～14d 准备肠道，做根治手术消除扭转原因。除非患者有手术禁忌不能耐受手术。

2.手术治疗　手术适应证为①急性乙状结肠扭转有肠坏死及腹膜炎征象；②肠腔内出现血性肠内容物；③反复发作的乙状结肠扭转；④经非手术复位失败。手术治疗不仅仅单纯复位，还需根据有无肠管坏死及腹腔污染情况，做根治手术和针对并发症的手术。包括切除吻合术、造口术和固定术三大类。

(1)固定术：当剖腹探查，逆扭转方向复位后，观察肠管血供好，无坏死可能，为了防止复发可行固定术。手术方法有乙状结肠腹壁固定术、乙状结肠系膜固定术，乙状结肠横结肠固定术，乙状结肠腹膜外被覆术等。

(2)结肠造口术：结肠造口术一般用于手术时发现肠壁已坏死或穿孔，且腹腔污染较严重或病人全身情况差不宜行切除吻合术的患者可将坏死肠管切除吻合后在其近侧造口；也可行 Hartmann 手术即坏死肠管切除，近端造口，远端缝闭放回腹腔旷置；或者做双腔结肠造口术，以上手术都需以后再做二期手术。

(3)切除吻合术：切除吻合术一般用于肠管有坏死或血供不好，腹腔污染较轻的患者。或者乙状结肠特别冗长，估计行固定术效果不佳，则可将乙状结肠切除行根治性治疗的患者。可一期切除对端吻合，近年来多提倡行此手术。非手术治疗有效但为防复发而择期手术也多采用此术式。

二、盲肠扭转

【病因】

正常盲肠附着在后腹壁，不会发生扭转。盲肠扭转仅见于活动盲肠，即在发育过程中盲肠未被固定至后腹壁，与末端回肠一起成为游离肠袢。另外腹腔内粘连，升结肠狭窄、结肠肿瘤、肠蠕动异常和慢性便秘等因素也可以促进结肠扭转的发生。另一种情况是游离盲肠向前向上翻折，使末端回肠及升结肠折叠而形成梗阻。有人认为盲肠折叠不符合肠扭转的基本定义，因此不属盲肠扭转，而称之为盲肠并合或盲肠折叠。

【病理】

盲肠扭转大多数以回结肠血管为轴，呈顺时针扭转 360°或更多，这种扭转形成闭袢性肠梗阻，可合并有血供障碍。而盲肠折叠的情况一般不会出现血供障碍。盲肠壁薄径粗，闭袢性肠梗阻时肠壁承受的张力大，常易发生坏死穿孔。

【诊断】

1.症状与体征　发病者以青年女性较多见，表现为急性机械性肠梗阻。发作急骤，出现右下腹绞痛，阵发性加剧。发病初期查体时可在中腹或上腹部叩及胀气压痛的盲肠，肠鸣音亢进，有时可出现高调金属音，后期腹胀明显加重，重度、不对称的腹胀是盲肠扭转的重要特征。

病人可逐渐出现恶心、呕吐、肛门停止排气排便。如肠壁有绞窄时，即可出现腹膜刺激征。

2.辅助检查　除根据临床症状外，放射线检查具有重要意义，X线腹部平片可显示单个卵圆形胀大肠袢，有液气平面，肠袢的位置和形状提示有可能为胀大的盲肠，结肠无积气积液，小肠可有不同程度胀气。当上腹部的胀大盲肠严重积气积液时，常易被误认为是胃扩张，遇此情况应在透视下抽吸胃管，若影像无变化即可排除胃扩张。钡灌肠检查见钡剂停留在升结肠处不再下降，呈尖端锥形或喙突状，有时也可有少量钡剂进入扩张的盲肠内，由此即可诊断。该方法的成功率达91%。但若疑有盲肠坏死，即不宜做此检查。据统计，盲肠扭转坏死时并有腹膜刺激征者仅22%。因而不能把腹膜刺激征作为判断是否有盲肠坏死的依据。盲肠扭转的早期诊断与治疗效果密切相关，由于该病较罕见，早期诊断比较不容易，临床上应提高警惕，以免误诊误治。

【治疗】

与乙状结肠扭转相似，当盲肠扭转引起肠梗阻时，需按肠梗阻治疗原则进行处理，包括胃肠减压、禁食水、纠正水电解质平衡失调及抗炎对症等，同时根据病情不同采取相应治疗措施。盲肠扭转早期可试用纤维结肠镜复位，但不应期望过高。由于盲肠扭转20%～30%发生坏死，诊断明确后应积极准备手术治疗。手术原则为解除梗阻切除坏死肠段及防止复发。有以下几种方法。

(1)若开腹后见盲肠无坏死，复位后将盲肠缝合固定在右下侧后腹壁即可。据统计，盲肠固定术后有4%～7%的复发率，因而也有人主张加行盲肠内插管造口，不仅可收到术后肠管减压效果，还可使肠管造口部位盲肠壁与腹膜形成粘连防止复发。

(2)若盲肠已坏死，应考虑切除盲肠后一期行回升结肠或回横结肠吻合术，必要时加行回肠插管造口术。可吸引减压吻合上方回肠，减少吻合口张力，有利于吻合口愈合。

(3)若盲肠和结肠坏死同时合并小肠极度膨胀，则患者的病情极为危重，放在第一位的手术目的是挽救患者生命。可切除坏死和血循环不良的盲肠和结肠，行双腔造口术。

(4)若复位后只有盲肠小块坏死，其他部分血循环良好。可局部切除坏死组织，将盲肠切口边缘与腹膜皮肤缝合，行盲肠造口术。待一段时间后再行还纳。

第二节　溃疡性结肠炎

一、发病机制

溃疡性结肠炎(UC)是人类IBD的一大类，其病因及发病机制至今仍未完全明确，目前认为UC的发病机制肯定比单一因果关系复杂得多，而且很有可能与易感基因，内源性或外源性的引发因素以及患者的自身调节有关。虽然我们不完全明确UC中宿主与环境作用的复杂机制，但是在遗传学、肠道微生态学、病因学、免疫学，以及实验动物模型等方面的研究可以增加我们对疾病发展过程的理解。本章节会全面地回顾UC的可能病因及发病机制。

(一)遗传学基础

国外对UC的研究发现,UC发病具有家族聚集性,家族聚集现象很常见,在有UC家族史的人群中UC的发病率增高。研究表明,有家族史的患者发病时间似乎比较早,82%的家族患者其病变类型一致。首诊病人的年轻化通常和UC的家族史有关,并且提示在某些发病机制的领域上具有复杂性。有趣的是,在连续一代代家族患病成员中,其发病年龄越来越年轻化。对于双胞胎的研究也给我们提供了基因参考,单卵双胞的UC的一致性比双卵双胞的高,这是因为单卵双胞拥有100%相同的基因,可是双卵双胞却只拥有一半的相同基因。在单卵双胞中表现出来的患病高度一致性论证了基因在UC发病机制中具有重要作用这么一个结论。然而,单卵双胞的基因并不是真正的100%相同的,非基因因素可能会使UC基因型的外显率下降。

UC在种族中的发病率也存在差异,UC的发病率在白种人最高,黑人稍低,亚洲人群最低。对于高加索人来说,犹太人的后代中越来越多人被发现有UC,是非犹太人的发病率的3～4倍。重要的是,这个数据是经过多个不同国家及不同时间段的观察研究得来的,这表明UC是一个真正的基因现象而不只是环境的因素导致的。虽然不同亚群的犹太人群其UC发病率不一致,然而从以色列的研究报道中表明在英国出生的德系犹太人中UC的发病率比北非及亚洲出生的西班牙系犹太人要高。

目前很多研究的焦点在于UC强烈基因背景这方面,并且明确了一系列与UC相关的基因综合征,其中最常见的3个基因综合征是Turner综合征、Hermansky-Pudlak综合征及糖原缺乏症IB形。除此以外,UC被报告与各种遗传性的免疫缺陷病有关系。虽然这些疾病与UC的临床表现不一致,但是UC和罕见的免疫缺陷病及先天性综合征的联系提示了共同免疫途径的基因学分析有可能帮助我们进一步理解UC的免疫发病机制。对人类白细胞抗原(HLA)相关基因的研究发现,虽然免疫系统在UC的发病机制中具有中心作用,但最受瞩目却是免疫系统的调节基因。很多研究验证了IBD和HLA-Ⅰ、HLA-Ⅱ等位基因的关系。这些研究的结果具有不确定性,但是出现一些有趣的观点,比如说,HLA-Ⅰ相关的研究显示了在日本UC患者体内HLA-B5、HLA-B52出现频率持续增加。多个HLA-Ⅰ相关的研究统计了在日本人群中UC与HLA-DR2的关系。相比较而言,在非日本人的UC的患者中HLA-Ⅱ的相关性备受争议。有研究提示了在UC患者中HLA-DR2的显著增高,但是其他疾病患者却没有。然而,主导日本人群溃疡性结肠患者与HLA-DR2关系的HLA-DRBl*1502等位基因在美国的白种人中很罕见。美国一个最新的研究表明,这个等位基因只在美国很少部分UC患者中找到,而且在正常对照组没有一个人中发现这种基因。虽然以上数据备受争议,但是HLA-DR2与至少一部分的溃疡性结肠患者的真正关系确实是存在的。

(二)免疫因素

在显著的慢性肠道炎症等疾病中通常涉及免疫系统的变化。免疫系统的紊乱作为炎症及组织损伤的触发因素在UC的发病机制中尤为重要。人体的免疫包括体液免疫和细胞免疫、补体系统和细胞因子等多个系统组成,当前认为对UC有潜在致病作用的为体液免疫,细胞免疫及其他免疫系统,在此逐一阐述。

1.*体液免疫*　UC患者的血清中抗结肠上皮细胞的抗体滴度增高提示UC可能是免疫介

导炎症反应。后来的研究报告了这些抗体与大肠埃希菌存在交互作用，提示了对普通细菌的敏感性增高可能会导致肠道损伤的自身激活。更多的研究发现了在UC发病机制中起作用的多种不同的抗体，对大肠埃希菌的循环抗体及其他细菌抗原的抗体都在UC患者中发现。在UC患者身上还找到牛奶蛋白的抗体及淋巴细胞毒性抗体。然而，这些研究都不能明确解释不同类型及水平的抗体滴度与疾病的临床活动性的特殊相关性。因此，这些抗体的存在可能是炎症的预兆表现而不是发病的起始情况。

在UC中出现循环抗体的现象很奇怪，不过对于病因学来说对潜在致病的异常黏膜抗体的确定很重要。一些研究报告了黏膜浆细胞产生了异常抗体，有IgA、IgG及IgM的改变在UC患者中的报告，而且在UC患者中还发现了IgG_1的特异性增高。一个研究组已经成功地从UC的患者肠道黏膜中纯化了特异性的IgG抗体。这些抗体可以识别结肠细胞、胆管、皮肤、关节及眼睛共同拥有的40kD肽链。这些40kD肽链是原肌球蛋白家族的蛋白结构成员。大部分的UC患者都有抵抗这些位于上皮细胞的蛋白抗体，而且最近有报道说他们可以通过单核细胞自发的产生原肌球蛋白IgG和IgG_1抗体。因此，这一系列的研究可以确定UC的自身潜在抗原，明确对此的持续性抗体反应，而且对疾病中涉及的组织的抗原的抗原决定基进行定位。这些研究在UC的自身免疫发病机制中是备受争议的。然而，其他研究者没有能力检测UC患者中的自身抗体，在UC患者中真正的自身免疫是否存在也是无法检测的。

2.细胞免疫　虽然备受争议，但是几十年的研究都支持这样的观点：UC患者细胞免疫是有异常的。没有一个研究提供直接的证据证明原发的T细胞免疫缺陷及所有免疫细胞的系统性免疫异常不是继发于现有的炎症过程。

与循环的免疫细胞相比，在IBD黏膜水平上有微小的，可再生的异常免疫细胞。正常的情况下，上皮内的T细胞是$CD8^+$(抑制剂，细胞毒性剂)，但是大部分固有层的T细胞都是$CD4^+$(促进剂，诱导剂)。上皮层和固有层的T细胞都优先地表达αβT细胞受体(TCRαβ)，但是细胞选择性地表达γδT细胞受体(TCRγδ)却不常见。而与外周血相比，黏膜免疫细胞是一个活化的免疫群体。在IBD固有层单核细胞显示了淋巴细胞活化抗原及免疫活化基因产物的表达增高。有报告UC患者的黏膜细胞当被相同剂量的IL-2诱发后显得毒性偏小。总之，当前学者认为UC中T细胞独立功能被抑制了。

3.非免疫细胞　越来越多的研究表明肠道中的非免疫细胞可以作为抗原提呈细胞，或效应细胞，可以对细胞因子做出反应，而且可以行使各种以前认为除了T细胞、B细胞、单核细胞、巨噬细胞不能完成的功能。人类上皮细胞可以表达HLA-DR分子及具有抗原提呈细胞的功能，它可以对典型的T细胞因子做出反应及释放细胞因子。这些均提示UC患者的肠道免疫细胞可能出现异常。虽然正常黏膜的上皮细胞可以诱导$CD8^+$T细胞，UC黏膜上皮细胞优先的刺激$CD4^+$T细胞。这提示了健康的肠道上皮细胞可能诱导或保持免疫耐受，但是在UC患者的黏膜中这些相同的细胞可能增殖从而形成慢性炎症。而且，肠道上皮细胞的研究在控制炎症是很重要的，它在IBD中可能出现异常。

4.细胞因子　细胞因子可以分为免疫调节因子及促炎症因子。免疫调节因子是T细胞的原始产物，它可以调节免疫系统中其他免疫细胞的作用。主要的免疫调节因子有IL-2、IL-4、IL-10、IFN-γ。虽然UC的全体免疫调节因子的状态还未明确，但是潜在的免疫介质的异常产物及反应在UC中已有报告。

IL-2是T细胞功能的核心，在UC中其黏膜淋巴细胞对IL-2的反应又被减弱了，与对照细胞相比，克罗恩病黏膜淋巴细胞对IL-2的反应增强了，血清及肠道IL-2水平提升的发现，这提供了附加的证据表明IL-2在IBD中扮演重要角色。其他如IL-4、IL-10、IFN-γ等均在黏膜免疫中发挥了不同的作用。

促炎症因子如IL-1、IL-6、IL-8、TNF-α是单核细胞及巨噬细胞的产物。它们是机体急性免疫反应的病理生理中心。在炎症过程中这些因子的测量水平是有所增高的。

除细胞因子外，脂质介质中的花生四烯酸、生长因子中的TGF-α、TGF-β、IGF、FGF、黏附分子、活性氧及氮代谢产物和神经肽等也是UC发病过程中的炎症介质。对这些活性因子的更深入研究，可能成为日后治疗UC的重要手段之一。

（三）肠道微生物环境和微生态

肠道黏膜上皮层是一个由上皮细胞排列组成的单层结构，在此有大量的免疫反应细胞，并存在抗原抗体反应。通过对IL-10缺乏的大鼠模型中的肠道炎症改善的临床观察，表明环境在UC致病过程中有重要作用。但是关于肠道微生态的正确认识及它们如何导致疾病的发生及发展仍未明确。在此仅讨论在UC中微生物体及其产物，饮食及肠道防护因素在发病机制中的作用。与UC有关的致病源包括如下。

1.*病毒*　流行病学的证据表明肛周病毒感染是将来IBD发病的一个危险因素。在UC患者身上已经明确了增高的血清抗体滴度与巨细胞病毒有关，但这个只是作为黏膜炎症反应的一种继发现象。

2.*细菌产物*　目前普遍认为细菌菌落及其产物可能在UC的发病机制中起重要作用，这个理论最近被一些IBD的动物实验模型的结果验证了。炎症动物被养育在无菌及没有任何抗原的环境中，结果动物产生很少甚至没有免疫反应。细菌细胞的各种产物可以使完好无缺的微生物体产生组织以及免疫炎症，这些产物包括PG-PS、LPS、FMLP等。这些细菌产物可以激活巨噬细胞，释放细胞因子，导致细胞黏附分子的过度表达，调节迟发型T细胞和B细胞的反应，触发激肽释放及补充性的瀑布反应。这些联合活动或许可以解释UC的病理生理过程。

3.*黏液*　肠道上皮细胞的黏液层是宿主抗细菌免疫反应的第一个保护线，作为这样一个重要的作用位置，我们设想黏液合成障碍可能会导致UC发病，这种想法在UC患者中已经被详细地研究了。早期的研究表明特异的黏液在UC患者中可能被耗竭，而后续的研究没有能够区分在UC及正常对照组人群中的黏膜成分的不同点。UC患者的黏液成分可能没有缺陷，但是血凝素黏合剂的改变在UC患者中被发现，提示可能是细菌的黏附能力及上皮细胞的其他物质改变导致UC。这可能导致黏液防线的崩溃从而导致UC，或者也许是一个非特异的继发现象。

（四）饮食因素

既然IBD是整个肠道的慢性感染性炎症性反应，我们可以逻辑地认为饮食是发病的一个重要因素。食入的抗原是非自身的，非细菌性的肠道抗原。流行病学的数据表明精制糖、水果及蔬菜的摄入，咖啡和巧克力的食入，可能是IBD病因中的决定元素。现在没有证据表明某个特定的食物与 IBD 的发病有密切联系，然而临床证据表明饮食确实对肠道炎症反应有作用。饮食控制包括肠内营养支持、饮食代谢、元素饮食，以及聚合体饮食显示可以改善 UC 和 CD 患者的病情。然而，关于饮食控制可以缓解病情的途径还不清楚。研究者争论说这些饮食的低脂肪摄入可能减少花生四烯酸及类十二烷的获取与合成。另外，某些研究者相信饮食控制可以减少已经受损伤肠道的抗原负担。最后，可能这些饮食控制可以提供修复损伤肠道过程中必需的某些缺失元素。既然饮食控制可以缓解症状，而且我们成功地进一步精细调控饮食，如成功地在 CD 患者饮食中加入 ω-3 脂肪酸，这使我们可以把焦点放在 IBD 发病机制中的食物的作用研究。

最近的研究结果使学者们对 IBD 中饮食作用的研究充满兴趣，尤其在确定了谷氨酸是肠上皮细胞的原始能源及短链脂肪酸是结肠细胞的燃料后。某些研究证明 UC 患者缺乏短链脂肪酸，补充短链脂肪酸后病情有所缓解。而且，结肠袋炎及转移性肠炎可能是，至少部分原因是因为缺乏短链脂肪酸导致的，因为补充短链脂肪酸后以上的病情都有所缓解。肠上皮细胞在结肠袋炎中同样有帮助作用。不管这些研究代表的是原始的病因性的缺陷，还是继发于慢性炎症的表现，或是不能确定。但补充特异性的饮食元素的治疗方法在一定时期内会持续是研究热点。

（五）动物模型

建立 UC 的动物模型主要可分为外源性诱导和内源性诱导及通过分子生物学手段来获得。

1.外源性诱导　结肠炎可以在大鼠和小鼠身上注射三硝基苯磺酸（TNBS）和乙醇溶液诱导。当然在不同种类的大鼠身上其易感性和抵抗性不一致。TNBS 诱导的结肠炎是一种迟发性的过敏反应，这种免疫反应主要是 T 细胞介导的，由其他的免疫细胞调节。研究者可以观察局部迟发型过敏反应的控制及肠道炎症的不同治疗方法的作用。通过对 TNBS 的不同反应，我们可以研究不同的易感因素及炎症反应的防御基因。同样，这个模型是简单的、便宜的且可重复的。

另外，一种黏膜层的急性结肠炎症的模型可以在大鼠、小鼠及仓鼠中通过口服右旋糖酐硫酸酯钠（DSS）获得。DSS 制造的模型是一种革新，它可以出现慢性结肠炎，有着特征性的炎症细胞及裂隙溃疡。DSS 诱导的慢性结肠炎模型中还可以导致结肠腺癌。导致癌症发生及增殖异常时这个模型与 CD（克罗恩病）更相似，但是 UC 中却缺乏裂隙溃疡，淋巴细胞聚集，以及不连续的炎症反应。这个模型在研究基因易感性，口服耐药，药物筛查及增生和肿瘤与结肠炎的关系等方面很有帮助。

2.内源性诱导　绢毛猴是一种生活在哥伦比亚热带雨林的灵长类动物，当被捕获并饲养于温带气候的时候自发产生全结肠炎。这种南美洲猴子发生的肠炎与动物的年龄有关，可以自发产生，对抗感染药物治疗有反应，在年长动物中还跟结肠腺癌有关系。另外一个有趣的现象是，野生的时候猴子不产生肠炎，但是当被捕获的时候却自发产生，这是否提示神经内分泌在结肠炎发病中有作用。以上所说的是绢毛猴成为研究 UC 的很好的模型。然而，当小部分这些动物被捕获后我们很难接触它们，这限制了对这些模型的进一步研究。另外一个自发模型是 C3H/HeJ 小鼠，这些动物更便宜，容易获得，而且容易处理，关于这些新的模型需要我们一步研究。

3.分子生物学手段　分子生物学大发展使基因复制动物成为可能，从而产生各种新的IBD动物模型。UC的动物模型也可以通过控制特异的不同免疫细胞亚群产生。小鼠TCRa、β、βγδ链及组织相容性蛋白Ⅱ的突变可以导致慢性结肠炎，这强调了在肠道免疫调节中T细胞的中心作用。其他模型通过选择性地减少或灭活细胞因子基因而建立的。IL-2缺乏的小鼠产生类似人类UC的结肠炎。其他最新的动物模型包括Gcα12和角蛋白8缺乏的小鼠，以及钙黏蛋白缺陷的转导的小鼠。以上所有模型均产生肠道炎症，显示免疫及非免疫作用如何最终导致IBD。

二、病理学特点

大肠溃疡性结肠炎是一种可能属于免疫病理机制和遗传有关的不明原因的非特异性直肠、结肠黏膜及黏膜下层的炎症。溃疡性结肠炎特点在于溃疡形成，但在慢性病程发展中，结肠黏膜只有炎症性改变，而不形成肉眼上可见的溃疡病变，或溃疡愈合只遗留下肉眼上的炎症性病变。不论其有无溃疡，主要病变均集中在黏膜层，少数达黏膜下层，更少的严重病例，炎症可累及肌层甚至浆膜层。病变分布主要在直乙状结肠，累及直-乙状结肠的病例，据统计可达98%。溃疡性结肠炎病理漫长，常反复发作，见于任何年龄，但20～30岁患者最多见。主要有两种溃疡性结肠炎分类法，即按病情轻重分类和按病程经过分类。

按溃疡性结肠炎病情轻重可分为3级。①轻度：此型最常见，通常仅累及结肠的远端部分，病情轻，腹泻每日少于4次，腹痛、便血轻或少见，缺乏全身症状和体征。②中度：介于轻度与重度之间，起病突然，腹泻每日4～5次，为稀便和血便，腹痛较重，有低热、体重减轻、食欲缺乏，可有肠道外表现。③重度：起病急骤，有明显腹泻、便血，有持续的严重腹痛，可出现低血压，甚至休克。

按溃疡性结肠炎病程经过可分为以下4型。①初发型：指无既往病史而为首次发作，病情轻重不等，可转为其他类型。②慢性复发型：临床最多见，病变范围小，症状较轻，往往有缓解期，但易复发，预后好，多数对水杨酸、柳氮磺胺吡啶治疗有效。③慢性持续性：病变范围广，首次发作后可持续有程度不等的腹泻、便血，常持续6个月以上，可有急性发作。④急性暴发型：少见，起病急骤，局部和全身症状严重，常有高热、水样泻、急性结肠扩张，易发生下消化道大出血及其他并发症和肠穿孔。暴发型病例急需用皮质激素、输血等治疗，预后差，有些溃疡性结肠炎病例如不及时治疗，往往可在2周内死亡。

(一)病理变化

1.病理特点

(1)受累结肠黏膜呈现多发性浅表溃疡，伴有充血、水肿；病变多由直肠起始，往往累及结肠，呈弥漫性分布。

(2)肠黏膜外观粗糙不平，呈现细颗粒状，组织脆弱易于出血，或可覆盖有脓性分泌物，似一层白苔附着。

(3)结肠袋往往变平或变钝，以至消失，有时可见到多个大小不等的假息肉。

(4)结肠黏膜活检病理变化呈现炎性反应,同时常可见黏膜糜烂、隐窝脓肿,结肠腺体排列异常及上皮改变。

2.大体形态 溃疡性结肠炎是以黏膜为主的炎症,其并发症较克罗恩病少,因此溃疡性结肠炎因并发症手术切除的标本没有克罗恩病多,浆膜层一般完整,外观光滑、光泽、血管充血、肠管缩短,以远端结肠和直肠最明显,一般见不到纤维组织增生,肠管黏膜表面有颗粒感,质脆,广泛充血和出血,有多个浅表性溃疡,沿结肠带呈线状分布或呈斑块状分布,严重者可见黏膜大片剥脱,甚至暴露出肌层,黏膜病变呈连续性,从直肠或乙状结肠开始,常常远段重,近段轻;左半结肠重,右半结肠轻,黏膜表面还可见许多大小不等、形态各异的炎性息肉,以结肠多见,直肠则较少见,有时可见炎性息肉相互粘连而形成的黏膜桥。①炎症活动期:黏膜皱襞消失,呈剥脱状,黏膜充血、水肿,黏膜脆性增加易出血,黏膜炎性渗出物增多,血管走向不清,黏膜附有白色透明或黄色黏液,严重者呈脓性状黏液,黏膜腐烂或有大小不等的多形性浅溃疡形成。溃疡之间黏膜可因水肿、炎症形成假息肉。②炎症缓解静止期:黏膜苍白、粗糙有颗粒感,肠壁增厚,肠腔狭窄或缩短,有的因炎性增生,腺体增殖,而形成息肉改变。

3.组织病理 本病的病变主要在直肠和乙状结肠,也可延伸到降结肠和整个直肠。病变之初是肠腺基底部出现隐窝炎,隐窝部损伤,多形核白细胞侵入而形成隐窝脓肿,结肠黏膜水肿、充血、出血等病变,随着炎症与坏死的过程扩大而形成溃疡。溃疡先沿直肠纵轴发展,继而融合成为广泛不规则的大片溃疡,严重者几无完整的结肠黏膜、黏膜有炎性渗出物覆盖,炎症反应为非特异性,组织病理检查可见肠腺隐窝糜烂和溃疡边缘炎细胞浸润,以淋巴细胞和浆细胞为主,唯有在急性发作期和有继发感染时可见大量中性粒细胞,病变肠壁血管常有血栓形成。溃疡穿孔所引起的腹膜炎、结肠或直肠周围脓肿、瘘管形成、炎性息肉及癌变为主要并发症。溃疡愈合时大量瘢痕形成可导致结肠短缩及肠腔狭窄。由于病期不同,组织病理所见也不一样。①活动期病理组织所见:在固有膜内弥漫性淋巴细胞、浆细胞、单核细胞等细胞浸润的基础上,有大量中性粒细胞浸润于固有膜、隐窝上皮(隐窝炎)、隐窝内(隐窝脓肿)及表面上皮。隐窝脓肿融合溃破形成溃疡。同时还有大量淋巴细胞、浆细胞浸润,腺上皮间中性粒细胞浸润,杯状细胞减少。由于结肠病变一般限于黏膜与黏膜下层,很少深入肌层,因此并发结肠穿孔、瘘管或周围脓肿少见。少数暴发型或重症患者病变涉及结肠全层,可发生中毒性巨结肠,常并发急性穿孔。②静止期病理组织观察:肠腺细胞排列不规则,隐窝数减少,既有瘢痕组织,又有基底膜增厚。杯状细胞增多。黏膜下层纤维化加重,可见淋巴管扩张。固有膜层白细胞浸润明显或大淋巴滤泡出现。此外,有学者认为腺体萎缩或变形,对静止期患者更具有诊断意义。

(二)内镜下的病理表现

1.急性期表现 ①轻度:黏膜充血、水肿、分泌物增多,有密集分布的小出血点,并见散在渗血及出血。②中度:黏膜充血,水肿明显。③重度:黏膜出血,水肿更显著,病变部位几乎无正常黏膜,黏膜呈粗细不等的颗粒状及假性息肉。

2.慢性期表现 ①活动期:可见正常黏膜结构消失,肠壁僵硬,肠腔狭窄呈管状,有炎性息肉或溃疡。②静止期:黏膜炎症轻,苍白、出血少,正常结构消失,显得干燥粗糙。

（三）内镜分级标准

根据改进的Baron内镜下UC活动度分级标准来记录：①0级为黏膜正常；②Ⅰ级为黏膜充血，血管模糊；③Ⅱ级为黏膜有接触性出血；④Ⅲ级为黏膜有自发性出血；⑤Ⅳ级为黏膜可见大小不等的溃疡。

（四）病理组织学分级标准

①0级：黏膜固有层无中性粒细胞浸润；②Ⅰ级：黏膜固有层有少量中性粒细胞（＜10个/高倍视野）浸润，累及少量隐窝；③Ⅱ级：黏膜固有层有多量中性粒细胞（10～50个/高倍视野）浸润，累及50%以上隐窝；④Ⅲ级：黏膜固有层有大量中性粒细胞（＞50个/高倍视野）浸润，伴隐窝脓肿；⑤Ⅳ级：固有层明显急性炎症伴溃疡形成。

（五）乙状结肠炎

由于乙状结肠炎的治疗的时间周期比较长，容易反复，会令很多患者丧失信心而放弃治疗，因此，建议患者要坚持治疗。乙状结肠炎是溃疡性结肠炎的别称（通常用于黏膜无溃疡者），病因迄今未彻底阐明，病变可累及整个结肠和直肠，但以乙状结肠最多见。肠镜检查可见黏膜充血，水肿，呈颗粒状，有小出血点。多数有形态不整、大小不一、深浅不等的糜烂和溃疡（少数亦可只有糜烂而无溃疡）。乙状结肠炎可分慢性型（95%）和急性暴发型（5%）两种。

（六）溃疡性直肠炎

溃疡性直肠炎一般在临床上表现为直肠功能紊乱。如果病变轻，可只有间歇性的直肠小量出血，常被误认为痔出血。有些患者表现为便秘，是炎症的直肠痉挛所致。左下腹痛、便秘和排少量血便是溃疡性直肠炎的典型表现。有时溃疡性直肠炎并不便血，而只是排便次数增多，且多发生在早上，要排2～3次不成形软便，而在一天的其余时间则与正常人一样。本病并不发生大出血，亦可有结肠外的表现，但极少见，病程呈间歇发作，不易治愈，即使时间很长，也不发生恶变。直肠炎一般分为3度：①Ⅰ度，偶见便血，黏膜水肿，排便不规则，稀便或便秘；②Ⅱ度，常见便血，黏膜肥厚、直肠狭窄，排便困难，尚可用药物缓解；③Ⅲ度，全血便、溃疡或瘘管形成，直肠狭窄，排便严重困难，甚至梗阻。

三、诊断与鉴别诊断

UC病变特点为连续弥漫性结肠黏膜与黏膜下层炎症。病变始于直肠，向近端蔓延，可累及整个结肠甚至末端回肠，主要临床表现为直肠出血、腹泻、腹痛、体重减轻与发热。少数患者有关节炎、脊柱炎、结节性红斑等肠外表现。病情轻重不一，可发生于任何年龄，多见于青壮年，男女发生率无显著差异。UC诊断方法是基于临床、内镜、病理组织学、影像学改变及外科手术所见共同作出判断的，结合实验室指标可对疾病活动性进行评估。

（一）临床表现

1.消化系统表现

（1）黏液脓血便：是UC最常见的临床症状，急性期常常表现为血性腹泻，可带黏液或脓性分泌物。腹泻程度轻重不一，轻者每天排便3～4次，或腹泻便秘交替出现，重者排便频繁，可每1～2h 1次，甚至出现大便失禁，部分患者可有夜间腹泻和（或）餐后腹泻。大肠黏膜的广泛损伤、血管充血、糜烂和黏膜剥脱是便血的病理基础。黏液便是由于黏膜炎性分泌增加所致。脓血便是病变黏膜坏死组织、炎性分泌物与血液和(或)粪便混合而成。

(2)腹痛:多位于左下腹或下腹部,性质常为阵发性痉挛性绞痛,伴肠鸣、便意,便后疼痛可暂缓解,有腹痛-便意-便后缓解的规律。病变间歇期可无腹痛或仅有腹部不适。出现持续性腹痛、腹胀及肠鸣减弱时,应警惕中毒性巨结肠的发生。

(3)里急后重:当活动性炎症累及肛门、直肠、乙状结肠时,可导致排便紧迫感和排便时痉挛样痛。

(4)腹部包块:在UC中较少见。当炎症累及乙状结肠时,偶在体型消瘦的患者中可触及左下腹包块。

2.全身表现 UC患者可出现体重减轻、虚弱、乏力和某些特殊营养素缺乏的营养不良表现。急性期患者可有发热,重症患者可出现全身毒血症,水、电解质、酸碱平衡紊乱。

3.肠外表现 结节性红斑、坏疽性脓皮病、眼部病变(葡萄膜炎和虹膜炎)、关节病变(关节痛和关节炎)、骶髂关节炎、原发性硬化性胆管炎(PSC)、胆石病和(肉芽肿性)肝炎均可见于UC患者。总体来说,UC肠外表现发生率要低于CD。但PSC在UC患者中则比在CD患者中更常见,临床上常发生发热和黄疸,本病发生于UC的严重程度和病程无关。不同的诊断标准得到的发病率相差很大。有临床意义疾病的发病率占2%~8%.

(二)内镜检查

1.结肠镜 结肠镜对UC的诊断具有重要价值。主要为累及大肠的连续性、弥漫性病变,部分可累及回肠末端(倒灌性回肠炎)。25%~55%的患者病变局限于直肠,50%~70%的患者左半结肠受累(以脾曲为界)。典型UC肠镜下表现:①活动期。结肠镜下弥漫性充血、水肿.血管纹理紊乱、模糊,可见黏膜粗糙呈细颗粒状,呈"湿砂纸样"改变。随着病变的进展,在黏膜炎症基础上可形成小的溃疡、自发黏膜出血,病变黏膜表面可披覆脓性或血性分泌物,溃疡周围黏膜明显充血、水肿、糜烂。②缓解期。以黏膜萎缩和炎症性假息肉为特征。病变反复发作可出现肠壁增厚、结肠袋变浅变钝或消失、肠腔狭窄、假息肉及黏膜桥形成,甚至可发生癌变。③急性暴发型UC。结肠镜所见为病变常累及全结肠,肠腔扩大,正常形态消失;黏膜明显充血、糜烂、出血、溃疡形成,并有大量黏膜剥离,形成假膜样结构,可引起中毒性巨结肠。中毒性巨结肠黏膜呈弥漫性持续性糜烂和溃疡,因易引起肠穿孔或肠出血,一般不主张行结肠镜检查。

2.染色内镜 染色内镜对于初发的UC患者的诊断并无帮助,但对病程较长的患者在发现癌前病变和肿瘤病灶很有意义。常规肠镜检查中容易漏掉的浅表凹陷型癌或癌前病变则可通过染色黏膜的方法发现病灶。目前主要有两种技术:靶向染色及全大肠染色,两者在发现病灶上的价值孰优孰劣仍有争议。

(三)病理组织学检查

UC患者的黏膜活检及手术切除标本的组织学改变均主要表现为炎性黏膜弥漫的、局限于黏膜的慢性炎性细胞浸润,主要特点是隐窝的浸润,特别是中性粒细胞浸润;杯状细胞黏液分泌减少,隐窝炎/隐窝脓肿,以及隐窝结构破坏均是UC的典型病理表现。如为肠镜检查多点活检的炎症布局提示为连续性病变。但在活动期和缓解期黏膜的病理表现有所不同。活动期表现:①固有膜内以淋巴细胞和浆细胞为主,伴多量嗜中性粒细胞和嗜酸粒细胞等炎性细胞浸润,以黏膜下层2/3处炎性细胞更为密集,但病变表浅,主要累及黏膜及黏膜下层。②隐窝上皮间可见嗜中性粒细胞浸润,进而发生隐窝上皮局灶性坏死。严重时,隐窝内嗜中性粒细胞及坏死细胞碎片聚集形成小脓肿,称为隐窝脓肿。③隐窝脓肿融合引起黏膜糜烂或溃疡形成。④隐窝上皮增生、杯状细胞减少。⑤黏膜及黏膜下层血管高度扩张淤血,固有膜小血管壁内可见纤维素样坏死和中性粒细胞浸润。缓解期表现:①结肠腺体数目减少,剩余肠腺腺体缩短,腺体底部与黏膜肌层之间出现空隙。②腺体分支、出芽,常见潘氏细胞化生。③黏膜结构变形,腺体排列紊乱,黏膜表面不规则。隐窝大小、形态不规则、排列紊乱。④固有膜内慢性炎性细胞轻度增多,黏膜下层可发生纤维化。

(四)影像学检查

1.钡剂灌肠检查 早期可见结肠黏膜紊乱、肠壁痉挛或溃疡引致的肠管边缘呈锯齿状或毛刺状改变及肠壁多发小充盈缺损;晚期可见结肠袋囊消失、肠壁僵直、肠管缩短呈铅管样,如有息肉样增生则可致充盈缺损。

2.CT检查 UC在CT上有以下表现:①肠病轻度增厚,常<10mm,外形大多光滑,少数可见不规则,肠腔少狭窄;②在结肠轴位像上,有时可见黏膜下的低密度区位于增厚的结肠壁内、外层之间,形成环状密度改变、似花结或靶征;③螺旋CT图像上病变肠管黏膜面的浅小溃疡和小炎性息肉表现为黏膜面凹凸不平的锯齿状改变;④肠系膜和直肠周围间隙的脂肪浸润和纤维化,亦可显示肠瘘、肠周脓肿等并发症;⑤CT仿真式内镜成像(CTVE),可显示肠管形态变化及黏膜面改变。CT能较好地估计肠壁增厚及其规律性,并且能对UC的并发症作出较客观的评价。但有时单凭CT图像难以与肠道其他疾病如克罗恩病、肠结核、肠道肿瘤等相鉴别。

3.经腹超声检查 随着超声检查技术信号的加强及分辨率的快速提高,使其成为一种越来越重要的诊断IBD的工具。在欧洲该项技术是消化科医师培训计划中的必需部分。受训良好的医师加上高分辨率的仪器可以高准确率地发现小肠和结肠的炎症性病变,以及测定肠壁的直径和血流情况。而病变肠壁的直径及血流是帮助判断疾病处于静止、轻度、中度、还是重度的良好指标,并可通过半定量观察肠壁血流情况预测疾病的复发。但目前超声显像在诊断UC仍逊于内镜及钡剂灌肠检查,临床应用仍有待于设备及技术的进一步改进。

(五)实验室检查

迄今为止UC没有特异的实验室检查诊断标准,实验室检查的主要价值在于排除感染性肠炎,确定活动性炎症的存在和活动程度,便于指导治疗方案的制定、疗效评估和判断预后等。

1.血液检查 活动期UC患者常出现白细胞、血小板、急性反应性蛋白(如C反应蛋白,CRP/高敏C反应蛋白,HSCRP),以及红细胞沉降率(ESR)增加。贫血较常见,主要由于失血和缺铁引起。UC患者由于血小板升高、血浆第Ⅴ、Ⅶ、Ⅷ凝血因子活性增加及纤维蛋白原增加而存在高凝状态,易出现血栓性栓塞现象。

2.粪便检查 肉眼即常可见血、脓和黏液。涂片可见红细胞、白细胞。需行病原体,包括细菌、真菌、病毒、寄生虫及其虫卵检测,以排除感染性肠炎。而粪便中钙卫蛋白由于可稳定反映由中性粒细胞介导的肠道炎症程度,可用于区分IBD和IBS,并反映疾病的活动性。

3.血清标记物检测　抗中性粒细胞胞质抗体(pANCA)对诊断 UC 有高特异性，有研究报告 pANCA 用于诊断 UC 的敏感性及特异性分别达 73%和 81%。抗酿酒酵母抗体(AS-CA)、大肠埃希菌外膜孔蛋白 C 抗体(OmpC)、鞭毛蛋白抗体、I2 抗体及最近发现的一些新的抗微生物多糖抗体在 UC 中的阳性率极低，而在 CD 中呈现不同程度的阳性，可用于帮助 UC 与 CD 的鉴别。亦有报告认为这些新的血清标记物可能对预测 IBD 的疾病行为及预后有意义。

(六)诊断

1.我国炎症性肠病协作组提出了对我国炎症性肠病诊断治疗规范的共识意见　可作为临床工作中采用规范程序对 CD 进行诊断的依据，诊断标准如下。

(1)临床表现：有持续或反复发作的腹泻、黏液脓血便伴腹痛、里急后重和不同程度的全身症状。病程多在 4～6 周或以上。可有关节、皮肤、眼、口及肝胆等肠外表现。

(2)结肠镜检查：病变多从直肠开始，呈连续性、弥漫性分布。表现：①黏膜血管纹理模糊、紊乱或消失、充血、水肿、质脆、出血、脓性分泌物附着，亦常见黏膜粗糙，呈细颗粒状；②病变明显处可见弥漫性、多发性糜烂或溃疡；③缓解期患者可见结肠袋囊变浅、变钝或消失，假息肉及桥形黏膜等。

(3)钡剂灌肠检查：主要改变：①黏膜粗乱和(或)颗粒样改变；②肠管边缘呈锯齿状或毛刺样肠壁有多发性小充盈缺损；③肠管短缩，袋囊消失呈铅管样。

(4)黏膜组织学检查：活动期和缓解期有不同表现。活动期：①固有膜内有弥漫性慢性炎性细胞、中性粒细胞、嗜酸性粒细胞浸润；②隐窝有急性炎性细胞浸润，尤其是上皮细胞间有中性粒细胞浸润及隐窝炎，甚至形成隐窝脓肿，脓肿可溃入固有膜；③隐窝上皮增生，杯状细胞减少；④可见黏膜表层糜烂、溃疡形成和肉芽组织增生。缓解期：①中性粒细胞消失，慢性炎性细胞减少；②隐窝大小、形态不规则，排列紊乱；③腺上皮与黏膜肌层间隙增宽；④潘氏细胞化生。

(5)手术切除标本病理检查：肉眼及组织学上可见上述 UC 特点。

在排除细菌性痢疾、阿米巴痢疾、慢性血吸虫病、肠结核等感染性结肠炎及结肠 CD、缺血性结肠炎、放射性结肠炎等疾病基础上，可按下列标准诊断。①具有上述典型临床表现者为临床疑诊，安排进一步检查。②同时具备上述第 1、2、3 项中之任何 1 项，可拟诊为本病。③如再加上第 4 或第 5 项中病理检查的特征性表现，则可确诊。④初发病例、临床表现和结肠镜改变均不典型者，暂不诊断为 UC，但需随访 3～6 个月，观察发作情况。⑤结肠镜检查发现的轻度慢性直、乙状结肠炎不能与 UC 等同，应观察病情变化，认真寻找病因。

2.UC 完整的诊断　包括疾病的临床类型、严重程度、病变范围、病情分期、肠外表现及并发症。

(1)临床类型：按病程经过分为初发型、慢性复发型、慢性持续型和急性暴发型 4 个类型。

1)初发型：无既往病史，首次发作者。

2)慢性复发型：最多见，治疗后常有长短不等的缓解期。

3)慢性持续型：首次发作后常持续有轻重不等的临床症状，症状可持续 6 个月以上。

4)急性暴发型：最少见，起病急骤，症状严重，伴全身中毒症状，易发生大出血、肠穿孔、中毒性巨结肠等并发症。

以上各型除暴发型外可互相转化。

(2)严重程度:通常采用 Truelove 和 Witts 的分度方法,可分为轻度、中度和重度。

1)轻度:腹泻每日 4 次以下,便血轻或无,无发热、脉搏加快或贫血,红细胞沉降率正常。

2)中度:介于轻、重度之间。

3)重度:腹泻每日 6 次以上,明显黏液血便,体温>37.5℃,脉搏>90/min,血红蛋白<75g/L。

4)临床缓解:大便 1～2 次/天,无血便,无发热及心动过速,血红蛋白及红细胞沉降率恢复正常。

(3)病变范围:可分为直肠、直乙状结肠、左半结肠(脾曲以远)、广泛结肠(脾曲以近)、全结肠。

(4)病情分期:可分为活动期和缓解期。采用 Southerland 疾病活动指数(Southerland DAI)可较为简便且客观地进行病情分期的判断。

(5)肠外表现:可有关节、皮肤、眼、肝胆系统受累。

(6)并发症:UC 可并发消化道大出血、肠穿孔、中毒性巨结肠和癌变等。

(七)鉴别诊断

UC 临床表现无特异性,需与 UC 鉴别的肠道疾病较多,归纳为三大类,即感染性肠炎、非感染性肠炎及非炎症性肠道疾病。

1.*感染性肠炎*　胃肠道感染性炎症的临床表现与 UC 相似,应加以鉴别。感染性肠炎的病原体包括细菌(如志贺菌、空肠弯曲菌、大肠埃希菌、耶尔森菌、沙门菌、结核分枝杆菌等)、病毒(如巨细胞病毒、人免疫缺陷病毒等)、寄生虫(如溶组织内阿米巴、血吸虫等)及真菌。

(1)急性感染性结肠炎:各种细菌感染,如痢疾杆菌、沙门菌、大肠埃希菌、耶尔森菌、空肠弯曲菌等。急性发作时发热、腹痛较明显,外周血血小板不增加,粪便检查可分离出致病菌,抗生素治疗有良好效果,通常在 4 周内消散。

(2)阿米巴肠炎:病变主要侵犯右侧结肠,也可累及左侧结肠,结肠溃疡较深,边缘潜行,溃疡间黏膜多属正常。粪便或结肠镜取溃疡渗出物检查可找到溶组织阿米巴滋养体或包囊。血清抗阿米巴抗体阳性。抗阿米巴治疗有效。

(3)血吸虫病:有疫水接触史,常有肝脾大,粪便检查可发现血吸虫卵,孵化毛蚴阳性,直肠镜检查在急性期可见黏膜黄褐色颗粒,活检黏膜压片或组织病理检查发现血吸虫卵。免疫学检查亦有助鉴别。

2.*非感染性肠炎*　需与 UC 鉴别的非感染性肠炎包括特异性非感染性肠炎(包括继发于血管低灌注性肠炎、治疗性介入措施所致肠炎、动力障碍性肠炎等)和非特异性非感染性肠炎(包括克罗恩病、胶原性结肠炎、显微镜结肠炎、嗜酸性细胞性肠炎、“一过性”结肠炎、白塞病等)。

(1)缺血性肠炎:多发于中老年人,动脉粥样硬化是缺血性肠炎的主要病因,患者起病突然.以下腹痛、排鲜血便为主要症状,病情进展迅速,钡灌肠显示“指压征”,内镜检查见病变好发于结肠脾曲,很少累及直肠,镜下可见暗蓝色或紫色肠黏膜,病变界限清楚,病程较短。

(2)克罗恩病:UC 和 CD 根据临床表现、内镜和组织学特征不难鉴别。临床上前者为结肠性腹泻,常呈血性,口炎与腹块少见;后者腹泻表现不定,常有腹痛和营养障碍,口炎、腹块与肛门病变常见。内镜与影像学上，前者为直肠受累、弥漫性、浅表性结肠炎症；后者以回肠或右半结肠多见，病变呈节段性、穿壁性、非对称性，典型者可见鹅卵石样改变、纵形溃疡与裂沟等。组织学上，前者为弥漫性黏膜或黏膜下炎症，伴浅层的糜烂溃疡；后者为黏膜下肉芽肿性炎症，呈节段性分布或灶性隐窝结构改变、近段结肠偏重等特征。对于结肠炎症性肠病一时难以区分UC与CD者，临床可诊断为IBD类型待定（IBDU），观察病情变化。未定型结肠炎（IC）诊断常在病理检查未能确诊时使用。中性粒细胞胞质抗体（ANCA）与酿酒酵母菌抗体（ASCA）检测有助于二者鉴别。

3.非炎症性肠道疾病　需与UC鉴别的肠道肺炎症性疾病包括器质性疾病（如肠道良性肿瘤、恶性肿瘤、全身性疾病导致肠道功能性或器质性病变）和功能性疾病（如肠易激综合征、功能性腹泻、功能性便秘等）。

（1）结直肠癌：多见于中年以后，直肠癌经直肠指检常可触及肿物，结肠镜与X线钡剂灌肠检查对鉴别诊断有价值，需注意和溃疡性结肠炎引起的结肠癌变区别。

（2）肠易激综合征：粪便有黏液但无脓血，显微镜检查正常，结肠镜检查无器质性病变证据。

四、治疗

（一）溃疡性结肠炎处理的原则性意见

1.确定溃疡性结肠炎的诊断　从国情出发，强调认真排除各种“有因可查”的结肠炎；对疑诊病例，可按本病治疗，进一步随诊，但建议先不用糖皮质激素。

2.掌握好分级、分期、分段治疗的原则　如诊断标准所示，分级指疾病的严重度，采用不同药物和不同治疗方法；分期指疾病的活动期、缓解期，活动期以控制炎症及缓解症状为主要目标，而缓解期应继续维持缓解，预防复发；分段治疗指确定病变范围，以选择不同给药方法。远段结肠炎可用局部治疗，广泛性及全结肠炎或有肠外症状者则以系统性治疗为主。溃疡性直肠炎治疗原则和方法与远段结肠炎相同，局部治疗更为重要，优于口服用药。

3.参考病程和过去治疗情况　以确定治疗药物、方法及疗程，尽早控制发作，防止复发。

4.注意疾病并发症　以便估计预后，确定治疗终点和选择内、外科治疗方法。注意药物治疗过程中的不良反应，随时调整治疗。

5.判断全身情况　以便评估预后及生活质量。

6.综合性、个体化的处理原则　包括营养支持、心理和对症处理；内、外科医师共同会诊以确定内科治疗的限度与进一步处理的方法。

（二）内科治疗

活动期的目标是尽快控制炎症，缓解症状，缓解期应继续维持治疗，预防复发。

1.活动期的处理

（1）轻度溃疡性结肠炎：可选用柳氮磺胺吡啶（SASP）制剂，每日3～4g，分次口服；或用相当剂量的5-氨基水杨酸（5-ASA）制剂。其剂量基于5-ASA克分子含量计算，SASP 1g相当于美沙拉嗪0.4g，巴沙拉嗪1g相当于美沙拉嗪0.36g，奥沙拉嗪1g相当于美沙拉嗪1g。病变分布于远段结肠者可酌用 SASP 或5-ASA 栓剂 0.5～1g，每日 2 次、5-ASA 灌肠液 1～2g 或氢化可的松琥珀酸钠盐灌肠液 100～200mg，每晚 1 次保留灌肠，有条件者可用布地奈德 2mg，保留灌肠，每晚 1 次，亦可用中药保留灌肠。

(2)中度溃疡性结肠炎：可用上述剂量水杨酸类制剂治疗，反应不佳者可酌情加量或改口服糖皮质激素，常用泼尼松(强的松)30～40mg/d，分次口服。

(3)重度溃疡性结肠炎：一般病变范围较广，病情发展较快，需及时处理，给药剂量要足，治疗方法：①如患者尚未口服糖皮质激素，可口服泼尼松或泼尼松龙 40～60mg/d，观察 7～10d，亦可直接静脉给药；已使用糖皮质激素者，应静脉滴注氢化可的松 300mg/d 或甲泼尼龙 48mg/d。②肠外应用广谱抗生素控制肠道继发感染，如硝基咪唑、喹诺酮类制剂、氨苄西林或头孢类抗生素等。③应使患者卧床休息，适当输液、补充电解质，以防水、电解质平衡紊乱。④便血量大、Hb＜90g/L 和持续出血不止者应考虑输血。⑤营养不良、病情较重者可予以要素饮食，病情严重者应予以肠外营养。⑥静脉糖皮质激素使用 7～10d 无效者可考虑予环孢素 A2～4mg/(kg·d)静脉滴注 7～10d；由于药物的免疫抑制作用、肾毒性作用及其他不良反应，应严格监测血药浓度。因此，从医院监测条件综合考虑，主张该方法在少数医学中心使用；顽固性溃疡性结肠炎亦可考虑其他免疫抑制药，如硫唑嘌呤(AZA)、6-巯基嘌呤(6-MP)等。剂量和用法：早期复发、激素治疗无效或激素依赖者需加用 AZA 1.5～2.5mg/(kg·d)或 6MP 0.75～1.5mg/(kg·d)。不能耐受者可改为甲氨蝶呤(MTX)每周 15～25mg 肌内注射，或参考药典和教科书。这类药物起效缓慢，有发生骨髓抑制等严重不良反应的危险，使用时应密切监测。⑦上述治疗无效者在条件允许单位可采用白细胞洗脱疗法。⑧如上述药物疗效不佳时，应及时请内、外科会诊，确定结肠切除手术的时机和方式。⑨慎用解痉药和止泻药，以避免诱发中毒性巨结肠。⑩密切监测患者生命体征和腹部体征变化，尽早发现和处理并发症。

2.*缓解期的治疗*　除初发病例、轻症远段结肠炎患者症状完全缓解后，可停药观察外，所有患者完全缓解后均应继续维持治疗。维持治疗的时间尚无定论，可能是 3～5 年甚至终身用药，诱导缓解后 6 个月内复发者也应维持治疗。目前已公认糖皮质激素无维持治疗的效果，在症状缓解后应逐渐减量，过渡到用氨基水杨酸维持治疗。SASP 的维持治疗剂量一般为控制发作之半，多用 2～3/d，并同时予叶酸口服。亦可用与诱导缓解相同剂量的 5-ASA 类药物。6-MP 或 AZA 等用于上述药物不能维持或对糖皮质激素依赖者。

3.*其他治疗*　5-ASA 和免疫抑制药均无效者，应考虑应用新型生物治疗剂，如 TNFα 单克隆抗体。亦可用益生菌维持治疗。中药方剂中不乏抗炎、止泻、黏膜保护、抑制免疫反应等多种药物，作为替换治疗的重要组成部分，可以辨证施治，适当选用，多种中药灌肠制剂也有一定的疗效，但需进一步按现代医学的原理进行科学总结。治疗中应注重对患者的教育，以便提高治疗的依从性、早期识别疾病发作的定期随访。

(三)外科手术治疗

1.*手术指征*　目前，尽管对外科的介入时机和适应证掌握尚无统一规定，近年来随着外科治疗例数的增加、手术技术的成熟和效果的提高，国内手术指征的选择有逐渐放宽的趋势。参考 Goligher 的适应证标准及近年来的文献综述，我们将 UC 的手术指征归类，见表 5-1。

表 5-1 溃疡性结肠炎的手术指征

急诊手术	限期手术	择期手术
①急剧的全身状态恶化	①内科治疗无效的病变广泛病例	①慢性反复发作的顽固性 UC
②穿孔或疑有穿孔	②证实或疑有癌变	②全结肠型病例
③中毒性巨结肠症	③高龄病人	
④严重出血	④局部并发症(狭窄、梗阻、直肠阴道瘘)	
⑤暴发性重症 UC	⑤不能耐受的肠管外合并症	
⑥儿童明显发育障碍		

(1)急性结肠炎

1)有临床证据的急性或即将发生穿孔的溃疡性结肠炎应急诊手术。5%～15%溃疡性结肠炎患者可发生重症急性结肠炎,诊断基于 Truelove 和 Witts 的标准。每日超过 6 次血便,发热(体温高于 37.5℃),心率＞90/min。红细胞沉降率＞30mm/h。或中毒或暴发性结肠炎为每日超过 10 次血便,发热(体温＞37.5℃),心率＞90/min。红细胞沉降率＞30mm/h,贫血(需要输血),X 线检查可见结肠扩张,腹胀有压痛,当横结肠扩张超过 6cm,中毒性巨结肠诊断成立。20%～30%的中毒性巨结肠患者需要手术。中毒性巨结肠患者发生穿孔病死率很高,为 27%～57%。病死率和穿孔后炎症局限或扩散无关,与穿孔至手术的间隔时间及手术时间长短有关。中毒性巨结肠患者穿孔前手术,预后明显比穿孔后手术好。然而,很少有有力的征象提示中毒性结肠患者即将急性穿孔。结肠不扩张也可发生穿孔,而且这些患者常无典型的腹膜炎征象。持续的进行性的结肠扩张和积气,局限性腹膜炎的加重,出现多脏器衰竭,是即将穿孔或急性穿孔的征象。局限性腹膜炎仅反映局部炎症,也可能是即将穿孔的征象。出现多脏器系统衰竭(MOSF)是病情恶化的征象。在一组 180 例中毒性结肠的研究中,11 例出现 MOSF,全组死亡率为 6.7%,然而死亡的 12 例中有 8 例发生了 MOSF。

2)患者的病情在药物治疗同时继续恶化,或经过 48～96h 适当药物治疗后,无明显改善,应行手术治疗。患者的病情在药物治疗同时继续恶化,或经过初期的稳定后无好转,证明药物治疗无效。很有限的证据支持静脉注射环孢素比标准的皮质激素对重症结肠炎治疗更有效。环孢素已被推荐为结肠切除前的二线用药。对于经过初步的改善后病情出现"平台"的患者常难以决定是否手术和选择手术时机。然而,对于经过 3d 治疗,每日 8 次以上大便,或 3～8 次大便伴 C 反应蛋白＞45mg/ml 者,同样的住院治疗,无论是否应用环孢素或皮质激素,85%的患者可能需行结肠切除。此外,持续的结肠扩张提示可能对药物治疗不敏感,发展成为巨结肠的风险升高。延长这些患者的观察时间可能增加患者生理储备消耗的风险,但并不增加围术期死亡率。许多研究都认为经过 48～96h 治疗无改善,是手术适应证。然而,详细说明用药物试验性治疗最适当时机的证据依然缺乏,特别是二线药物。

(2)难治性溃疡性结肠炎:药物治疗无效是溃疡性结肠炎手术适应证。难治性是溃疡性结肠炎最通常的手术适应证。药物治疗失败有几个原因。尽管使用了强有力的用药方案,症状无法控制,患者不能达到可接受的生活质量或治疗效果不佳,但长期药物(特别是长期皮质激素)治疗的风险上升。患者也可能无法承受药物的不良反应。药物治疗顺应性差也是外科手术适应证。结肠切除后溃疡性结肠炎患者生活质量提高。生长发育障碍是儿童难治性溃疡性结肠炎的另一个形式，可能需行结肠切除。即使用了最大的营养支持和药物治疗，生长发育障碍仍持续存在需要考虑手术治疗。

(3)肿瘤患者、与肿块性损害相关的非腺瘤型的不典型增生(DALM)：重度不典型增生，有症状或内镜不能通过的低度不典型增生狭窄性病变，建议以上患者行全结直肠切除。不典型增生的诊断应被两个独立的熟练的胃肠组织病理学家确定。通过结肠镜检查组织活检和传统的组织病理学的评估来侦查不典型增生仍然是“金标准”。用以辨别溃疡性结肠炎发生结肠癌的高危风险。1994 年发表的 10 个前瞩性的监测研究表明，诊断为 DALM 的患者，43%在结肠切除术时同步发现癌存在。结肠切除术同时发现癌存在的重度不典型增生有 42%，轻度不典型增生为 19%。发展为重度的不典型增生、DALM、癌的风险在初期筛查无不典型增生的患者中为 2.4%，在不明确的不典型增生组为 18%，轻度不典型增生组为 29%。在另一个回顾性研究中，9 例(18 例)确诊为溃疡性结肠炎和轻度不典型增生的患者，在随访期间发展为进展期的瘤性病变，被证实为隆起型腺癌，重度的不典型增生。此外，一个监测研究表明，轻度不典型增生患者进展为重度的不典型增生或癌的 5 年预测值是 54%。然而，在一个与之相反的研究中，60 例在内镜下发现的平坦的黏膜轻度不典型增生的患者平均随访 10 年，73%的患者在多次的结肠镜检查发现局部的轻度不典型增生，仅 11 例(18%)进展为重度的不典型增生和不典型增生相关的损害/包块。组织病理学家们观察结果明显不同使轻度不典型增生的处理更加混乱。关于腺瘤样 DALM 的自然病程也存在争论。特别是在邻近黏膜存在有不典型增生时。最近的报告建议，腺瘤样 DALM 可有效地经结肠镜切除，以防止发展为重度不典型增生或癌。应鼓励患者服用 5-氨基水杨酸盐药物治疗。因为最近的文献建议，规则地服用 5-氨基水杨酸盐复合物，可以降低结直肠癌的风险。一组对照研究显示，规则的 5-氨基水杨酸盐治疗，降低了 75%的癌发生(优势比 0.25，95%可信区间，0.13～0.48，$P<0.0001$)。另一组研究表明，药物治疗，特别是柳氮磺胺吡啶，有明显的保护效应(相对危险度 0.38，95%可信区间，0.2～0.69)，与疾病活动无关。长程服用 5-氨基水杨酸盐患者发展为癌的风险为 3%(5/152)，停止治疗或不能坚持治疗的患者风险为 31%(5/16)。

溃疡性结肠炎患者如有结肠狭窄，特别是病程较长的患者，应施行结肠切除。5%～10%的溃疡性结肠炎患者可发生结肠狭窄。虽然大多数狭窄为良性，多达 25%为恶性。大约 30%癌性狭窄发生于溃疡性结肠炎患者。具有长期病史背景，发生时靠近脾曲，或引起梗阻的症状很可能为恶性，狭窄处内镜活检可以揭示不典型增生或恶性肿瘤，但也可能由于抽样误差或与结肠炎相关的恶性肿瘤的浸润特性而使结果不可靠。

2.溃疡性结肠炎的术前准备 溃疡性结肠炎患者在术前一般都有相当程度的贫血和营养不良，故应进行充分的术前准备，努力改善其内环境状态，纠正贫血和水电解质紊乱，最大限度地调整或减少激素、免疫抑制药等内科性药物的使用。拟行保肛手术的患者，术前还要做肛门收缩压力测定，以了解肛管括约肌功能；对使用过类固醇激素治疗的 UC 患者，为防止全身重症感染及肾上腺皮质功能不全的发生，除了仅术前数月短期应用激素者外，即使是停用激素已达 2 年，术前、术中包括术后维持激素用量仍属非常必要。除这些一般术前准备外，营养问题应特别重视。UC 患者病情反复发作，消耗增加，营养摄入减少，肠道丢失过多，吸收不良，加

上长期应用激素治疗干扰了机体的代谢，因此，多数伴有营养不良和多种维生素缺乏。对这类患者不论进行何种治疗，营养支持甚为重要。一般可选择肠外营养和(或)肠内营养。近来主张行肠内营养，不仅可提供足够的营养物质，且有利于控制急性期症状及维护肠黏膜功能。由于患者通常有明显腹泻，因此术前肠道准备十分重要，多采用 1d 的肠道准备法，或在手术前 1d 晚或当天早晨进行清洁灌肠。急性期患者手术时，术前应使用抗炎药物如柳氮磺胺吡啶、5-氨基水杨酸盐、激素等，以控制症状，从而有利于手术的进行，但长期应用会产生许多不良反应，对手术不利。因此，应选择合适剂量和疗程，一般选用最小剂量，1～2 周为宜。

3.外科手术选择　由于溃疡性结肠炎病变弥漫常可累及全结肠，原则上应切除全结肠和直肠。但国内亦有对较局限病变施以左半结肠或右半结肠切除的文献报道，该类术式的远期效果如何尚缺乏大宗病历总结。总的来说，目前较规范的术式分为 5 种：①全结肠直肠切除、回肠造口术；②全结肠切除、回直肠吻合(IRA)；③全结肠直肠切除、回肠储袋造口；④全结肠直肠切除、回肠肛管吻合(IAA)；⑤全结肠近段直肠切除、远端直肠黏膜剥脱回肠储袋肛管吻合(IPAA)。其中近年来逐渐为多数外科医生所接受并普遍开展的是结直肠切除、回肠囊袋肛管吻合术。

(1)急诊手术：溃疡性结肠炎最恰当的急诊手术方式为开腹全结肠及回肠末段切除术。急诊处理的外科选择应以最可靠和风险最小的方式恢复患者的健康状况。同时考虑到在患者恢复后的肠道重建方式。结肠次全切除并回肠末端造瘘及 Hartmann 手术关闭远端肠管或行造瘘术是既有效又安全的方法。这种手术以比较直接的方式切除了大部分的炎症肠管，同时避免了盆腔解剖和肠吻合。与腹膜内的直肠残端闭合比较，筋膜外放置直肠乙状结肠残端方式较少引起盆腔的感染，也使以后手术的盆腔解剖更加容易。经肛门的引流可极大降低盆腔感染的发生。切除的结肠标本应行组织病理学检查，以确定溃疡性结肠炎或克罗恩病。因为在结肠切除术后可进一步明确诊断。急诊手术患者，待毒血症状逐渐消退、病情稳定、一般情况改善后，应行择期根治性手术并同时进行消化道重建。溃疡性结肠炎患者行完全直肠切除术回肠储袋肛管吻合(IPAA)，常用于以后残余病变的切除和保持肠道的连续性。如果诊断为克罗恩病，直肠顺应性和扩张度适合，可以考虑回肠直肠吻合。

(2)限期、择期手术方式。

1)直肠与全结肠切除，回肠造口术：是溃疡性结肠炎患者的传统手术方式，被认为是与其他手术方式比较的基本术式。已成为安全的、治愈性的，可以使大多数患者有一个完整、积极生活方式的术式。虽然在过去的 20 年里，结直肠切除回肠储袋肛管吻合术(IPAA)有上升流行的趋势，直肠与全结肠切除，回肠造口术仍然被认为是那些不能行储袋的直肠与结肠切除术患者的一线术式，特别是那些有巨大储袋失败风险的患者，如：肛门括约肌受损的患者，术前肛门会阴疾病的患者，继发于合并其他疾病状况的生理储备下降的患者。手术即有并发症，与造瘘口相关的并发症，很常见，如：脱垂。可能其他并发症的发病率与任何腹部和盆腔手术相当。这些包括小肠梗阻、感染、瘘、持续性疼痛、会阴创口不愈合、性功能和膀胱功能障碍、不孕。在最近的 44 例患者研究中，直肠与结肠切除永久性回肠造口术长期的并发症明显低于储袋手术，分别为 26％和 52％。

2)全结直肠切除回肠储袋肛管吻合术(IPAA)：对大多数溃疡性结肠炎患者是适当的手

术。全结直肠切除回肠储袋肛管吻合术已成为需行择期手术的溃疡性结肠炎患者最常用的手术方式。该术式相对安全持久，并发症发生率可接受（19％～27％），死亡率非常低（0.2％～0.4％），生活质量接近正常人群。并发症与任何主要腹部手术相当：风险来自解剖盆腔，如性功能障碍、不孕。储袋特异性并发症如储袋炎。选择该手术方法有以下注意点。

①全结直肠切除回肠储袋肛管吻合术可适用于经过选择的溃疡性结肠炎伴结直肠癌患者。对于将IPAA用于侵袭性的无远处转移的结肠癌和上段直肠癌的研究仍有争论。溃疡性结肠炎伴癌患者与无伴发癌患者相比，有发生术后并发症，功能障碍的可能。（肿瘤）转移性疾病发生于一小部分患者。一个单因素研究表明，20％的溃疡性结肠炎伴癌患者行全结直肠切除回肠储袋肛管吻合术后死于（肿瘤）转移性疾病。一个更保守的处理办法是推荐使用经腹直肠与全结肠切除，回肠造口术，观察12个月以上，更好地确定无复发性疾病进展后再行储袋的直肠切除术。（肿瘤）转移性疾病通常被认为是IPAA禁忌证。这些患者被施行节段性结肠切除术，或开腹结肠切除术，以使他们能更早出院，尽量减少并发症度过余生。另一些不适合行IPAA的是直肠中下段癌。因为需要遵守肿瘤外科的基本原则。如果可能，有指征者辅助放疗应在术前进行。因为手术后放射治疗常伴很高的储袋失败，其次为放射性小肠炎和储袋功能差。溃疡性结肠炎伴盲肠癌患者是另一特殊人群。如果末段回肠系膜的血供阻断，储袋在盆腔的放置会非常困难。如果吻合口不能达到无张力，需行回肠造口术。

②全结直肠切除回肠储袋肛管吻合术（IPAA）可适用于经选择的年龄较大的溃疡性结肠炎患者。许多研究表明，IPAA对年龄较大的患者是安全适宜的。年龄大小不是排除标准，但有些合并症是需要考虑的，如患者的心理状态、肛门括约肌功能。储袋手术对于那些了解伴随该术式的风险和潜在功能障碍的有恰当动机的老年人个体是适合的。虽然一些研究认为在术后10年大便次数维持不变，但也有研究认为白天和夜间大便次数增多有大便失禁的可能。

③黏膜切除术和双吻合技术在许多情况下都是适合的。双吻合技术潜在的好处在于避免了黏膜切除和会阴部的手术从而简化了操作。吻合处的张力更小，有提高功能的可能，使括约肌损伤减到最小，过渡区丰富的感觉神经末梢得以保留。相反，短期的炎症和吻合区域的癌变需要关注。施行肛管上缘的吻合是非常重要的。3个前瞻性随机对照研究表明，黏膜切除术与近侧肛管黏膜保留术在围术期并发症和术后功能比较上无显著差异。施行IPAA的外科医师熟悉出现手术失败、无法使用外科吻合器，或当手工吻合完成而吻合口张力过大时的技术是非常重要的。在出现初始症状的8～10年，患者术后需每2年进行残余柱状黏膜活组织检查。

④出口形状选择基于个人偏好。虽然20世纪70年代末由Parks设计的回肠储袋是三袢的S形储袋。其他的储袋设计试图降低并发症和改善功能。包括双袢的J形储袋、横向的顺蠕动H储袋、四袢的W形储袋。S形储袋最初被长出口管道（≥5cm）的排空问题所困扰。常常需要储袋的置管引流。随着出口管道的缩短（≤2cm），通常需要的储袋置管引流已大大减少。H储袋所形成的长出口也造成储袋的扩张、阻塞和储袋炎。因为较大的容量，推荐使用W形储袋。然而，两个随机对照研究表明，W形储袋与J形储袋功能上无差异。有研究表明，W形储袋与J形储袋在每日大便次数的中位数上相同。两种储袋在大便失禁、便急、污损、止泻药使用的发生率上无差异。另一对照研究表明，术后1年，W形储袋与J形储袋在储袋功能上相同。S形储袋能比J形储袋提供额外的长度（2～4cm），从而降低吻合口的张力。然而，S

形储袋 2cm 出口管道随时间可能伸长，可增加排便梗阻的发生。

⑤在一些患者中可适当避免回肠造口术，回顾性的、前瞩性的研究均表明，有经验的外科医师可对经选择的患者施行一期的储袋手术。一期手术面临更早康复问题，同时吻合口破裂和盆腔感染发生率轻度升高。虽然有一些不同意见，因为关注功能不全及后来的储袋功能丧失，通常这些并发症被粪转流所控制。虽然经过积极的非手术和手术治疗措施，由于感染性并发症所致的储袋功能丧失，术后 3、5、10 年发生率分别为 20%、31%和 39%。这是当施行不做临时转流的盆腔储袋手术时最需要注意的。一期的 IPAA 手术避免了回肠造口关闭术的风险，包括关闭部位吻合口瘘，以及常常需住院或剖腹探查手术后的小肠梗阻。一般来说，当吻合口完整，无张力，手术没有并发过量失血，或技术困难，患者术前未用大剂量皮质激素，选择性的不施行回肠造口术是安全的。

⑥常规监测回肠储袋黏膜发育不良并非必要。绒毛高度下降，隐窝集中在许多回肠储袋中被观察到。这些回肠黏膜向结肠黏膜的化生改变被认为是一种对储便功能的适应。这些改变也可能由于储袋中经常被观察到的慢性炎症所致。理论上炎症可导致回肠黏膜的化生和癌变，然而化生和癌性转化在储袋中十分罕见。

⑦IPAA 手术后储袋炎常见，在许多情况下可以很容易被抗生素控制。溃疡性结肠炎患者 IPAA 手术后最常见的长期并发症是储袋炎。溃疡性结肠炎结肠切除术后的肠外表现，特别是原发性硬化性胆管炎与储袋炎的发病升高有关。目前不清楚反流性回肠炎的发生或病变范围可以预测是否最后发展为储袋炎。这种非特异性炎症的病因学还不清楚，但可能是厌氧菌过度生长的结果。主要症状常包括腹部痛性痉挛、发热、骨盆痛和排便次数增多。临床诊断需要内镜和储袋活检来确定，仅凭临床症状可能被误导。当然，在不需诊断精确的情况下，组织学评估可以省略。储袋炎的治疗主要依赖抗生素，如甲硝唑、环丙沙星。益生菌已被成功用于储袋术患者，以预防储袋炎和延缓减轻慢性储袋炎。抗生素不显效的患者，布地奈德灌肠或其他内科治疗可能有效。患有慢性储袋炎的患者，需要排除克罗恩病。罕有的严重的顽固性的储袋炎，可能需要行伴或不伴储袋切除的回肠造口术。

3)回肠造瘘术：不适合行结直肠切除术或行此手术失败的溃疡性结肠炎患者，可行控制性回肠造瘘术。控制性回肠造口术仅适用于括约肌功能差，IPAA 手术失败或对 Brooke 回肠造口术不满意的患者。该术式地位下降与 IPAA 手术成功及回肠造口术早期和后期并发症高有关。早期并发症约见于 1/4 的患者。最常见的是感染(继发于吻合口瘘和吻合口组织坏死)和梗阻。后期并发症发生于 50%的患者，包括继发于瓣膜功能障碍或损坏的失禁和梗阻。60%的患者需要瓣膜重建。虽然瓣膜脱垂已因钉合技术普及而下降。但总体储袋失败率没有下降。控制性回肠造口术 29 年累积的成功率为 71%，IPAA 手术失败施行的控制性回肠造口术比开始即行控制性回肠造口术失败率明显高(46%和 23%)。2/3 的患者控制性回肠造口术后功能良好，生活质量自我评价与 IPAA 手术相似。

4)完全经腹的结肠切除回肠直肠吻合术：经过慎重选择溃疡性结肠炎患者可接受的外科手术。因为完全经腹的结肠切除回肠直肠吻合术，需要相对正常的直肠来做安全的吻合，严重的直肠炎症或直肠扩张性明显下降是禁忌证。严重的肛门会阴疾病虽然在溃疡性结肠炎患者不常发生，也妨碍回肠直肠吻合术。其他的禁忌证包括结肠发育不良和潜在可治愈癌症。与

IPAA相比，完全经腹的结肠切除回肠直肠吻合术的好处是相对简单和可预测性。不利的是与手术的长期耐受有关。研究表明，随访6年以上，有12%～50%的失败率。此外，虽然癌变发生率低(长期随访0%～6%)。当向患者解释和选择术式时，需要考虑残余直肠理论上可能发生癌变可能。因此，完全经腹的结肠切除回肠直肠吻合术患者一定要愿意接受每年的内镜筛查。

5)腹腔镜溃疡性结肠炎的治疗：随着腹腔镜技术的不断发展，其已被应用在溃疡性结肠炎的外科治疗中，具有损伤小、恢复快、患者生理和心理痛苦少的优点。Marcello等客观评价认为，腹腔镜对急症非衰竭性结肠炎患者行结肠切除加回肠造口术是安全、有效的，虽腹腔镜的手术费用昂贵，但可通过缩短住院时间来弥补。腹腔镜手术创伤较小，通过腹腔镜行IPAA和全结肠切除是可行的，Tojoku大学医疗中心证实该术式术后疼痛发生率显著下降。目前，腹腔镜可以完成从简单的手术如肠造口、到复杂术式如全结直肠切除术，UC是腹腔镜手术理想的适应证。但对术者的操作技术要求较高，UC病情往往比较复杂，因而中转开腹手术也较为常见。

4.*术后管理*　与一般消化道手术后的处理无特殊不同，包括：①继续进行营养支持。可选择深静脉置管肠外营养，如果术中行回肠末端造口，可进行早期肠内营养。②应用广谱抗生素。③对采用了回肠造口的患者，应及早开放造口并选用适当的造口袋配用，造口袋应为透明的，便于观察造口黏膜的血运及排泄肠液的颜色，并计算其排泄的总量，估计水分的损失量，必要时可考虑使用止泻药来减少排出的肠液量。④应加强造口周围皮肤的护理工作，对造口周围皮肤炎给予高度重视。最近，由于造口器材的进步和治疗皮肤炎药物的问世，较好地解决了回肠造口所致的皮肤炎问题。⑤IPAA患者为减少盆腔感染、吻合口瘘及储袋瘘的发生，术后应常规置盆腔或骶前引流管和肛门内引流管；多数学者主张直肠肌鞘以3～4cm为宜，必要时可置鞘内引流，以避免“袖套状感染”的发生；盆腔放置的引流管应在引流液量少、颜色正常、进食后无吻合口漏的情况下拔除。⑥定期扩肛以减少吻合口狭窄。⑦合并储袋炎者，推荐口服甲硝唑、类固醇或水杨酸衍生物灌肠治疗，并保持储袋的持续引流，极少数情况下需手术切除储袋。反复发作或顽固性的储袋炎则强烈提示患者可能是克罗恩病而非溃疡性结肠炎。⑧对没有切除全部病变肠管者，术后应继续应用柳氮磺胺吡啶或5-氨基水杨酸盐等抗炎药物。

(四)癌变的监测

对病程8～10年或以上的广泛性结肠炎、全结肠炎和病程30～40年或以上的左半结肠炎、直乙结肠炎患者，溃疡性结肠炎合并原发性硬化性胆管炎者，应行监测性结肠镜检查，至少2年1次，并做多部位活检。对组织学检查如发现有异型增生者，更应密切随访，如为重度异型增生，一经确认即行手术治疗。

第三节　结肠憩室

憩室性疾病(憩室病及憩室炎)在19世纪末是一种少见的疾病，而目前获得性结肠憩室病在西方国家存在于相当多的人群中，但此病在我国的真正流行率尚难以测定。放射线检查的资料过高估计了流行率，因为检查的对象都是有胃肠道症状的病员。反之，尸解资料过低估计了流行率，因为结肠的小憩室在死后检查时极易被遗漏。45 岁以上的人中发生获得性结肠憩室的有 5%～10%，>85 岁者中则增至 2/3 人存在此病。总之，不论真正的数目如何，在尸解和钡灌肠 X 线检查获得性结肠憩室均随年龄上升而增多。

【病因】

1.先天性因素　Evans 提出先天性右半结肠憩室病可能是由于肠壁的胚胎发育异常所致。Waugh 则认为盲肠憩室是由于胚胎 7～10 周时盲肠过度生长造成，正常时该部位发育应该是萎缩的。部分结肠憩室患者有家族史。

大多数憩室病是后天原因造成的，组织学研究并未发现结肠壁肌层有先天异常，憩室发病率随年龄增大而增高现象亦为此提供有力证据，真正属于先天性的结肠憩室较罕见。

2.后天性因素　有学者认为西方发达国家低纤维素饮食是造成憩室病的主要原因，以下临床研究结果可以证实。①发病率有明显的地理分布特点；②20 世纪 50 年代后发病率逐渐增高；③流动人群饮食改变后憩室发病率发生变化；④发病率随年龄增大而增加；⑤高纤维素饮食能预防憩室病。

(1)影响憩室形成的因素：一是结肠壁的张力，二是结肠腔和腹腔的压力差。任何部位的腔内压都可以通过 Laplace 压力定律测定。Laplace 压力定律(P-kT/R，P 为结肠腔内压力，T 为肠壁张力，R 为结肠半径，k 为一常数)说明肠腔内压与肠壁张力成正比，与肠壁半径成反比。近来，用压力计研究证明，连续的分节运动时，结肠特别是乙状结肠可以产生很高的腔内压。结肠内最大的腔内压位于降结肠和乙状结肠，此压力足以引起黏膜突出结肠肌肉形成憩室。

(2)结肠壁的结构特点：亦可能是憩室发病的 1 个因素。结肠环形肌内的胶原纤维呈交叉分布，使结肠壁保持张力，随着年龄增大，结肠腔内部位的胶原纤维变细，弹性蛋白纤维作用减弱，结肠壁的弹性和张力降低。因此，最狭窄、最肥厚的乙状结肠是憩室的好发部位。结肠带的肌肉处于收缩状态，故不易发生憩室。已经证实，憩室患者的乙状结肠平滑肌肌束较正常人肥厚。即使没有形成肥厚的平滑肌肌束，异常平滑肌肌束也是憩室前期的一种表现。异常的平滑肌肌束，并不仅仅局限在乙状结肠，亦可表现在结肠的其他部位，如直肠上段。这一点在乙状结肠切除以后表现得更加明显。在疾病的早期，结肠壁的这些薄弱点已表现出来。此外，结构蛋白变化造成的结缔组织紊乱也在憩室疾病的早期起一定作用。

(3)结肠运动：分节律性收缩和推进性收缩两类。前者主要将右半结肠内容物来回混合，促使水分和盐类被吸收。后者则将粪便向远端运送。集团蠕动可将粪便直接从右半结肠推送至乙状结肠和直肠上段而引起便意。结肠憩室易发生在结肠带之间薄弱的肠壁上。当分节运动时腔内压力增高，这些潜在的薄弱部位在血管进入结肠壁的地方易形成憩室。

(4)肠壁的顺应性：肠壁的顺应性异常也可能是憩室的病因。静息及刺激状态下对结肠的动力学研究支持这一观点。Eastwood 等研究发现，有症状的结肠憩室患者对某些药物、食物和扩张气囊表现出过度异常的结肠压力反应。正常时，腔内压力和容积呈线性关系。但在憩室患者压力很快达到稳定期，即使容积增加，压力亦保持稳定。憩室患者压力反应的阈值明显低于正常人。结肠壁顺应性降低的原因可能与肥大的平滑肌和结构紊乱的胶原纤维有关。

(5)结肠腔内压力:通过测定发现憩室患者的基础压力明显高于正常人。乙状结肠内压力异常增高时,患者可出现左髂窝疼痛不适和排便延迟。憩室患者的肌电频率是12～18Hz,高于正常人(6～10Hz)。憩室患者的结肠肌电图不同于肠易激综合征,二者关系仍不明显。伴有疼痛的憩室患者往往合并肠易激综合征,而且此类患者基础压力往往增高。憩室患者在进食,给予新斯的明或吗啡后,结肠运动指数明显高于正常人。哌替啶(度冷丁)并不增加乙状结肠内压,普鲁苯辛和麸糠可降低结肠内压。静息和刺激状态下的压力异常,在切除乙状结肠后也不能改善,提示整个结肠功能障碍。

总之,憩室的发病原因有待阐明,可能是结肠平滑肌异常,分节收缩时腔内压力增高,肠壁的顺应性降低和低纤维素饮食等多种因素共同作用的结果。

3.其他相关因素

(1)肥胖:以往曾认为肥胖与憩室病有关,但研究证实事实并非如此。Hugh 等发现皮下脂肪厚度与憩室发生率无关。

(2)心血管病:高血压和憩室病无相关关系,但动脉粥样硬化的患者憩室发病率增加,推测与肠系膜下动脉缺血有关。以前有过心肌梗死发作的男性患者,憩室发病率为57%,明显高于同年龄组的男性患者(25%)。年龄在65岁以上,伴有脑血管意外的患者憩室发病率明显高于对照组人群。

(3)情感因素和肠易激综合征:未发现心理和情感因素与憩室发病有关,此点与肠易激综合征不同。肠易激综合征与憩室病有很多相似之处(如大便重量、粪胆酸及粪电解质含量等方面),前者的肠腔基础压力也是增高的,而且二者常同时存在。肌电图检查二者均有快波出现,对食物和新斯的明刺激均有过度的压力反应,而且高纤维饮食可纠正二者异常的排送时间,增加大便重量,降低肠腔内压。一般认为,抑制排气和排便会增加肠腔内压,促进憩室形成,但事实并非如此。因为年轻人的括约肌功能很强,憩室发病率不高。而直肠括约肌松弛的老年人反而多发。另外发现巨结肠和便秘的患者,憩室并不多见。

(4)肠炎性疾病:肠炎性疾病与憩室病的关系较为复杂。憩室患者伴有溃疡性结肠炎时结肠内压增高。憩室病合并克罗恩病的患者约2/3出现溃疡和低位瘘管等肛周症状。克罗恩病并发憩室的发病率较正常人高5倍,主要临床特征是疼痛,不全肠梗阻、腹部肿物、直肠出血、发热和白细胞增多。Berridge 和 Dick 利用放射学方法研究了克罗恩病与结肠憩室病的关系,发现当克罗恩病逐渐发展时,憩室病逐渐"消失";反之,当克罗恩病逐渐缓解时,憩室病重又出现。这种奇特的现象易发生炎性包块,脓肿及瘘管等并发症,特别在老年人更易形成肉芽肿。放射学检查除了发现脓肿和狭窄外,憩室的黏膜是完整的,而克罗恩病的黏膜溃疡、水肿。Fabriaus 等发现左侧克罗恩病常与憩室病同时存在。

(5)其他:憩室病与胆道疾病、裂孔疝、十二指肠溃疡、阑尾炎及糖尿病有关,常伴发痔、静脉曲张、腹壁疝、胆囊结石和裂孔疝。而小样本研究发现憩室病与十二指肠溃疡及动脉疾病无明显关系。病例对照研究发现摄入非类固醇类抗炎药易产生严重的憩室并发症。

(6)结、直肠恶性肿瘤:憩室病与结、直肠息肉及肿瘤的关系仍不明确。Edwards 发现憩室患者发生恶性肿瘤和良性腺瘤的概率较普通人群低,也很少并发息肉和结直肠癌。

【病理】

1.好发部位　憩室可单发,但多数为多发。憩室可在结肠任何部位出现,但分布亦是不均衡的。右半结肠的憩室几乎均发生于盲肠,Lauridson 和 Ross 发现 79%的右半结肠憩室发生在回盲瓣上 5cm 和其下方 2cm 的盲肠区,而且多发生在前壁,后壁隐匿性的憩室常给诊断带来困难。直肠憩室较为罕见,可能是直肠的肌层足以防止黏膜层向外突出。手术时发现憩室在直肠,仔细解剖后往往是乙状结肠在盆腔与直肠发生粘连所致。左半结肠憩室最常见的部位是乙状结肠,部分报道可高达 96%,降结肠发病的情况亦很多见。Parks 将结肠憩室分为 4 种:①局限在乙状结肠约占 65%;②涉及乙状结肠和其他结肠的占 24%;③分布于整个结肠的占 7%;④局限于乙状结肠近端的占 4%。Hughes 通过尸检发现分布于全结肠的憩室占 16%。Parks 报告乙状结肠和降结肠的结肠憩室占 19%,而 Hughes 报告为 30%。

结肠含有两层肌肉,内层是环形肌,外层是纵形肌,聚集成 3 条纵形的结肠带,其间的距离是 120°结肠憩室患者环层肌增厚,结肠带变短,腔变狭窄。结肠憩室易发在结肠壁薄弱处,不是在结肠带上,而是在结肠带之间的肠壁上,而且外突的位置非常靠近系膜的血管分支穿透环肌进入黏膜下层处,因而 4 个靠近结肠系膜的位置易形成憩室。

2.组织学改变　憩室结构:组织学显示结肠憩室含黏膜和浆膜,无肌层,经过肌层突出结肠壁,应属假性憩室。易掩盖在结肠周围的脂肪及肠脂垂中间,有时憩室并非主要的致病原因,广泛的平滑肌增厚可造成严重的局部症状,在手术切除的乙状结肠标本中,往往可以看到增厚的系膜及结肠壁。憩室的大小差别较大,小者为 1mm,大者可至数厘米,最大的憩室有 27cm。小憩室为球形.开口较宽大者呈烧瓶形,颈部窄,粪石或积存气体后,形成活瓣而使憩室扩大,易形成憩室炎,引起淋巴滤泡增生,当炎症波及周围组织时,可破坏黏膜而形成脓肿。憩室位于系膜缘时则容易辨认,如果结肠憩室脂肪丰富,憩室表面有肠脂垂覆盖,则不易发现。通过内镜易发现憩室,通常腔内积有粪石,突入肠腔。

3.肌肉异常　肌肉异常是憩室病中最常见、最有诊断价值的特点。结肠带及环形肌均明显增厚,在严重病例可见结肠带的黏膜呈柱状,这些特点在乙状结肠最为明显。Hughes 发现盲肠憩室只有 40%的患者肌肉增厚超过 1.8mm,而乙状结肠憩室可有 72%的患者肌肉增厚超过 1.8mm,当病变波及整个结肠时,肌肉肥厚的情况更为明显。组织学研究发现环形肌发生断裂,被纤维结缔组织分割充填,而肌肉细胞未见增生和肥大。弹性硬蛋白在憩室病的发病中起重要作用。憩室患者的结肠带有大量的弹性硬蛋白,正常时弹性硬蛋白仅位于环状肌肉,结肠的张力随年龄增大而减退,胶原纤维也随年龄增大而变得更为致密。从乙状结肠憩室切除的标本来看,结肠带固有肌层粗、细弹性纤维较正常人增多,而环状肌中则无此特点。电镜下观察发现憩室患者和正常人的肌细胞长度和细胞器的成分无差别,在手术切除的标本中唯一观察到的病变是肌肉异常和弹性硬蛋白的分布异常。

【临床表现】

1.结肠憩室病　约有 80%结肠憩室病的患者并无症状,如果最终被发现的话,只是在做钡灌肠 X 线摄片或内镜检查时意外发现。与憩室有关的症状实际上是其并发症——急性憩室炎和出血的症状,在无并发症结肠憩室病患者中的症状如偶发性腹痛、便秘、腹泻等,是由于伴随的动力疾病,而憩室的存在只是巧合。体检时左下腹可有轻度触痛,有时左结肠可扪及如一硬的管状结构。虽有腹痛，因无感染，故无发热和白细胞增多。

2.急性憩室炎 急性发作时有程度不同的局限性腹部疼痛，可呈刺痛、钝痛和绞痛，大多疼痛部位在左下腹，偶尔位于耻骨上、右下腹或整个下腹部。病员常有便秘或排便频数，或同一病员二者兼有，排气后可使疼痛缓解。炎症邻接膀胱可产生尿频、尿急。根据炎症部位和严重性还可伴恶心和呕吐。体检时有低热、轻度腹胀、左下腹触痛以及左下腹或盆腔肿块，粪便中有隐血，少数粪便中肉眼有血，但在有憩室周围炎存在时罕有发生大出血者，此外，还有轻至中度白细胞增多。

3.并发症

(1)急性憩室炎并发脓肿：急性憩室炎最常见的并发症是发生脓肿或蜂窝织炎，可以位于肠系膜、腹腔、盆腔、腹膜时、臀部或阴囊。常在腹部或盆腔，直肠指检时可扪及一个触痛的肿块，在憩室引起的脓肿还伴有不同程度脓毒症的征象。

(2)急性憩室炎并发弥漫性腹膜炎：当一个局限的脓肿破裂或憩室游离穿孔入腹腔后，可造成化脓性或粪性腹膜炎。大多数这类病员表现为急腹症和不同程度的脓毒性休克。据报告，化脓性腹膜炎的病死率为6%，而粪性腹膜炎的病死率则高达35%。

(3)急性憩室炎伴瘘管形成：在所有急性憩室炎的病员中约有2%发生瘘管，但在最终为憩室病进行手术的病员中则有20%存在瘘管。内瘘可能来自相邻器官与病变炎症结肠和邻接的肠系膜黏着，可有或无脓肿存在。随着炎症过程的恶化，憩室的脓肿自行减压，溃破至黏着的空腔脏器，从而形成瘘管。由于脓肿得到了有效的引流，这一结果常可免除急症手术。约有8%患者将发生多发性瘘管，男性比女性更多出现多发性瘘管，推测是由于女性子宫成为隔开乙状结肠与其他空腔脏器的屏障，大多数发生憩室性结肠膀胱瘘或结肠阴道瘘的病员先前曾做子宫切除术。憩室炎引起的瘘管可侵犯许多器官，大多数结肠皮肤瘘外瘘的患者发生在为憩室病做肠切除后出现吻合口并发症——吻合口漏所致。

(4)急性憩室炎并发肠梗阻：国外在大肠梗阻中由憩室病引起者约占10%，国内憩室病引起完全性结肠梗阻者不多见，但由于水肿、痉挛和憩室炎的炎症变化所致的部分梗阻则是常见的。

【诊断】

正确的诊断对判断病情和决定治疗方针是极为重要的一个环节。因此最重要的评估是临床检查和频繁的反复检查患者。这不但包括病史和体检、脉搏和体温，还包括连续的血常规检查，腹部直立位和平卧位X线摄片。当所有典型的症状和征象都存在时，左侧结肠憩室炎的诊断是简单的。在这类病例中无需辅助检查，应该根据臆断即予治疗，遗憾的是大多数病例常并不明确，在最初的临床检查后对诊断和发作的严重性可能都不清楚。急性右侧结肠憩室炎病例在术前作出正确诊断者仅7%。术前的研究一般是无助于诊断的，而且可能会延误恰当的治疗时机。

有三项检查对诊断急性结肠憩室炎和发现有无明显的炎性并发症是有助的，这就是内镜、气钡双重对比灌肠造影以及腹部和盆腔CT扫描。在急性情况内镜检查一般应避免，因充气可诱发穿孔或加重已存在的穿孔。如果考虑到有其他直、乙状结肠病变存在，而这种病会改变治疗，可做内镜检查但不应充气。

钡灌肠可急症用于诊断憩室炎，但有钡剂溢出至腹腔的危险，而这将引起严重的血管性虚脱和死亡。Hackford 等主张在炎症过程消退后 7～10d 做钡灌肠来明确诊断。如果需要比较急的作出诊断以指导治疗，可用水溶性造影剂灌肠，这样即使有造影剂溢出至腹腔也不会引起严重反应。

CT 扫描是非侵袭性检查，一般可以确诊临床怀疑的憩室炎。扫描时进行直肠加强显影可使发现憩室脓肿或瘘管比单纯 X 线造影更敏感。Labs 等报告 CT 扫描在诊断憩室炎的并发症中更为有效：CT 扫描诊断出 10 例脓肿中的 10 例和 12 例瘘管中的 11 例，而 X 线造影诊断出 8 例脓肿中的 2 例和 8 例瘘管中的 3 例。CT 扫描还有一个优点就是可引导经皮穿刺引流脓肿。

憩室性结肠膀胱瘘最好是通过 CT 扫描确定诊断，约 90%以上患者可明确诊断，可能需要膀胱镜检查，并在瘘管部位显示局灶性炎症过程，钡灌肠造影和纤维乙状结肠镜检查并不是非常有效，仅 30%～40%检查结果阳性。

腹部 X 线平片可显示继发于乙状结肠病变的结肠梗阻。水溶性造影剂灌肠造影可确定诊断。

【治疗】

1.*内科治疗*　急性憩室炎无并发症时可先采用内科治疗，包括禁食、胃肠减压、静脉补液、广谱抗生素和严密临床观察等。一般胃肠减压仅在有呕吐或有结肠梗阻证据时才使用。可供选用的控制革兰阴性需氧菌和厌氧杆菌的抗生素很多，不用抗生素自行消退的急性憩室炎也常看到。补充食物纤维和解痉药在处理急性憩室炎患者中并无效果。大多数病例经内科治疗其症状将迅速减轻。

2.*手术指征*　目前认为需要手术处理的情况可分为两大类，一类为无并发症憩室病患者，另一类则为憩室病引起各种并发症，综合起来，对具有下列情况者应予手术治疗：①急性憩室炎初次发作对内科治疗无反应者；②急性复发性憩室炎，即使第一次发作时经内科治疗获满意效果，但当复发时应考虑做选择性切除术；③<50 岁曾有一次急性憩室炎发作并经内科治疗获得成功的病例，应行选择性手术以免以后急症手术；④由于免疫缺陷的病员发生憩室炎时无法激起足够的炎性反应，因此是一致命的疾病，发生穿孔、破裂入游离腹腔者极常见，为此对以往有一次急性憩室炎发作的病员当需要进行长期免疫抑制治疗前，应先做选择性切除手术解除憩室炎复发以致发生各种并发症的危险；⑤急性憩室炎并发脓肿或蜂窝织炎者；⑥急性憩室炎伴弥漫性腹膜炎者；⑦急性憩室炎并发瘘管形成者；⑧急性憩室炎并发结肠梗阻者。

在上述手术指征中，尤其在无并发症的病例需特别注意勿将肠易激综合征合并结肠憩室病的患者误当作憩室炎患者进行手术。据 Morson 报告约有 1/3 为憩室炎做选择性手术的标本中无炎症的病理证据。因此在没有客观炎症征象如发热或白细胞增多者，肠易激综合征并发结肠憩室病宜做功能性结肠疾病处理，不应列为进行不必要的切除手术的对象。

3.*手术治疗*

(1)选择性手术的病例，术前应做全面检查和充分准备，包括肠道清洁和抗生素准备。由于乙状结肠是最常受侵部位，故乙状结肠是首先需予切除的肠段、在切除范围上是有争议的，必须确定合适的近切端与远切端，结肠应充分游离，并保证吻合股段有良好血供和吻合口无张力。Benn 等认为将吻合口做在直肠上可明显降低憩室炎的复发。并非所有结肠憩室都需切除，但在吻合口远端不应留有憩室。曾患憩室炎的结肠由于先前炎症，结肠浆膜面总有改变，结肠系膜有浸润，有助于识别。但即使在满意的切除后，许多病员原先存在的憩室又会增大，憩室病会发展，有 7%～15%又会复发急性憩室炎。在内科治疗的病员和进行手术的病员中，一定时间后症状复发的比率是相同的。

因为对内科治疗无反应而进行切除手术的病员，术前可能不适宜做肠道清洁准备。在这种情况下可选做 Hartmann 手术，或采用术中近端结肠灌洗清洁后一期端端吻合，不做结肠造口。近年来的发展趋势，更倾向选做一期吻合术。甚至脓腔切除后一期吻合，不做粪便转流。

(2)为憩室病的急性炎性并发症进行手术时，首先应从静脉中给予第二代或第三代头孢菌素及甲硝唑。某些病员可能需从静脉中给予应激剂量的类固醇激素。术前外科医师应估计到盆腔解剖的因素，有可能需暂时性结肠造口或回肠造口，对此在术前应向病员及其家属说明，使之有思想准备。此外，由于急性炎症反应，输尿管常可受累，在急症手术中误伤概率极大，为此宜常规手术前做膀胱镜检查，放置输尿管导管作支撑。

急症手术病员宜取膀胱截石位，经中线剖腹切口进行探查，探查目的是确定诊断，判断腹腔炎症情况，了解肠道准备是否充分，以及有无其他病变。据 Colcock 报告，可高达 25%患者术前诊断为憩室炎伴脓肿或瘘管，结果发现为穿孔性癌肿。显然，如果是癌肿，切除目标和范围就将改变。为此，Haghes 等(1963)将憩室病的炎性并发症分为 4 类：①局限性腹膜炎；②局限性结肠周围或盆腔脓肿；③结肠周围或盆腔脓肿穿破后的弥漫性腹膜炎；④继发于结肠游离穿孔的弥漫性腹膜炎。

以后，Hinchey 等(1978)提出了相同的分类：①结肠周围或肠系膜脓肿；②包裹性盆腔脓肿；③弥漫性化脓性腹膜炎；④弥漫性粪性腹膜炎，此分类获得广泛采用。1983 年 Killingback 提出了一个更为复杂和精细的分类。

憩室病伴并发症者最好是既引流脓肿、控制腹膜炎，又切除炎性病变肠段。近年来大量资料证明保守的引流和造口手术的病死率与死亡率均明显高于切除手术。而以往三期手术的方法已被一期和二期手术所取代。当前有大量资料显示一期手术是安全的，但在具体决定一期或二期手术时有几点必须重视的因素：①肠腔空虚、无粪质，表示肠道准备满意，或手术中通过灌洗能达到这一要求；②肠壁无水肿；③拟吻合肠段的血供良好；④腹腔感染和污染较局限、并不太严重；⑤手术医师对病员全身情况以及有无其他特殊危险因素的了解。近年来之所以热衷于一期吻合，主要原因在于曾患弥漫性腹膜炎并施行 Hartmann 术的病员重建肠道连续的困难。

至于二期手术可有两种选择，一是 Hartmann 式远端缝闭，近端结肠造口，二期再行吻合。在因弥漫性化脓性腹膜炎或弥漫性粪性腹膜炎而行切除手术时，一般适用这一术式。另一种是一期吻合，辅助性近端结肠造口或回肠造口或结肠内绕道术，一般适用于因非弥漫性化脓性腹膜炎或弥漫性粪性腹膜炎手术，而因其他因素不宜一期吻合者。

对右侧结肠憩室炎的手术仍有分歧，按 Schmit 等的意见，如能排除癌肿，局限性结肠切除已足够,如癌肿不能排除或肠活力有疑问,应做右半结肠切除术。但 Fischer 和 Farkas 认为急性憩室炎伴局限性蜂窝织炎的患者,只要能排除癌肿,不能切除,术后应用抗生素就可治疗成功。

第四节　结肠阿米巴病

阿米巴病是溶组织内阿米巴所引起的疾病,结肠阿米巴病是其中之一。病原体侵入结肠壁后引起结肠发生急、慢性炎症病变,受累最多的是盲肠,其余依次为升结肠、乙状结肠和直肠。如果病原体经血流侵入肝脏、肺及脑等肠外组织,则可引起相应脏器的阿米巴病,最常见的是阿米巴性肝脓肿。本节将着重叙述阿米巴病结肠穿孔、结肠阿米巴肉芽肿和阑尾炎三种病症。

一、阿米巴病结肠穿孔

溶组织内阿米巴引起宿主的基本病理改变是使组织发生溶解性坏死。黏膜层被溶解破坏后则形成结肠的浅表糜烂和溃疡。病程初期的溃疡呈散在、多发性,病变尚未累及肌层。随病变的加重,原虫沿疏松的黏膜下间隙顺结肠的长轴向近远端扩展,使散在的病灶相连,黏膜坏死成片脱落。病变还可向肠壁肌层发展,甚至累及浆膜,最终导致肠穿孔。由于病变呈渐进性发展,病段肠壁与周围组织在病程中已产生一定程度的黏连,因此穿孔后的腹膜炎较为局限,临床表现比较轻。但若直接穿破至游离腹腔,则同样会出现急剧腹痛、膈下游离气体和明显腹膜刺激征等表现。如果病人已确诊有肠阿米巴病,则诊断为阿米巴溃疡肠穿孔当无困难。否则病人均以急性腹膜炎之诊断而手术探查。术中识别肠阿米巴病穿孔也不容易,主要是临床遇到的机会极少,缺乏对本病的认识。阿米巴病结肠穿孔的特点是穿孔较大,而且肠黏膜或肠壁有较大范围的坏死。对可疑病例应从穿孔处取肠内容物进行涂片检查,若发现有阿米巴滋养体则可明确诊断。对于阿米巴病结肠穿孔一般不宜直接做穿孔的修补术,因为穿孔周围的肠壁组织也已不正常,直接缝合极易失败而发生再穿孔。病段结肠的处理需视病人的全身及局部情况而定。全身情况尚好者可做病段结肠切除,但仅做近远端结肠造口术,不宜做一期吻合术,以免发生术后吻合口漏。病人一般情况差者则仅做病段结肠外置术,留待病情稳定后再作择期手术。有腹腔感染或脓肿时,应予充分引流并给予积极的抗生素治疗。术后还应进行阿米巴病的治疗。

二、结肠阿米巴肉芽肿

在结肠阿米巴病的后期,肠壁组织的病理改变呈现破坏与愈合并存的状态。阿米巴原虫及继发细菌所引起的慢性感染使肠壁遭受反复的破坏,同时局部又会有大量纤维组织增生。以致在溃疡基底部可形成肉芽肿,使肠壁增厚、肠腔狭窄。大块肉芽组织若呈瘤样增生,则更易引起肠梗阻症状。钡剂灌肠摄片可见有肠壁充盈缺损及肠腔狭窄。如果粪便检查或电子结肠镜活组织检查找到阿米巴滋养体,则可明确诊断。确诊后可先行抗阿米巴病治疗,则肉芽肿有望缩小,梗阻症状也可能得到缓解。但若治疗无效,则需做病段结肠切除以解除梗阻症状。

三、阑尾炎

肠阿米巴病容易引发急性阑尾炎。病变若已影响到盲肠,阑尾根部常也受累,可因阑尾腔的引流不畅而发病。这种阑尾炎的病变发展很快,容易形成脓肿。如果手术时发现盲肠壁有异常增厚,应有所警惕。由于阑尾残端已有病变累及,手术后可能愈合不良,形成局部脓肿。切开引流后则可发生阑尾残端瘘,经久不愈。在瘘的分泌物及肉芽组织的病理标本中可发现有阿米巴滋养体。诊断明确后应予抗阿米巴治疗,伤口可望愈合。否则需在病情稳定后作病段结肠切除。

第五节　结肠血吸虫病

我国从 20 世纪 50 年代开始对血吸虫病进行了有计划、全面的防治工作,取得了非常明显的效果。首先是对疫区传染源的有效处理,使疾病的流行得到了控制。同时也对中、晚期病人作了积极的治疗。目前,新发病例已很少见到。本节着重叙述结肠血吸虫病中几种属外科处理的病变,包括急性阑尾炎、肠梗阻和血吸虫病并发结肠癌。

一、血吸虫病急性阑尾炎

根据以往的资料,血吸虫病流行区急性阑尾炎的切除标本中约近半数有血吸虫卵沉积,提示后者很可能是阑尾炎的诱发因素。血吸虫卵在阑尾壁内的沉积可促使纤维组织增生,以致阑尾管腔变窄而容易发生感染。血吸虫病急性阑尾炎的临床表现与一般的急性阑尾炎并无区别,其唯一特点是病程的进展很快。由于阑尾壁僵硬而脆,急性炎症后很容易发生穿孔及腹膜炎。为此,一经诊断明确就应立即手术,不宜再予观察。另外,盲肠壁很可能也有增厚、僵硬等改变,进行阑尾根部处理时不必勉强做阑尾残端的荷包缝合,以免撕裂肠壁。阑尾标本病理检查若提示有血吸虫病,术后应行血吸虫病治疗。

二、血吸虫病肠梗阻

在结肠血吸虫病的病程中,可在结肠内形成较大的肉芽肿。这种病变可使肠腔狭窄,进而引起肠梗阻。以往在血吸虫病流行区,这是导致结肠梗阻的主要原因之一。其临床表现与结肠肿瘤所致的结肠梗阻相同。病变在低位时,直肠指检可触及增生性肿块,从触觉上很难与肿瘤相鉴别。高位的病变在钡剂灌肠摄片检查中可见局部肠管僵硬、充盈缺损和肠管狭窄等异常。电子结肠镜可见菜花样或溃疡性肿块，往往需经病理学检查才能与恶性肿瘤相鉴别。对于结肠肉芽肿病变，可先行血吸虫病治疗，梗阻症状可能因病灶缩小而减轻。但大多数病变已呈纤维性狭窄，需做病段结肠切除术。在处理低位直肠病变时，是否保肛是关注的焦点。基本原则是：凡良性病变均应予保肛。此时确切的病理学结果是临床处理的唯一依据。

三、血吸虫病并发结肠癌

慢性结肠血吸虫病的结肠癌发生率明显高于正常人群。在伴有血吸虫病的结肠癌的同一标本中，可同时见到从黏膜增生、间变到癌变各阶段的病理表现，足以说明肠癌的发生与肠血吸虫病的密切关系。为防止结肠血吸虫病转化为癌症，应该在发现结肠血吸虫病性肉芽肿后就尽早做病段肠管的切除。如果已经发展为结肠癌，其手术原则和方法与一般结肠癌相同。在血吸虫病基础上发展而成的结肠癌，其病理学特点是细胞分化程度高，恶性程度较低，远处转移较少发生。若予早期手术切除，预后较好。即使是病灶固定、无法切除的直肠癌，乙状结肠造口术后仍有望带瘤生存数年。

第六节　结肠息肉

结肠息肉系指生长自结肠黏膜而隆起于黏膜表面的病变。通常源于上皮细胞的过度生长并从黏膜表面向腔内扩展。无论其呈广基、亚蒂或长蒂等状，均仅表示肉眼外观形态，而不表明病理性质，故临床上在病理性质未明之前，对于炎症、感染性肉芽肿、组织增生和癌肿有隆起性病变者，通常用“息肉”来描述。结肠息肉自然病程较长，症状不甚典型，位于不同部位的息肉，可导致不同的临床症状。幼年型息肉可自行脱落，成年型随年龄增长而发病率逐渐上升。部分可以发生癌变或与癌肿关系密切，被公认为癌前病变。有些具有遗传性或伴随全身疾病。

【病因】

结肠息肉在世界各地区的发病率不同，在结、直肠癌高度危险的国家中，结肠腺瘤的发病率随年龄增长。在美国年龄超过 60 岁者 40％～50％发现有结肠腺瘤性息肉，西欧同样多见。而在大肠癌发病率低的地区，结肠腺瘤性息肉少见，南部非洲人中几乎为零，在日本、哥伦比亚地区则可达 10％，南亚地区较少见。具体病因如下。

1.饮食因素和生活习惯　长期进食高脂肪、高蛋白、低纤维性饮食者结、直肠息肉的发生率明显增高，多进食新鲜水果蔬菜以及维生素 C 者息肉的发生率减少。因为饱和脂肪酸增多，粪便形成减少，使致癌物质等有害成分在肠腔内存留时间延长，结果导致息肉及结肠癌的发病率增高。长期大量饮酒，免疫功能低下及冠心病患者息肉发病率高。加强体育锻炼，可增加迷走神经的兴奋性，使肠蠕动加快，有害物质对肠黏膜的作用时间减少，息肉发病率随之降低。

2.胆汁代谢紊乱　行胆囊切除术后患者，胆汁的流向和排出时间发生改变，大肠内胆汁酸的含量增加，实验显示胆汁酸以及胆汁酸的代谢产物脱氧胆酸和石胆酸均有诱发结、直肠黏膜产生腺瘤性息肉或癌变的作用。行毕氏Ⅱ式手术及迷走神经切断术者,因为改变了生理状态下的胆汁排泄过程,延长了排泄时间,使胆酸含量增加,高浓度胆酸作用于胃肠黏膜可使息肉及癌的发病率增高。

3.遗传因素　在结、直肠癌患者中,约有10%的患者具有家族患癌病史。同样,家族成员中有人患有腺瘤性息肉时,其他成员发生结直肠息肉的可能性明显升高,尤其是家族性息肉病具有明显的家族遗传性。另外,曾经患过其他部位癌肿,如消化道癌、乳腺癌、子宫癌以及膀胱癌的患者结直肠息肉的发生率也明显升高。

4.肠道炎性疾病　结肠黏膜的慢性炎症病变是导致炎症性息肉发生的主要原因,最多见于慢性溃疡性结肠炎、克罗恩病以及阿米巴痢疾、肠道血吸虫和肠结核等,也见于结肠手术后吻合口部位。

5.基因异常　家族性息肉的发生可能与第5对染色体长臂内一种被称为APC的等位抑癌基因的功能丧失和阙如有关。正常情况下,该等位基因需要同时发挥作用以抑制肿瘤的生长,当该基因出现缺如或发生突变时,对肿瘤的抑制作用消失,从而发生结直肠腺瘤性息肉病和癌变。

6.年龄　年龄的增长与息肉的发生呈正相关,>30岁结肠息肉的发病率增加,55~80岁发病率最高,病理尸检及结肠镜检证实男性多于女性,息肉的好发部位依次是直肠和乙状结肠→降结肠→盲肠,近年来右半结肠息肉有增多趋势,50~65岁腺瘤性息肉癌变多发生在乙状结肠和直肠,>65岁多发生在右半结肠。有人报道直肠和乙状结肠息肉30%患者同时伴有右半结肠息肉。

7.其他　如胚胎异常,幼年性息肉病多为错构瘤,可能与胚胎发育异常有关。

【病理】

1.增生性息肉　增生性息肉是最常见的一种息肉,又名化生性息肉。分布以远侧大肠为多,一般均较小,直径很少超过1cm,常为多发、无症状,约占全部结肠息肉的1/5,但占直肠和乙状结肠息肉的大多数。这种息肉只是正常黏膜对外界刺激的反应,非肿瘤性,属良性病变。其外形为黏膜表面的一个小滴状凸起,表面光滑,基底较宽,多发性亦常见,组织学上此种息肉是由增大而规则的腺体形成,腺体上皮细胞增多造成上皮皱缩呈锯齿形,细胞核排列规则,其大小及染色质含量变化很小,核分裂象少见。其重要特点是肠腺隐窝的中、下段都有成熟的细胞出现。增生性息肉不发生恶变。

2.炎症性息肉　炎症性息肉又名假息肉,是黏膜长期慢性炎症引起的息肉样肉芽肿,这种息肉多见于溃疡性结肠炎、慢性血吸虫病、阿米巴痢疾及肠结核等病的病变肠道中。常为多发性,多数较小,直径常在1cm以下,病程较长者,体积可增大。外形多较窄、长、蒂阔而远端不规则。有时呈桥状,两端附着于黏膜,中段游离。组织学表现为纤维性肉芽组织,上皮成分亦可呈间叶样变,尚不能肯定。溃疡性结肠炎的溃疡愈合之后形成的假性息肉,呈岛状、丝状、柱状突起或黏膜桥形成,这种炎性息肉与小腺瘤样息肉难于区别。另外,淋巴性息肉和类脂性肉芽肿均属炎症性息肉范畴。

3.腺瘤性息肉　腺瘤可分为管状、绒毛状以及介于两者之间的绒毛管状腺瘤三型。可发生于结肠、直肠的各个部位,可单发亦可多发,有带蒂、无蒂、亚蒂。有的乳头状或分叶状,形成桑椹样外观。随着年龄增长而增大。典型的管状腺瘤较小，球形，有蒂，其表面可呈分叶状；绒毛状腺瘤大，无蒂或短蒂，表面绒毛状。混合型腺瘤由两种形态混合组成。所有腺瘤均为异型增生，其增生程度分轻、中、重三级。大多数学者认为，结肠癌一般需经过腺瘤期，然后再癌变。Kuzulea 等研究表明不典型增生性腺瘤演变成早期癌需3～5 年。故腺瘤性息肉被明确为癌前病变。经组织学检测证明，腺瘤性息肉的癌变与息肉的大小、不典型增生程度及绒毛成分含量有关。息肉越大，绒毛成分越多，癌变率越高。绒毛状腺瘤癌变率最高，其次是绒毛管状腺瘤，管状腺瘤最低。腺瘤性息肉早期癌变的形态学表现：组织易破碎，脆性增加、表面有糜烂或浅溃疡、组织僵硬、体窄基宽。有糜烂或溃疡的无蒂形腺瘤比有蒂形腺瘤癌变率高，表面及蒂部坚硬感提示癌变，部分患者上述表现共存。腺瘤性息肉大小与癌变通常为正相关。腺瘤性息肉直径＜1cm 者，癌变率＜1％～3％，直径在 1～2cm 的腺瘤癌变率达 10％，直径＞2cm 的腺瘤性息肉癌变率高达 50％。息肉组织类型的不同，癌变率亦不同，管状腺瘤性息肉的癌变率低于 5％，混合型腺瘤癌变率在 10％～20％；而绒毛状腺瘤癌变率则高达 50％。临床实践发现腺瘤性息肉的癌变率不仅与腺瘤的大小、组织类型有关，而且与年龄的关系也十分密切。随年龄的增长，腺瘤性息肉的癌变率增加。因此，对结肠腺瘤性息肉，特别是高龄患者，无论其发生部位、息肉的大小、组织类型如何，一经发现应予高度重视，积极治疗。

4.幼年性息肉　约 90％发生于 10 岁以下儿童，以男孩为多见。外观为圆形或卵圆形，表面光滑。90％生长于距肛门 25cm 的范围内，直径多数＜1cm，绝大多数有蒂，约 25％为多发性，组织学上表现为分化好而大小不规则的腺体，有的形成囊性扩张，内储黏液，间质增生，并有较多炎性细胞浸润，有时表面有溃疡形成。此类息肉一般不发生恶变。

5.淋巴性息肉　淋巴性息肉亦称良性淋巴瘤，多见于 20～40 岁成人，亦可发生于儿童，男性略多，多发于直肠，尤其是下段直肠，多数为单发，亦可多发，大小不等，直径可自数毫米至 2～5cm。表面光滑或分叶状或有表浅溃疡形成。多数无蒂，有蒂时亦短粗。组织学上表现为分化良好的淋巴滤泡组织，局限于黏膜下层内，表面覆盖正常黏膜。可以看到生发中心，往往较为扩大，有核分裂象，但周围淋巴细胞中无核分裂象，增殖的滤泡与周围组织分界清楚。淋巴息肉不发生癌变。较少见的是良性淋巴性息肉病。表现为数量很多的淋巴性息肉。呈 5～6cm 的小球形息肉，多发病于儿童。组织学变化与淋巴性息肉同。

6.家族性结肠息肉　家族性结肠息肉病归属于腺瘤性息肉综合征，是一种常染色体显性遗传性疾病，偶见于无家族史者，全结肠与直肠均可有多发性腺瘤，多数腺瘤有蒂，乳头状较少见，息肉数从 100 个左右到数千个不等，自黄豆大小至直径数厘米，常密集排列，有时成串，其组织结构与一般腺瘤无异。

【诊断】

1.症状与体征　除幼年性息肉多见于 12 岁以下儿童，尤其是 5 岁以下小儿外，其余结肠息肉多见于 40 岁以上成人，男性稍多。大部分病例并无引人注意的症状。仅在体格检查或尸体解剖时偶然发现，部分病例可以具有以下一个或几个症状。

(1)便血：最常见的症状是反复便血，间断性便血或大便表面带血，多为鲜红色，致大出血者不少见；继发炎症感染可伴多量黏液或黏液血便，可有里急后重，便秘或便次增多，长蒂或位置近肛者可有息肉脱出肛门，亦有引致肠套叠外翻脱垂者。便血以左侧结肠内的息肉较多见，尤以绒毛状腺瘤及幼年性息肉比较多见，常常呈鲜红色，发生于排便后或粪便表面有条状鲜红色血迹，为出血的息肉压迫粪便形成的痕迹，便时无疼痛。息肉部位较高者，出血常与后半部分软便混合，也可有黏液便，偶伴腹部隐痛，多为息肉牵拉肠壁或肠腔部分受阻所致，单发息肉出血量不多，较少发生继发性贫血等全身性改变。儿童期无痛性血便，以结肠息肉引起者最多见。

(2)粪便改变：包括大便习惯改变和大便形状异常。前者包括大便时间、次数的改变以及便秘或不明原因的腹泻。特别是便秘与腹泻反复交替出现，或者引起腹痛的时候，更要引起警惕。同时，正常的粪便应该呈圆柱形，但如果息肉在结肠腔内，压迫粪便，则排出时往往会变细，或呈扁形，有时还附着有血痕。大肠息肉可以造成较多黏液排出，有时息肉为多发性或体积较大者，亦可引起腹泻或造成排便困难。有些较大的绒毛状腺瘤可以有大量的黏液分泌排出，每天排出的黏液可达 1～3L，排出液内钠、钾含量很高，因此在临床上可造成失水、低氯、低钾、低钠的症状，严重时可以昏迷，休克甚至死亡。

(3)腹痛：比较少见，少数患者可有腹部闷胀不适，隐痛或腹痛症状。有时较大息肉可以引起肠套叠以至造成肠梗阻而出现腹痛。

(4)息肉脱垂：在直肠内带有长蒂的息肉可以在排便时脱出肛门外，息肉部位较低者，排便时可将蒂状息肉推出肛门外，在肛门口见肉红色圆形肿物，便后可自行回缩，若不能还纳可发生嵌顿坏死。此种症状小儿比较多见。

(5)结肠黑变病：一种少见的非炎症性的、良性可逆性疾病。与长期喝减肥茶、便秘有关，易伴发肠癌和结肠息肉。

2.辅助检查　多数大肠息肉无特殊症状，因此诊断除便血或黏液脓血便史以外，主要依靠临床检查。检查步骤一般由简入深。首先做直肠指检及直肠乙状结肠镜检查。一般距肛门 25cm 以内的息肉均可以发现，并能进行肉眼观察及活组织检查。对肛门 25cm 以上的息肉进行 X 线钡剂灌肠检查及纤维结肠镜检查。X 线钡剂灌肠检查，通过充盈、排空和空气对比三个步骤，对诊断高位息肉及鉴别诊断很有价值，可发现≥1.0cm 的息肉。若发现一个大肠腺瘤后，约有 1/3 病例可以有第 2 个腺瘤，因此乙状结肠镜检查发现腺瘤时应该检查全部结肠。X 线钡剂灌肠检查及纤维结肠镜检查各有其优缺点，钡剂灌肠检查比较易行，患者更易耐受，并发症也少。但即使是气钡双重对比造影对小息肉也比纤维结肠镜容易漏诊，并且不能进行活组织检查。X 线检查时如发现息肉是广基的，或直径＞2cm，或表面有溃疡形成，或有浸润现象时，都应高度疑为恶性，需再行纤维结肠镜检查。粪便隐血试验在结肠息肉的诊断中意义不大，有报告阳性率仅占 35.13％。螺旋 CT 的三维成像技术对于结肠息肉的诊断可能有帮助。另外，可以进行血尿常规检查，肠息肉伴有慢性出血者可有血红蛋白降低，大便隐血阳性，有时大便可带有多量黏液。

3.鉴别诊断

(1)家庭性结肠腺瘤性息肉病：又称家族性结肠息肉病或家族性腺瘤病。有家族遗传史，在直肠或结肠内布满息肉，大小不等，可因长期出血而贫血，做 X 线钡剂灌肠或结肠镜检即可明确诊断。

(2)Gardner 综合征：本病为常染色显性遗传病，是一种伴有骨和软组织肿瘤的肠息肉病。

临床表现与家族性结肠腺瘤性息肉病的特点相同，息肉数目一般＜100个，体积较大，也有高度恶变倾向，但癌变年龄稍晚一些，骨瘤见于头颅、下颚蝶骨、四肢长骨。软组织肿瘤有表皮样囊肿、皮脂囊肿、纤维瘤、硬纤维瘤等。有的同时有甲状腺或肾上腺肿瘤。90%的患者伴有眼底色素性病变。

(3)Turcot综合征：本病为常染色体隐性遗传病，较少见。临床表现除有家族性结肠腺瘤病外，伴有其他脏器的肿瘤，通常是伴有中枢神经系统的肿瘤，如脑或脊髓的胶质细胞瘤或髓母细胞瘤。因此也有胶质瘤息肉病综合征之称，结肠腺瘤的癌变率高，常在十几岁时已发生癌变而导致死亡。

(4)Peutz-Jeghers综合征：又称黑色素斑-胃肠多发性息肉综合征。本病为常染色体显性遗传病，40%患者有家族史，多为双亲与子女同胞间有同时发病的。大多见于儿童或青年发病，主要临床表现为黏膜皮肤黑色素沉着和胃肠道多发性息肉病。色素沉着主要分布在口唇、颊黏膜和手指、足趾掌面，呈褐色，黑褐色。由于本病息肉广泛，恶变率相对较低，因而一般予以对症治疗。若息肉大或有并发症出血或肠梗阻时，可外科治疗，结肠息肉可在内镜下电灼切除；大息肉可手术，分别切开肠壁摘除息肉，避免日后发生肠套叠。对本病患者，术后仍需长期随诊，因息肉可复发。

(5)Cronkhite-Canada综合征：又称息肉病-色素沉着-秃发-指甲萎缩综合征。本病为获得性、非家族性的疾病。主要特点如下：整个胃肠道都有息肉；外胚层变化，如脱发、指甲营养不良和色素沉着等；无息肉病家族史；成年发病，症状以腹泻最常见，见80%以上病例有腹泻，排便量大，并含脂肪或肉眼血液，大多有体重减轻，其次是腹痛、厌食、乏力，性欲和味觉减退。

(6)肛裂：多有便秘史，排便时肛门有疼痛感，粪便表面有血迹，色鲜红，不与粪便相混杂，有时亦从肛门滴血，用手指按压肛门两侧，使肛门外翻，在肛门正中线前后方可见有裂缝存在，病史较长者可见到前哨痔。根据便秘、疼痛、便血三症状和肛裂、前哨痔、乳头肥大三体征等典型表现即可区分。

(7)痔：类似息肉便血，用肛镜检查或用手指压迫肛门两侧使其外翻可发现痔静脉扩张。

(8)梅克尔憩室出血：有腹痛等炎症表现，平时一般无出血，可与息肉自动脱落出血相鉴别。

(9)溃疡性结肠炎：该病见于年龄较大儿，粪便中除血液外尚有大量黏液和脓，粪便稀薄，排便次数多，并有里急后重感，纤维结肠镜检查可见黏膜充血及散在的溃疡面。

(10)痢疾、过敏性紫癜和血小板减少性紫癜：根据病史、查体及化验检查一般容易区分。

【治疗】

1.*治疗及治疗风险防范* 大肠腺瘤一经发现，均应及时予以去除。根据腺瘤的大小、部位、数目，有无癌变等情况，去除的方法应有所不同。经内镜摘除腺瘤是最简便、首选的方法。内镜下介入治疗包括以下几种方法：①注射疗法(无水乙醇、硬化剂)；②套扎疗法；③微波治疗法；④激光治疗法；⑤高频电切、电凝法。由于纤维结肠镜的问世和发展，与纤维结肠镜配套应用的器械的不断完善，不但可通过肠镜采取活组织检查标本，并可对＜2.0cm直径的有蒂腺瘤进行圈套电灼切除术。对有蒂腺瘤套摘后，需注意基底部有无出血，必要时可对基底部加做电凝止血。广基腺瘤的处理应视大小和部位区别对待。＜1.0cm的广基腺瘤癌变可能极小，可一期咬取活组织做病理检查后电灼切除。对 1.0～2.0cm 的基腺瘤，宜先做活组织检查，确定非恶性或无癌变后，一二期经内镜电灼切除。对位于距肛缘 8cm 以内＞1.0cm 的广基腺瘤可经肛管或经局部切除，整块切除肿瘤，包括四周 0.5～1.0cm 正常黏膜做整块活检，避免分块切取活检。如：广基腺瘤＞2.0cm，位于距肛缘 8cm 以上的结直肠内，要经腹做肠段切除术。对大肠多发性息肉的处理，首先应通过内镜进行活组织检查，以明确息肉的性质。如息肉确系腺瘤，那么原则上多发性腺瘤应做病变肠段的结肠部分或结肠次全切除术，除非腺瘤仅 2～3 个，分布极分散，而腺瘤又较小，可以考虑经纤维结肠镜予以电灼切除，并严密随访观察。定期复查。如腺瘤数较多，即使较小，亦仍应做结肠部分切除或结肠次全切除术，一般反对姑息性的结肠分段切除术，如息肉非肿瘤性，则无恶变危险，可暂予随访观察，定期复查，无须手术处理。

结肠息肉特别是腺瘤性息肉即属癌前病变，一旦检出均应处理，原则上经内镜下切除或破坏。大多数息肉可通过内镜处理后治愈。内镜下无法切除和破坏的息肉应积极手术治疗。手术治疗原则为：①单个息肉可行切除加病检同时进行。②多发息肉或息肉较大有恶变征可经肛门肛窥肠镜进行病理活检以除外恶变。③低位或长蒂脱出息肉可用肛窥、直乙镜、套扎或经肛门直接切除。④广基或多发息肉可经腹、会阴、骶尾部行肠壁肠段部分切除。⑤高位息肉可行纤维结肠镜高频电切。⑥息肉有癌变应按肿瘤行根治性切除术。摘除或切除的腺瘤应仔细切片检查，若无癌变则无须进一步治疗。腺瘤性息肉癌变一般为高分化型，常发生于带蒂息肉的顶部，不侵及黏膜肌层。如果发现只局限在息肉表面黏膜层的癌变(原位癌)，只要腺瘤已全部摘除，同样不需进一步手术治疗，但需随访观察，原则上在初次结肠镜检时，应同时将发现的全部腺瘤性息肉清除。随访适宜于 1 年内进行，以发现前次治疗遗漏的任何病变及可能出现的新病变。如随访正常，下次随访检查的间隔时间为 2～3 年。

2.预后　结肠息肉的病情演变及转归，应根据其病理类别而定，常见几种病变的转归与预后简述如下：腺瘤，由于可能为多发性或有癌变并存，而且目前有越来越多的证据，认为随着时间的推移，在一定条件下，良性息肉样肿瘤都会发生恶变。容易发生恶变的情况如下。

(1)多发腺瘤直径＞2.5cm，或手指、器械触之较硬，或充血明显，或表面有溃疡，即应考虑有癌变的可能性，而其癌变的可能性应与腺瘤性质和大小的不同而有所不同。

(2)乳头状腺瘤发生癌变的可能性颇大，被认为是癌前期病变，其恶变率一般认为在 30%左右。因其临床表现为排出黏液，甚至可大量黏液排出或可发生大量黏液性腹泻，每日可达 3000ml 以上，而导致严重脱水、电解质紊乱、循环衰竭、酸中毒等代谢紊乱。如果不及时给予补充治疗并对腺瘤进行处理，可以造成生命危险。

(3)儿童型息肉，以儿童期多见，成年后反少见，但值得注意的是国内曾有过此种息肉恶变的个例报告。

(4)炎症性息肉、增生性息肉，除炎性息肉可能会发生癌变，尚难定论或存在可能性之外，增生性息肉临床上无症状，多是肠镜检查时偶尔发现，由于其病体小，多在 0.5cm 左右，常不引起身体的不适。

(5)家族性息肉病，是一种少见的遗传性息肉病。结、直肠内布满息肉状的腺瘤，癌变只是迟早而已，而且癌变常可不限于一处，为多中心，实际上部分患者就医时已经是大肠癌。

第七节　家族性腺瘤性息肉病

家族性腺瘤性息肉病(FAP)是一种常染色体显性遗传疾病,FAP 患者的特征是 10～20 岁在整个结、直肠分布着数以百千计的腺瘤,如不能得到早期诊断及治疗,几乎所有患者均将发展为结、直肠癌。在欧美国家,由于多数患者能得到早期诊断,故由 FAP 发展为结、直肠癌的病例较少,但我国由此发展为结、直肠癌比例较欧美国家为高。根据遗传病因和临床表型不同,FAP 又可分为经典型家族性腺瘤性息肉病(CFAP)、轻表型家族性腺瘤性息肉病(AFAP)、MYH 相关性息肉病(MAP)、Gardner 综合征(GS)和 Turcot 综合征(TS)等亚型。

【流行病学】

我国新生儿 FAP 的发病率为 1/22000～1/7000,无性别差异,FAP 癌变在所有结、直肠恶性肿瘤中所占比例不足 1%。世界范围内,结、直肠癌发病率及病死率在恶性肿瘤中均较高,有报告显示,在不同人群中其发病率均高于其他恶性肿瘤。约 85%结、直肠癌为单发肿瘤,而 FAP 仅与不足 1%的结、直肠恶性肿瘤具有相关性,10～20 岁的患者在临床表现方面并无性别上的差异。

【病理】

FAP 的共同特征是息肉的数量随着年龄增大而增多,在患者青少年期整个大肠有成百上千个腺瘤性息肉,直径一般<1cm,息肉多数是宽基底,>2cm 的息肉通常有蒂。组织学类型包括管状腺瘤、管状绒毛状腺瘤或绒毛状腺瘤,以管状腺瘤最多见,呈绒毛状腺瘤结构的十分少见。息肉越大并且越呈绒毛状,发生局灶性癌的可能性越大。

【病因】

目前已证实,FAP 是由 APC 基因突变引起的常染色体显性遗传病。APC 基因被定位于 $5q^{21\text{-}22}$,包括 15 个转录外显子,编码一个参与 Wnt/β-catenin 细胞信号通路的 APC 蛋白。研究发现 FAP 中 APC 突变的位点众多且复杂。已知的突变位点超过 1400 个,且绝大多数是形成链终止密码子的移码突变,从而形成一种无羧基的截断蛋白产物。这种 APC 的功能性缺失将导致 β-连环素在细胞质内的异常积聚,并与结构转录因子 TCF 家族蛋白结合后进入细胞核,从而启动和调节 Wnt/p-catenin 细胞信号通路的一系列下游靶基因(包括 c-myc、Cyclin D1、MMP-7 和 ITF-2)的表达。研究发现,FAP 的临床表型与 APC 基因的突变位点相关,FAP 多见于密码子 169-1393 的突变。其中密码子 1255-1467 的突变结直肠息肉的表型最严重,而密码子 463-1578 的突变常伴发视网膜病变,密码子 1445-1578 的突变与伴发硬纤维瘤、骨瘤、表皮囊肿有关,密码子 279-1309 的突变十二指肠息肉发生率明显升高。但也有基因型相同而临床表型存在显著差异的现象。

【临床表现】

大多数患者早期多年并无症状,直到腺瘤增大增多,并引起直肠出血症状,甚至引起贫血症状及其他非特异性症状如便秘或腹泻、腹痛、腹部包块或体重降低后才得到明确诊断。此外,FAP 的亦可为非消化道症状,如骨瘤,牙齿发育畸形(如未萌牙,一个或多个牙齿的先天性缺失，多生牙、含齿囊肿等），先天性视网膜色素上皮肥大和纤维组织腺瘤及结、直肠以外的恶性肿瘤（如甲状腺、肝、胆管和中枢系统肿瘤等）。

1.经典FAP临床表现

（1）肠道表现：临床上本病可分为三期，即临床前期、腺瘤期和癌肿期。最突出的临床特点为多发性结、直肠腺瘤性息肉，多出现在20岁前。临床前期多数患者的肠道息肉在幼年开始出现，主要表现为黏膜下结节，并无临床症状。当患者进入青年期，息肉的数量及大小均明显增大，通常已经遍布整个结肠。主要表现为腹痛、便血、肠梗阻等。FAP患者的息肉如不治疗，至40岁，1个或数个息肉经增生而癌变的概率可达100%。

（2）肠外表现：①上消化道息肉，如胃、十二指肠乃至胆道。②眼、软组织和骨骼表现，如先天性视网膜色素上皮肥大可以作为早期诊断的特征性依据，下颌骨骨瘤可见于90%以上FAP患者，也是本病特征性的表现，遗传性硬纤维瘤病的发生率可达6%～8%。③FAP患者结、直肠外恶性肿瘤发生率明显增高，如35岁以下的年轻女性的甲状腺乳头状腺癌的发生率是正常人的50～100倍，癌常呈多灶性。西方FAP患者的十二指肠癌尤其是十二指肠乳头部癌发生率明显增高（20%～60%），胃癌的发生率相对较低。对FAP患者"正常"的十二指肠乳头区随机活检，1/3的病例有微小的腺瘤灶。在日本患者，50%的FAP患者发生胃腺瘤，胃癌的发生率明显增高，而十二指肠乳头部癌的发生率则相对较低。FAP患者中枢神经系统髓母细胞瘤的发生率是正常人群的92倍。患儿肝胚细胞瘤的发生率是正常人群的42倍。FAP患者的肾上腺皮质癌、骨肉瘤、膀胱癌、胆囊癌，还有呈多克隆特点的FAP患者及伴有先天畸形的FAP患者也有报告。

2.Gardner综合征　结肠息肉病三联征，即结肠多发息肉、多发骨瘤（主要发生于面部和长骨，下颌骨部位占76%～90%）、表皮样囊肿。Gardner综合征已被证实为APC基因突变所致，属于FAP的一个亚类。

3.Turcot综合征　以中枢神经系统肿瘤为特点的Turcot综合征中，结、直肠腺瘤数目较少，有些患者并发肝结节样增生和多发性皮肤损害包括黏膜咖啡斑、基底细胞痣和癌、皮脂溢性角化病。包括两类不同的综合征，一类为伴脑髓母细胞瘤的患者，发病年龄低，呈常染色体显性遗传，应属于FAP；另一类发病年龄高，常伴除髓母细胞瘤以外的多形性恶性胶质瘤，可能属于癌家族。

4.轻表型家族性腺瘤性息肉病　既往被认为可能属于独立的遗传性息肉病，目前已被证实属于APC基因不同突变部位所致的FAP亚类。遗传性扁平息肉综合征的特点为肠道息肉数目较少，息肉呈扁平状。所谓的轻表型家族性腺瘤性息肉病的特点为肠道息肉数目少，结、直肠癌发生晚。

5.遗传性硬纤维瘤病或称遗传性侵袭性纤维瘤病　以顽固性、侵袭性局部生长为特征，多见于腹部.尤其多发生于术后、创伤和产后患者。患者结、直肠息肉和骨瘤少见，常有结、直肠腺瘤性息肉病和结、直肠癌的家族史，无先天性视网膜色素上皮肥大。本病实际也是因APC基因突变所致，可认为是FAP的一种特殊类型。

【诊断】

2003年全国遗传性大肠癌协作组制定的FAP诊断标准为：①大肠内弥漫腺瘤性息肉，

100 个以上。②腺瘤性息肉不足 100 个，伴有家族史或先天性视网膜色素上皮肥厚。③被诊为 FAP 者应进行 APC 基因的突变检测。FAP 的预后一般较好，即使已发生癌变，其恶性程度一般较低，术后仍有较高的存活率。

诊断方法如下。

1.结肠镜检查　为主要诊断方法，82%的突变基因携带者在 15 岁时能检出息肉。息肉常达数百至数千个。但少数减弱型息肉出现较晚，数目也较少，应予注意。需注意儿童可发生淋巴息肉病，形态类似 FAP，应做活检；增生性息肉也可达上百个，也需活检鉴别。

2.基因诊断　对象为有家族史及肠镜发现多发息肉者。能确定 FAP 患者的突变部位，便于下一代的基因诊断；对于无突变者可免去定期肠镜检查之苦。但也存在一些问题：查出为 APC 基因突变者可能在个人保险、就业、婚姻等方面会受到歧视。也会产生一些心理上的压力。为此，替受检者保密非常重要。基因诊断方法有多种，具体如下。

(1)截短蛋白试验(PTT)：其敏感性 80%，特异性为 100%。可检出 80%以上的突变，但费用很高。已知突变部位的家族成员应从 10～12 岁开始做基因检查，如 PTT 阴性则多半可能发生未遗传突变基因，但他仍可能和常人一样患散发性大肠癌。为保险起见，可等到青春期做一次结肠镜检查。有家族史但突变部位未明者，如检查 APC 基因突变为阴性时，可在 18、25、35 岁时例行肠镜检查。

(2)连锁分析：敏感性 90%，特异性 95%～99%，但需要一个家族至少 2 人患病才能进行。由于基因诊断可查出家系中的突变基因携带者，便于对他们进行登记随诊观察，及时进行预防性手术，防止癌症发生。这在欧洲一些国家已有良好的范例。

(3)其他：本病患者眼底可发生色素斑或面部软组织肿瘤或骨瘤。CHRPE 可见于 60%的患者，Gardner 综合征患者中 90%以上有 CHRPE，如 FAP 家族中见到 CHRPE 则具有筛检价值，CHRPE 的检出对基因诊断也有帮助。FAP 患者从 20～25 岁开始应例行胃十二指肠镜检查，如无息肉且乳头正常，可每 5 年复检 1 次。如息肉数目少于 20 个，＜5mm，乳头部正常，则每 3 年检查 1 次；如多于 20 个，＞5mm，有绒毛状腺瘤改变，重度增生，乳头周围有瘤样改变时，则应 1～2 年复查 1 次，并行活检。

【治疗】

手术治疗是目前治疗本病的最佳方法。对确诊的患者一般提倡早期根治/预防性手术治疗。手术方式包括结、直肠全切除术加永久性回肠造口术，全结肠切除、回肠-直肠吻合术，全结肠切除、直肠次全切除、直肠黏膜剥除、回肠储粪袋肛管吻合术。后者可保留肛门、排粪功能较好、并发症可以接受，虽操作稍复杂，已成为治疗本病的主要术式。对发生的各种急性并发症(如急性肠梗阻)应积极处理。

1.手术治疗

(1)全结、直肠切除回肠腹壁造口术：此术式被认为是治疗本病最早、最经典、最彻底的手术方式。因去除了发病的病理基础，无残留结直肠黏膜、息肉复发及癌变之虑。但回肠腹壁造口与结肠腹壁造口不同，回肠造口粪便不易成形，腐蚀性强，使造口周围皮肤糜烂感染。且腹部造口丧失排便控制能力，排便次数多，患者生活质量差，患者及其家属很难接受。仅适用于直肠息肉较多，确实无法保肛或已有癌变者。故学者认为此术式为治疗 FAP 手术的最后选择。

(2)结肠次全切除,结肠直肠或回肠结肠吻合术:此术式简单、安全,避免腹壁造口,保留了直肠肛管。但残留的结肠黏膜病变容易复发。FAP 的病理特征,其全结直肠黏膜任何部位均可发病。从理论上讲,残留结直肠黏膜越多,其复发概率越高。因此,FAP 一经确诊,只有全结、直肠切除或直肠黏膜剥脱,才能完全铲除其病变基础,有效防止术后复发。治疗以全结直肠黏膜去除为最彻底的治疗方法。手术时欲保留暂时无病变的结、直肠黏膜,其复发只是时间的迟早问题。学者注意到病变的半侧结肠或某一结肠段切除加电灼治疗时有报道。这也提示不同时期手术治疗方法的复杂性,也反映出医师和病人在手术选择上的不同观点。但从遗传角度及病理特性,应行全结直肠切除,是防止遗留肠段复发无癌变的最好方法。近年亦有报告对残存的腺瘤用非类固醇抗炎药物,如非甾体抗炎药、吲哚美辛(消炎痛)等药可抑制腺瘤生长,减少结肠腺瘤数目,但仍不能长期有效阻止腺瘤生长及癌变。

(3)结、直肠次全切除,回肠直肠吻合术:此术式简单安全,避免腹壁造口,并发症少,盆腔无须解剖,无排尿功能及性功能障碍。术后残留肠段短,方便复查,易于监测。但残留直肠有腺瘤再生和癌变的危险。回肠直肠吻合术后,直肠癌发生率各家报告相差较大。故直肠黏膜残留病人,直肠定期监测治疗必不可少。一旦发现有病变即行处理。有学者认为对 FAP 早期,直肠病变轻或无癌变可以保留直肠患者,及病人随访条件方便,易于监测者可以选用。

(4)全结、直肠切除回肠肛管吻合术:此术式切除了全结、直肠黏膜,去除了发病基础及癌变机会,保留了肛管,保证了一定的排便控便功能,更避免了腹壁造口之苦。但是由于切除了直肠,缺乏了直肠便意感,排便控便功能很差,术后形成所谓“部分失禁”,特别是在夜间出现大便失禁,且回肠内容物对肛门皮肤不断刺激引起糜烂,并且在肛门部又无法应用回肠造口袋,患者深感痛苦,病人不得不再施行腹部造口以求解决的已有报告。做此术式,医生及患者均应有所思想准备。

(5)全结肠切除、部分直肠切除残留直肠黏膜剥脱、回肠储袋经直肠肌鞘回肠肛管吻合术:此种术式切除了结直肠全部黏膜,清除了息肉复发和癌变的危险,保留了肛管括约肌和直肠肌鞘,有排便控便功能和回肠储袋,有储存粪便功能。既达到了根治目的,又符合患者的生理要求。在理论上讲,是最合理的,也是目前较推崇的手术方式。近年来,很多外科医生为了使患者术后早期减少排便次数,而试用了各种储袋的手术方式,但手术操作复杂,术后并发症多,故认为做此术式应慎重。

(6)全结、直肠次全切除、肛门外直肠黏膜剥脱、经直肠肌鞘内回肠肛管吻合术:该术式切除了全结、直肠黏膜,拖出直肠直视下剥离直肠黏膜,止血操作容易,黏膜剥离完全,不易发生直肠黏膜剥离不完全所导致的直肠肌鞘黏液囊肿和息肉复发。保留了直肠肌鞘和肛门括约肌,有排便和控便功能,且避免了回肠储袋的并发症,手术相对简单,病人易于接受。只要直肠下段无严重病变的患者,均适合采用本术式。究竟采用何种术式,应视患者息肉的数量分布,病变的严重程度,患者及其家属的愿望,患者随访条件及医院的技术条件等进行综合考虑。

2.*药物治疗*　通过 FAP 动物模型实验研究以及临床应用的观察结果发现,非选择性或选择性的环氧化酶-2(COX-2)抑制药能有效阻止 FAP 患者残留直肠息肉的生长或诱导息肉退变。具体机制目前仍不清楚,可能与抑制环氧化酶活性阻止花生四烯酸转化为前列腺素,从而抑制肿瘤生长。美国 FDA 1999 年批准选择性 COX-2 抑制药可作为 FAP 的辅助治疗方式。COX-2 在大肠肿瘤中的表达是目前的研究热点，关键在于流行病资料显示其选择性抑制药对预防、治疗 FAP 等肠道肿瘤有着显著意义。我们认为这种治疗方法可以作为手术后的一种辅助治疗手段，尤其是对次全大肠切除后残留直肠有散在性息肉能够缓解息肉发生、癌变过程。对 FAP 伴发难以切除的小肠系膜的硬纤维瘤短期内有明显的抑制作用，但长期效果尚难以肯定。

3.诊疗风险防范　有两个主要问题需要解决。首先，即使使用较先进的遗传检验方法，也会有少数一部分临床表现为 FAP 的患者不能通过其变异基因被鉴别。这一问题意味着 FAP 患者的第一代亲属不能通过遗传基因鉴别的方式筛选，而是需要终身反复临床评估，才能对其是否是 FAP 基因携带者进行定论。其次，一些临床证据表明 FAP 的症状表现可能会因为化疗以及生活方式的影响而改变。这些问题都需要进一步地研究和评估。

第八节　类癌和类癌综合征

类癌是一种起源于 Lieberkuhn 隐窝的颗粒细胞的低恶性肿瘤，初起时属良性，后期则变为恶性并可发生转移，但又不同于腺癌，故称为类癌。这一现象由 Kultschitzky 在 1897 年首先描述，故这种细胞就称为 Kultschitzky 细胞。由于这种细胞内的颗粒对银具有明显亲和力，又称为嗜银或亲银细胞，而这种肿瘤则称为嗜银细胞瘤。1953 年 Lembeck 从类癌肿瘤中提取出 5-羟色胺(5-HT)，以后进一步证实这种胃肠激素是产生类癌综合征的主要物质。自 1907 年以来对含高胺的肿瘤称为 APUD 瘤有了一致的认识，即具有含高胺，能摄取胺的前身物和含有氨基酸脱羟酶使胺前身物转化为胺肽类激素三大特性，具有这三大特性的细胞即称为 APUD 细胞，Kultschitzky 细胞也是一种 APUD 细胞；故类癌也是一种 APUD 瘤。

类癌好发于胃肠道，而胃肠道中约 1/2 发生在阑尾，其他依次为小肠、直肠、十二指肠、胃、结肠和食管。但其他脏器如支气管、卵巢、胆道、胰腺等均可发生。

【病理】

肿瘤位于黏膜下，呈小的结节，突向肠腔，75%＜1cm，边界清晰，呈黄色、棕黄色、灰色。良性肿瘤局限在黏膜下，在肠壁肌层上可以推动。

细胞学上要区别良性与恶性类癌极为困难，以往多把有无转移作为区别良恶性的标志，实质上转移是癌肿播散的标志，并非早期征象，及至出现转移才判断恶性为时已晚，因此重要的是在发生播散前识别恶性。

＞2cm 的类癌发生转移的可能性明显增大，但大小也不是良恶性的分界线。目前认识到恶性类癌的特点为肌层浸润，继而侵及浆膜，经淋巴管扩散至区域淋巴结和肝脏。肝脏的转移灶可比原发病变大，从肝脏最终扩散至肺。在非常晚期的病例，大多数器官可发生转移。

类癌的转移发生率与原发肿瘤的部位和大小有关，阑尾类癌发生转移者仅 3%，小肠类癌的转移率则高达 35%。胃肠道类癌大多＜1cm，发生转移者仅 2%；类癌 1～2cm 者转移率即达 50%，＞2cm 者转移率达 80%～90%。当类癌发生转移后出现一系列全身性症状和体征时即称为恶性或功能性类癌综合征。胃肠道类癌病例还常同时伴其他原发癌,故应常规全面检查以免漏诊。

【临床表现】

胃肠道类癌的临床表现随病变部位而异。胃类癌可具有胃癌症状,又酷似消化性溃疡,但不能被制酸治疗缓解,它可有较高的溃疡形成率,在胃镜和X线中无法与胃癌区别。

十二指肠类癌在大部分病人中会产生与消化性溃疡相仿的症状,X线检查可发现十二指肠腔内有一息肉样病变。

类癌是空、回肠最常见的肿瘤,并随着空肠至回肠它也越来越多见。20%以上肿瘤为多发性,30%以上伴其他无关恶性肿瘤。当肿瘤穿透浆膜引起纤维组织反应时可产生黏连索带以致肠梗阻,因此临床表现从轻者无症状至严重时发生梗阻、穿孔、肠套叠等,发生消化道出血者罕见。体检和X线检查往往不能作出诊断。

阑尾类癌常是意外发现或在急性阑尾炎时发现。它可以因为阻塞阑尾腔而成为阑尾炎的诱因,也可与阑尾炎发生无关。阑尾类癌发生转移或引起功能性综合征者极为罕见。

结肠类癌则是恶性比例最高的一个部位,并以盲肠为最常见,其症状和体征与结肠腺癌相同。

直肠类癌则以良性居多,初起时常系直肠指检时无意中发现,为黏膜下一小结节,较大时则可呈一隆起形息肉,无蒂、极少引起症状。在极罕见的情况下溃疡形成,可出血,如发生恶变亦可迅速、广泛转移。

类癌还可发生在胆道、胰腺、卵巢、子宫颈、乳房和睾丸,并与其他内分泌肿瘤并存,作为一种家族特征,和肿瘤倾向的一部分。

功能性类癌综合征:一部分病人由于类癌可分泌过多的血清素或其分解产物与羟吲哚醋酸(5-HIAA)、血管活性物质、组织胺和前列腺素等激素,从而产生一系列全身症状,包括面部和躯体上部潮红或紫红,可因进食、饮酒或情绪激动而诱发,腹部绞痛,腹泻,哮喘,呼吸困难,后期可出现右心衰竭,心内膜下纤维化和继发性瓣膜功能不全,以及类癌性心包炎伴渗出等突出的临床表现。最初认为这些症状主要出现在发生肝转移的病例,现在认识到在无转移的病例中也可有较轻的表现。类癌综合征还可表现为皮肤的硬皮病样病变,手的关节疼痛和关节病,以及阴茎的皮革样浸润(Peyronie病)。在代谢和内分泌方面,类癌综合征还包括糖耐量降低和胰岛素分泌损害,血浆生长激素和血清黄体酮类激素值升高。甲状腺类癌和髓样癌可含有和分泌降钙素、前列腺素E,以及血清素。此外,在非类癌性肿瘤如囊性卵巢畸胎瘤,胆管和胰腺肿瘤以及燕麦细胞支气管源肿瘤中也可出现功能性类癌综合征。

【治疗】

类癌的治疗主要是手术切除。良性类癌一般局部切除已经足够,阑尾类癌可行阑尾切除,其他部位的类癌可做局部肿瘤切除术。直肠类癌可经肛门或经骶尾做肿瘤局部切除术,在做局部切除时至少应切除部分肠壁肌层,术中送冰冻切片检查,以判断肌层有无浸润,有浸润者提示为恶性,应按恶性施行根治性切除术。

对类癌综合征的治疗应尽可能做彻底根治性切除术,包括原发和所有转移的病灶一并切除，但实际上常无法切除全部转移灶，所幸，在原发灶切除和尽可能多地切除转移灶后，病人常可获得症状的明显缓解，故即使是姑息性切除，病人亦可望存活多年，对这类病人外科医师宜持较为积极的态度。恶性类癌对放射治疗和化学治疗一般不敏感，对无法手术的类癌综合征病人可试用抗血清素药物如甲基麦角胺，但疗效并不理想。其他对症治疗如应用α受体阻断剂酚妥拉明、酚苄明等来阻抑潮红发作，阿片制剂控制腹泻，肾上腺皮质激素可改善全身症状。

第九节　结肠肿瘤

结肠肿瘤是常见的恶性肿瘤之一，据世界流行病学调查，发现结肠肿瘤在北美、西欧、澳大利亚、新西兰等地的发病率最高，居内脏肿瘤前两位，但在亚、非、拉美等地发病率则很低。我国的发病率与病死率低于胃肿瘤、食管肿瘤、肺肿瘤等常见恶性肿瘤。近年各地资料显示随着人民生活水平的提高，饮食结构的改变，其发病率呈逐年上升趋势。中国和日本的大肠肿瘤发病率明显低予美国，但移民到美国的第一代即可见到大肠肿瘤发病率上升，第二代基本接近美国人的发病率。

【病因及发病机制】

与其他肿瘤一样，结肠肿瘤的病因仍未明确，但对其发病的危险因素已有深入的研究。目前认为结肠癌是由环境、饮食以及生活习惯与遗传因素协同作用的结果，由致癌物作用，结合细胞遗传因素导致细胞遗传突变而逐渐发展为癌。

1.环境因素

(1)饮食习惯：一般认为高脂肪食谱和纤维素不足是主要发病原因。研究显示，饱和脂肪酸的饮食可增加结肠中胆汁酸与中性固醇的浓度，并改变大肠菌群的组成。胆汁酸经细菌作用可生成3-甲基胆蒽等致肿瘤物质，固醇环也可经细菌作用被芳香化而形成致肿瘤物质。食物纤维包括纤维素、果胶、半纤维素、木质素等，吸收水分，增加粪便量，稀释肠内残留物浓度，能够缩短粪便通过大肠的时间而减少致肿瘤物质与肠黏膜接触的时间，若膳食纤维不足时，也是结肠肿瘤的发病因素之一。

(2)肠道细菌：肠道细菌特别是厌氧菌对结肠癌的发生具有重要作用。动物实验证明在鼠中以1,2-二甲肼(DMH)诱发结肠癌的成功率为93%，但在无菌鼠中DMH诱发结肠癌的成功率为20%，从而显示了肠道内细菌在肠癌发生中占有重要地位，而在肠道细菌中则以厌氧菌尤其是梭状芽胞杆菌极为重要。结肠癌病人不但粪便中厌氧菌明显增加，细菌的β-葡萄糖醛酸苷酶、7α-脱羟酶和胆固醇的脱氢酶活性均增高。体内有毒物质、包括致癌物质，经肝解毒，以β-葡萄糖醛酸苷的形式经胆汁排泄至肠道又被激活使之起毒性作用。

(3)化学致癌物质：肠癌的发生与某些化学物质有密切的关系，亚硝胺是导致肠癌发生最强烈的致癌物质，动物实验显示其是诱发胃肠道癌肿的重要物质，与食管癌、胃癌和结肠癌、直肠癌的发生均有密切关系。在化学致癌物质中还有香烟应予以重视，已知肼类化合物在动物实验中可诱发结肠癌，DMH 是众所周知的致癌物。每支香烟含烟草 1g，每 20 支香烟含 DMH 3mg，长期吸烟经呼吸道黏膜吸收，诱发结肠癌、直肠癌的可能性不容忽视。

(4)微量元素和维生素的缺乏：硒、锌、钙、铁及氟化物被认为对结肠癌发生有重要作用。硒可改变致癌原代谢，抑制细胞增殖，保护机体以免受氧化剂损害，影响免疫功能及伤害肿瘤代谢。鼠类补充较多硒可以降低结肠肿瘤发生率和肿瘤数目。美国一项研究表明，在饲料作物较多的地区结、直肠癌的病死率较低。铁有提高结肠癌、直肠癌危险的可能，铁可能有突变原性，可能通过产生自由基而攻击 DNA 及损伤染色体而起作用。一项病例对照研究表明，铁可能和腺瘤形成有关。抗氧化剂维生素(A、C、E、D)等可以抑制自由基反应而防止对 DNA 的氧化剂损伤，同时可以使腺瘤患者的结肠上皮过度增生逆转为正常。

2.内在因素

(1)基因变异：从正常的结肠上皮细胞发展为肿瘤，必然经历细胞异常增生的过程，结肠上皮细胞异常增高的增生是一种常见的现象，但并不认为这是癌前病变，增生性息肉并不是发生结肠癌的诱因，增生性变化不伴有基因的突变，但可伴有基因的甲基化过低。DNA 甲基化过低意味着增加 mRNA 的转录，结果是 DNA 甲基化过低伴有增生过程。目前认为在结肠癌发生中甲基化过低是早期的基因改变，有证据表明某些发生在增生性息肉中的增生现象与肿瘤发生中的现象是相仿的。

(2)癌前病变的存在。

1)腺瘤：结肠癌、直肠腺瘤是与结肠癌、直肠癌关系密切的一种良性病变。在结肠癌、直肠癌高发的国家或地区，腺瘤的发病率明显增高，反之在结肠癌、直肠腺瘤低发的国家或地区，结肠癌、直肠癌的发生率也是低的。

2)血吸虫性结肠炎：血吸虫病是与结肠癌、直肠癌肿关系非常密切的另一种良性病变，特别在我国一些血吸虫病流行区中表现突出。由于血吸虫卵长期积存于结直肠黏膜上，慢性炎症、反复的溃疡形成和修复，导致黏膜的肉芽肿形成，继之发生癌变。

3)慢性溃疡性结肠炎：溃疡性结肠炎的肠肿瘤发生率高于一般人群，炎症的增生性病变的发展过程中，常可形成息肉，进一步发展为肠肿瘤；克罗恩病时，有结肠、直肠受累者可引起肿瘤变。据资料统计，有结肠息肉的患者，结肠肿瘤发病率是无结肠息肉患者的 5 倍。家族性多发性肠息肉瘤，肿瘤变的发生率更高。近几年来，有报道结肠肿瘤阳性家族者，其发病率是一般人群的 4 倍，说明遗传因素可能参与结肠肿瘤的发病。

【病理】

1.早期结肠癌　癌细胞限于结、直肠黏膜下层者称早期结、直肠癌(pT1)。WHO 消化道肿瘤分类将黏膜层内有浸润的病变亦称之为“高级别上皮内瘤变”。

2.进展期结肠癌　大体分为①隆起型：凡肿瘤的主体向肠腔内突出者，均属本型；②溃疡型：肿瘤形成深达或贯穿肌层之溃疡者均属此型；③浸润型：肿瘤向肠壁各层弥漫浸润，使局部肠壁增厚，但表面常无明显溃疡或隆起。

3.组织学类型　①腺癌：包括乳头状腺癌、管状腺癌、黏液腺癌和印戒细胞癌；②未分化癌；③腺鳞癌；④鳞状细胞癌；⑤小细胞癌；⑥类癌。

4.结肠癌 TNM 分期　见表 5-2、表 5-3。

表 5-2　美国癌症联合委员会(AJCC)/国际抗癌联盟(UICC)结肠癌 TNM 分期

原发肿瘤(T)	
Tx	原发肿瘤无法评价
T_0	无原发肿瘤证据
Tis	原位癌:局限于上皮内或侵犯黏膜固有层
T_1	肿瘤侵犯黏膜下层
T_2	肿瘤侵犯固有肌层
T_3	肿瘤穿透固有肌层到达浆膜下层,或侵犯无腹膜覆盖的结直肠旁组织
T_{4a}	肿瘤穿透腹膜脏层
T_{4b}	肿瘤直接侵犯或粘连于其他器官或结构
区域淋巴结(N)	
Nx	区域淋巴结无法评价
N_0	无区域淋巴结转移
N_1	有 1～3 枚区域淋巴结转移
N_{1a}	有 1 枚区域淋巴结转移
N_{1b}	有 2～3 枚区域淋巴结转移
N_{1c}	浆膜下、肠系膜、无腹膜覆盖结肠周围组织内有肿瘤种植(TD,tumor deposit),无区域淋巴结转移
N_2	有 4 枚以上区域淋巴结转移
N_{2a}	4～6 枚区域淋巴结转移
N_{2b}	7 枚及更多区域淋巴结转移
远处转移(M)	
M_0	无远处转移
M_1	有远处转移
M_{1a}	远处转移局限于单个器官或部位(如肝,肺,卵巢,非区域淋巴结)
M_{1b}	远处转移分布于 1 个以上的器官/部位或腹膜转移

表 5-3　解剖分析/预后组别

期别	T	N	M	Dukes	MAC
0	Tis	N_0	M_0	—	—
Ⅰ	T_1	N_0	M_0	A	A
	T_2	N_0	M_0	A	B1
ⅡA	T_3	N_0	M_0	B	B2
ⅡB	T_{4a}	N_0	M_0	B	B2

续表

期别	T	N	M	Dukes	MAC
ⅡC	T_{4b}	N_0	M_0	B	B3
ⅢA	$T_{1\sim2}$	N_0/N_{1c}	M_0	C	C1
	T_1	N_{2a}	M_0	C	C1
ⅢB	$T_{3\sim4a}$	N_1	M_0	C	C2
	$T_{2\sim3}$	N_{2a}	M_0	C	C1/C2
	$T_{1\sim2}$	N_{2b}	M_0	C	C1
ⅢC	T_{4a}	N_{2a}	M_0	C	C2
	$T_{3\sim4a}$	N_{2b}	M_0	C	C2
	T_{4b}	$N_{1\sim2}$	M_0	C	C3
ⅣA	任何 T	任何 N	M_{1a}	—	—
ⅣB	任何 T	任何 N	M_{1b}	—	—

【临床表现】

(1)左半结肠管腔窄,血供差,吸收能力差,肿瘤以浸润型多见。

1)便血、黏液血便:70%以上可出现便血或黏液血便。粪便黏稠成形。

2)腹痛:约 60%出现腹痛,腹痛可为隐痛,当出现梗阻表现时,亦可表现为腹部绞痛。

3)腹部肿块:40%左右的病人可触及左下腹肿块。

4)梗阻:出现梗阻较早,可呈急性。

5)中毒症状:贫血、低热、乏力、消瘦、水肿等症状出现较晚,较轻。

(2)右半结肠管腔较宽大,血供淋巴丰富,吸收能力强,肿瘤成隆起型(菜花样)向肠腔内发展多见。

1)腹痛:70%～80%病人有腹痛,多为隐痛。

2)贫血:因癌灶的坏死、脱落、慢性失血引起,50%～60%的病人血红蛋白低于 100g/L。

3)腹部肿块:腹块亦是右半结肠癌的常见症状。腹部肿块同时伴有梗阻的病例临床上并不多见。

4)梗阻:出现较晚。

5)中毒症状:贫血、低热、乏力、消瘦、水肿等症状出现较早。

【诊断及鉴别诊断】

1.早期诊断　结肠癌是生长较慢的肿瘤,原发癌肿的倍增时间平均 620d,表面产生症状前肿瘤已经历很长时间的生长。早期症状缺乏特异性,不易引起重视,从出现症状至明确诊断,平均 60%患者需 6 个月以上,据文献报告早期病例一般占 2%～17%。识别并警觉早期症状对具有以下任何一组症状的病人都须予以进一步检查:①原因不明的贫血、乏力、消瘦或发热;②出现便血或黏液血便;③排便习惯改变、便频或排便不尽感;④沿结肠部位腹痛不适;⑤沿结肠部位有肿块。

2.实验室检查

(1)血常规:了解有无贫血。

(2)尿常规:观察有无血尿,结合泌尿系影像学检查了解肿瘤是否侵犯泌尿系统。

(3)大便常规:检查应当注意有无红细胞、脓细胞。

(4)大便隐血试验:针对消化道少量出血的诊断有重要价值。

3.内镜检查 所有疑似结肠癌患者均推荐纤维结肠镜或电子结肠镜检查,但以下情况除外。

(1)一般状况不佳,难以耐受。

(2)急性腹膜炎、肠穿孔、腹腔内广泛粘连以及完全性肠梗阻。

(3)肛周或严重肠道感染、放射性肠炎。

(4)妇女妊娠期和月经期。

内镜检查之前,必须做好准备,检查前进流质饮食,服用泻药或行清洁洗肠,使肠腔内粪便排净。内镜检查报告必须包括:进镜深度、肿物大小、距肛缘位置、形态、局部浸润的范围,结肠镜检时对可疑病变必须病理学活组织检查。由于结肠肠管在检查时可能出现皱缩,因此内镜所见肿物距离肛门距离可能存在误差,建议结合 CT 或钡剂灌肠明确病灶部位。

4.影像学检查

(1)结肠钡剂灌肠检查:特别是气钡双重造影检查是诊断结肠癌的重要手段。但疑有肠梗阻的患者应当谨慎选择。

(2)B 形超声:超声检查可了解患者有无复发转移,具有方便快捷的优越性。

(3)CT 检查:CT 检查的作用在于明确病变侵犯肠壁的深度,向壁外蔓延的范围和远处转移的部位。目前,结肠病变的 CT 检查推荐用于以下几个方面。①提供结肠恶性肿瘤的分期;②发现复发肿瘤;③评价肿瘤对各种治疗的反应;④阐明钡剂灌肠或内镜发现的肠壁内和外在性压迫性病变的内部结构,明确其性质;⑤对钡餐检查发现的腹内肿块作出评价,明确肿块的来源及其与周围脏器的关系。

(4)MRI 检查:MRI 检查的适应证同 CT 检查。推荐以下情况首选 MRI 检查。①结肠癌肝转移病灶的评价;②怀疑腹膜以及肝被膜下病灶。

(5)PET-CT:不推荐常规使用,但对于常规检查无法明确的转移复发病灶可作为有效的辅助检查。

(6)排泄性尿路造影:不推荐术前常规检查,仅适用于肿瘤较大可能侵及尿路的患者。

5.血清肿瘤标志物 结肠癌患者在诊断、治疗前、评价疗效、随访时必须检测 CEA、CA199;建议检测 CA242、CA724;有肝转移患者建议检测 AFP;有卵巢转移患者建议检测 CA125。

6.病理组织学检查 病理活检明确占位性质是结肠癌治疗的依据。活检诊断为浸润性癌的病例进行规范性结肠癌治疗。如因活检取材的限制,活检病理不能确定浸润深度,诊断为高级别上皮内瘤变的病例,建议临床医师综合其他临床情况,确定治疗方案。确定为复发或转移性结肠癌时,检测肿瘤组织 k-ras 基因状态。

7.开腹探查　如下情况，建议行开腹探查。

(1)经过各种诊断手段尚不能明确诊断且高度怀疑结肠肿瘤。

(2)出现肠梗阻，进行保守治疗无效。

(3)可疑出现肠穿孔。

(4)保守治疗无效的消化道大出血。

8.诊断要点

(1)腹部不适、腹痛或腹胀，大便习惯改变，或腹泻或便秘或腹泻便秘交替出现，大便带血或黏液或黏液血便。消瘦、贫血，中晚期可有慢性或急性肠梗阻。

(2)腹部可触及质硬、表面不光滑、活动度不大的包块。位于横结肠或乙状结肠的包块活动度大。

(3)大便隐血试验阳性，癌胚抗原可升高。

(4)大便黏液中的癌组织T抗原免疫荧光测定有一定参考价值。

(5)乙状结肠镜或纤维结肠镜检，可见结肠溃疡、肿块、狭窄等，活体组织病理学检查可确定诊断。

(6)X线钡剂灌肠造影可见结肠腔充盈缺损、黏膜破坏、肠壁僵硬、肠腔狭窄梗阻征象。

9.鉴别诊断　结肠癌应当主要与以下疾病进行鉴别。

(1)溃疡性结肠炎：本病可以出现腹泻、黏液便、脓血便、大便次数增多、腹胀、腹痛、消瘦、贫血等症状，伴有感染者尚可有发热等中毒症状，与结肠癌的症状相似，纤维结肠镜检查及活检是有效的鉴别方法。

(2)阑尾炎：回盲部癌可因局部疼痛和压痛而误诊为阑尾炎。特别是晚期回盲部癌，局部常发生坏死溃烂和感染，临床表现有体温升高，白细胞计数增高，局部压痛或触及肿块，常诊断为阑尾脓肿，需注意鉴别。

(3)肠结核：在我国较常见，好发部位在回肠末端、盲肠及升结肠。常见症状有腹痛、腹块、腹泻、便秘交替出现，部分患者可有低热、贫血、消瘦、乏力，腹部肿块，与结肠癌症状相似。但肠结核患者全身症状更加明显，如午后低热或不规则发热、盗汗、消瘦乏力，需注意鉴别。

(4)结肠息肉：主要症状是便血，有些患者还可有脓血样便，与结肠癌相似，钡剂灌肠检查可表现为充盈缺损，行纤维结肠镜检查并取活组织送病理检查是有效的鉴别方法。

(5)血吸虫性肉芽肿：多见于流行区，目前已少见。少数病例可癌变。结合血吸虫感染病史，粪便中虫卵检查，以及钡剂灌肠和纤维结肠镜检查及活检，可以与结肠癌进行鉴别。

(6)阿米巴肉芽肿：可有肠梗阻症状或查体扪及腹部肿块与结肠癌相似。本病患者行粪便检查时可找到阿米巴滋养体及包囊，钡剂灌肠检查常可见巨大的单边缺损或圆形切迹。

【治疗】

(一)手术治疗

1.可切除的非转移性结肠癌　对可切除的非转移性结肠癌，首选的手术方式是结肠切除加区域淋巴结整块清扫。结肠切除术的范围取决于肿瘤部位、拟切除的肠段及其动脉供养范围和淋巴引流范围。其他淋巴结，例如在肿瘤供养血管起始部的淋巴结(即：根部淋巴结)，以及清扫范围外的可疑转移淋巴结，也应切除或活检。只有完全切除的手术才能认为是根治性的，如果有阳性淋巴结残留将意味着这是一个不全切除手术(R_2)。

近期对结肠切除术的质量有颇多关注。一项回顾性研究发现在结肠系膜层面手术比肌层平面手术有较好的OS。最近一项来自日本和德国的报告显示与日本D_3高位结扎手术方式相比，全系膜切除加血管根部结扎有更广泛的系膜及淋巴结清扫范围。最终结果有无差异尚未报道。来自丹麦的一项基于人群的回顾性分析支持CME手术方式对Ⅰ～Ⅲ期结肠癌患者带来获益，接受CME手术都患者与接受传统手术方式的患者相比，4年DFS明显提高(分别为85.8%；95% *CI*，81.4～90.1和75.9%，95% *CI*，72.2～79.7，$P=0.01$)。一项系统回顾发现在9项前瞻性研究中，4项研究报告CME手术较非CME手术提高了淋巴结检出数；其他研究报告了标本质量的改善。

腹腔镜下结肠切除术：腹腔镜下结肠切除术已经被列为治疗结肠癌的一种手术方式。欧洲的一个小规模随机临床试验(巴塞罗那试验)显示腹腔镜下结肠切除术后的患者稍有生存优势，术后恢复明显加快，住院时间缩短。COLOR试验纳入了1248名结肠癌患者随机接受传统开放手术或腹腔镜手术，结果显示开放手术组在3年DFS有2.0%的微弱绝对获益，但由于试验的局限性，腹腔镜手术的非劣效性不能确立。另一项CLASICC试验对比了794名结肠癌的腹腔镜切除术和开腹手术，发现3年总生存率、DFS和局部复发率均无显著性差异。CLASICC试验的长期随访显示，在中位随访时间超过62.9个月时，两组之间仍未显示显著性差异。

另外一项872名患者参与的COST研究将患者随机分配进行开放和腹腔镜下结肠癌根治术，经过中位7年的随访，两组的5年生存率和复发率相似。澳大利亚和新西兰一项小型的随机对照试验也发现两种手术方式治疗结局没有差异。另外最近还有一些荟萃分析也得出两种手术方式有相似的远期疗效(结肠癌患者的局部复发率和生存率)。有些文献还报告了一些影响这类临床试验的混杂因素。

COLOR试验的亚组分析表明，在腹腔镜手术量大的医院内，腹腔镜手术后的短期疗效(中转开腹、淋巴结送检数、并发症等)是较好的。一项纳入18个研究(6153例患者)的Meta分析发现与开腹手术相比，腹腔镜结直肠切除术后心脏并发症更低。大型国家数据库分析也支持腹腔镜术式的优势。

近些年围手术期处理手段有所进步，术后住院天数和并发症发生率都逐渐下降。一项多中心随机对照研究EnROL比较了传统结肠癌手术与腹腔镜手术在快速康复计划下的效果。两组疗效相同，仅腹腔镜组显示出较短的中位住院天数(5d比7d；$P=0.033$)。

机器人结肠切除术也与腹腔镜手术做过比较，但多数均是观察性队列研究。总体来说，机器人手术耗时更长、费用更多，但失血量更少、术后肠道功能恢复时间更短、住院时间更短以及并发症和感染发生率更低。

专家组推荐微创的结肠切除术仅应由对该技术有丰富经验的外科医生进行；必须能进行全腹腔的探查；目前尚不推荐如下情况进行腹腔镜切除术：肿瘤急性肠梗阻或穿孔、明显的局部周围组织器官侵润(即T_{4b})。有严重腹腔粘连风险的患者不应采用微创手术，如果探查过程中发现严重腹腔粘连，应该中转至开腹手术。

2.结直肠癌转移瘤的外科治疗　研究表明如果选择性地给结直肠癌肝转移患者手术切除肝转移瘤，仍然有获得治愈的可能，因此，对结直肠癌肝转移的部分患者而言，治疗的目标应该是根治。最近已经有报告结直肠癌肝转移切除后的5年无瘤生存率接近20%，而最近的一项荟萃分析显示5年总生存已达38%。而且，回顾性研究和荟萃分析表明，单发肝转移的患者，肝切除术后的5年总生存率高达71%。因此，结直肠癌肝转移的处理过程中，如何判断转移瘤患者是否适宜手术切除或潜在适宜手术切除以及随后的手术方式选择就显得尤为重要。

转移性结直肠癌患者，支持切除肝外转移瘤的证据非常有限。最近的一项回顾性研究分析了同期完全切除肝转移瘤和肝外转移瘤的疗效，发现5年生存率低于无肝外转移者，而且最终所有伴有肝外转移者均出现了肿瘤复发。然而，最近一项纳入1629例结直肠癌肝转移的全球分析提示，171例患者(10.4%)同时接受了肝外和肝脏转移瘤切除，其中16%的患者在随访26个月时仍然时无瘤生存。该结果提示，对经过良好选择的患者(即那些总的转移瘤数目更少的患者)，同时切除(肝外和肝脏转移瘤)可能会带来显著的生存获益。

近来有资料提示对于肝切除术后仅限于肝脏的复发瘤，二次手术切除仍然可以安全的实施。但是，回顾性分析显示，随后的每次有根治意向的手术，其5年生存率是下降的，而且，手术时存在肝外病灶是预后不良的独立预测因素。近期一项回顾性研究入组了43例接受反复肝转移瘤切除术的患者，结果显示5年OS与PFS分别为73%与22%。重复肝切除能给如下肝转移患者带来生存获益：即具有较长无瘤间期的患者；复发肿瘤为单发的、小的、单叶分布的患者；以及那些不合并肝外转移的患者。

原发瘤可切除结肠癌伴发同时性可切除转移瘤时，可采用同期或分期手术进行治疗。原发瘤未处理的同时性转移病人，如果未发生急性梗阻，姑息性切除原发瘤的适应证相当少，全身性化疗是首选的初始治疗模式。

转移瘤的局部治疗，尽管可切除肝转移瘤的标准治疗方案是手术切除。如果切除不可行，影像介导的消融或立体定向放射治疗[SBRT，立体定向毁损性放射治疗(SABR)]是理想可行的方案详见以下的相应阐述。然而，很多患者并不适合手术治疗，或者所患肿瘤无法通过SBRT达到边缘清楚的毁损治疗或无法安全地接受SBRT。无法手术切除或经动脉毁损的仅有肝转移或主要病变位于肝脏的转移性结直肠癌患者，经过筛选后可以给予以肝脏为导向的其他局部治疗。

(二)辅助化疗

1.可切除结肠癌的辅助化疗　非转移性结肠癌患者术后辅助治疗的选择应根据分期而定。

Ⅰ期患者、伴有MSI-H的Ⅱ期低危患者不需要任何辅助治疗。

低危Ⅱ期患者可参加临床试验、不化疗单纯观察或考虑使用卡培他滨或5-FU/LV辅助化疗。根据MOSAIC试验，及使用奥沙利铂后可能的远期后遗症，专家组认为FOLFOX方案不适合用于无高危因素的Ⅱ期患者辅助治疗。

高危Ⅱ期患者，定义为预后较差者，包括：T_4(ⅡB、ⅡC期)、组织学分化差(不包括MSI-H者)、脉管浸润、神经浸润、肠梗阻、肿瘤部位穿孔、切缘阳性或情况不明、切缘安全距离不足、送检淋巴结不足12枚。此类患者可考虑5-FU/LV，卡培他滨，FOLFOX，卡培他滨/奥沙利铂

(CapeOx)或推注 FU/LV/奥沙利铂(FLOX)方案化疗。

Ⅲ期患者原发灶切除术后进行 6 个月的辅助化疗。方案可选用:FOLFOX245-247,250 或 CapeOX(均为首选,1 级证据);FLOX(1 级证据);对不能使用奥沙利铂的患者可选单药卡培他滨 253 或 5-FU/LV。

(1)Ⅱ期结肠癌的辅助化疗:目前已有多个临床试验和一些基于临床实践的研究探讨了辅助化疗对Ⅱ期结肠癌的影响。一项纳入 25 项高质量研究的 Meta 分析发现,未接受辅助化疗的Ⅱ期结肠癌患者 5 年 OS 为 81.4%(95% *CI*,75.4~87.4),而接受辅助化疗者则为 79.3%(95% *CI*,75.6~83.1)265。另一方面,未接受辅助化疗和接受辅助化疗的Ⅲ期患者 5 年 DFS 分别是 49.0%(95% *CI*,23.2~74.8)和 63.6%(95% *CI*,59.3~67.9)。这些结果表明在有淋巴结转移的高危患者中,辅助化疗的临床获益更大。

奥沙利铂在Ⅱ期结肠癌辅助化疗中的获益也得到探讨。对高危Ⅱ期患者来说(即至少有以下一个特征:T_4;肿瘤穿孔;肠梗阻;低分化;静脉癌栓;送检淋巴结<10 枚),与单纯 5-FU/LV 化疗比较,接受 FOLFOX 辅助化疗并未提高 DFS(HR,0.72;95% CI,0.5~1.02;P=0.63)。而且,对总体Ⅱ期肠癌或高危Ⅱ期肠癌患者,辅助化疗未带来 OS 获益。

有关Ⅱ期患者是否需行辅助化疗的临床决策,应该让医生和患者进行个体化讨论,包括对肿瘤特征和预后的详细解释、疗效的相关证据以及治疗可能引起的不良反应,最终让患者作出选择。也可考虑观察或参加临床试验。普危患者Ⅱ期结肠癌预后很好,所以辅助化疗获益也较小。相反,通常认为高危患者可以从辅助化疗中获益。然而现在对高危Ⅱ期的定义并不准确,许多高危患者并无复发,而一些普危患者却有复发转移。并且目前也无辅助化疗的预测指标,对高危Ⅱ期也无风险因素与辅助化疗方案选择相关性的有关数据。Ⅲ期患者辅助化疗获益可作为Ⅱ期患者辅助化疗的间接证据,尤其是对那些高危Ⅱ期患者。

(2)微卫星不稳定性(MSI):对于Ⅱ期结肠癌是否需要辅助化疗,在做临床决策时需要考量的另一个重要信息就是微卫星不稳定性(MSI)。DNA 错配修复(MMR)基因突变或修饰(例如甲基化)会导致 MMR 蛋白缺失和微卫星不稳定性。根据所检测标志物中不稳定性的程度,可将具有微卫星不稳定的肿瘤分为“高度微卫星不稳定”(MSI-H)和“低度微卫星不稳定”(MSI-L),而那些不具备该特征的肿瘤归类为“微卫星稳定”(MSS)。具有 MMR 缺失(dMMR)的患者,生物学上与 MSI-H 属于同一类群体。

Lynch 综合征患者常发生 MMR 基因 MLH1,MSH2,MSH6 和/或 PMS2 或 EpCAM 的胚系突变,占所有结肠癌患者的 2%~4%。而体细胞 MMR 缺失大约会在 19%的结直肠癌患者中出现,而另外一些研究报告 MLH1 基因启动子的过甲基化与 MLH1 基因失活有关,这种情况会出现在高达 52%的结肠肿瘤中。PETACC-3 研究表明肿瘤标本中 MSI-H 在Ⅱ期结肠癌中比Ⅲ期更常见(分别是 22%和 12%,P<0.0001)。在另一项大型研究中,Ⅳ期结肠癌中 MSI-H 的比例仅有 3.5%。这些结果提示 MSI-H(dMMR)的肿瘤发生转移的可能性似乎要低一些。事实上,已经有大量证据表明,Ⅱ期结肠癌患者中,MMR 蛋白表达缺失或 MSI-H 是预后良好的标志。与之相反,dMMR 的良好预后效应似乎在 III 其结肠癌中作用有限,且与原发肿瘤的部位相关。

然而,同样在这些试验中,有些结果也发现 MMR 蛋白表达缺失或 MSI-H 可能是Ⅱ期结肠癌患者接受氟尿嘧啶类单药辅助化疗不良预后(可能会受损)的预测指标。一项回顾性研究长期随访了Ⅱ/Ⅲ期结肠癌患者后发现,MSI-L 或 MSS 者 5-FU 辅助化疗有生存获益;然而,MSI-H 者却不能从术后 5-FU 辅助化疗中获益,与单纯手术相比,5 年生存率反而更低。在 Sargent 等综合了几个临床研究数据的一项回顾性荟萃分析中也发现了相似的结果,5-FU 辅助化疗似乎对Ⅱ期 dMMR 结肠癌带来了生存受损,但在Ⅲ期 dMMR 结肠癌则未见生存受损。

然而,与 Sargent 的研究结果相反,最近 QUASAR 研究(半数患者接受了辅助化疗)入组了 1913 位接受辅助化疗的Ⅱ期结肠癌,数据表明尽管 dMMR 是预后预测指标(dMMR 与 pMMR 相比,复发率分别是 11%对 26%),但却不能预测对化疗的获益或受损。CALGB9581 和 89803 研究也得出相似的结果。MMR 是Ⅱ期结肠癌的预后指标,但对辅助化疗(伊立替康+静注 5-FU/LV(IFL 方案)却无预测获益或受损作用。

专家组推荐应对所有Ⅱ期结肠癌或直肠癌患者进行 MMR 或 MSI 检测,以便甄别 Lynch 综合征个体,以便在转移性患者提供免疫治疗的信息,以及为Ⅱ期患者治疗决策提供信息。MSI-H 的Ⅱ期肿瘤可能预后良好,不能从 5-FU 单药辅助化疗中获益,具有 MSI-H 肿瘤的低危Ⅱ期结肠癌患者不应接受辅助化疗。应该注意的是,对于该类患者,3/4 级分化(低分化)不再认为是高危因素。

(3)辅助化疗的时机:最近的一项系统回顾和 Meta 分析,荟萃分析了 10 项研究,纳入病例超过 15000 例,重点关注根治术后辅助化疗的时机对疗效的影响。分析的结果表明辅助化疗每延迟 4 周,总生存就降低 14%,提示一旦患者医学上可行,术后辅助化疗应该尽早开始。这Ⅱ期或Ⅲ期结肠癌,发现距离手术和辅助化疗开始的间隔延迟到 6 周以后,患者的生存减少,而即便是在经过临床、肿瘤和治疗相关因素调整后也依然如此。术后 8 周开始化疗的患者,年龄>65 岁、急诊切除和(或)术后住院时间长的可能性更大。

2.*可切除转移性疾病的新辅助和辅助治疗*　为了尽量消除微转移灶,专家组建议欲行肝或肺转移瘤切除术的晚期结直肠癌患者,大多数可考虑接受晚期疾病有效的化疗方案一共为期 6 个月的围手术期化疗(围手术期生物靶向药物的使用为 2B 类推荐)。尽管全身化疗可以在术前、手术之间或术后进行,但围手术期化疗的总疗程不宜超过 6 个月。

围手术期化疗方案的选择取决于以下几方面:患者既往化疗的具体情况、疾病是同时性还是异时性、既往化疗的反应率及安全性/毒性。围手术期化疗不推荐使用生物靶向药物,除非初始不可切除但化疗后转为可切除者。

有关全身化疗和手术切除的最佳顺序,目前仍然不清楚。初始可切除的患者也许可以先行肝切除术,然后给予术后辅助化疗;另外一种可替代的治疗模式则是应用围手术期化疗(新辅助化疗+术后化疗)。

术前化疗的潜在优点包括:及早治疗微小转移灶;判断肿瘤对化疗的反应(具有预后价值,有助于制定术后治疗计划);对那些早期进展的患者可以避免局部治疗。而术前治疗潜在的缺点包括:错过了“手术机会的窗口期”(Window of Opportunity),可能因为肿瘤早期进展,也可能因为化疗获得完全缓解而使手术切除范围的确定变得异常困难。而且,最近发表的一个研究表明,结直肠癌肝转移接受术前新辅助化疗后,尽管 CT 显示获得了完全缓解,但对原来肿瘤部位进行病理检查后发现在大多数的原转移瘤部位仍然有存活的肿瘤细胞。因此在新辅助化疗过程中十分关键的一点就是进行频繁的肿瘤评估，肿瘤内科医生、影像学医生、外科医生以及患者之间进行密切的沟通，以便制定合适的治疗决策，以利寻找最佳的手术干预时机。

其他报告的与新辅助治疗相关的风险还包括当使用含奥沙利铂或伊立替康的化疗后，分别出现肝窦损伤或脂肪性肝炎的潜在风险。因此，为了限制肝脏毒性的发生，新辅助化疗的疗程一般限于2～3个月，而且，化疗中患者应该得到MDT的详细监测。

(1)晚期或转移性疾病的全身治疗：目前，在弥漫转移性结直肠癌的治疗中使用着多种有效的药物，无论是联合治疗还是单药治疗：5-FU/LV，卡培他滨，伊立替康，奥沙利铂，贝伐单抗，西妥昔单抗、帕尼单抗阿柏西普(ziv-aflibercept)、雷莫卢单抗(Ramucirumab)、三氟胸苷-Tipi嘧啶(即TAS-102)和瑞戈菲尼。这些药物公认的作用机制各异，包括干扰DNA复制和对VEGF(血管内皮生长因子)和EGF(表皮生长因子)受体活性的抑制。治疗的选择主要取决于治疗目标、既往治疗的类型和时限以及治疗方案构成中各种药物不同的毒副作用谱。尽管在本指南中各种特定的治疗方案被按照是否适合初次治疗、第一次进展后的治疗或第二次进展后的治疗来进行分类，但重要的是要澄清这些治疗指引代表着整个治疗过程的一种延续，各线治疗的界限是模糊的而不是截然分开的。举例来说，在初始治疗中使用的奥沙利铂，因为逐渐加重的神经毒性，在治疗12周后或更早时候停用，此时方案中继续使用的其他药物仍应视为初始治疗。

治疗开始时即该考虑的原则包括在患者有效、稳定或出现肿瘤进展情况下可能出现的计划外更改治疗策略，以及针对出现某种特定毒副作用的治疗调整的计划。例如，肿瘤第一次进展后的治疗选择的决策部分取决于患者接受的既往治疗情况(也就是将患者暴露于一定范围的细胞毒药物)。而且，在考虑这些方案对具体患者的疗效和安全性时，不但要考虑药物构成，还要考虑药物的剂量、给药计划和途径，以及外科根治的潜在性和患者的身体状况。

对于适合接受高强度治疗的转移性患者(即，对该方案能够良好耐受并，而获得的高治疗反应性可能具有潜在的临床获益)，专家组推荐5个化疗方案作为初始治疗的选择：FOLFOX(即mFOLFOX6)，FOLFIRI，CapeOX，输注5-FU/LV或卡培他滨，或FOLFOXIRI，联合或不联合靶向药物。

(2)治疗的顺序和时机：研究晚期结直肠癌治疗方案顺序的临床研究甚少。在靶向药物用于临床之前，仅有几项关于此方面的研究。这些研究的结果显示不管是一线治疗就采用高强度方案还是先用缓和的方案再后续应用高强度方案，患者有相似的预后。

一项随机对照研究评价了FOLFIRI和FOLFOX用于初始一线治疗，在疾病进展后二线交叉使用的疗效，结果表明无论PFS还是OS，均未有哪一个方案显示出优效性。7个近期发表的Ⅲ期临床研究的综合数据分析表明，晚期转移性结直肠癌整体治疗过程中三个细胞毒药物(即5-FU/LV、奥沙利铂、伊立替康)均使用的比例与患者OS延长有显著正相关性。而且，并没有发现OS与接受这些药物治疗的顺序有相关。

总之，转移性结直肠癌的初始治疗方案中(即FOLFOX，CapeOX，FOLFIRI，5-FU/LV，卡培他滨，FOLFOXIRI)专家组并没认为其中哪一个更好。同样，可用于初始治疗的生物制剂包括贝伐单抗、西妥昔单抗和帕尼单抗，专家组也并没有认为哪一个应该优先推荐。

(3)维持治疗:不可切除转移性结直肠癌,在一线治疗后使用维持治疗的模式受到越来越多的关注。总体来说,该治疗策略涉及强烈的一线治疗然后在对初始治疗良好应答的患者辅予治疗强度相对较弱的治疗,直至疾病进展。

第十节　便秘

便秘不仅是一种疾病,还是临床上最为常见的消化道症状,表现为粪便排出困难,便质干燥、坚硬、伴排便不尽感,肛门阻塞感甚至需要用手法帮助排便。在不用通便药的情况下,1周自发性排空粪便不超过2次,且1/4以上的时间内至少具有硬便、排便困难或排便不畅3项之一,并为时3个月以上,称为慢性便秘。流行病学调查资料显示,美国每年约有400万以上人因便秘就诊,发病率2%～28%,其中200万～300万便秘病人用泻药辅助排便。我国慢性便秘的发病率约6%,60岁以上老年人的便秘患病率明显增高,比例高达15%～20%,脑力劳动者多于体力劳动者,且精神因素是其中的高危因素之一。

【病因】

便秘原因十分复杂,可以是结肠的传输功能受损(运动失调),也可因肛管括约肌功能失调引起。功能性便秘的发生可能与心理因素、先天性异常、炎症刺激、滥用泻药及长期有意识抑制排便,或与支配肛门内外括约肌的神经功能异常有关。病因可归纳为以下几项。①由于不良的饮食习惯,使得食物中所含机械或化学的刺激不足(如蔬菜中的纤维素)或因摄食量过少,尤其是缺少遗留大量残渣的食物,使肠道所受刺激不足,反射性蠕动减弱造成便秘。②在结肠的总蠕动后,粪块进入直肠,从而引起排便反射。但当便意经常被忽视,排便场合和排便姿势不适当,以及经常服用强泻药或洗肠等,均可造成直肠反射敏感性减弱。以致虽有粪块进入,而不足以引起有效的神经冲动,故无排便反射产生,结果造成便秘。③精神抑郁或过分激动,使条件反射发生障碍,高级中枢对副交感神经抑制加强,使分布在肠壁的胸腰支交感神经作用加强,因而产生便秘。④不良的生活习惯,睡眠不足,持续高度精神紧张状态等,亦可造成结肠的蠕动失常或痉挛性收缩,因而造成便秘。

2000年中华医学会外科分会肛肠外科学组拟定的便秘诊治暂行标准将便秘病因分为7大类。

(1)一般性病因:①饮食摄入量不足(食物含纤维素少);②不良排便习惯,如不按时排便、长期抑制便意;③滥用泻药;④环境或排便体位改变;⑤妊娠;⑥老年、营养障碍。

(2)结肠、直肠、盆底脏器器质性病变及功能性障碍。①结肠机械性梗阻:良、恶性肿瘤,扭转,炎症(憩室炎、阿米巴瘤、结核、性病肉芽肿),缺血性结肠炎,吻合口狭窄,慢性套叠,子宫内膜异位症。②直肠、肛管出口处梗阻:肛管狭窄、痔、裂;直肠前突、直肠黏膜内脱垂、盆底痉挛综合征、会阴下降综合征。③结肠神经病变及结肠肌肉异常:先天性巨结肠、后天性巨结肠、传输性结肠运动缓慢、巨直肠、肠易激综合征(便秘型)等。

(3)结肠外神经异常:①中枢性,各种脑部疾患,脊髓损伤、肿物压迫、多发性硬化;②支配神经异常。

(4)精神障碍:①抑郁症;②精神病;③神经性厌食。

(5)医源性:①药物(可待因、吗啡、抗郁制药、抗胆碱药、铁剂等);②制动。

(6)内分泌异常及代谢性疾病:①甲状腺功能低下;②甲状旁腺功能亢进;③高钙血症;④低钾血症;⑤妊娠;⑥糖尿病;⑦垂体功能低下;⑧嗜铬细胞瘤;⑨原发或继发性脱水;⑩铅中毒。

(7)结缔组织病:如硬皮病。

【病理】

通常将需要临床特殊处理的慢性便秘归纳为3类。

1.慢传输型便秘(STC)　系指结、直肠传输功能障碍引起,占45.5%。影像学或功能检查提示有全胃肠或结肠通过实践延缓或结肠动力低下,临床特点为排便次数减少(每周<3次)、无便意、排便困难和便质坚硬。

2.出口梗阻型便秘(OOC)　系指肛门、直肠解剖结构异常的直肠内、外括约肌失协调及排便动力障碍等引起,占25%~36%。全胃肠道或结肠运转传输正常,肛门直肠动力学检测或排粪造影、耻骨直肠肌电图显示功能异常,如肛门内质地较硬,以妇女和老人多见。出口梗阻型便秘包括直肠前突、直肠内套叠、耻骨直肠肌综合征、盆底痉挛综合征。

3.混合型便秘(MC)　即STC+OOC或二者均不典型。便秘型肠易激综合征(便秘型IBS)也是导致便秘的原因之一,其结肠运行和盆底肌功能均正常,由于缺乏更确切的命名,定名为此综合征。

【诊断】

(一)诊断方法及标准

1.结肠运输试验(GITT)　受试者自检查前3d起禁服泻药及其他影响肠功能的药物,保持平时饮食、生活、工作习惯,检查当日早餐后,于上午8时口服20粒不透X线的标记物,每隔24h摄腹部X线平片1张,至标记物全部排出为止(最多不超过7d,未婚女性应减少摄片张数)。正常者在72h内排出80%标记物,当通过时间超过正常时间即为结肠慢传输型便秘,分为结肠型、直肠型、结肠直肠混合型。

2.球囊逼出试验(BET)　首先将球囊置于受试者直肠壶腹内,注入温水(39℃)50ml,然后让受试者取习惯排便姿势(坐或蹲),嘱其尽快将球囊排出。正常者在5min内排出球囊,超过5min或排不出为异常。

3.排粪造影(BD)

(1)查前准备:必须清洁肠道,但尽量采用对肠道生理影响小的方法。查前2~3h口吸钡剂充盈小肠,特别是疑有肠疝者一定要服钡剂。

(2)造影剂:稠的钡剂加适量羧基甲纤维素钠(CMC)在300ml以上,以充盈至降结肠为准,也可采用糊剂。

(3)检查方法:先行灌肠,注意涂抹肛管及标记肛门,拍摄静坐、提肛、力排充盈、力排黏膜、静坐黏膜像,结合透视或录像,注意包括骶尾骨、耻骨联合和肛门,必要时加正位像。

(4)测量方法:肛直角采取后肛直角(ARA),肛上距(DUACO)、乙耻距(DSPC)小耻距以耻尾线为参照物测量,耻尾线以上为负,以下为正,骶直间距测$S_{2\sim4}$、骶尾关节、尾骨尖5个位置,对其他异常也尽量测量。

(5)诊断标准。

1)正常:肛直角力排较静坐时增大,提肛时最小。肛上距力排＞静坐,但肛上距必须＜30mm(经产妇＜35mm)。乙耻距、小耻距均为负值。骶前间距＜10mm。钡剂排出顺利,未发现其他异常。

2)异常:直肠前突,壶腹部远端呈囊袋状突向前方,深度＜6mm,6～15mm 为轻度,16～30mm 为中度,＞31mm 为重度,同时测量其长度。会阴下降,肛上距＞30mm(经产妇＞35mm)。直肠内套叠或脱垂,套叠深度＞3mm 为异常(15mm 为轻度,16～30mm 为中度,＜31mm 或多处套叠为重度)。测量包括深度、与肛门距离、所涉及肛管总长,外脱垂要测其脱出长度。盆底痉挛综合征,力排时肛直角＜90°;或静息、提肛、力排时肛直角变化不大或不变,且出现耻骨直肠肌痉挛切迹,切迹测量包括深度、长度。耻骨直肠肌综合征,钡剂排出很少或不排,且出现"搁架征"者,需测量搁架长度和肛管长度。骶直分离,S_3 处骶直间距＞20mm,且乙状结肠、直肠向前下移位。内脏下垂与肠疝:乙耻距或小耻距为正值即诊断内脏下垂,如小肠或乙状结肠疝入女性阴道后或男性直肠膀胱陷窝内并压迫直肠前壁时,即为肠疝。如有其他异常也要作出相应诊断。

4.肛肠压力测定(ARM) 患者取左侧卧位,测压前不做直肠指检。首先将球囊或探头置于肛管内,测量肛管静息压和最大缩榨压,然后将球囊送入直肠壶腹,测直肠静息压,导管接拖动装置,测括约肌功能长度。换双囊导管,大囊置于腹壶,小囊(或探头)置于肛管,向大囊内快速充气 50～100ml,肛管压力下降且时程＞30s 为肛管直肠抑制反射阳性。

5.直肠感觉测定 将球囊导管插入直肠壶腹,每隔 30s 注气 10ml,当受试者刚开始有直肠扩张感觉时,记录注入的气体量,即为直肠感觉阈值,以后每次注气 50ml,当受气者有排便紧迫感觉时,为排便容量阈,继续注气,当出现无法忍受的排便感或疼痛时为最大耐受容量。

6.盆底肌电图检查 检查前不需灌肠、禁食,但应排空直肠,清洗肛门。一般采用 4 道肌电图仪。患者左侧卧位,将电极分别刺入耻骨直肠肌、外括约肌和内括约肌,记录静息、轻度收缩、用力收缩及排便时的肌电活动,分析波形、波幅、频率的变化等。

7.其他检查 包括小肠运输试验、结肠运输放射图像、乙状结肠兴奋试验、结肠肠电图等。

(二)诊断风险防范

尽管目前各国消化学界对便秘的认识不尽一致,但仍以罗马Ⅲ诊断标准为基础,结合各国的实际情况制定本国的诊断标准。罗马Ⅲ有关慢性便秘的诊断标准如下。

1.诊断前至少 6 个月中最近 3 个月有症状发作

(1)至少 25%的排便有努挣。

(2)至少 25%的排便为硬粪块。

(3)至少 25%的排便有不完全排空感。

(4)至少 25%的排便有肛门直肠阻塞感。

(5)至少 25%的排便需手助排便(如手指排便、支托盆底)。

(6)每周排便少于 3 次。

2.不符合 IBS 的诊断标准

(1)功能性便秘:根据罗马Ⅲ诊断标准,功能性便秘除符合以上诊断标准外,同时需除外肠道或全身器质性病因以及药物因素所致的便秘。

(2)盆底排便障碍:罗马Ⅲ关于盆底排便障碍的诊断标准是指除了符合以上功能性便秘的罗马Ⅲ诊断标准外,还需符合以下几点。

1)必须要有肛门直肠测压、肌电图或 X 线检查的证据,表明在反复做排便动作时,盆底肌群不合适地收缩或不能放松。

2)用力排时直肠能出现足够的推进性收缩。

3)并有粪便排出不畅的证据。

【治疗】

1.非手术治疗　先行保守治疗,如多食纤维素性食物,养成定时排便习惯等;必要时可辅用泻药、栓剂或灌肠。

(1)消除精神紧张情绪:给患者做一些生活和疾病调理的指导,使患者了解一些常见的与便秘有关的疾病知识,消除恐惧心理,使其养成定时排便的习惯。

(2)养成良好排便习惯:首先应克服人为抑制排便、排便时看书、吸烟、过度用力等不良习惯,建立排便反射。在早晨起床后和进餐后结肠产生集团蠕动,可将粪便推入直肠引起便意,故晨起时最易建立排便反射。

(3)调整膳食结构:劝导患者调整每日的饮食成分,降低高脂肪、高蛋白食物,增加纤维素或增加一些能润滑肠道的食物,使大便能定时排出。

1)少食脂肪、蛋白食物:高脂肪、高蛋白食物可使大便排泄缓慢,从而导致便秘。

2)多食长纤维蔬菜:譬如芹菜、菠菜、大白菜、韭菜等蔬菜,纤维长,消化后残渣较多,可明显改变粪便的成分,使粪便易于排出体外。

3)多吃水果:各种水果,如香蕉、苹果,特别是干果核桃、花生、芝麻等都具有润肠通便的作用,能明显改善便秘状况。

4)饮料适当:经常饮用牛奶和蜂蜜,具有润肠通便、润肤养神的作用,既可防止便秘,又可防止因各种疾病造成的营养不良。年老体虚、妇女及儿童用之尤佳。调整饮食是治疗便秘的重要环节。

(4)加强体育锻炼:体育锻炼能促进肠蠕动,增加肌肉的力量,使腹肌、肠肌、膈肌及括约肌都得到锻炼,可促进大便的排泄,防止便秘。

(5)药物治疗:针对病因,合理使用药物治疗。对于便秘患者应用胃肠动力药物如莫沙比利口服。对于较严重便秘患者可酌情应用泻药,但刺激性泻药应少用、慎用。

(6)生物反馈治疗:通过生物反馈训练可学会正确排便。常用的有压力反馈法、肌电反馈法和排粪造影生物反馈法,尤以肌电反馈法常用。

2.手术治疗　经保守治疗无效时,可考虑手术治疗。手术治疗的目的主要针对粪便在输送和排出过程中的两种缺陷:出口梗阻型便秘依据出口梗阻的原因作出相应处理,慢传输型便秘则需切除无传输能力的结肠;有时两种病因同时存在,即混合型便秘,因此应慎重选择手术治疗方案。

一、慢传输型便秘

【病因】

结肠慢传输型便秘又称结肠无力，其病因尚未完全明确。除与肠壁神经丛的神经节细胞减少或缺如有关外，可能还与患者性别、年龄、水分摄取及神经内分泌改变、体液变化、长期使用泻药等因素有关。老年女性发病率较高，但近年来年轻女性发病率增高。结肠慢传输型便秘约占慢性顽固性便秘患者的40%，其绝大多数是由于结肠结构变异或结肠神经节缺如、萎缩、消失引起结肠蠕动张力下降和推进速度减慢所形成的不完全肠梗阻或假性肠梗阻。

【临床表现】

本病以年轻女性多见，排便次数减少，无便意或少便意，粪质坚硬，常伴有腹部膨胀和不适感，部分患者伴有左下腹隐痛、不适、恶心，无呕吐，部分患者有焦虑、失眠、抑郁等症状，病人长期依赖泻药排泄，应用泻药的效果比灌肠、栓剂及手助排便好。直肠指检时无粪便或触及坚硬的粪便，而肛门外括约肌的缩肛和力排功能正常。做结肠传输时间测定时可发现全结肠传输慢或乙状结肠、直肠传输延迟。

【诊断】

慢传输型便秘的诊断根据病史、体检、影像学检查及内镜检查。常用的检查方法有以下几种。

1.纤维结肠镜检查　主要目的为排除肠道器质性病变，有时可见直肠黏膜内脱垂或结肠黑变病。

2.结肠传输试验　为慢传输型便秘的首选检查方法，可了解整个结肠以及结肠各段的排空情况，确定诊断及决定手术范围。

3.排粪造影及直肠肛管测压　了解有无合并出口梗阻型便秘。

4.小肠传输试验及十二指肠测压　了解是否存在全消化道传输迟缓，预测手术效果。

【治疗】

1.非手术治疗　只适用于早期预防性治疗，对伴有出口梗阻者需同时治疗。一般治疗主要包括增加饮食中的纤维素及水分摄入，养成良好的排便习惯等。泻药的选择必须根据病因、病情以及泻药的性质、作用等相应选择。尽量选择容积性泻药及润滑性泻药，减少刺激性泻药的应用。心理精神因素在慢传输型便秘治疗中的作用不可忽视，医生需具有高度的责任心、同情心及耐心，采取劝导、启发、支持、同情、保证等方式，帮助患者正确对待治疗结果，提高治疗效果。

2.手术治疗　因慢传输型便秘是结肠功能障碍性疾病而非器质性病变，故手术治疗慢传输型便秘需慎重，且手术治疗为过度治疗，需要向患者详细交代手术后复发风险及相关并发症，患者有强烈的手术意愿时方可行手术治疗。手术指证包括：①便秘症状严重，每周排便少于2次，无便意，腹胀，须靠泻药维持排便。②经2次或2次以上结肠传输功能试验证实存在全结肠或节段性结肠慢传输。③钡剂灌肠证实有确切的结肠无力证据。④病史5年以上，经1年以上系统的非手术治疗无效或效果较差，患者有强烈的手术治疗要求。⑤纤维结肠镜检查除外全身或肠道器质性病变。⑥肛管有足够的张力，除外出口梗阻型便秘和便秘型肠道激惹综合征。⑦无明显焦虑及精神性疾病。主要手术方式有以下几种。

(1)全结肠切除术：切除从回肠末端至直肠上段范围内的结肠、施行回肠直肠吻合，是国外治疗慢运输型便秘的经典手术，术后长期有效率约 90%，该术式彻底，复发率低。由于切除了回盲部，术后主要并发症为腹泻，尤其是短期腹泻几乎 100%。另外较常见的并发症包括小肠梗阻、吻合口瘘、盆腔感染及便秘复发。

(2)结直肠全切除、回肠储袋肛管吻合术：切除回肠末端至齿状线范围内全部大肠，取 30cm 回肠做 15cm“J”形储袋，行储袋肛管吻合术。鉴于该术式创伤大，操作复杂，术后可能出现吻合口瘘、储袋炎、储袋排空障碍、性功能及排尿功能障碍等多种并发症，不作为慢运输型便秘的常规手术方式，仅在结肠(次)全切除术后效果不佳，经测压、排粪造影等证实存在直肠无力时采用，有助于改善其生活质量。

(3)结肠次全切除术：有切除升结肠至直肠中上段、施行盲肠直肠吻合以及切除盲肠至乙状结肠中下段、施行回肠乙状结肠吻合两种方法。前者由于保留了盲肠、回盲瓣和末端回肠袢，有助于控制食糜进入结肠的速度，同时盲肠作为一生理性容器，保留了代谢未消化的淀粉和制造短链脂肪酸的结肠菌群，有助于形成正常的粪便，维持正常的水分、钠和维生素 B 吸收，减少术后腹泻发生，预防肾、胆结石等，但术后便秘复发率及腹痛发生率较高。后者保留全部盆腔结、直肠，术后无性功能及排便功能障碍，也保留了末端回肠，操作简单，但术后一段时间内可出现腹泻。结肠次全切除术疗效不低于全结肠切除术而术后腹泻发生率却明显降低，损伤也较之减小，恢复较快，已作为国内外推荐术式。

(4)结肠部分切除术：根据结肠传输试验和结肠压力测定，若动力障碍局限于某一肠段，可行选择性肠段切除，如乙状结肠切除或左半结肠切除等。多数学者认为该手术复发率高、效果不肯定而不主张采用，尤其是半侧结肠切除效果最差，除非患者拒绝其他术式。

(5)改良 Duhamel 手术及腹腔镜辅助次全结肠切除加改良 Duhamel 手术：切除远侧大部分升结肠至直肠上段，行升结肠及直肠中下段端侧吻合及侧侧吻合术。该术式通过直肠与升结肠的侧侧吻合，改变了直肠周围紊乱的解剖结构，使直肠和会阴得到了有效固定，明显改善了感觉及运动都存在不同程度障碍的直肠功能，术后便秘症状指标明显改善，患者排便频率满意率和生活质量满意率均有较好结果，是治疗混合型便秘的最佳术式。根据术前对病情的判断确定结肠的切除范围，如以结肠慢传输为主的便秘患者，结肠切除的范围应尽量大，以免术后出现便秘复发；以盆底功能紊乱为主的便秘患者，结肠切除的范围可减小，以免术后出现严重的腹泻。国内外研究表明，内科保守治疗效果不良的功能性便秘多为混合型便秘，故改良 hamel 手术应为目前治疗功能性便秘的首选术式。而腹腔镜辅助次全结肠切除加改良 Duhamel 手术由于应用腹腔镜游离结肠及直肠上段，既减少了手术切口创伤、术后恢复快，也降低了粘连性肠梗阻的发生，是治疗功能性便秘的最佳术式，但手术操作难度大，需有丰富腹腔镜经验的医生操作。

二、出口梗阻型便秘

出口梗阻型便秘又称盆底肌功能不良，是由于肛管和直肠的功能异常导致的便秘，临床上包括直肠前突、直肠内套叠、耻骨直肠肌综合征、乙状结肠膨出及肛管内括约肌痉挛性收缩或肛管内括约肌失弛缓症。

【临床表现】

1.直肠前突　多见于女性，因直肠阴道隔膜薄弱，长期在排便时粪便的压迫下向阴道凸出，引起便秘。排便困难为本病的突出症状。少数人需在肛周、阴道内加压协助排便，甚至用手指伸入直肠内挖出粪块。直肠指检可发现直肠下端黏膜松弛或肠腔内黏膜堆积。肛肠压力测定示直肠肌管抑制反射阴性，排粪造影可见前突征象，球囊排出试验＞5min 或不能排出，直肠感觉测定示直肠感觉阈值、排便容量阈和最大耐受容量均增加。

2.直肠内套叠　因直肠黏膜松弛、脱垂，排便时形成套叠，堵塞肛管上口，引起排便困难，用力越大，梗阻感越重。直肠指检可发现直肠下端黏膜松弛或肠腔内黏膜堆积。结肠运输功能检查有直肠滞留，排粪造影可见到在直肠侧位片上用力排便时的漏斗状影响。

3.耻骨直肠肌综合征　耻骨直肠肌痉挛性肥厚致使出口处梗阻，引起便秘。本病特征为进行性、长期、严重的排便困难。正常排便时，耻骨直肠肌和肛门外括约肌松弛，使肛管直肠角变大，肛管松弛，便于粪便排除。若排便时以上两肌不能松弛，甚至收缩，则会阻塞肠道出口，引起排便困难。直肠指检是本病的重要检查方法，可触及肥厚的呈痉挛状的内括约肌。直肠测压时发现肛管静息压升高。排粪造影时发现肛门直肠角在用力排便时不变大甚至变小。肛门肌电图检查发现耻骨直肠肌、外括约肌反常电活动。结肠传输功能检查时刻发现明显的直肠滞留现象。

4.乙状结肠膨出　是指在动态的排粪造影中见到冗长的乙状结肠阻碍肛管直肠排空。主要症状有便秘、排空不全、腹胀、直肠膨胀感和腹痛等。诊断主要依据排粪造影的结果，可显示直肠子宫或直肠膀胱陷凹的深度，降入直肠子宫或直肠膀胱陷凹之乙状结肠或小肠的轮廓及其位置。

5.肛管内括约肌痉挛性收缩或肛管内括约肌失弛缓症　主要表现为无痛性排便困难，便意淡漠或无便意，大便干燥，部分患者有会阴部酸胀不适感。直肠指检内括约肌弹性增强，可有触痛，肛管压力增高，甚至指尖进入肛管都很困难。排粪造影可见肛管不开放，直肠颈部呈对称性囊状扩张，静息相见直肠扩张明显，甚至出现巨结肠，钡剂不能完全通过。肛肠压力测定示静息压明显高于正常。

【治疗】

1.直肠前突修补术　用于直肠前突的治疗。分闭式修补法和切开修补法两种，手术目的都是修补缺损的直肠阴道隔薄弱区。临床上以经直肠切开修补的 Sehapayah 术较为常用，方法是在齿状线上方的直肠前正中做纵切口，深达黏膜下层，向两侧游离黏膜瓣后，用肠线间断缝合两侧肛提肌边缘 3～5 针，然后缝合黏膜切口。

2.Delorme 手术　主要用于直肠内套叠的治疗。该术式不仅可以完全环行切除直肠内套叠的多余黏膜，同时还可以修补并存的直肠前突。

3.PPH 手术　也可用于直肠内套叠的外科处理。

4.直肠固定术　主要用于直肠脱垂的治疗，方法有经直肠黏膜固定术和经腹直肠固定术。

5.耻骨直肠肌部分切除术　用于耻骨直肠肌综合征的治疗。

6.冗长乙状结肠切除术　用于乙状结肠膨出的手术治疗。

7.肛管内括约肌和直肠平滑肌部分切除术　是治疗肛管内括约肌痉挛性收缩的一种有价值的方法。

【诊治风险及防范】

针对腹痛病人，尤其是疑有肠梗阻的病人，要详细询问病史有否便秘症状。有些病人对每天的便秘症状忽视，以致出现肠梗阻才来就诊，如果医生对病史询问不详细，往往造成盲目剖腹探查，术中又未能证实或诊断结肠传输功能障碍进行确定性手术，以至只能进行术中肠减压，但病人术后不久又将因顽固性便秘发生再次肠梗阻，造成治疗困难，所以对腹痛及肠梗阻病人，要鉴别是否因顽固性便秘引起，避免诊治失误的发生。

此外，对便秘病人一定是要经过系统的内科治疗，选用有效药物 2～3 种，轮流应用，避免长期单用一种药物以至出现耐药及效果不良，避免应用峻泻药进一步损伤已受损的结肠功能，药物治疗完全无效，甚至灌肠亦不能维持正常排便，病人极度痛苦，强烈要求手术。要让患者对手术风险详细了解，对手术可能发生的费用、术后可能性并发症等详细了解，家属意见统一后，再计划实施手术治疗。应选取适于病人的手术方案，完善手术计划，保证手术效果，防止并发症发生，如此方不致因过度治疗产生不良医疗后果引起医患纠纷。

（李林卿）

第六章　骨科疾病

第一节　锁骨骨折

锁骨为长管状骨，呈“S”形架于胸骨柄与肩胛骨之间，成为连接上肢与躯干之间唯一的骨性支架。因其较细及其所处解剖地位特殊，易受外力作用而引起骨折，属于门急诊常见的损伤之一，约占全身骨折的5%；幼儿更为多见。通常将锁骨骨折分为远端(外侧端)、中段及内侧端骨折。因锁骨远端和内侧端骨折的治疗有其特殊性，以下将进行分述。

一、致伤机制

多见于平地跌倒手掌或肩肘部着地的间接传导暴力所致，直接撞击等暴力则较少见。骨折部位好发于锁骨的中外1/3处，斜形多见。直接暴力所致者，多属粉碎性骨折，其部位偏中段。幼儿骨折时，因暴力多较轻、小儿骨膜较厚，常以无移位或轻度成角畸形多见。产伤所致锁骨骨折也可遇到，多无明显移位。成人锁骨骨折的典型移位所示：内侧断端因受胸锁乳突肌作用向上后方移位，外侧端则因骨折断端本身的重力影响而向下移位。由于胸大肌的收缩，断端同时出现短缩重叠移位。个别病例骨折端可刺破皮肤形成开放性骨折，并有可能伴有血管神经损伤，主要是下方的臂丛神经及锁骨下动、静脉，应注意检查，以防引起严重后果。直接暴力所致者还应注意有无肋骨骨折及其他胸部损伤。

二、临床表现

1.疼痛　多较明显，幼儿跌倒后啼哭不止，患肢拒动。切勿忘记脱衣检查肩部，否则易漏诊，年轻医师在冬夜值班时尤应注意。

2.肿胀与畸形　除不完全骨折外，畸形及肿胀多较明显。因其浅在，易于检查发现及判断。

3.压痛及传导叩痛　对小儿青枝骨折，可以通过对锁骨触诊压痛的部位来判断，并结合传导叩痛的部位加以对照。

4.功能受限　骨折后患侧上肢运动明显受限，特别是上举及外展时因骨折端的疼痛而中止。

5.其他　注意上肢神经功能及桡动脉搏动，异常者应与健侧对比观察，以判定有无神经血管损伤；对直接暴力所致者，应对胸部认真检查，以除外肋骨骨折及胸腔损伤。

三、诊断

1.外伤史　多较明确。

2.临床表现　如前所述，应注意明确有无伴发伤。

3.X线片　不仅可明确诊断，还有利于对骨折类型及移位程度的判断；有伴发伤者，可酌情行CT或MR检查。

四、治疗

根据骨折类型、移位程度酌情选择相应疗法。

（一）青枝骨折

无移位者以“8”字绷带固定即可，有成角畸形的，复位后仍以“8”字绷带维持对位。有再移位倾向较大的儿童，则以“8”字石膏为宜。

（二）成年人无移位骨折

以“8”字石膏绷带固定6～8周，并注意对石膏塑形以防止发生移位。

（三）有移位骨折

均应在局麻下先行手法复位，之后再施以“8”字石膏固定，操作要领如下：患者端坐、双手叉腰挺胸、仰首及双肩后伸。术者立于患者后方，双手持住患者双肩前外侧处（或双肘外侧）朝上后方用力，使其仰伸挺胸；同时用膝前部抵于患者下胸段后方形成支点，这样可使骨折获得较理想的复位。在此基础上再行“8”字石膏绷带固定。为避免腋部血管及神经受压，在绕缠石膏绷带全过程中，助手应在蹲位状态下用双手中、食指呈交叉状置于患者双侧腋窝处。石膏绷带通过助手双手中、食指绕缠，并持续至石膏绷带成形为止。在一般情况下，锁骨骨折并不要求完全达到解剖对位，只要不是非常严重的移位，骨折愈合后均可获得良好的功能。

（四）开放复位及内固定

【手术适应证】

主要用于以下几种病例。

（1）有神经血管受压症状，经一般处理无明显改善或加重。

（2）手法复位失败的严重畸形。

（3）因职业关系，如演员、模特儿及其他舞台表演者，需双肩外形对称美观者，可放宽手术标准。

（4）其他，包括合并胸部损伤、骨折端不愈合或晚期畸形影响功能或职业者等。

【手术病例选择】

1.中段骨折钢板固定　目前应用最广泛，适用于中段各类型骨折，可选用锁骨重建钢板或锁定钢板内固定,钢板置于锁骨上方或前方。钢板置于锁骨上方时钻孔及拧入螺钉时应小心,防止过深伤及锁骨下静脉及胸腔内容物。

2.髓内固定　适用于中段横断骨折,多用带螺纹钢针或尾端带加压螺纹帽的钛弹性髓内钉经皮固定骨折,以防术后钢针滑移,半数患者可闭合复位内固定。现已较少用克氏针固定锁骨中段骨折,因为其易滑移,向外侧移位可致骨折端松动、皮下滑囊形成。文献曾有克氏针术后移位刺伤脊髓神经、滑入胸腔的报道。

3.MIPO技术　即经皮微创接骨术(MIPO),考虑肩颈部美观因素,通过小切口经皮下插入锁定钢板进行内固定。

【术后处理】

患肩以三角巾或外展架(用于固定时间长者)制动,并加强功能锻炼。

五、预后

除波及肩锁或胸锁关节及神经血管或胸腔受损外,绝大多数锁骨骨折患者预后均佳。一般畸形及新生的骨痂多可自行改造。

第二节　肩胛骨骨折

一、概述

肩胛骨为一扁宽形不规则骨,位于胸廓上方两侧偏后,在肩关节活动中起重要作用。肩胛骨平面与冠状面成30°～40°角,内缘与脊柱夹角约3°,通过其周围的丰厚肌肉固定于胸壁,经肩锁关节、锁骨和胸锁关节与躯干相连,经盂肱关节与上肢相连。肩胛骨与胸壁之间虽然没有真正的关节结构,但具有像关节一样的较大范围和较复杂的活动,常称为肩胛胸壁间关节。肩胛骨不仅为上肢活动提供肌肉止点,同时通过肩胛胸壁关节的活动协助上肢完成肩关节的外展上举、前屈上举等运动。

肩胛骨骨折的发生率比较低,文献报道认为其发生率占肩胛带骨折的3%～5%,占全身骨折的0.4%～1%,肩胛骨骨折的低发生率可用以下原因解释:①肩胛骨边缘骨质明显增厚;②肩胛骨在胸壁上有很大活动,可使受到的外力得到缓冲;③肩胛骨前后丰厚的肌肉组织的保护。间接暴力和直接暴力均可导致肩胛骨骨折。当患肢外展位摔倒时,暴力经过盂肱关节传导至肩胛骨,导致骨折发生。直接暴力多为交通伤或高处坠落伤,暴力直接作用于肩胛骨导致骨折,并常常伴有其他合并伤。

二、实用解剖

（一）骨性结构

肩胛骨为三角形扁骨，位于胸廓后外侧上部，介于第2到第7肋骨（或肋间隙）之间，其外上角、下角及外侧缘增厚，为肌肉提供强有力的止点。

肩峰为肩胛骨外侧突起，是肩关节最高点，其为三角肌提供止点，向内侧与锁骨形成肩锁关节。肩峰与肱骨头之间为肩峰下间隙，其下方有肩袖肌腱通过，肩峰底部的形状与肩袖退变有明显关系，Bigliani将肩峰底部形状分成3种类型：平坦形、弯曲型及钩形，其中钩形与肩袖撕裂退变关系明显。肩峰由4个骨化中心形成，未正常闭和的骨骺祢之为肩峰骨，常与肩峰骨折相混淆。

喙突与锁骨通过喙锁韧带相连，人群中大约有1%的喙突与锁骨骨性相连或形成关节。喙突基底内侧为肩胛骨上切迹，上方有上肩胛横韧带相连，其中韧带下有肩胛上神经通过，韧带上方有肩胛上动静脉通过。喙突基底骨折及肩胛骨骨折有可能损伤到此神经。

肩胛盂呈梨形，表面覆盖关节软骨，其关节面相当于肱骨头关节面的1/4～1/3。在肩胛骨平面上，关节盂几乎与肩胛骨垂直，其与矢状面成角一般为3°～5°。在正常人中肩胛盂后倾约占75%，平均后倾7.4°。

（二）肩胛骨周围肌肉及韧带组织

1.*肩胛骨周围肌肉*　主要有背阔肌、斜方肌、大菱形肌、小菱形肌、肩胛提肌、前锯肌、胸小肌、锁骨下肌，主要维持肩胛骨动力稳定，完成肩胛骨在不同方向的活动，为上肢活动提供稳定的平台。

2.*肩胛骨周围的关节韧带*　上肢带骨是通过锁骨与躯干相连。肩峰与锁骨通过肩锁关节相连。喙突与锁骨之间有坚强的喙锁韧带相连，加强肩锁关节的稳定。喙突与肩峰之间有喙肩韧带相连，构成肩关节顶部，防止肱骨头向上脱位。肩胛骨关节盂与肱骨头之间有盂肱韧带相连。肩胛骨的稳定除靠韧带组织外，更主要的是依靠其周围的肌肉组织之间的协同或拮抗作用来完成的。

3.*肩胛-胸壁连接*　肩胛骨与胸壁间连接虽不具关节结构，但其之间有复杂的运动，协助肩关节完成活动，应视为肩关节的一部分。肩胛胸壁间隙位于肩胛骨前面的肩胛下筋膜与胸壁间的狭窄间隙，又称肩胛前间隙，肩胛骨即沿此间隙活动。

（三）肩胛骨的稳定

肩胛骨是通过肌肉和筋膜稳定于胸廓后壁。肩胛骨静态稳定结构包括项背部筋膜及垂直走行的肌肉，如斜方肌上部纤维、肩胛提肌及前锯肌上部纤维。这些肌肉不仅维持肩胛骨静态稳定，同时也是动力稳定的主要结构。在静止站立位，这些肌肉无肌电活动，当行走上肢摆动时可记录到斜方肌上部纤维的肌电活动，说明其可以维持肩胛骨的动力稳定。上肢主动上举可引发肩胛骨周围肌肉主动收缩以维持肩胛骨稳定。斜方肌中和下部纤维、前锯肌及菱形肌的主动收缩为上肢活动提供了稳定并有一定活动的平台。当这些肌肉功能丧失后，上肢活动明显受限，并呈现翼状肩胛。

三、肩胛骨骨折的分类

肩胛骨各部分均可发生，其中以肩胛体、肩胛颈骨折最为常见。肩胛骨骨折是以解剖部位为基础来进行分类的。Ada JR 和 Miller ME 将肩胛骨骨折分成 4 类，即：Ⅰ A-肩峰骨折；Ⅰ B-肩峰基底、肩胛冈骨折；Ⅰ C-喙突骨折；Ⅱ A-肩峰基底外侧的肩胛颈骨折；Ⅱ B-肩胛颈骨折，骨折线通过肩峰基底内侧或肩胛冈；Ⅲ-关节盂骨折；Ⅳ-肩胛体骨折。Ideberg 又将关节盂骨折(关节内骨折)分成 5 型。

Goss 提出肩关节上方悬吊复合体(SSSC)的概念。它是由锁骨远端、肩锁关节及韧带、肩峰、关节盂、肩胛颈喙突及喙锁韧带组成的环行结构，上方支柱为锁骨中段，下方支柱为肩胛冈和肩胛骨外侧缘。因环行结构的稳定(像骨盆环一样)，当 SSSC 中一处骨折或韧带损伤，其不发生明显的移位或脱位；当 2 处骨折或韧带损伤时，悬吊复合体的环行结构遭到破坏，发生移位，此时常为手术指征。如肩胛颈骨折伴锁骨骨折或肩锁关节脱位时，环行 SSSC 中 2 处损伤，常伴有不稳定或明显移位，或称“浮肩”。明确环行结构特点可以帮助判断肩部损伤情况及选择治疗方案。

四、肩胛骨骨折的临床表现

1.临床表现　肩胛骨骨折后肩关节因疼痛活动受限，上肢不能外展。肩峰或肩胛盂移位致使肩部外观扁平。骨折局部压痛明显，可触及骨擦感。喙突或肩胛体骨折后，因胸小肌或前锯肌牵拉，疼痛可随呼吸加重。由于肩袖肌肉受血肿刺激，肌肉痉挛，导致肩关节主动外展明显受限，称为假性肩袖损伤体征。与真正肩袖损伤不同，当血肿吸收、痉挛缓解后，肩关节可主动外展。临床查体过程中仔细检查上肢血管神经及其他严重的伴随损伤。

2.合并损伤　肩胛骨骨折常由高能量损伤所致，文献报道其合并损伤的发生率高达 35%～98%。当肩胛骨受到严重暴力创伤并造成肩胛骨骨折时，同侧躯干上部也常常受到损伤，甚至危及生命。有时临床只注意到合并损伤的抢救治疗，导致肩胛骨骨折被遗漏。也常合并锁骨骨折、臂丛神经损伤。

3.肩胛骨骨折的 X 线检查　由于肺部影像的重叠，使肩胛骨骨折的 X 线检查有一定困难，但多平面的 X 线片可使临床医师准确判断肩胛骨骨折及其移位。肩胛骨正位、侧位、腋位可清楚显示肩胛骨骨折。腋位更有利于判断盂缘骨折及肩峰骨折。头侧倾斜位及 Stryker 切迹位的 X 线片可清晰显示喙突骨折。CT 有利于判断关节盂骨折位置及移位大小。

五、肩胛骨骨折的治疗

(一)肩胛颈骨折

1.治疗原则　肩胛颈骨折是肩胛骨骨折中较为常见的骨折，仅次于肩胛体骨折。骨折线多起自肩胛上切迹，斜向外下至肩胛骨外缘，为关节外骨折，关节盂可保持完整。肩胛颈骨折后，如果肩关节 SSSC 保持完整，可限制骨折的移位；当 SSSC 破裂移位后，如合并锁骨骨折移位，则肩胛颈骨折不稳定，在重力作用下，关节盂倾斜角度改变或骨折远端向下移位。肩胛颈骨折线位于喙突基底内侧时，为不稳定骨折。

对于无移位的稳定的肩胛颈骨折，肩关节 SSSC 保持完整，治疗可采用颈腕吊带制动，早期功能锻炼，一般可恢复正常功能。

对于不稳定的肩胛颈骨折或合并锁骨骨折，常需要手术治疗。当肩胛颈骨折移位后，肩袖肌肉的正常杠杆力臂发生改变；当关节盂倾斜角度改变后，肩袖肌肉对盂肱关节的正常压应力转为剪式应力，这些均导致功能肩袖障碍。表现为外展力弱，肩峰下疼痛。

2.手术入路　对于肩胛颈骨折切开复位可采用 Rock-wood 报告的肩关节后方入路。手术切口起自肩峰后缘 2.5cm 处，向下到腋窝后襞，约 8cm。纵劈三角肌后缘，于肩胛下肌与小圆肌间隙进入，显露肩胛颈骨折。固定可选用 AO 3.5mm 系列的钢板固定。

Judet 入路：切口起自肩峰，沿肩胛冈下缘向内到肩胛骨内侧缘，沿肩胛骨内缘向下。沿止点切断三角肌后部纤维，于内缘切断冈下肌纤维，沿肩胛骨后方推开冈下肌，显露骨折。根据情况可向外延长，显露关节盂后缘及肩胛颈。固定可选用 AO 3.5mm 系列的钢板或单纯螺钉固定。

（二）肩胛盂骨折

肩胛盂骨折比较少见，只占肩胛骨骨折的 1%，其诊断及治疗均有一定困难。肩胛盂骨折为关节内骨折，对于关节面移位较大的骨折，手术切开复位内固定可减少创伤后关节炎的发生。肩胛盂骨折通过肩胛骨正位、腋位及 CT 可清楚诊断。

Ideberg 通过 300 例肩胛盂骨折的分析，将其分位 5 种类型，得到其他学者的赞同，即：Ⅰ型-关节盂缘骨折；ⅠA 型-前方关节盂缘骨折；ⅠB 形-后方关节盂缘骨折；Ⅱ型-关节盂横断骨折，分横行、斜行骨折线，关节盂骨块常为三角形游离骨块，向下方移位；Ⅲ型-关节盂上方骨折，骨折线向内上达到喙突基底，常伴有肩峰骨折，锁骨骨折或肩锁关节脱位；Ⅳ型-关节盂横行骨折，骨折线达到肩胛骨内缘；Ⅴ型-在第Ⅳ型基础上伴第Ⅱ型、Ⅲ型或同时伴第Ⅱ和Ⅲ型。Goss 曾对其做了补充，即第Ⅵ型，关节盂粉碎骨折。

根据不同的骨折类型，手术可选择前方的三角肌胸肌入路，或上述后方入路。

在 Ideberge 分型的基础上，Goss 将涉及整个关节盂窝的粉碎骨折归为第Ⅵ型。此型骨折粉碎严重，试图切开复位内固定可进一步损伤软组织合叶的支撑作用。此型骨折可采用保守治疗，早期肩关节功能锻炼。尽管经过适当治疗，此型骨折很有可能出现严重的创伤后骨关节炎及肩关节不稳定。

（三）肩胛体骨折

肩胛体骨折在肩胛骨骨折中最常见，多为直接暴力伤所致。肩胛体骨折也最常合并其他损伤。肩胛体骨折经保守治疗可取得满意结果。颈腕吊带制动及胸壁固定即可。骨折基本稳定，症状消失后即行功能锻炼。即使肩胛骨畸形愈合，一般不致引起明显功能障碍。当肩胛骨畸形愈合后，骨突顶压胸壁或活动时刺激周围肌肉软组织引起症状时，可考虑行骨突切除术。

（四）肩峰骨折

肩峰位于肩关节外上方，为肩部最突出部分，骨性结构坚固。当肩部受到来自外上方暴力时，常容易造成锁骨骨折或肩锁关节脱位，肩峰骨折比较少见。

对于无移位的肩峰骨折，保守治疗即可。颈腕吊带制动，症状消失后早期功能锻炼。对于移位的肩峰骨折、骨折不愈合及移位的疲劳骨折，可采用切开复位内固定，使用张力带或钢板螺丝钉固定，尤其是肩峰基底部靠近肩胛骨的骨折，不愈合的可能较大，早期切开复位内固定是良好的选择。

（五）喙突骨折

喙突的主要作用是为肌肉韧带提供止点。肩部直接暴力伤可造成喙突骨折；肩锁关节脱位时，喙锁韧带保持完整，造成喙突撕脱骨折；喙肱肌和肱二头肌短头强烈收缩可导致喙突撕脱骨折；肩关节前脱位，肱骨头撞击也可导致喙突骨折。一般保守治疗，颈腕吊带制动即可。

（六）肩胛胸壁间脱位

肩胛胸壁间脱位是一种严重损伤，较大暴力创伤所致，常合并胸腹部损伤、锁骨骨折、肩锁关节脱位、臂丛血管神经及肩胛骨周围肌肉损伤。因合并损伤严重，有较高的截肢率和死亡率，临床诊断也很困难。治疗以抢救生命、治疗合并症为主。

第三节　肘部创伤

一、肘关节功能解剖及生物力学特点

肘关节由肱骨下端及尺、桡骨上端组成。包括 3 个关节：肱尺关节、肱桡关节和桡尺近侧关节。肘关节具有两种不同的功能，即发生在上尺桡关节的旋转运动和发生在肱桡和肱尺关节的屈曲伸直运动。肘关节是连结前臂和上臂的复合关节，一方面协助腕关节及手的活动，另一方面起杠杆作用，减轻肩关节运动时的负担。

（一）骨性结构

1.肱骨远端　肱骨远端扁而宽，前有冠状窝，后有鹰嘴窝，两窝之间骨质菲薄，因此髁上部位容易发生骨折。肱骨的关节端，内侧为滑车，又称内髁；外侧为肱骨小头，又称外髁；二髁与肱骨长轴形成 30°～50°的前倾角。在冠状窝和鹰嘴窝两侧的突出部分，内侧为内上髁，为前臂屈肌腱附着部；外侧为外上髁，为前臂伸肌腱附着部。由于肱骨滑车低于肱骨小头 5～6mm，所以肘关节伸直时前臂与上臂不在一条直线上，形成外翻角即提携角，男性为 5°～10°，女性为 10°～15°。

2.尺骨的滑车切迹　与肱骨滑车相连关节，称为肱尺关节，是肘关节的主要部分。滑车切迹似半圆形，中间有一纵形的嵴起于鹰嘴突，止于冠状突，将关节面分隔，与滑车中央沟形态一致。

3.桡骨头　桡骨头近侧关节面呈浅凹形，与肱骨小头关节面形成肱桡关节，该关节的主要功能是协助桡尺近侧关节的运动，防止桡骨头的脱位。

桡骨头的环状关节面与尺骨的桡骨切迹借环状韧带形成上尺桡关节。该关节主司旋转活动，即桡骨头在环状韧带与尺骨的桡骨切迹共同形成的圆弧内作旋前旋后运动。

4.骨性标志　肱骨下端内、外上髁及鹰嘴容易触及，肘关节伸直时，三点在一条直线上，肘关节屈曲90°时，三点组成倒立的等腰三角形，又称肘后三角。这一特征对肘部创伤的诊断有意义。

（二）肘部骨骺

肘部骨化中心有6个，即肱骨内髁（滑车）、肱骨外髁（小头）、肱骨内上髁、肱骨外上髁、桡骨头和尺骨鹰嘴。熟悉肘部骨骺出现和融合年龄对儿童肘部损伤的诊断有重要价值（表6-1）。

表6-1　肘部骨化中心出现及融合时间

时间	肱骨内髁	肱骨外髁	肱骨内上髁	肱骨外上髁	桡骨头	尺骨鹰嘴
出现时间（岁）	10～12	1～2	7～8	11～13	5～7	9～11
融合时间（岁）	16～18	15～16	16～17	16～20	17～20	17～20

（三）肘关节囊及其周围韧带

1.关节囊　肘关节囊前面近侧附着于冠状窝上缘，远侧附着于环状韧带和尺骨冠状突前面；两侧附着于肱骨内、外上髁的下方及半月切迹两侧；后面附着于鹰嘴窝上缘，尺骨半月切迹两侧及环状韧带。其前后方较薄弱，又称为肘关节前、后韧带，分别由肱二头肌和肱三头肌加强。两侧有侧副韧带加强。

2.尺侧副韧带　尺侧副韧带呈扇形，行于肱骨内上髁、尺骨冠状突和鹰嘴之间。该韧带可稳定肘关节内侧，防止肘关节外翻，尤其是当肘关节屈曲30°以上时。

3.桡侧副韧带　该韧带起于肱骨外上髁下部，止于环状韧带。作用是稳定肘关节外侧，并防止桡骨头向外脱位。

4.环状韧带　环状韧带围绕桡骨颈，前后两端分别附着于尺骨的桡骨切迹前后缘，形成3/4～4/5环。环的上口大、下口小，容纳桡骨头，可防止桡骨头脱出。

（四）肘关节的生物力学

1.肘关节的力学功能　肘关节是位于上臂和前臂之间的中间关节，由肱尺、肱桡和上尺桡关节组成，三者共有1个关节腔。该关节具有3个功能。

（1）作为前臂杠杆的一部分，与肩关节一起，保证手能在距身体一定距离的空间中停留在任何位置和自由移动。

（2）前臂杠杆的支点。

（3）对用拐的患者来说肘关节为负重关节。

任何关节的作用均包括两方面：节段活动和力的传导。作用力可来自多方面，最基本的是负压。身体各部位的平衡均需要除关节外的肌肉、韧带或二者的力量，肘关节也不例外。肘关节用力有以下几种：上肢伸直推物、提物、上肢围绕身体活动、前臂于水平位举起或握持重物。

2.肘关节的运动学　肘关节屈伸活动范围为0°（伸）～150°（屈），可有5°～10°过伸，其功能活动范围为30°～130°。旋前活动为80°，旋后活动为85°～90°，其功能活动范围为前后各50°。提携角在伸直位最大，随肘关节的屈曲而逐渐减小。

3.肘关节的动力学

(1)肘部的肌肉及其功能：肘部的肌肉为肘关节活动提供动力，按其功能可分为屈肘肌、伸肘肌、旋前肌和旋后肌4组(表6-2)。

表6-2　运动肘关节和桡尺关节的肌肉起止点及功能

肌肉名称	起点	止点	关节功能				注
			屈曲	伸直	旋前	旋后	
肱二头肌	长头：盂上粗隆 短头：肩胛骨喙突	桡骨粗隆	√			√	能运动并加固肩关节
肱肌	肱骨前面下段	尺骨粗隆	√				
肱桡肌	肱骨外上髁稍上	桡骨茎突	√			√	
旋前圆肌	肱骨内上髁及尺骨冠状突	桡骨中段外侧	√		√		
旋前方肌	尺骨远端前面	桡骨远端前面			√		
旋后肌	肱骨外上髁	桡骨上端1/3				√	
肱三头肌	长头：盂下粗隆 外侧头：肱骨后外面上部 内侧头：肱骨后面下部	尺骨鹰嘴		√			能运动并加固肩关节
肘肌	肱骨外上髁	鹰嘴及尺骨后面上端		√			

(2)骨间膜与力的传导：骨间膜的主要作用是力的传导，其力的传导能力，与原始紧张度有关。在中立位时，骨间膜处于紧张状态，旋后位时其紧张度低于中立位，但加载后二者的紧张度均立即增加。反之在旋前位，骨间膜在任何情况下均不紧张而基本上不参与力的传导。

4.肘关节的受力分析　根据力学平衡原则，相对方向的力或力矩应相等，合力或合力矩为0，即$\sum F=0$，$\sum M=0$。$F\times 5cm=2.5kg\times 15cm$，$F=7.5kg$，$R=7.5kg-2.5kg=5kg$。即在手不持重情况下，保持肘关节90°屈曲位时，屈肘肌肌力应为7.5kg，而肘关节力为5kg。同理可以推算出前臂在不同位置，或持重情况下肘关节力和屈肘肌肌力的大小。

5.肘关节的稳定性　肘关节的稳定性取决于：

(1)关节的构型：即肱骨与尺、桡骨间的关节；另外桡骨头对外翻的稳定起到30%作用。

(2)关节周围韧带：包括尺侧、桡侧副韧带、环状韧带和骨间膜。

(3)关节周围的肌肉：见表6-2。

二、肘部脱位及韧带损伤

(一)关节脱位

【肘关节脱位】

肘关节脱位是最常见的关节脱位，占全身大关节脱位的首位，多发生于青少年，常合并肘部其他结构损伤。

1.致伤机制及类型 肘关节脱位主要由间接暴力所致。

(1)肘关节后脱位:最多见,青少年是主要发病对象。当跌倒时,肘关节过伸,前臂旋后,由于人体重力和地面反作用力作用引起脱位。如有侧方暴力存在引起侧后方脱位,则易发生内、外髁撕脱骨折。

(2)肘关节前脱位:较少见,多由直接暴力作用于肘后方所致。常合并有尺骨鹰嘴骨折,软组织损伤常较严重。

(3)肘关节侧方脱位:由肘内翻或肘外翻应力引起侧副韧带及关节囊损伤所致,有时可合并内外髁骨折。

(4)尺桡骨分离性肘关节脱位:极少见。由于前臂过度旋前,传导暴力作用集中于肘关节,至环状韧带和尺桡骨近侧骨间膜劈裂,引起桡骨头向前方脱位或外侧脱位,而尺骨近端向后侧脱位或内侧脱位。

2.临床表现及诊断 有明显外伤史,肘关节肿痛,半屈曲位畸形;后脱位时则肘后方空虚,鹰嘴向后突出;侧方脱位则有肘内、外翻畸形;肘窝饱满;肘后三角关系改变。X线检查可明确诊断,判别关节脱位类型,以及是否合并骨折及移位情况。

3.合并血管神经伤 诊疗时必须考虑到脱位有可能伤及肘部的血管及神经。若合并肱动脉损伤,急诊手术予以修复。肘部周围的正中神经、尺神经、桡神经及骨间掌侧神经均可受损,以正中神经及尺神经多见,复位时上述二者也有嵌夹于关节内可能。复位前应仔细检查,以免漏诊。

4.治疗

(1)手法复位:对新鲜肘关节脱位应以手法治疗为主;如有侧方移位者应先矫正;对伴有肱骨内上髁骨折者,一般肘关节复位同时,内上髁通常可以复位;如有骨折片夹在关节内时,外翻肘关节牵引可使其复位。复位后石膏固定3周。

(2)开放复位:对以下几种情况可选择手术开放复位。

1)闭合复位失败。

2)肘关节脱位合并内上髁或外髁骨折,手法不能复位。

3)陈旧性肘关节脱位(脱位超过3周)。

4)不适合于闭合复位。

5)习惯性肘关节脱位。

【桡骨头半脱位】

桡骨头半脱位(RHS),又称牵拉肘。多发生在4岁以下的幼儿;多由于手腕和前臂被牵拉所致。

1.致伤机制 幼儿期桡骨头较小,与桡骨颈直径基本相同,环状韧带相对较松弛,当肘关节伸直、前臂旋前时,手腕或前臂突然受到纵向牵拉,桡骨头即可自环状韧带内向下滑出而发生半脱位。

2.临床表现及诊断 桡骨头半脱位后,患儿哭闹不止,拒绝伤肢的活动和使用,前臂旋前位,肘关节伸直或略屈。X线片检查常无异常发现。有明确的牵拉伤史,加上上述表现,诊断较容易。

3.治疗　手法复位效果满意。复位方法：一手握住患儿前臂及腕部轻屈肘，另一手握位肱骨下端及肘关节，拇指压住桡骨头，将前臂迅速旋至旋后位，即可感觉到桡骨头复位的弹响。此时患儿马上停止哭闹，并开始使用患肢接拿东西。复位后用三角巾悬吊上肢1周。

【桡骨头脱位】

单纯桡骨头脱位罕见，较多见的是尺骨近1/3骨折并桡骨头脱位(Monteggia骨折)。

1.单纯桡骨头脱位机制　可能是因为桡骨头短小，环状韧带松弛，在前臂过度旋前或过度旋后时，强力肘内翻至桡骨头脱出环状韧带，环状韧带可因此撕裂。脱位方向多在前外侧。

2.临床表现及诊断　有外伤史，多数前臂旋前位，肘前可触及隆起脱位的桡骨头，部分病例有桡神经损伤表现。

3.治疗

(1)手法复位：多数新鲜桡骨头脱位手法复位能成功。

(2)切开复位：适用于手法复位失败者和陈旧性脱位者；对于环状韧带撕裂严重，或桡骨头骨折者，也常需手术修复环状韧带或行环状韧带重建术，必要时可切除桡骨头。

(二)肌腱韧带损伤

【肱二头肌腱断裂】

肱二头肌腱断裂可发生在肩胛骨盂上粗隆的长头腱起始部，肌腱上端的长短头，肌腹肌腱联合部，其中以肱二头肌长头腱的结节间沟部断裂最常见，占50%以上。

1.致伤机制　急性损伤多因屈肘位突然急剧收缩，或同时有暴力突然作用于前臂所致，多为拉断伤或撕脱伤。之所以在结节间沟部位或关节囊内易发生肱二头肌长头腱断裂，是因为该处肌腱经常受到磨损及挤压，逐渐发生退行性病变及瘢痕化，加速了肌张力的减退。

2.临床表现及诊断

(1)发病年龄：急性断裂多见于青壮年，慢性磨损所致断裂多好发于中老年及运动员。

(2)病史：多数有急性外伤史，突感上臂部剧痛并闻及肌腱断裂声。

(3)症状：臂前侧疼痛，屈肘力减弱。

(4)体征：肩前侧肿胀、压痛，屈肘肌力明显下降，屈肘时可见上臂中下段有向远端退缩的二头肌肌腹隆起的包块，能左右推动，有压痛，包块近侧出现凹陷。

根据典型病史、症状及体征，急性断裂的早期诊断并不困难。但对慢性磨损所致的断裂，由于其他肌肉的代偿仍有一定屈肘力，容易漏诊或误诊。

3.治疗　一般采用手术治疗，效果良好。对长头肌腱断裂，由于肌腱本身多已有病变，常不能直接缝合，可根据情况将其固定在肩胛骨喙突，肱骨结节间沟下方，肩胛下肌、肱二头肌短头或三角肌止点处等。固定时应有适当张力。术后屈肘90°固定4～6周后逐渐进行肘关节功能锻炼。对年老体弱或皮肤病损不宜手术者，可行非手术治疗。

【肘关节内侧副韧带损伤】

1.致伤机制　一般情况下，肘关节屈曲时内侧副韧带后束呈紧张状态，此时做肘外翻，应力不易集中于内侧副韧带，常分散至肱骨下端和尺骨上端；肘关节完全伸直时，内侧副韧带前束紧张，此时做肘外翻，应力常集中于内侧副韧带，易引起肘关节内侧副韧带损伤；若内侧副韧带不断裂，则外翻应力转化为对肱桡关节的纵向压缩力而导致肱骨外髁骨折或桡骨头、颈骨折。

2.临床表现及诊断

(1)病史：多有明确外伤史。

(2)症状：肘部疼痛，活动时加重。

(3)体征：肘关节周围压痛，以内侧关节间隙压痛最明显，并明显肿胀、瘀斑；肘关节活动受限，难以完全伸直或屈曲；被动活动肘关节可致剧烈疼痛和异常外翻活动；一般外翻角达30°以上时表示肘关节内侧副韧带断裂；结合X线片检查，诊断不困难。

3.X线检查　正常情况下肘关节内侧关节间隙无增宽，若外翻应力位X线检查显示内侧关节间隙明显增宽，则表明有肘内侧副韧带断裂。同时X线检查也可明确是否有骨折等并发症。

4.治疗

(1)保守治疗：对内侧副韧带损伤较轻、症状轻、被动外翻畸形较轻者，可屈肘位70°～90°石膏固定3周后进行主动功能锻炼。

(2)手术治疗：对韧带损伤严重，症状明显，明显被动外翻畸形者，宜手术治疗。在修复内侧副韧带同时修复撕裂的关节囊前部和前臂屈肌群起点。若合并桡骨头骨折，应在修复内侧副韧带的同时行桡骨头骨折的复位固定。术后屈肘90°石膏固定2～3周后进行主动功能锻炼。

三、肘关节骨折

(一)肱骨髁上骨折

肱骨髁上骨折常发生于5～12岁儿童，占儿童肘部骨折中的50%～60%。骨折后预后较好，但容易合并血管神经损伤及肘内翻畸形，诊治时应注意。

【致伤机制和骨折类型】

1.伸展型　占肱骨踝上骨折的95%。跌倒时肘关节呈半屈状手掌着地，间接暴力作用于肘关节，引起肱骨髁上部骨折，骨折近侧端向前下移位，远折端向后上移位，骨折线由后上方至前下方，严重时可压迫或损伤正中神经和肱动脉。按骨折的侧方移位情况，又可分为伸展尺偏型和伸展桡偏型骨折；其中伸展尺偏型骨折易引起肘内翻畸形，可高达74%。

2.屈曲型　约占肱骨踝上骨折的5%。由于跌倒时肘关节屈曲，肘后着地所致，骨折远侧段向前移位，近侧段向后移位，骨折线从前上方斜向后下方。

【临床表现及诊断】

肘关节肿胀、压痛、功能障碍，有向后突出及半屈位畸形，与肘关节后脱位相似，但可从骨擦音、反常活动、触及骨折端及正常的肘后三角等体征与脱位鉴别。检查患者应注意有无合并神经血管损伤。约15%的患者合并神经损伤，其中以正中神经最常见。应特别注意有无血运障碍，血管损伤大多是损伤或压迫后发生血管痉挛。血管损伤的早期症状为剧痛、桡动脉搏动消失、皮肤苍白、麻木及感觉异常等“5P”征，若处理不及时，可发生前臂肌肉缺血性坏死，至晚期缺血性肌挛缩,造成严重残疾。

【治疗】

1.手法复位外固定　绝大部分肱骨髁上骨折手法复位均可成功,据统计达90%以上。手法复位应有良好麻醉,力争伤后4～6h进行早期手法复位,以免肿胀严重,甚至发生水疱。复位时对桡侧移位可不必完全复位,对尺侧方向的移位要矫枉过正,以避免发生肘内翻畸形。二次手法复位不成功者则改行开放复位,因反复多次手法复位可加重损伤和出血,诱发骨化性肌炎。伸直型骨折复位后用小夹板或石膏固定患肢于90°屈肘功能位4～6周;屈曲型则固定于肘关节伸直位。

2.骨牵引复位　适用于骨折时间较久、软组织肿胀严重,或有水泡形成,不能进行手法复位或不稳定性骨折患者。采用上肢悬吊牵引,牵引重量1～3kg,牵引5～7d后再手法复位,必要时可牵引2周。

3.手术治疗

(1)血管损伤探查:合并血管损伤必须早期探查。探查的指征是骨折复位解除压迫因素后仍有“5P”征。探查血管的同时可行骨折复位及内固定。

(2)经皮穿针固定:用于儿童不稳定型骨折,可从内外上髁分别穿入克氏针或肘外侧钻入2枚克氏针固定。

(3)开放复位内固定:适用于手法复位失败者。儿童用克氏针固定,成人用钢板螺钉内固定。

4.肱骨髁上骨折并发症

(1)神经损伤:以桡神经最为多见,其次为正中神经和尺神经,掌侧骨间神经损伤症状易被忽视。

(2)肱动脉损伤:由骨折断端刺伤所致,严重者可致完全断裂。典型的有“5P”征。可发生前臂肌肉缺血性坏死,至晚期缺血性肌挛缩,最严重的会发生坏疽而截肢。确诊有血管损伤,必须立即行血管探查术。血管连续性存在但表现为痉挛者,可行星状神经节阻滞,也可局部应用罂粟碱或局麻药解除痉挛;若上述处理无效或血管断裂,切除损伤节段行静脉移植术,恢复肢体远端血供。若存在前臂骨筋膜间室综合征,必须行前臂筋膜间室切开减压术。

(3)前臂骨筋膜间室综合征:发生于儿童肱骨髁上者多因肱动脉损伤、血管痉挛或破裂,也有部分为前臂严重肿胀时不适当的外固定引起前臂骨筋膜间室压力升高所致。临床上必须予以高度重视,处理不当可形成Volkmann缺血性挛缩。除“5P”征外,前臂骨筋膜间室压力测压大于30mmHg(1mmHg=0.133kPa)可作为诊断依据。一旦确诊,必须行前臂筋膜间室切开减压术,同时探查修复肱动脉,部分病例需掌侧和背侧两处减压。对筋膜间室切开减压术,须牢记“宁可操之过早,不可失之过晚”。对于肿胀重、移位明显的肱骨髁上骨折,上肢过头悬吊牵引是最好的预防方法。

(4)肘关节畸形:可出现肘内翻及肘外翻,并以内翻常见。畸形原因为复位不良导致骨折远端成角和旋转,并非骨骺因素。可行肱骨髁上截骨矫正。

(5)骨化性肌炎:多为粗暴复位和手术所致。

（二）肱骨髁间骨折

肱骨髁间骨折是青壮年严重的肘部损伤，常呈粉碎状，复位较困难，固定后容易发生再移位及关节粘连，影响肘关节功能。该骨折较少见。

【致伤机制及分类】

肱骨髁间骨折是尺骨滑车切迹撞击肱骨髁所致，也可分为屈曲型和伸直型两类；按骨折线可分为“T”形和“Y”形；有时肱骨髁部可分裂成3块以上，即属粉碎性骨折。

Riseborough根据骨折的移位程度，将其分为4度。

1.Ⅰ度　骨折无移位或轻度移位，关节面平整。

2.Ⅱ度　骨折块有移位，但两髁无分离及旋转。

3.Ⅲ度　骨折块有分离，内外髁有旋转，关节面破坏。

4.Ⅳ度　肱骨髁部粉碎成3块以上，关节面严重破坏。

【临床表现及诊断】

外伤后肘关节明显肿胀，疼痛剧烈，肘关节位于半屈位，各方向活动受限。检查时注意有无血管神经损伤。

X线检查不仅可明确诊断，而且对骨折类型及移位程度的判断有重要意义。

【治疗】

治疗的原则是良好的骨折复位和早期功能锻炼，促进功能恢复。目前尚无统一的治疗方法。

1.手法复位外固定　麻醉后先行牵引，再于内外两侧加压，整复分离及旋转移位，用石膏屈肘90°位固定5周。

2.尺骨鹰嘴牵引　适用于骨折端明显重叠，骨折分离、旋转移位，关节面不平，开放性或严重粉碎性骨折，手法复位失败或骨折不稳定者；牵引重量1.5～2.5kg，时间为3周，再改用石膏或小夹板外固定2～3周。

3.钢针经皮撬拨复位和克氏针经皮内固定　在X线片透视下进行，对组织的损伤小。

4.开放复位固定

(1)手术适应证：适用于以下几种情况。

1)青壮年不稳定型骨折，手法复位失败者。

2)髁间粉碎性骨折，不宜手法复位及骨牵引者。

3)开放性骨折患者。

(2)手术入路：采用肘后侧切口手术，以鹰嘴截骨入路最为常用，采用标准肘关节后侧入路，绕尺骨鹰嘴桡侧使其稍有弯曲，掀起皮瓣，游离及妥善保护尺神经。为显露滑车和肱骨小头，行尺骨鹰嘴截骨。将肱三头肌向上方翻起，从而显露整个肱骨远端。术后鹰嘴截骨块复位，以张力带和(或)6.5mm松质骨螺钉固定。该入路显露良好，但有截骨端内固定失效及骨不愈合的风险。其他尚有肱三头肌腱舌形瓣法和肱三头肌腱剥离法显露肱骨远端，有导致肱三头肌腱撕脱的危险，已较少使用。

(3)内固定种类：用克氏针张力带、重建钢板和“Y”形解剖钢板等内固定。最近开始应用AO设计的分别固定内外侧柱的锁定加压钢板，双侧接骨板设计使骨折固定更为牢固；后外侧接骨板在肘关节屈曲时起张力带作用,内侧接骨板对肱骨远端内侧提供良好的支撑。强调术后早期能锻炼,防止关节僵硬。

(三)肱骨外髁骨折

肱骨外髁骨折是常见的儿童肘部骨折之一,约占儿童肘部骨折的6.7%,其发生率仅次于肱骨髁上骨折,常见于5～10岁儿童。骨折块常包括外上髁、肱骨小头骨骺、部分滑车骨骺及干骺端骨质,属于Salter-Harris骨骺损伤的第Ⅳ型。

【致伤机制及分类】

引起肱骨外髁骨折的暴力,与引起肱骨髁上骨折的暴力相似,再加上肘内翻暴力共同所致。根据骨折块移位程度,分为4型。

1.Ⅰ型　外髁骨骺骨折无移位。

2.Ⅱ型　骨折块向外后侧移位,但不旋转。

3.Ⅲ型　骨折块向外侧移位,同时向后下翻转,严重时可翻转90°～100°,但肱尺关节无变化。

4.Ⅳ型　骨折块移位伴肘关节脱位。

【临床表现及诊断】

骨折后肘关节明显肿胀,以肘外侧明显,肘部疼痛,肘关节呈半屈状,有移位骨折可扪及骨折块活动感或骨擦感,肘后三角关系改变。

其X线片表现为成人可清楚显示骨折线,但对儿童可仅显示外髁骨化中心移位,必须加以注意,必要时可照对侧肘关节X线片对照。

【治疗】

肱骨外髁骨折属关节内骨折,治疗上要求解剖复位。

1.手法复位　多数病例手法复位可获得成功。对Ⅰ型骨折,用石膏屈肘90°位固定患肢4周。对Ⅱ型骨折,宜首选手法复位,复位时不能牵引,以防骨折块翻转;前臂旋前屈曲肘关节,用拇指将骨折块向内上方推按、复位。对Ⅲ型骨折可试行手法复位,不成功则改为开放复位。对Ⅳ型骨折则应先推压肱骨端复位肘关节脱位,一般骨折块也随之复位,但禁止牵引以防止骨折块旋转。

2.撬拔复位　在透视条件下用克氏针撬拨骨折复位,术中可将肘关节置于微屈内翻位以利操作。此法操作简单,损伤小,但应熟悉解剖结构,避免损伤重要的血管神经。

3.开放复位　适用于:

(1)严重的Ⅲ型骨折移位或旋转移位。

(2)肿胀明显的移位骨折,手法复位失败。

(3)某些陈旧性移位骨折。复位后儿童可用丝线或克氏针内固定,成人可用克氏针及螺钉固定,术后石膏托固定3～4周。

(四)肱骨外上髁骨折

肱骨外上髁骨折多发于成年男性患者,约占肱骨远端骨折的7%。

【致伤机制】

多由于患者前臂过度旋前内收时跌倒,伸肌剧烈收缩而造成撕脱骨折。骨折片可仅有轻度移位或发生 60°～180°旋转移位。

【临床表现及诊断】

有跌倒外伤史；肘关节半屈位，伸肘活动受限；肱骨外上髁部肿胀、压痛；有时可扪及骨折块。结合 X 线片显示，不难诊断。

【治疗】

1.手法复位　肘关节屈曲 60°～90°并旋后，挤压骨折片复位，术后石膏外固定 3 周。

2.撬拨复位　适用于手法复位困难者或骨折后时间较长、手法复位困难者。

3.开放复位　适用于上述方法复位失败和陈旧性骨折病例，复位后用克氏钢针内固定，术后长臂石膏托屈肘 90°固定 3～4 周。

（五）肱骨内髁骨折

肱骨内髁骨折，是指累及肱骨内髁包括肱骨滑车及内上髁的一种少见损伤，好发于儿童。

【致伤机制及分类】

多是间接暴力所致，摔倒后手掌着地，外力传到肘部，尺骨鹰嘴关节面与滑车撞击可导致骨折，而骨折块的移位与屈肌牵拉有关。由于肱骨内髁后方是尺神经，所以肱骨内踝骨折可引起尺神经损伤。

根据骨折块移位情况，可将骨折分为 3 型。

1.Ⅰ型　骨折无移位，骨折线从内上髁上方斜向外下达滑车关节面。

2.Ⅱ型　骨折块向尺侧移位。

3.Ⅲ型　骨折块有明显旋转移位，最常见为冠状面上的旋转，有时可达 180°。

【临床表现及诊断】

肘关节疼痛，肿胀；压痛，以肘内侧明显；活动受限；肘关节呈半屈状；有时可触及骨折块。

X 线片对肱骨内髁骨折有诊断意义。但对儿童肱骨内髁骨化中心未出现前则较难由 X 线片辨别，必要时应拍健侧 X 线片对比。

【治疗】

1.手法复位　一般手法复位可成功。复位后前臂旋前，屈肘 90°石膏外固定 3～5 周。

2.开放复位　适用于：

(1)旋转移位的Ⅲ型骨折。

(2)手法复位失败的有移位骨折。

(3)肘部肿胀明显，手法复位困难的Ⅱ型骨折。

(4)有明显尺神经损伤者，复位后用克氏针交叉固定，尺神经前移至内上髁前方，术后石膏外固定 4～5 周。

（六）肱骨内上髁骨折

肱骨内上髁骨折仅次于肱骨髁上骨折和肱骨外髁骨折，发病率约为 10%，占肘关节骨折的第三位。多见于儿童，因儿童内上髁属骨骺，故又称为肱骨内上髁骨骺撕脱骨折。

【致伤机制及类型】

跌倒时前臂过度外展，屈肌猛烈收缩将肱骨内上髁撕脱，骨折块被拉向前下方。与此同时，维持肘关节稳定的内侧副韧带丧失正常张力，使得内侧关节间隙被拉开或发生肘关节后脱位，撕脱的内上髁被夹在关节内侧或嵌入关节内。尺神经受到骨折块的牵拉和挤压，严重者甚至和骨折块一起嵌入关节，引起损伤。根据骨折块移位及肘关节的变化，可将骨折分为4型。

1.Ⅰ型　肱骨内上髁骨折，轻度移位。

2.Ⅱ型　撕脱的内上髁向下、向前旋转移位，可达关节水平。

3.Ⅲ型　骨折块嵌于关节内。

4.Ⅳ型　骨折块明显移位伴肘关节脱位，该型为内上髁最严重的损伤。

【临床表现及诊断】

该骨折易漏诊。肘关节内侧肿胀、疼痛，皮下淤血及局限性压痛，有时可触及骨折块，X线检查可确定诊断，有时需与健侧片对比。合并肘关节脱位时，复位前后一定要仔细阅片，确定骨折块是嵌夹于关节间隙内。但对6岁以下儿童骨骺未出现，要靠临床检查才能诊断。合并尺神经损伤并非少见，必须仔细检查手部功能，以免漏诊。

【治疗】

1.手法复位　无移位的肱骨内上髁骨折，不需特殊治疗，直接外固定；有移位的骨折，包括轻度旋转移位和Ⅳ型骨折，均宜首选手法复位；但复位后骨折对位不稳定，容易再移位，因此石膏外固定时，内上髁部要加压塑形，固定4～5周。合并肘关节脱位者，在肘关节复位时内上髁骨折块常可随之复位。骨折块嵌夹于关节内者，复位时肘外翻，紧张前臂屈肌可将骨折块拉出。

2.开放复位　适用于：

(1)旋转移位的Ⅲ型骨折，估计手法复位难成功的。

(2)闭合复位失败。

(3)合并尺神经损伤者，对儿童肱骨内上髁骨骺，可用粗丝线缝合或细克氏针交叉固定，术后上肢功能位石膏外固定4～6周。

(七)肱骨小头骨折

肱骨小头骨折是少见的肘部损伤，占肘部骨折的0.5%～1%。成人多发生单纯肱骨小头骨折，儿童则发生有部分外髁的肱骨小头骨折。易被误诊为肱骨外髁或外上髁骨折。

【致伤机制及分型】

间接暴力经桡骨传至肘部，桡骨头成锐角撞击肱骨小头造成骨折，所以桡骨头骨折病例均应考虑肱骨小头骨折的可能。可分为Ⅳ型。

1.Ⅰ型　完全性骨折(Hahn-Steinthal骨折)，骨折块包括肱骨小头及部分滑车。

2.Ⅱ型　单纯肱骨小头完全骨折(Kocher-Lorenz骨折)，有时因骨折片小而在X线片上很难发现。

3.Ⅲ型　粉碎性骨折，或肱骨小头与滑车均骨折且二者分离。

4.Ⅳ型　肱骨小头关节软骨挫伤。

【临床表现及诊断】

肘关节外侧和肘窝部可明显肿胀和疼痛，肘关节活动受限。X线片检查可确定诊断。

【治疗】

治疗上要求解剖复位。多数学者主张先试行闭合复位外固定。

1.*手法复位*　牵引肘关节成完全伸直内翻位，术者用两拇指向下按压骨折片，常可复位。复位后用石膏固定肘关节于90°屈曲位。

2.*开放复位内固定术*　适用于骨折手法复位失败者。可采用肘前侧、外侧及肘后外侧手术入路，术中注意防止桡神经深支损伤。可用克氏针、可吸收螺钉、松质骨螺钉固定；选用中空微型螺钉固定时，螺钉头埋于软骨面下。

3.*肱骨小头骨折片切除*　适用于骨折片小而游离，肱骨小头粉碎性骨折（Ⅲ型）及老年人肱骨小头移位的Ⅱ型骨折。

（八）肱骨远端全骨骺分离

肱骨远端全骨骺分离较少见，其临床特点与肱骨髁上骨折相似。由于幼儿肘部骨骺的骨化中心未出现之前发生骨骺分离，易与肱骨外髁骨折和肘关节脱位相混淆，而骨骺骨化中心出现后的全骨骺分离易诊断为经髁骨折，再加上骨骺的骨折线不能X线片显影，肘部损伤时的X线片表现相似，所以极易误诊。治疗不当易引起肘关节畸形。

【致伤机制】

肱骨远端骨骺包括肱骨小头、滑车、内上髁及外上髁，其分离部位在肱骨远端骨骺线上，分离多属Salter-HamsⅡ型骨骺损伤，多由间接暴力所致。损伤时肘关节伸直或微屈手掌着地，肘部承受强大的内旋、内翻与过伸应力，引起全骨骺分离。

【临床表现及诊断】

患肘肿胀，活动障碍。诊断主要依靠X线检查。其典型表现为分离的肱骨远端骨骺连同尺骨、桡骨一并向后、内侧移位，而外髁骨骺与桡骨近端始终保持正常的对位关系。读X线片时应注意外髁骨骺与肱骨干及桡骨近端的对位关系，有无旋转移位，以及肱骨干与尺桡骨长轴的对位关系，必要时可加拍对侧肘关节照片进行对比。

【治疗】

治疗原则为闭合复位外固定。

1.*手法复位*　整复方法同肱骨髁上骨折。对尺侧方向移位必须完全矫正，以免发生肘内翻畸形。伤后肘部肿胀明显者，可复位后作尺骨鹰嘴骨牵引，3～5d肿胀消退后再固定，外固定采用屈肘90°位石膏固定2～3周。

2.*开放复位*　适用于手法复位失败的严重分离移位者。复位后用细克氏针内固定，术后屈肘90°石膏固定3周。

（九）尺骨鹰嘴骨折

尺骨鹰嘴骨折常发于成人，较常见。绝大部分骨折波及半月状关节面，属关节内骨折。骨折移位与肌肉收缩有关。治疗上要求解剖复位、牢固固定及早期功能锻炼。

【致伤机制】

直接暴力与间接暴力均可导致鹰嘴骨折。直接暴力导致粉碎性骨折，间接暴力引起撕脱骨折。骨折移位与肌肉收缩有关。由于肱肌和肱三头肌分别止于尺骨的喙突和鹰嘴，二者分别为屈伸肘关节的动力，故鹰嘴的关节面侧为压力侧，鹰嘴背侧为张力侧，骨折时以肱骨滑车为支点，骨折背侧张开或分离。骨折可分为5种类型。

【临床表现及诊断】

肘后侧明显肿胀，压痛，皮下淤血；肘关节呈半屈状，活动受限；被动活动可有骨擦感，可扪及骨折线；肘后三角关系破坏。X线检查可明确诊断及骨折移位程度。对怀疑儿童骨折及骨骺分离的，可拍健侧肘关节X线片对照。

【治疗】

1.手法复位　无移位骨折用石膏外固定肘关节于功能位3～4周，或先固定肘关节于伸直位1～2周，再屈肘功能位固定1～2周。轻度移位者则置肘关节伸直位骨折片按压复位。复位后伸直位固定2～3周，再改为屈肘位固定3周。

2.开放复位

(1)手术适应证：适用于以下几种情况。

1)手法复位后关节面仍不平滑。

2)复位后骨折裂隙仍大于3mm。

3)开放性骨折患者。

4)合并有肌腱、神经损伤者。

5)陈旧性骨折有功能障碍。

(2)手术入路：采用肘后侧切口。

(3)内固定种类及方法：内固定需遵循张力带原则。对简单横形或斜形骨折，用克氏针张力带固定。某些斜形骨折，尚需附加螺钉内固定。对于粉碎性骨折和累及冠状突远端的骨折，应用后方钢板固定，包括1/3管型钢板、重建钢板或最新设计的3.5mm尺骨鹰嘴解剖型锁定加压钢板固定。必要时辅用外固定，提倡术后早期活动，防止关节僵硬。

(十)尺骨冠状突骨折

尺骨冠状突主要的作用是稳定肘关节，阻止尺骨后脱位，防止肘关节过度屈曲。冠状突骨折可单独发生，也可并发肘关节后脱位，骨折后易发生移位。

【致伤机制及分类】

该骨折多为间接暴力所致。可分为3型。

1.Ⅰ型　撕脱骨折。

2.Ⅱ型　骨折块小于关节面50%。

3.Ⅲ型　骨折块大于关节面50%。

【临床表现】

肘关节肿胀；疼痛、活动受限。X线检查能确定诊断。

【治疗包括】

1.保守治疗　多数冠状突骨折仅为小片骨折(Ⅰ型)和无移位的骨折一样，仅需屈肘位90°石膏外固定5～7d后，即改用前臂悬吊2周，同时开始主动肘关节功能锻炼；对分离较明显或Ⅱ型骨折可试行手法复位。也有学者主张牵引。

2.手术治疗　对Ⅲ型骨折可行开放复位内固定；对骨折片分离大，骨折块游离于关节腔的，也可考虑手术切除骨折块。

（十一）桡骨头骨折

桡骨头骨折多见于青壮年，发病率较高，治疗不及时可造成前臂旋转功能障碍。

【致伤机制及类型】

跌倒时肩关节外展，肘关节伸直并外翻，桡骨头撞击肱骨小头，引起桡骨头颈部骨折；这种骨折常合并肱骨小头骨折或肘内侧损伤。由于桡骨头与其颈干不在一直线上，而是偏向桡侧，故外伤时桡骨头外1/3易骨折。按 Mason 和 Johnston 分类法可分为4型。

1.Ⅰ型　骨折无移位。

2.Ⅱ型　骨折有分离移位。

3.Ⅲ型　粉碎性骨折。

4.Ⅳ型　合并肘关节脱位。

【临床表现及诊断】

肘关节外侧肿胀，压痛，肘关节屈、伸及旋转活动受限，旋后功能受限更加明显。X线片可明确损伤的类型和移位程度，必要时可加拍对侧肘关节X线片对比。

【治疗】

1.保守治疗　对Ⅰ型、Ⅲ型骨折无移位者，用石膏固定肘关节于功能位；对Ⅱ型骨折则采用手法复位，牵引后前臂旋前内翻，挤压桡骨头骨折复位，复位后石膏外固定3～4周。

2.手术治疗　包括以下3种术式。

(1)开放复位：适用于关节面损伤较轻，估计复位后仍可保持良好功能的Ⅱ、Ⅲ型骨折，可用微型螺钉、微型钢板及克氏针等行内固定，也可在肘关节镜下行骨折内固定术。采用微型螺钉内固定时，螺钉头必须埋于环状关节软骨面下，以免影响上尺桡关节旋转。微型钢板应置于桡骨头的前外1/3安全区内，安全区为桡骨头环状关节面上约1/3(不参与关节构成的区域)，简单的临床定位为桡骨头上相当于桡骨茎突与 Lister 结节间的部分，在该处放置钢板可避免前臂旋转时撞击尺骨关节面，致关节疼痛及旋转受限。

(2)桡骨头切除：适用于Ⅱ型骨折超过关节面1/3、对合不良，Ⅲ型骨折分离移位，合并肱骨小头关节面损伤及陈旧性骨折影响功能者。切除范围为桡骨头颈1～1.5cm。但对儿童则不宜行桡骨头切除。由于其有下尺桡关节半脱位、肘外翻、骨化性肌炎、创伤性关节炎等诸多并发症，已基本被内固定重建术和人工桡骨头置换术所取代。

(3)人工桡骨头置换术：适用于无法进行内固定重建的Ⅲ型、Ⅳ型骨折，内固定失败，合并有肘内侧损伤或尺骨上端骨折者，因为行人工桡骨头置换可保证肘关节的稳定性，有利于关节功能恢复。

（十二）桡骨头骨骺分离

桡骨头骨骺分离在儿童肘部骨关节损伤中常见。

【致伤机制及类型】

桡骨头骨骺分离的致伤机制与桡骨头骨折相似。多属 Salter-HarrisⅡ型和Ⅰ型损伤。可分为4型。

1.Ⅰ型　歪戴帽型，约占50%。

2.Ⅱ型　压缩型。

3.Ⅲ型　碎裂型。

4.Ⅳ型　压缩骨折型。

【临床表现及诊断】

凡肘部受伤后出现肘外侧肿胀、疼痛、压痛及功能障碍者，均应X线检查以明确诊断。

【治疗】

1.手法复位　多数病例效果良好，伸肘旋前、内翻肘关节，按压桡骨头可复位，复位后屈肘90°石膏外固定3周。

2.撬拨复位　适用于手法复位无效的歪戴帽压缩骨折且分离者。

3.开放复位　适用于上述方法复位不满意者，一般复位后不需钢针固定，仅陈旧性骨折复位后要克氏针内固定，以免术后移位。

骨骺融合前的桡骨头骨骺分离不宜切除桡骨头，否则可明显影响前臂发育。

四、肘关节损伤后遗症

（一）肘内翻畸形

【病因及机制】

1.肱骨髁上骨折　是肘内翻最常见的原因，约占整个肘内翻的80%。有报道称肱骨髁上骨折并发肘内翻的发病率可达30%～57%。多数学者认为，发生原因是由于骨折远端向内侧倾斜。研究表明骨折后复位不良、内侧骨质压缩嵌插、骨折外侧端分开及骨折远端内旋扭转是引起骨折远端内侧倾斜的主要原因。

2.肱骨远端全骨骺分离和内髁骨骺损伤　该损伤易引起骨骺早闭或肱骨内髁缺血坏死，使得内髁生长缓慢或停止，导致肘内翻。

3.其他　肱骨内髁骨折复位不良和陈旧性肘关节脱位。

【临床表现及诊断】

肘关节伸直位内翻角明显增大，可达15°～35°，肘后三角关系改变，外髁与鹰嘴距离加宽；一般肘关节活动正常，但均有不同程度肌力减弱。从X线片上可测量出肘内翻角度。

【治疗】

治疗的目的是改善功能，矫正畸形。

1.手术指征

(1)引起功能障碍或屈肘肌力减弱。

(2)肘关节疼痛尚未形成创伤性关节炎。

(3)肘内翻大于20°，畸形已固定(伤后1～2年)。

(4)肘内翻同时并发迟发性尺神经炎。

2.手术方法　肱骨髁上楔形截骨及肱骨髁上“V”形截骨，以前者常用。手术不仅要矫正内翻，同时须矫正内旋、过伸，也可采用肱骨髁上杵臼截骨术矫正。

（二）肘外翻畸形

【病因及机制】

1.*未经复位或复位不良的儿童肱骨髁上骨折和肱骨远端骨折*　是肘外翻畸形发生的最常见原因。其原因是肱骨远端内外侧生长的不均衡。

2.*儿童肱骨内外髁骨折未能及时复位或复位不良*　肱骨外髁骨骺早闭或缺血性坏死可致肘外翻；肱骨内髁骨折引起肘外翻则是南于肱骨内髁过度生长所致。

3.*桡骨头切除后*　其发生肘外翻的原因是由于切除桡骨头后桡骨近端重要的机械阻挡作用消失，使肘关节和前臂生物力学发生异常。

【临床表现及诊断】

肘关节伸直位时肘部外翻角增大，可达30°以上；肘关节活动一般无明显障碍；晚期肘关节的关节面损伤可引起疼痛。对严重外翻患者，由于尺神经处于高张力牵拉状态，或外伤后因尺神经粘连而经常受到摩擦，可发生迟发性尺神经炎而出现尺神经损伤表现。

【治疗】

一般对无肘关节功能障碍和疼痛症状的肘外翻可不予治疗。

1.*保守治疗*　适用于早期肘关节骨性关节炎而临床症状轻，且肘关节功能障碍不明显的患者。疼痛是最常见的症状，可进行理疗、按摩等物理治疗或服用阿司匹林等药物。

2.*手术治疗*　手术指征包括以下4项。

（1）严重肘外翻畸形，且畸形稳定2年以上。

（2）关节的疼痛和无力症状明显，影响肘关节功能。

（3）伴有创伤性关节炎。

（4）伴有迟发性尺神经炎者。手术方式为肱骨髁上截骨矫正术及尺神经前移术，截骨矫形的目的主要为矫正畸形、稳定关节、减轻疼痛和改变关节的受力不均，防止关节退变的加重。

（三）迟发性尺神经炎

尺神经与肱骨内上髁关系密切，肘部损伤及其后遗症很容易波及尺神经。

【病因】

产生尺神经炎的原因多与肘部骨折及其后遗畸形或骨质异常增生有关，如肱骨外髁骨折后的肘外翻畸形、内上髁骨折后复位不佳或瘢痕增生、肘关节骨化性肌炎等均可使尺神经受到牵拉或压迫而引起损伤。

【临床表现及诊断】

迟发性尺神经炎引起尺神经麻痹症状，发病缓慢，开始出现手尺侧部麻木、疼痛，病程较久者则可感觉完全丧失；受尺神经支配肌肉肌力减弱，晚期出现爪形手畸形，小鱼际肌及骨间肌萎缩。可扪及肘部粗大的尺神经，Tinel征阳性。

【治疗】

一旦出现尺神经麻痹症状，应尽早手术治疗。治疗越早，疗效越好。手术方式为尺神经前移及神经内松解术。

（四）肘关节骨化性肌炎

肘关节骨化性肌炎是肘部创伤严重和较常见的并发症，约占肘部骨折与脱位的3%。

【病因及机制】

肘部骨折、脱位等严重损伤后，骨膜被剥离、破裂，血肿形成，或局部受到被动牵拉、手术刺激，形成血肿，这些可引起血肿骨化为主的骨化过程；血肿吸收后则逐渐向骨膜下骨化发展。目前对其机制并不十分清楚，可归纳为骨膜生骨学说和纤维组织转化生骨学说。

【与骨化性肌炎发生有关的因素】

1.反复强力被动活动

2.治疗时间　早期治疗可得到良好的复位，减少血肿形成，利于软组织修复。

3.年龄　儿童发生骨化肌炎的概率低于青壮年。

【临床表现及诊断】

有明确外伤史；伤后反复被动屈伸关节；关节肿胀、疼痛持续不消伴局部温度升高；关节活动范围逐渐变小；X线片早期无特殊异常，3～4周后关节周围发现云雾状的骨化团，晚期骨化范围缩小，密度增高，界限清楚。一般伤后3～6周内有增大趋势，6～8周后趋于稳定。

【治疗】

1.一般治疗　骨化性肌炎诊断确立后，肘关节应妥善加以保护，是否行主动关节活动锻炼要视情况而定，如局部有肿胀、压痛及温度增高，活动时疼痛加重，则不应过度活动；如上述症状不明显，则应在疼痛可忍受情况下锻炼，以保留一定程度的关节活动和功能。

2.放射治疗　有学者认为放射治疗能影响炎性反应过程，可防止骨化性肌炎发生。每周2次，4周1个疗程，每次200伦琴。

3.手术治疗　凡影响肘关节屈伸功能，而骨化性肌炎处于静止的，即异位骨化致密硬化，界限清楚的，才可考虑手术切除。切除的目的是不使任何与骨化块有关的肌、骨组织残留，以防止复发；切除时宜切除骨化块连同一薄层正常肌肉，彻底止血。术后石膏固定1～3周。

（五）肘关节强直

各种原因造成肘关节活动丧失，固定于某一特定位置，称为肘关节强直，常可分为纤维性僵硬和骨性强直两种。

【病因】

(1)肘关节骨折，特别是关节内骨折后，复位不当。

(2)骨化性肌炎。

(3)肌肉、肌腱、韧带、关节囊等损伤引起广泛严重粘连。

(4)肘关节创伤后治疗不当，如长期固定，强力活动，按摩治疗等。

(5)肘关节感染。

【临床表现及诊断】

肘关节可强直于任何位置，以屈曲位最多，约占2/3；伸直位约1/3。无论强直于何种体位，均造成肘关节严重功能障碍，X线检查可帮助分析肘关节强直的原因。

【治疗】

1.保守治疗　对纤维性强直可试行体疗，主动锻炼，配合理疗，这对早期关节内粘连者有效。切忌强力被动伸屈。

2.手术治疗　手术是治疗肘关节强直的可靠方法。一般伤后4～6个月进行。过早手术因骨化性肌炎未静止，易再强直；过晚手术则关节周围软组织挛缩、粘连，失去弹性，效果欠佳。手术方法包括：

(1)肘关节松解术＋可活动外固定支架。

(2)肘关节成形术，如筋膜成形术、肘关节切除成形术。

(3)肘关节融合术等。

(六)创伤性肘关节炎

创伤性肘关节炎是肘关节创伤后的继发性病变，主要表现为肘关节疼痛和活动受限，其改变主要表现在关节软骨软化、脱落，软骨下骨质增生、硬化，最后关节面大部分消失，关节间隙变狭窄。

【病因】

创伤性肘关节炎主要发生在肘关节骨折、脱位，特别是关节面的损伤后。关节软骨损伤后复位不佳；或粗暴手法加重其损伤；或骨折畸形愈合，关节负重不均，最终都可致创伤性肘关节炎。

【临床表现及诊断】

肘关节损伤后功能基本恢复患者，又重新出现肘关节疼痛和不同程度活动障碍，并逐渐加重，伸屈活动范围越来越小，疼痛也越来越明显。X线片早期表现不明显，晚期可出现软骨下骨质硬化，关节边缘骨质增生或关节间隙变窄。

【治疗】

1.保守治疗　对轻型患者，可做主动肘关节功能锻炼。

2.手术治疗　适用于重型创伤性关节炎患者。手术方法包括肘关节松解，肘关节成形或肘关节融合。

第四节　手部骨折与脱位

一、拇指腕掌关节脱位

(一)应用解剖及发病机制

拇指腕掌关节位于第1掌骨基底和大多角骨之间，由两个相互对应的鞍状关节面所组成。冠状面观，第1掌骨基底关节面隆凸；矢状面观凹陷。大多角骨远侧关节面的形状则与之相反，但曲率稍有减少。拇指腕掌关节的关节囊和韧带厚而松弛，关节面并不贴合，故关节的活动范围较大，除屈-伸、内收-外展、回旋外，还有轴向旋转运动，即第1掌骨随着关节屈-伸而呈现旋前-旋后运动。

关节周围的韧带共有4条：外侧韧带较宽，起、止于大多角骨和第1掌骨基底的外侧部。掌侧韧带起自大多角骨结节，然后向远侧斜行止于第1掌骨基底的掌尺侧结节。桡背侧韧带也为斜行韧带，起自大多角骨背侧部，止在第1掌骨基底掌尺侧结节。第1掌骨间韧带很短，起自第 2 掌骨基底桡背侧部，呈扇面状，有纤维与掌、背侧韧带汇合，止在第 1 掌骨基底掌尺侧结节，此韧带有制约第 1 掌骨基底向桡侧脱位的作用。但也有人认为，掌侧韧带对第 1 腕掌关节的稳定更重要。根据 Strauch、Behrman 和 Rosenwasser 的尸体研究结果，桡背侧韧带和掌侧韧带是防止脱位的最重要韧带。

单纯的腕掌关节脱位较少见，临床上见到的多为半脱位。当第 1 掌骨处于轻度屈曲位时，作用其上的纵向暴力可使掌骨基底向桡背侧脱位。有时，可并发掌侧基底撕脱骨折。但是由于有掌侧韧带和第 1 掌骨间韧带的附着和牵拉，基底掌侧部相对稳定，这一纵向暴力更易导致掌侧基底骨折，即 Bennett 骨折-脱位。

（二）临床表现及诊断

由于导致腕掌关节脱位的暴力常较强大，容易合并掌骨骨折，因此容易漏诊腕掌关节脱位，应予以注意。其诊断依据如下：

（1）腕部有受伤史，拇指背侧肿胀明显，活动受限。

（2）拇指背侧有明显的压痛点。

（3）X 线检查需要进行后前位、侧位及斜位摄片。摄片常可发现脱位、半脱位、骨折等表现。

拇指腕掌关节由于退行性改变，可发生半脱位。检查可发现腕掌关节异常活动，X 线摄片可发现骨关节炎表现。

（三）治疗

急性单纯性脱位，予以纵向牵引和掌向推挤掌骨基底，可以很容易地复位，然后经皮穿针将关节固定于充分旋前位，再用拇“人”字管形石膏作制动。6 周后，去石膏、拔针，开始主动活动。但拔针后仍有个别患者会再次发生脱位或半脱位。因此，拔针后还应佩戴保护性石膏 4～6 周，活动锻炼也应循序渐进，不可操之过急。

陈旧性半脱位，应做切开复位和韧带重建。在第 1 掌骨近端 1/2 沿大鱼际肌桡侧缘作纵形切口，在腕远侧横纹处弯向尺侧，然后再沿桡侧腕屈肌腱向前臂延伸，止于腕上 2～3cm 处。从骨膜下显露第 1 掌骨基底侧面、骨膜外显露大多角骨掌侧部，显露和游离桡侧腕屈肌腱，在前臂远端将肌腱的桡侧半切断并向远侧劈裂，使其成为远端附着在第 2 掌骨基底、近侧端游离、长约 6cm 的腱条。将脱位的掌骨复位，然后用细克氏针将拇指固定于功能位，但要注意针的位置对后面所要进行的钻孔不要有妨碍。用直径 2.5mm 的钻头由第 1 掌骨基底背侧（拇短伸肌腱止点尺侧）向掌侧钻孔，将预制好的腱条由背侧口引出，经拇长展肌腱的深面绕到腕关节掌侧并抽紧，然后将腱条与出口处的骨膜、拇短伸肌腱止点缝合在一起。在接近止点处将腱条绕经桡侧腕屈肌腱的尺侧半，抽紧后折回，与第 1 掌骨基底骨膜、韧带缝合在一起。术后，予以石膏托外固定。4 周后，去除固定物，开始进行主动活动。并发创伤性或退行性关节炎的脱位，可做关节成形或融合术。

二、拇指掌骨骨折

(一)应用解剖及发病机制

第1掌骨是掌骨中最短、最粗的掌骨,分头、颈、干和基底四部分。但与其他掌骨比,头的曲率小,关节面宽阔,横径大于前后径。掌骨干短而粗,内、外侧面分别有第1背侧骨间肌、拇对掌肌附着。基底粗糙宽大,与大多角骨构成第1腕掌关节。其桡侧有拇长展肌腱附着,尺侧有拇短屈肌腱和第1背侧骨间肌附着。四面还有韧带加强。

第1掌骨的次级骨化中心位于掌骨近端,而其他掌骨则是位于远端。它与初级骨化中心愈合的时间也较其他掌骨晚1年左右。

第1掌骨骨折多发生于掌骨的近端,分关节内与关节外2种。前者包括有Bennett骨折和Rolando骨折。

1.Bennett骨折　又称Bennett骨折-脱位,因为同时合并有腕掌关节脱位。Bennett于1882年描述。当第1掌骨处于轻度屈位时,作用其上的纵向暴力可使基底向近、背侧移动并与大多角骨撞击,由此可导致基底骨折。骨折线偏于掌侧,断面近乎与掌骨纵轴附着,留在原位不动或有轻微的旋转。而背侧骨折块,即第1掌骨,则在拇长展肌腱和拇收肌的协同作用下向桡背移位,第1腕掌关节呈现背侧脱位。掌侧骨折块通常小于基底关节面1/3。

2.Rolando骨折　有别于Bennett骨折-脱位,较少见,为Rolando在1910年描述。骨折线呈"T"或"Y"形,基底碎成3块或多块,预后较差。从形态上看,Rolando骨折更像是粉碎型的Bennett骨折,除了掌侧基底与骨干分离之外,背侧基底也与掌骨干分离。

3.关节外骨折　关节外骨折较常见,治疗也相对简单。骨折线有横形和斜形之分,但均不与关节相通。后者需注意与Bennett骨折相区别。远侧骨折段在拇长屈肌腱和拇收肌的牵拉下向掌尺侧倾斜,近侧段由拇长展肌腱牵向桡骨侧,致使骨折呈现向桡骨成角移位。

(二)临床表现及诊断

临床上常表现拇指活动受限、疼痛以及手的捏、抓无力。检查可见局部肿胀、疼痛和压痛,拇指内收-外展和对掌运动受限。通过X线平片检查可明确骨折类型。

(三)治疗

1.Bennett骨折　治疗Bennett骨折-脱位的方法有20余种,绝大多数为非手术疗法。

牵引和外展第1掌骨,同时向掌侧按压掌骨基底背侧,骨折及脱位极易复位,但放松牵引后也极易再脱位。因此,应先在掌骨基底背侧置放一个软垫,然后做短臂拇"人"字管形石膏,在石膏硬化前予以闭合复位,同时塑形石膏使其与肢体均匀贴合,将第1掌骨固定在外展位,利用突出的软垫抵住脱位趋势、维持复位到愈合。也有些学者设计了各种各样的支具,通过皮牵引或骨牵引来防止掌骨基底背向滑脱,同时维持第1掌骨于外展位。还有些学者认为,将第1掌骨固定在内收位不是外展位,会有利于骨折复位的维持。

闭合复位虽然容易,但要使关节面对合平整无台阶并靠外固定物维持这一位置到骨折愈合却非易事。因此,在闭合复位成功之后穿针做内固定,不失为一种值得推荐的治疗方法。具体步骤是牵引、外展掌骨做闭合复位,如果关节面光滑平整、无明显的台阶,可在影像增强器监视下经皮穿 1 根或 2 根针将两骨折块固定在一起。若掌侧骨块较小，可穿针至大多角骨，维持复位到愈合。术后，用短臂拇“人”字管形石膏做外固定，4～6 周后拔针、开始功能锻炼。如果闭合复位后关节面仍有明显的台阶，则需行切开复位内固定：在第 1 掌骨桡背侧面沿大鱼际肌桡侧和近侧边缘做“L”形切口，从骨膜外显露骨折及第 1 腕掌关节，切开桡侧关节囊，在直视下复位直至关节面光滑平整无台阶，并用布巾钳做暂时固定，然后钻入加压螺丝钉。如果掌侧骨折块较小，可使用克氏针做固定，并将其中 1 根穿至大多角骨或小多角骨，以增加固定的稳定度。关闭切口前，应仔细修复关节囊。使用加压螺丝钉做内固定，次日即可开始进行适量的主动活动，但应佩戴保护性的外固定物至骨折愈合。用克氏针固定，还需用拇“人”字管形石膏做加强。4～6 周后拔针、开始主动活动。

有文献报道，Bennett 骨折-脱位即使复位不良，畸形愈合后拇指功能障碍也并不十分严重。但解剖位愈合可减少创伤性关节炎发生的机会，有利于关节运动功能的恢复，因此在条件允许的情况下还应以此为治疗标准。

2.Rolando 骨折　治疗主要是依据骨折块的粉碎程度和移位幅度而定。骨折块较多，无法使用内固定，可行闭合复位外固定。单纯的拇“人”字管形石膏固定或皮牵引治疗，难以获得满意效果，尽可能不用，而用骨牵引或外固定架来维持复位。如果骨折块小而多，可在牵引一段时间之后待局部肿、痛消退，早期开始主动活动，以便能利用关节囊、大多角骨关节面引导及模板作用，使破损的基底关节面重新塑形。如果骨折块较大，可行切开复位，用螺丝钉、钢板或克氏针做固定，入路同 Bennett 骨折。

3.关节外骨折　外展和背伸远侧骨折段通常可使横形骨折闭合复位，然后用短臂拇“人”字管形石膏固定 4 周。固定时应避免掌指关节过伸，不然会导致远侧骨折段屈曲。如果骨折相互嵌插，成角移位难于矫正，或解剖复位后难于维持，不要急于手术治疗。因为第 1 掌骨即便有 20°～30°成角畸形，除外观局部隆起外，多无明显的运动功能障碍。

斜形骨折的稳定性较差，闭合复位之后如果用短臂拇“人”字管形石膏不能维持位置，可经皮穿针做内固定。

三、拇指掌指关节脱位及韧带损伤

（一）应用解剖及发病机制

拇指掌指关节是由近节指骨基底、掌骨头、掌板、桡尺侧籽骨、侧副韧带、副侧副韧带和掌指关节囊所组成的多轴关节，具有屈-伸、内收-外展、回旋和旋转运动。但由于掌骨头横径大、关节面宽阔，侧方偏斜运动的幅度明显小于手指的掌指关节。

掌骨头略呈四边形，曲率小，横径大于前后径，掌侧关节面内有 2 个与籽骨成关节的小面。这 2 个小面有时突出，在关节背侧脱位后可影响掌板恢复原位。籽骨一般为 2 个，分别位于掌板的桡、尺侧并接受拇短屈肌和拇收肌的抵止。侧副韧带起自掌骨头的侧方，止在近节指骨基底侧方。关节屈曲时，韧带紧张，伸直时松弛，是维持关节侧方稳定的重要结构。副侧副韧带薄而平，由掌骨头止于掌板和籽骨。在关节尺侧，拇收肌腱止于尺侧籽骨和近节指骨基底的尺侧，并有部分纤维加入指背腱膜的尺侧扩展部。在桡侧，拇短展肌腱和拇短屈肌腱除了止于桡侧籽骨和近节指骨基底桡侧之外，也有部分纤维并入指背腱膜的桡侧扩展部。这些结构对关节的稳定也有一定的作用。

拇指掌指关节损伤有尺侧侧副韧带损伤、桡侧侧副韧带损伤和关节脱位3种类型。

1.尺侧侧副韧带损伤　拇指掌指关节过度桡偏和背伸的暴力，常会导致尺侧侧副韧带及掌板的不全性断裂或完全性断裂。断裂多发生于指骨基底附着部，有时可并发基底撕脱骨折。侧副韧带断裂后，指背腱膜的尺侧扩张部往往会置于断端间，妨碍韧带愈合。

过去英国狩猎场的看护人，常有拇指掌指关节尺侧侧副韧带慢性损伤，与他们经常徒手宰杀小猎物的职业习惯有着密切的关联。因此，Campbell将此种损伤称之为狩猎场看护者拇指。以后，这一名称的含义扩大，泛指尺侧侧副韧带的各种损伤，其中也包括韧带的急性损伤。有些学者认为使用滑雪者拇指来表示尺侧侧副韧带的急性损伤似乎更贴切，因为滑雪杖与拇指的撞击是其常见的原因。

2.桡侧侧副韧带损伤　较少见。多为门挤压或竞技暴力所致。

3.掌指关节脱位　远比手指关节脱位多见。背侧脱位多于掌侧脱位。

背侧脱位，常为关节过伸暴力所致。掌板多从膜部撕裂，并随指骨一起向掌骨头背侧移位。当其置于指骨基底和掌骨头之间时，闭合复位极难成功。桡、尺侧侧副韧带常不断裂，而是随着指骨基底滑向背侧。但是如果损伤时暴力偏向一边，也可导致一侧韧带断裂。往往并发侧副韧带损伤。掌侧脱位极罕见。

（二）临床表现及诊断

1.尺侧侧副韧带损伤　伤后，关节尺侧肿胀、疼痛及压痛显著，关节运动受限。将掌指关节被动桡偏，运动幅度如果明显增加（大于健侧10°），提示韧带完全断裂。否则，可能是不全性断裂。这项应力检查应在局部浸润麻醉后进行，以免因疼痛、肌肉痉挛限制关节偏斜而使结果呈现假阴性。此外，还应做双侧对比，以减少个体差异的影响。除了在掌指关节伸直时做侧方偏斜应力检查之外，还要在屈曲时做，因为侧副韧带在关节处于伸直位时是松弛的，关节的侧方稳定还有周围其他结构的支持，不易确定侧副韧带是否断裂。尺侧侧副韧带断裂后，拍拇指应力位平片可见掌指关节尺侧间隙增宽，关节面不平行。在实施应力位平片检查之前，应做常规平片检查，以免不知道有骨折存在而使之移位。与韧带损伤并发的骨折，多为近节指骨基底部的撕脱骨折、骨折块大小不等。利用掌指关节造影和关节镜来诊断侧副韧带损伤，虽有报告，但似乎无明显的临床意义。

2.桡侧侧副韧带损伤　损伤局部有肿胀、疼痛和压痛。予以关节尺向外力可见关节尺偏运动幅度增加。

3.掌指关节脱位　简单性脱位，又称半脱位，掌指关节常常呈现过伸畸形（40°～90°不等），即不能主动屈曲，也不能被动屈曲。X线侧位平片可见近节指骨基底坐落在掌骨头背侧，与掌骨头关节面仍有接触，掌侧间隙稍有增宽。复杂性脱位，近节指骨长轴差不多与掌骨平行，只有轻度过伸，而且可在大鱼际远端掌侧皮肤见一凹陷，系关节向背侧牵拉掌腱膜及皮肤所致。主动和被动屈曲均受限。平片上可见掌指关节间隙明显增宽，其内有籽骨影。

完全脱位，局部可扪及压痛，常规正位、侧位X线摄片可发现脱位。必要时可做关节造影。

（三）治疗

1.尺侧侧副韧带损伤　急性不全性断裂：不需手术治疗，仅短臂拇“人”字管形石膏将掌指关节固定在稍屈位4～6周即可。固定期的长短，与损伤的严重程度成正比。

急性完全性断裂：应及时进行手术修复。如合并有撕脱骨折，无论骨折有无移位，都应做手术探查和修复。在关节尺背侧做纵向弧形切口，切断拇收肌与指背腱膜的连接，显露损伤的韧带。如果断裂发生于韧带的实质，可用丝线做褥式缝合进行修复，并使关节处于轻度屈曲位。若损伤为指骨基底附着部的撕脱，可做钢丝抽出缝合重建韧带止点。小的撕脱骨折块可以切除，使韧带断端与骨缺损直接对合。撕脱骨折块较大时，可用克氏针做固定，恢复韧带的原有张力。有时，骨折块很大，约占基底关节面的1/3，同时也有韧带断裂，这种骨折不属撕脱骨折，而是为剪式应力所致的骨折。手术时，除了缝合修复断裂的韧带之外，也还要用克氏针或钢丝固定骨折。关闭切口前，吻合指背腱膜尺侧扩展部的断端。术后予以短臂拇“人”字管形石膏固定5～6周。

陈旧不全性断裂：单纯的不全性断裂常常被忽略，直到疼痛症状加重时才来就诊。被动活动如果没有关节不稳现象，可先石膏制动4周，以后再予以理疗。数月后症状可能逐渐消退。

陈旧完全性断裂：如果无创伤性关节炎，关节运动良好，可行韧带重建，入路同上。充分暴露掌骨头和指骨基底后，在尺侧面距关节面0.5cm处，各打一个横行穿透掌骨和指骨的孔洞，然后将游离的掌长肌腱穿行于内，两断端在尺侧抽出和稍拉紧后做重叠缝合。短臂拇人字管形石膏固定5～6周后，开始功能锻炼。术后关节屈曲活动可能会有所减少。有创伤性关节炎的陈旧断裂宜做关节融合术。

2.桡侧侧副韧带损伤　急性损伤的治疗与尺侧韧带损伤相同。正常时，由于桡侧受力较尺侧小，因而疗效也较好。陈旧损伤，可将拇展短肌止点前移1cm，使其止于拇指基底的桡侧，用以维持关节桡侧的稳定。

3.掌指关节脱位　简单性背侧脱位，闭合复位多可获得成功：被动屈曲腕关节和拇指指间关节，放松拇长屈肌腱，然后背伸掌指关节并由背侧向远侧推挤近节指骨基底，同时屈曲掌指关节直到复位。复位开始即施以纵向牵引。复位后用石膏托将掌指关节固定于屈曲位3周。过早的锻炼可干扰掌板的愈合，使掌指关节出现过伸不稳。在实施固定之前，应仔细检查有无侧副韧带损伤，如有断裂，应同时予以处理。掌骨头掌侧与籽骨相对的小关节面有时凸起，可阻挡撕裂的掌板回复原位，导致闭合复位失败，此时，手术治疗不可避免。

复杂性背侧脱位，闭合复位极难成功，但还是应在手术室臂丛麻醉完全后先试行两次闭合复位，失败后再行切开复位。切开复位多采用拇指桡侧纵行切口，在掌板与侧副韧带结合部做纵行切开，当把掌板撬拨原位，脱位会随之复位。术后固定同上。急性脱位因诊治延误而变为陈旧脱位的情形并非少见。此时，如果患者要求改善功能，切开复位是唯一可供选择的治疗方法。

掌侧脱位，治疗以切开复位为主。

四、腕掌关节脱位

(一)应用解剖及发病机制

腕掌关节由第1～5掌骨基底与远侧列腕骨构成。由于掌骨是5个,远侧列腕骨是4块,因此腕掌关节的构成不像掌指关节那样是一对一的结构。第1掌骨底为前后凹面的关节面,在桡侧方向是一个凸面。与其相对应的大多角骨关节面为前后凸的关节面,而桡侧方向为凹面,形成鞍状关节。第二腕掌关节由第2掌骨底与相对应的大、小多角骨构成,第2掌骨底尺侧还与第3掌骨桡侧相关节。第三腕掌关节由第3掌骨底与相对应的头状骨构成。第四腕掌关节由第4掌骨底与相对应的头状骨尺侧及钩骨桡侧构成。第五腕掌关节由第5掌骨底与钩骨桡侧构成,亦为鞍状关节。

第一腕掌关节囊肥厚,较松弛,包绕关节骨结构周围。关节周围有韧带附着,以增加关节的稳定性。位于关节前、后方有掌、背侧韧带;位于桡侧方有桡侧腕掌韧带;位于第1、第2掌骨间有骨间前、后韧带。有松弛的关节囊及坚强的韧带保证了第一腕掌关节的灵活性及稳定性。

第二至第四腕掌关节囊较紧张,第五腕掌关节囊较松弛。各腕掌关节均有腕掌侧及背侧韧带增强。掌骨间有骨间韧带连接,使各腕掌关节稳定。

第一腕掌关节为鞍状关节,可做屈、伸、收、展及旋转运动。第二至第四腕掌关节为微动关节。第五腕掌关节为鞍状关节,关节囊较为松弛,可有25°～30°的屈伸活动范围。

由于腕掌关节较为稳定,所以只有较强大的暴力才能使其发生脱位及韧带损伤。腕掌关节处的直接暴力损伤常导致关节外的骨折,较少出现关节囊破裂,且关节稳定。间接暴力可引起关节内骨折脱位,且关节不稳定。沿第五掌骨纵轴的纵向暴力,可导致第五腕掌关节的不稳定骨折脱位,可发生第二至第五单个腕掌关节脱位,也可发生4个关节同时脱位,还可同时发生多处骨折及手部软组织损伤。

(二)临床表现及诊断

由于导致腕掌关节脱位的暴力常较强大,经常合并多处骨折,从而容易遗漏腕掌关节脱位的诊断,应引起广大骨科医生的注意。

临床上常有外伤病史,表现为腕部肿胀明显,而手的畸形不明显。腕背有明确的局限性的压痛点。X线检查有助诊断,后前位片上腕掌关节面平行排列关系的丧失提示存在这种损伤。必要时行CT检查。

腕掌关节脱位可合并指伸肌腱损伤、正中神经损伤,第五腕掌关节脱位可合并尺神经损伤,并有可能出现血循环障碍,在进行诊断时应特别注意。

(三)治疗

腕掌关节脱位如能早期发现,手法复位比较容易;为防止出现再脱位,常需要克氏针固定。对闭合复位失败者,Lawlis与Gunther提倡的切开复位与克氏针固定十分有用,他们报告了15例切开复位内固定的病人,平均随访6.5年,13例疗效佳;他们认为这种方法优于闭合复位和经皮穿针固定,因为它既可以获得较好的复位,又避免了钉住肌腱。如脱位发现较晚,则需要切开复位，有时必须切除掌骨近端，融合腕掌关节。

五、掌骨骨折

（一）应用解剖及发病机制

掌骨为小管状骨，有5块，每块分底、体、头3部分。

1.底 为近侧端的膨大，其近侧面与远侧列腕骨相关节，构成腕掌关节，但关节面不相一致，第1、第3、第5掌骨仅与一个腕骨相接，第2掌骨与大、小多角骨和头状骨相接，第4掌骨与头状骨和钩骨相接，因此，头状骨有与2～4掌骨相接的关节面。第1掌骨底呈鞍状，与大多角骨形成拇指腕掌关节。掌骨底两侧则与相邻掌骨底相接，形成掌骨间关节，但第1掌骨除外。

2.体 横断面呈三角形，前缘分前内侧面和前外侧面，第2、第4、第5掌骨前缘有骨间掌侧肌附着，第3掌骨前缘有拇收肌横头附着，5个掌骨体的毗邻缘有骨间背侧肌附着。掌骨体较细，受到剧烈冲击后有时可引起骨折，由于屈肌力量强大，骨折片常向背侧成角。

3.头 圆形，其球形关节面与近节指骨底相接，成掌指关节。关节面大部分位于掌侧，小部分位于背侧，关节面前后方向的凸度较横向方向凸度为大。当掌指关节屈曲时，近节指骨底滑向前方，掌骨头则露于外方，于体表可触及。

5个掌骨形状大小稍有差异。第1掌骨最短最粗，掌面凹陷，由一嵴分内外两面。外侧面较大，有拇指对掌肌附着；内侧面较小，可见滋养孔。背面宽广平滑。底为鞍状关节，外侧有小结节，有拇长展肌附着，内侧粗糙，有拇短屈肌附着。头的曲度较其他掌骨小，但横径最大，头掌面两侧，各有一隆起的关节面，与拇指的2个籽骨相接。

第2掌骨最长，底有3个关节面，分别与大、小多角骨和头状骨相接。底背侧面粗糙，有桡侧腕长、短伸肌附着；掌侧面有结节或嵴，有桡侧腕屈肌附着。体呈三棱柱状，稍弯向背侧。第3掌骨稍短于第2掌骨，底与头状骨相接，掌侧面粗糙，有拇收肌斜头和桡侧腕屈肌附着，背侧面有桡侧腕短伸肌附着。第4掌骨较短而细，底较窄，有二关节面与头状骨和钩骨相接。体较细，有3个骨间肌附着，外侧面有滋养孔。第5掌骨细而短，底关节面呈鞍状，与钩骨相接，掌面粗糙，有豆掌韧带附着，底的内面有一结节，有尺侧腕伸肌附着。

手的活动，作用力多集中在第1～3掌骨，第2掌骨的力量可经大多角骨、舟骨传递至桡骨，第3掌骨的力量可经头状骨、月骨传递至桡骨，而第4、第5掌骨的力量仅借头状骨经月骨间接传递至桡骨。掌骨的发育与上述功能有关。

掌骨骨折，可分掌骨头骨折、掌骨颈骨折、掌骨干骨折和基底骨折。其中，掌骨颈、掌骨干骨折最多见。

1.掌骨头骨折 多为直接暴力所致，如握掌时掌骨头与物体的直接撞击等。但也有一部分骨折源于挤压伤、切割伤和扭转暴力。第2、第5掌骨头骨折发生率远远高于第3、第4掌骨，原因可能是它们位于手的边缘更容易遭受暴力作用。

2.掌骨颈骨折 多发生在第5掌骨，其次是第2掌骨。多为作用于掌骨头的纵向暴力所致。掌骨头通常有近节指骨遮掩和保护，很少承受纵向暴力，但在手指屈曲呈握拳状后掌骨头凸出成为手的最远端，则易于遭受纵向暴力，导致颈部骨折。掌骨颈骨折很少出现侧方移位，但多有背向成角移位一掌侧皮质嵌插，远侧骨折段向掌侧弯曲。背向成角移位，若未矫正，凸向掌侧的掌骨头日后会在手握物时产生明显的不适感，握拳时手背侧掌骨头的隆凸也会因此而减小或消失。成角移位越大，不适症状越突出。

3.掌骨干骨折　多发生于第3、第4掌骨，有横形、斜形、螺旋和粉碎骨折之分，可呈现短缩、背向成角和旋转移位。严重的短缩畸形可使手指屈、伸肌和骨间肌张力失调，影响手指伸直。背向成角畸形虽然对手功能影响不大，但有碍手背外观，有时也可引发肌腱自发性断裂，往往需要二次手术修整。旋转畸形可变更手指运动方向，妨碍手指屈曲握拳。

横形骨折：多为直接暴力所致。因骨间肌作用，骨折通常呈现背向成角移位；斜形、螺旋形骨折：多为扭转暴力所致。短缩、旋转与成角移位并存，但前二种移位更显著。第3、第4掌骨干的斜形骨折，由于掌骨头深横韧带的牵制，短缩移位相对较轻。而第2、第5掌骨的短缩则相对较重，并常有明显的旋转移位。粉碎性骨折：常发生于挤压伤或贯通伤之后，多并发严重的软组织损伤。

4.掌骨基底骨折　多由挤压等直接暴力所致。很少有侧方和短缩移位，但可有旋转移位发生。

（二）临床表现及诊断

局部可有肿胀、疼痛、压痛或畸形，关节运动受限。正、侧、斜位平片摄影检查通常可显示骨折线的走行，但对于隐匿性骨折还需行体层摄影或CT检查。

（三）治疗

第4、第5掌骨与头状骨、钩骨的连接较松弛，腕掌关节屈-伸运动幅度可达15°～30°，对颈部背向成角畸形所造成的手握物功能障碍有缓解作用。所以，小于40°的第5、第4掌骨颈背向成角对手握物功能常无明显妨碍。骨折如果稳定，可无需复位，仅予以无名指、小指及腕掌侧石膏托固定：取腕关节功能位、掌指关节50°～60°屈曲位、指间关节功能位即可。4周后，去除外固定物开始功能锻炼。第2、第3掌骨颈的背向成角移位应及时矫正，因为它们与远排腕骨连接紧密、彼此间无运动存在，无法缓解由成角畸形所引发的不适症状。

掌骨干骨折通常最好采用闭合方法治疗，如有多个掌骨骨折且伴有开放性软组织创伤时，则有内固定指征。复位时，矫正旋转移位最为重要。在骨折处穿入克氏针，从掌骨底的皮肤钻出；钻孔时将克氏针压成凸向掌侧的弓形，保持腕关节屈曲位，以便克氏针从腕背侧穿出。然后，将骨折复位，克氏针逆向钻入骨折远侧段，针尖在掌指关节近端停止。在皮下剪断克氏针近端。用夹板将腕关节固定于伸直位。掌骨颈骨折如果需要切开复位，也可采用类似的治疗方法。

适用于少数掌骨干骨折的另一个方法是经皮穿针。将掌指关节极度屈曲，用一根1.5mm克氏针穿入掌骨头，达到骨折处。在C形臂机的协助下，通过手压和手法调整克氏针，将骨折复位，如刚才所述将克氏针从腕背侧穿出。回抽克氏针，使其远端恰好位于掌指关节近侧。

掌骨干斜行骨折，如果骨折长度相对于掌骨干直径的2倍，可采用骨折块间螺钉固定。其优点包括剥离骨膜少和内固定凸起减少。建议保护骨折处6周。由于骨折达到解剖复位，X线片上通常看不到骨折愈合的征象。

许多掌骨头关节内骨折需要切开复位与内固定，特别是在关节面移位、产生关节不匹配时。这些情况应该采用克氏针固定。有时，这些骨折可导致移位骨折块的缺血性坏死。在急性掌骨骨折中，钢板与螺丝钉的使用虽然有限，为了对每个具体病人的治疗作出合理的判断，医生应熟悉该项技术，并有相应的器械。然而，据报告这种治疗方法的并发症发生率高达42%。

1.切开复位与钢板固定　根据Hastings的观点，掌骨钢板固定的指征为：①多发性骨折，可见到明显移位或伴有软组织损伤；②移位的横形、短斜形或短螺旋形骨折；③关节内和关节周围粉碎性骨折；④粉碎性骨折伴有缩短和(或)旋转畸形；⑤伴有骨质丢失或节段性骨缺损的骨折。

钢板固定需要复位，用克氏针或复位钳临时固定后，再使用钢板。暴露骨折面，以便解剖复位。与较易显露边缘的第2、第5掌骨相比，在第3、第4掌骨用复位钳临时固定则比较困难。在大多数情况下，现有的复位钳不适合将钢板夹持至骨折近端与远端进行临时固定。可由一位助手维持复位，选好的钢板根据掌骨背侧塑型。通过靠近骨折部的一个螺丝孔固定钢板，维持复位，再在骨折对侧第一个螺丝孔固定。

对横形骨折来说，当掌侧皮质支撑恢复后，将钢板用作背侧张力带钢板较为理想。采用2.7mm的动力性加压钢板(DCP)可达到良好的胯骨折线的加压效果；在稳定性骨折中，常用不太大的1/4管状钢板，也可通过偏心放置螺丝钉获得一定的加压。用3个手指的力量转动螺丝刀，最终拧紧这2个螺丝钉。拧入剩余的螺丝钉。

若要发挥张力带的作用，钢板必须准确地与掌骨背侧弓相匹配，或者稍超过，以便恢复前皮质支撑。如果没有前部皮质的支撑，钢板将会变弯和疲劳。有效地恢复前皮质支撑后，可保护钢板避免承受弯应力，而主要承受拉应力。短斜形和螺旋形骨折可使用骨折断端间的螺丝钉予以稳定，然后使用一个背侧钢板中和旋转应力。在使用“T”形或斜“L”形钢板时，应先固定钢板的侧臂或双臂，因为在侧臂(或双臂)中的螺丝钉将其下的骨折片向上牵拉至钢板时，可出现旋转畸形。对于关节内骨折，用1枚与钢板分开且垂直于骨折面的螺丝钉把2个关节骨折块拉到一起。可替代的方法是，在钢板的“T”形或“L”形部分的2枚螺钉可远离骨折部偏心置入，通过最终拧紧螺丝钉令两个骨折端加压。对于掌骨远端干骺端骨折，背侧钢板可能影响伸肌装置，使用2mm髁钢板，放置于桡背侧或尺背侧，穿过副韧带起点的背侧结节，可有效地避免这种影响。

使用钢板固定掌骨骨折时，在骨折的远侧和近侧，螺丝钉都应至少穿过4层骨皮质。钢板的选择必须根据具体情况而定。需要使用中和钢板固定的短斜形或螺旋形骨折，可用1个1/4管状钢板和2.7mm动力性加压钢板或1个1/3管状钢板固定，后者需要使用3.5mm螺丝钉，这种支撑钢板需要避免载荷并进行早期骨移植。

2.切开复位与螺丝钉固定　在长斜形或螺旋形骨折以及移位的关节内骨折累及25%以上关节面者，可行单纯螺丝钉固定。

在局部血肿和软组织清创后，进行骨折复位。局限性骨膜剥离1mm或2mm，足以保证解剖复位。用复位钳或克氏针临时固定，根据骨折的解剖特点决定螺丝钉放置的位置。只有当螺丝钉与骨长轴成90°时才能最好地对抗使掌骨变形和缩短的轴向压力。与骨折面成90°置放的螺丝钉可良好地对抗扭应力。抵抗轴向及扭转载荷的最佳折中方法是将螺丝钉置于一个角的平分线上,该角的一条边与骨折面成90°,另一条边与骨长轴成90°。骨折尖端附近的螺丝钉放置必须准确,以确保螺纹固定于皮质并避免皮质裂开。

2mm螺丝钉适用于掌骨干骨折,而2.7mm螺丝钉对干骺端骨折更好。将螺丝钉头沉入骨质不仅能更好地分布载荷,还可消除螺丝钉头的突起。利用螺纹合适地抓持住远侧骨皮质,并可在近侧骨皮质的扩大钻孔内滑动,螺丝钉的扭转载荷可转化成轴向载荷,从而将2个骨折面加压在一起。掌骨头骨折通常可用1枚螺丝钉固定,而干骺端和骨干的骨折至少需要2枚螺丝钉固定。当骨折线长度是骨干直径的2倍时,单纯使用2枚或多枚螺丝钉即可达到稳固的固定。由于单纯螺丝钉固定不能提供足够的跨过短骨折线的旋转稳定性,所以应加用中和钢板或外固定。

3.微型髁钢板固定 Buchler与Fischer建议采用微型髁钢板治疗掌骨和指骨的关节周围损伤。手术指征有5个:①急性骨折伴有部分或完全性屈肌腱断裂,需要一期肌腱缝合和术后早期活动者;伴有部分或完全性伸肌腱损伤,这些肌腱的功能尚好或需要修复,以承受早期张力性载荷者;伴有关节周围的损伤,由于其伴随软组织损伤的严重性和损伤部位,很可能发生关节僵硬者;②断指再植;③指骨或掌骨的干骺端截骨,特别是伴有关节囊切开或肌腱松解术时;④手指重建(骨成形、带蒂移植、游离复合组织转移)需要稳定的骨骼固定时;⑤关节融合术。禁忌证有3个:①未闭合的骺板附近;②关节骨折块窄于6mm时禁用2mm钢板,窄于5mm时禁用1.5mm钢板;③髁刃及螺丝钉将进入关节内,但进入掌骨头的背侧隐窝除外。

六、掌指关节脱位及韧带损伤

(一)应用解剖及发病机制

掌指关节由近节指骨基底、掌骨头、掌板、侧副韧带和副侧副韧带所组成,为双轴关节,具有屈-伸、内收-外展和一定量的回旋运动。其中,屈-伸运动度最大。

掌骨头近似球形体,为凸状关节面,与之相对的近节指骨基底则为凹状,曲率稍小于掌骨头关节面。侧副韧带及副韧带均位于掌骨头侧方,一同起自掌骨头背侧方的小凹内,然后斜行,分别止于近节指骨基底掌侧方和掌板侧方边缘。前者位于后者背侧,较强韧,呈索条状;后者较薄弱,呈片状,关节屈曲时可以皱起。掌板位于关节掌侧,远侧部较厚,为纤维软骨样组织所构成,附着在近节指骨基底侧缘;近侧部为疏松、柔软和有弹性的膜,止于掌骨颈的掌侧。掌板的膜部在关节过伸时伸长,屈曲时皱褶,以保证关节屈伸运动不受限制。手指关节的掌板藉掌骨深横韧带相互连接在一起。侧副韧带、副侧副韧带和掌板相互支持形成一个与掌骨头密切接触的“U”形结构体。它扩大了关节的运动范围,同时也为关节稳定提供了有力的支持。

横截面观,掌骨头背侧部的两侧凹陷,有侧副韧带和副侧副韧带附着,关节面较掌侧部窄。侧面观,掌骨头远侧关节面的曲率明显大于掌侧,掌骨头呈一偏心的轮廓,即远侧扁掌侧凸,这样,当关节屈-伸运动时侧副韧带就会承受一种凸轮效应:关节伸直时,韧带松弛,关节可有侧方偏斜及回旋运动;屈曲时韧带起、止点间距增大,韧带变长并紧张,上述运动几近消失。长期处在松弛状态,韧带会逐渐挛缩并限制关节屈曲运动。因此,掌指关节固定应取屈曲位,避免取伸直位。

掌指关节的稳定源于骨间肌、侧副韧带、副侧副韧带和掌板的支持。骨间肌为动态稳定结构,后三者为静态稳定结构。

掌指关节屈-伸运动幅度通常是 0°～90°,可过伸 15°～25°。但屈曲运动度,各指并不相同,其中小指最大,食指最小。

损伤可分为侧副韧带损伤和掌指关节背侧脱位。侧副韧带损伤:由迫使掌指关节过度偏斜的暴力所致。多发生于桡侧韧带。掌指关节背侧脱位:常由过伸暴力所致。掌板近端从掌骨颈部撕裂,近节指骨基底脱向掌骨头背侧。

(二)临床表现及诊断

侧副韧带损伤:受伤局部有疼痛、肿胀和压痛,关节运动受限。屈曲掌指关节或侧方偏斜牵拉受伤韧带,可使疼痛加重。侧副韧带断裂后,掌指关节稳定性虽然会有减弱,但在骨间肌及屈、伸肌腱保持完整的情况下,无不稳定表现。平片上有时可见掌骨头或近节指骨基底有撕脱骨折,多无其他异常发现。关节造影可提示韧带损伤所在。

掌指关节脱位:脱位的关节通常只呈轻度的过伸畸形,伤指偏向一侧并较其他手指稍微突向背侧,近侧指间关节轻度屈曲。掌指关节掌侧皮肤与其下的掌腱膜有纤维束相连,脱位后可因掌腱膜紧张,牵拉手掌皮肤而呈现小的凹陷。正位平片可见掌指关节间隙消失,斜位片关节间隙明显加宽,籽骨位于间隙内。

(三)治疗

1.侧副韧带损伤　急性单纯损伤,可用石膏托将掌指关节固定在伸直位 3 周。若并发有较大的撕脱骨折块或骨折有 2～3mm 移位,应予以切开复位,修复损伤的韧带——用克氏针或钢丝固定骨折,重建韧带止点,恢复其原有的张力。

急性韧带损伤,由于关节无明显不稳定,常被误诊为扭挫伤而延误治疗。晚期除了疼痛外,还有无力感。在正规的非手术治疗 6 个月之后症状还无缓解,可行手术治疗。若发现侧副韧带从一端止点撕脱,且无明显短缩时,可用不锈钢丝做可抽出式缝合,将韧带缝合回原位。若韧带未断,但已被拉长变薄弱,可切除部分韧带,然后做端端缝合。若损伤韧带已严重瘢痕化,可彻底切除瘢痕以减轻疼痛。

2.掌指关节背侧脱位　简单背侧脱位,检查时可见掌指关节 60°～90°过伸位畸形。此时,屈曲腕关节和近侧指间关节,放松指屈肌腱,然后由背侧向远侧,掌侧推挤近节指骨基底,通常可使之复位。操作过程中,禁忌暴力和背向牵拉手指,以免关节面分离,掌板滑到掌骨头背侧,变简单脱位为复杂性脱位。在阻滞麻醉下,肌张力降低,可提高闭合复位的成功率。复位后,用背侧石膏托将掌指关节固定在 50°～70°屈曲位,2 周后开始活动锻炼。

对复杂性脱位很难做到闭合复位,因掌板随指骨一起背移嵌压在掌骨头背侧,阻碍近节指骨基底回到原位。尽管如此,复杂脱位还是应先试行闭合复位,只有当闭合复位失败之后才考虑切开复位。闭合复位的方法同上所述。切开复位多采用侧弧形切口,即沿脱位关节的远侧掌横纹做横行切开。但如果并发掌骨头骨折,还是行背侧弧形切口,以便在矫正脱位的同时能很方便地处理骨折。掌侧皮肤切开时,注意不要损伤手指神经-血管束,因为它们在脱位后可由掌骨头的侧方移至掌侧,与皮肤接近,稍有疏忽即会损伤。切开皮肤后,再切断掌浅横韧带

(掌腱膜横纤维)做进一步的显露。如果脱位发生在食指,可见蚓状肌位于掌骨头的桡侧,指深、浅屈肌腱在尺侧。若为小指,掌骨头的桡侧则为指深、浅屈肌腱和蚓状肌,尺侧为小指展肌腱。牵开上述即可见到从近侧端撕裂的掌板移位嵌压在掌骨头背侧,其两侧与掌深横韧带(掌板间韧带)相连处也常呈现不全性撕裂。掌板的张力通常较大,很难直接将其撬拨回位。因此,当掌板两侧无撕裂或裂隙较小时,可纵行切断它与掌骨深横韧带的连接以减小张力,然后再用小拉钩将其牵拉到掌骨头的掌侧,此时脱位也会随之复位。术后用背侧石膏托或支具控制掌指关节,防止过伸即可,不需绝对制动。

晚期复杂脱位,处理较困难,常需通过 2 个背侧切口,切除关节侧副韧带。复位后,运动功能恢复也多不够满意。

七、掌指关节交锁

(一)应用解剖及发病机制

掌指关节侧副韧带和副侧副韧带,起自掌骨头两侧的背侧结节,止于近节指骨基底两侧的结节以及掌板两侧的边缘部,由此形成一个包绕掌骨头关节面的"U"形结构体。这是一个骨-纤维性结构,底由掌板和近节指骨基底关节面组成,两侧壁则由侧副韧带和副侧副韧带构成。"U"形结构体在掌骨头关节面上的滑动构成了掌指关节屈-伸运动的基础,任何可阻碍"U"形结体构滑动的病变,如关节内骨赘、关节囊箝闭在关节腔内等都可引起关节运动的突发障碍,即关节交锁。由此可知,掌指关节交锁源于"U"形结构体在掌骨头关节面滑动的受阻,原因既可是骨性的也可是软组织病变。

掌骨头是一个掌侧宽、背侧窄的双凸关节面,侧副韧带在关节屈曲时与掌骨头髁突接触密切,并由此向外膨突,使其紧张度进一步加大,导致"U"形结构体与掌骨头关节面两侧的接触更加紧密。因此,当掌指关节处于屈曲位时,"U"形结构体的运动极易受到关节内病变的干扰,诱发交锁的发生。这也就掌指关节交锁多发生在关节屈曲位,呈现伸直受限的主要原因。

(二)临床表现及诊断

根据病因,可将交锁分为原发、退行性变和创伤性 3 类。

1.原发性掌指关节交锁　多因关节先天畸形所致。

(1)掌骨头掌面的桡侧纵行骨软骨嵴:与掌板内表浅的桡籽骨相互摩擦,导致"U"形结构体向前滑动受限。

(2)掌骨头远侧和掌侧关节面交界区横行软骨嵴:可使近节指骨基底关节面在掌骨头关节面上的滑动受阻。

(3)关节内纤维束带:桥接在掌板籽骨和侧副韧带之间,关节伸直时紧张,使籽骨嵌压在掌骨头掌侧的凹陷内不能前移。

(4)关节游离体:为中节短指骨畸形的伴发畸形。中心为骨组织,周围为软骨。可嵌塞在关节间隙内,阻碍关节的屈曲运动。

(5)掌板内面反折体、横行裂隙、膜状物:与掌骨头突出的髁部钩绊在一起,阻碍关节充分伸直。

(6)掌板内血管瘤:瘤体向关节内突出,嵌压在掌骨头掌侧凹陷内,造成关节伸直受限。X线平片可见掌骨头掌侧骨皮质有压迹。

(7)掌骨头桡侧髁突过大:桡侧副韧带可钩绊在其近侧,妨碍关节伸直。

(8)桡侧关节囊内面掌背侧走行的索条:钩绊在掌骨桡侧髁突的近侧,阻碍关节伸直。

此类交锁多见于50岁以下的成人,女性多于男性,主要累及食指。交锁多是突然发生,无明确诱因。患者就诊前多有反复发作史和自行牵引按摩解锁史。除短指畸形外,其他畸形所致的交锁均发生在屈曲位,表现为掌指关节主、被动伸直运动受限,差90°～20°到0°位,而掌指关节屈曲和两指间关节的屈-伸运动正常。有时关节桡侧可有局限性压痛。X线平片检查可见第2掌骨头桡侧髁突较大,可有桡侧籽骨、关节内游离体和短指畸形存在。但不少病例的X线平片无异常发现。体层摄影有助于明辨软骨及骨性畸形所在。

原发性交锁多发生于食指而少见于其他手指,原因可能是:①食指掌指关节掌板的桡侧缺少掌深横韧带的牵拉,较其他关节更易向尺侧偏移。②第2、第3掌骨头桡侧髁,尤其是第2掌骨头桡侧髁,过大且高。这些均使食指"U"形结构体与第2掌头桡侧髁的接触远比其他手指密切,因此其运动也更易于受关节内微小变异或病变的影响,导致交锁的发生。

2.退行性掌指关节交锁　多为关节炎晚期的畸形所致。

(1)骨性关节炎和类风湿关节炎:骨赘以及粗糙变形的关节面常可阻碍"U"形结构体的滑动。

(2)痛风性关节炎:尿酸盐结晶体阻碍关节运动。

退行性关节交锁多发生于50岁以上,主要累及中指。交锁发生突然,绝少能自行手法解锁。掌指关节屈曲多正常,而主、被动伸直受限。个别病例表现为关节固定在某一位置,既不能伸,也不能屈。两指间关节屈-伸运动正常。X线平片检查可见关节面不光滑、变形中有骨赘生成。

据Kessler报告,中指掌指关节较其他手指易发生骨性关节炎。这也许是退行性关节交锁多累及中指的主要原因。

3.创伤性掌指关节交锁　常有明确的外伤史,如过度背伸、过度屈曲等。有时,也可发生于扭伤或震伤之后。此类交锁即可在伤后急性发作,也可潜伏多时才缓慢而至。

(1)关节囊侧方撕裂:近侧部分钩绊在掌骨头上或撕裂部分箝入关节内腔。

(2)掌板撕裂。

(3)关节内骨折:早期可见骨折及骨折线,晚期则只见关节内游离体和骨缺损。

(4)骨折畸形愈合:导致关节面不规整。

关节有明显的活动痛和压痛,有时可见肿胀。关节即可交锁在屈曲位,表现为伸直受限;也可交锁在伸直位,表现为屈曲受限。X线平片检查可见关节内骨折或骨折畸形愈合。关节造影及MRI对诊断关节周边软组织损伤极有帮助。

掌指关节交锁是因关节内病变所致的突发运动障碍,诊断时需与指屈肌腱狭窄性腱鞘炎、指伸肌腱滑脱、掌指关节脱位及半脱位相鉴别。

(三)治疗

1.自然解锁　此法成功率极低。交锁不能解除,应试行手法解锁或手术治疗。

2.闭合手法解锁 原发性交锁的病人既往多有手法解锁史，所以可予以按摩和牵引做闭合解锁。但操作要轻柔，否则会加重损伤程度或导致关节内骨折。在关节腔内注入麻醉剂，使关节囊膨胀，有助于提高手法解锁的成功率。对于退行性和创伤性交锁，则以手术治疗为宜。

3.手术治疗 病因不去除，即使此次解除交锁，但仍有复发的可能。因此，交锁应以手术治疗为佳。通常采用掌侧入路，在掌板与副侧副韧带结合处纵行切开，将阻碍"U"形结构体滑动的病变切除。病变清除要彻底，以免术后交锁复发。术后患指制动 1～3 周，然后便可开始功能锻炼。

八、近侧指间关节骨折脱位及韧带损伤

（一）应用解剖及发病机制

近侧指间关节是由指骨基底、指骨头、掌板、侧副韧带、副侧副韧带及关节囊组成。指骨头较扁，呈滑车状——关面中央为凹陷的纵沟，两侧为隆起的髁突。基底宽大，位于指骨的近端，有两个凹状关节面。指间关节接近合页式关节，只有掌、背向的屈-伸运动而无侧方偏斜运动，结构上比掌指关节稳定。

关节掌侧有掌板、背侧有薄的关节囊、侧方有侧副韧带和副侧副韧带包绕。侧副韧带呈索条状，起自指骨头两侧的小凹内，止在远侧指骨基底的掌侧方，走行方向与指骨纵轴近乎平行。副侧副韧带位于侧副韧带的近侧，也起自指骨头小凹内，随后向掌侧辐射，止于掌板两侧的边缘部。掌板分软骨和膜两部分，软骨部位于远侧，起自远侧指骨基底关节面的掌侧边缘，然后向近侧延伸并转换为膜状体，止于掌骨颈的掌侧。由于指间关节凸轮作用不明显，侧副韧带的松紧变化并不显著。屈曲时，整个侧副韧带紧张，伸直时其掌侧部分仍保持紧张状态不变。

指间关节屈-伸运动幅度较大，远侧指间关节通常为 0°～90°、近侧指间关节 0°～110°。有些可过伸 20°或更多。

常见的有侧副韧带损伤、脱位及骨折脱位等。

1.侧副韧带损伤 又称侧方脱位。多由手指内收或外展的侧方暴力所致，受伤时手指多为伸直位。桡侧侧副韧带损伤更多见。侧副韧带损伤包括断裂和附着部的撕脱，后者常常并发有指骨头或基底的撕脱骨折。时间少于 3 周的为急性损伤，超过 3 周的为慢性损伤。侧副韧带损伤在早期易被忽略，混同于一般的扭伤，未能及时制动，直至变为慢性损伤。

2.近侧指间关节脱位 分背侧，掌侧和旋转性脱位 3 种。

（1）背侧脱位：又称掌板损伤，较常见。但就诊时脱位常常已为病人自己或旁人所复位，医生很少有机会亲眼见到脱位状况，只能根据病人的陈述以及关节掌侧肿胀压痛，背伸幅度大于健侧对应指的体征来再进行判断。有些掌板损伤也可无急性脱位的经历，背伸暴力史及过伸体征为诊断的主要依据。近侧指间关节背侧脱位多由背伸暴力所致，虽不一定有侧副韧带断裂，但肯定有掌板损伤。掌板损伤，即可以是膜与软骨部结合处的断裂，也可以是掌板在中节指骨掌侧基底附着点的撕脱，后者有时伴有小片撕脱骨折。掌板撕脱所带有的骨折块很小也很少移位，与中节指骨掌侧基底骨折有明显的不同，后者常常超过基底关节面的 1/3，关节在复位之后也不稳定。

(2)掌侧脱位:较少见。常并发有指伸肌腱中央腱损伤。有时,掌侧脱位在就诊前就已复位,若鉴定不清,很可能会按常见的背侧脱位进行治疗,将关节固定在屈曲位。这势必会导致中央腱愈合不良和钮孔畸形的发生,增加病人的痛苦。因此,当不能肯定原发脱位方向时,应仔细地询问病史和寻找有诊断意义的体征。体检最好是在指神经阻滞麻醉下进行,以免因病人剧痛而使检查结果不准确。

(3)旋转脱位:由旋转暴力所致,近节指骨头一侧髁突由指伸肌腱中央腱与侧腱之间的裂隙中凸出来。侧位平片可见中节与近节指骨的影像不一致,一个为侧位轮廓,一个为斜位。

3.近侧指间关节背侧骨折-脱位　多由挤压伤所致,表现为中节指骨掌侧基底骨折,骨折块大于基底关节面1/3,中节指骨向背侧脱位。

(二)临床表现及诊断

伤后被动桡偏或尺偏关节时疼痛加剧。关节肿、痛及压痛最明显处常与损伤部位一致——背侧为指伸肌腱中央腱,掌侧为掌板,侧方为侧副韧带和副侧副韧带。中央腱完全断裂后,近侧指间关节被动伸直存在而主动的抗阻力背伸运动丧失。侧副韧带有损伤,桡偏或尺偏外力可使关节呈现明显的侧方偏斜。施加外力拍摄的平片可见损伤侧的关节间隙明显加宽。近侧指间关节被动过伸角度的增加常与掌板撕裂有关。上述检查有时会因患者惧痛不合作而难于做到,可给予指根麻醉后再实施。侧副韧带慢性损伤最突出的表现为关节不稳定和梭形肿胀。前者为韧带断裂或张力衰减所致,后者为韧带损伤与修复过程交替进行、结缔组织增生的结果。关节运动幅度正常或有不同程度的减少。长期的关节不稳定可导致关节软骨损伤和创伤性关节炎。

(三)治疗

1.侧副韧带损伤　急性不全性断裂,压痛局限,关节无侧方不稳和异常过伸,可予以非手术治疗:用弹力束带或尼龙搭扣将伤指与相邻的健指束缚一起,利用健指制动伤指。4～5周后可开始主动屈伸活动,但不要承重和侧方扳弄手指,以免造成韧带松弛或再次断裂。只要制动时间够长,损伤可完全愈合,关节运动及稳定恢复如初,但关节肿胀,疼痛则要3～4个月的时间才能完全消退,有时关节会因结缔组织增生而遗留胖大的外观。这些应在治疗前向患者阐述清楚,以免日后有不必要的误解。

急性完全性断裂,关节肿痛,侧方偏斜或过伸运动显著者,宜施手术缝合和修复断裂的韧带。在日常生活中,食指,中指,无名指近侧指间关节的桡侧韧带常常是处于尺偏外力作用之弛和关节不稳定。术后处理与不完全性断裂相同。

陈旧的完全性断裂,由治疗不当或未经治疗的急性断裂迁延而来,断裂的韧带不愈合或愈合不良——长度增加、张力下降、关节不稳定,可手术治疗。切除韧带断端间瘢痕或一部分组织,然后做“8”字缝合,以便韧带愈合并恢复原有的张力。术后用石膏托固定4～5周,然后开始活动。有创伤性关节炎者,以行关节融合为妥。

2.近侧指间关节脱位　大多数指间关节脱位为背侧脱位,常可由病人自己或旁观者即刻复位。副韧带通常不会断裂,这为闭合复位后早期保护下关节活动度锻炼提供了适当的稳定性。如果年轻病人的一侧或两侧副韧带完全断裂且关节不稳定,应给予修复,特别是韧带断裂发生在食指的桡侧者。如果关节不稳定并伴有持续性背侧半脱位,可将关节穿针固定在屈曲

20°位 2～3 周；也可以仅仅将针作为背侧阻挡，允许关节早期屈曲活动。

近侧指间关节的掌侧脱位与背侧脱位不同，常不能通过闭合方法复位。近节指骨头周围侧束的嵌顿可妨碍复位，因此可能需要切开复位。闭合复位后出现的不同心运动，通常是由骨与软组织嵌入引起的，也需行切开复位。

由急性创伤或重建手术造成的关节不稳可采用多种小型动力性外固定器治疗。这些外固定器在维持关节复位的同时允许关节早期活动。

九、远侧指间关节脱位

（一）应用解剖及发病机制

远侧指间关节的解剖基本与近侧节指间关节的解剖相同，都属于轴性滑车关节。关节囊松弛而薄，囊周围借掌板韧带、副韧带和侧副韧带增强。

手指远侧指间关节及拇指指间关节单纯脱位并不多见，即使出现，也常是背侧脱位，并伴有开发性伤口。但关节骨折-脱位较常见，如并发远节指骨背侧基底撕脱骨折的掌侧脱位和并发掌侧基底撕脱骨折的背侧脱位。

（二）临床表现及诊断

受伤后即会出现患指局部疼痛，压痛明显，可有关节不稳。X 线摄片可发现关节脱位。

（三）治疗

新鲜脱位可闭合复位——纵向牵引和向掌侧推挤远节指骨，然后用铝托固定 3 周即可。有时，从指骨颈撕下的掌板、拇长屈肌腱及骨折块可嵌塞在骨端之间阻碍复位，需行切开复位。如果是开放性脱位，应修复所有损伤的结构。

超过 10d 的脱位，由于周围软组织挛缩，闭合复位往往难于成功，切开复位为首选的治疗方法。关节脱位时间越久，软组织挛缩就越严重，手术的范围也越广泛，复位后关节易于出现不稳定，运动功能恢复远不如新鲜脱位。手术通常采用关节背侧入路，其视野大，操作也较容易。如果术中发现关节软骨面已有广泛破坏，就及时改做关节融合。

十、近节及中节指骨骨折

（一）应用解剖及发病机制

每节指骨分底、体、头三部。底宽阔，有卵圆形凹陷的关节面；体较细，掌面平坦凹陷，作成骨纤维性管的一部，背面凸隆，为指背腱膜所覆盖；头较窄，呈滑车状，关节面有两个小髁，中为凹沟。

近节指骨最长，底与掌骨头构成掌指关节，体横断面呈半月形，掌面平坦，其边缘有指浅屈肌腱附着，头与中节指骨底形成近侧指间关节。中节指骨较短而细，底有两个凹陷的关节而以小嵴相隔，与近节指骨头相接，体掌面两侧微凹，有指浅屈肌腱附着，头较近节指骨小，与远节指骨相接。指骨头两侧的小凹为侧副韧带、副侧副韧带的起点，骨干中部掌面为指浅屈肌腱附着处，基底的掌、背及侧面分别有掌板、指伸肌腱的中央腱和侧副韧带附着。直接、间接和旋转的暴力均可造成指骨骨折。指骨骨折，根据部位可分头、颈、干和基底骨折4类。

1.指骨头骨折　多为体育竞技中的暴力所致。

2.指骨颈骨折　为短斜形或横形骨折，常有短缩和成角移位。

3.指骨干骨折　多由直接暴力所致，如压砸伤和挤压伤，并有横形、斜形、螺旋和粉碎之分。

4.指骨基底骨折　较指骨头骨折少见。为背伸暴力或由指端传导的纵向暴力所致。

（二）临床表现及诊断

患指受伤后即出现疼痛、肿胀，有移位时出现畸形、功能障碍。检查有压痛，有时触及骨擦感。X线摄片可以明确。

（三）治疗

治疗指骨骨折应力求解剖复位，严禁有旋转、侧方成角大于10°的掌背向成角移位。前二种移位可变更手指正常屈伸运动轨迹，使其在屈曲时与相邻手指发生推挤或叠摞，妨碍其他手指屈曲功能的发挥；后一种则会破坏骨与肌腱间平滑的接触面，增大肌腱滑动摩擦阻力，诱发肌腱断裂。

正常手指在屈曲时，手指长轴的延长线指向腕骨。在复位固定时，可被动屈曲手指，观察其指向，以此来判断旋转或侧方成角移位是否得到矫正。有时，也可利用相邻的健指来固定患指，帮助矫正并防止上述移位的复发。

当骨折为多发或开放时，应采用纵向或斜向克氏针固定。治疗这些骨折时，可采用背外侧纵向切口；对于近节指骨骨折，采用指骨背侧切口。后者呈“S”形，从掌指关节延伸至近侧指间关节。显露伸肌腱，在其中央纵向切开；向两侧牵开，显露骨折部位。直视下，将一根克氏针钻入骨折远端，骨折复位后，逆行钻入骨折近端。应仔细矫正任何旋转畸形，但可以接受一些短缩畸形。修复伸肌腱。将手指固定于功能位，腕关节固定于伸直位。

有时，可通过闭合复位及克氏针经皮穿过骨折线治疗中节或近节指骨的斜形不稳定骨折。应将克氏针从外侧正中穿入，以免损伤伸肌腱腱帽和屈肌腱。用夹板固定手指2～3周；在保护下，允许早期运动练习。3～4周时拆除克氏针。

近节指骨的四周几乎均有肌腱存在，骨折之后更易出现肌腱粘连和运动障碍。手术治疗近节指骨骨折，应避免将内固定物穿经和留置在肌腱内，同时也尽可能不使用钢板做固定；前者可妨碍肌腱滑动，影响术后的功能锻炼，后者则会因广泛剥离而加重肌腱粘连。Belsky与Eaton介绍了一种治疗多发性近节指骨骨折的有效穿针技术。指骨骨折复位后，维持位置，掌指关节屈曲至90°，将一根克氏针从掌骨头背侧钻入，穿过掌指关节，沿髓腔越过骨折部位。克氏针勿穿过近侧指间关节，应将克氏针近端暴露于皮外，以便3～4周时拔除。某些近节指骨底的关节内骨折可能需要切开复位和内固定。如果关节面必须接近解剖复位并希望早期活动，可优先选择螺丝钉固定。有些近节指骨的开放性或严重粉碎性骨折，不适合采用传统方法进行内固定。在这些情况下，采用微型外固定器进行外固定，或采用Milford所建议的经皮横向穿入克氏针连接聚甲基丙烯酸甲酯进行外固定可能是适宜的方法。矫形器械安装完毕后，可对骨折部做最后的调整。

十一、远节指骨骨折

（一）应用解剖及发病机制

远节指骨是手与外界接触最频繁的部位，损伤概率远远高于手的其他部位。

远节指骨最小，底与中节指骨头相关节，底掌面微凹，有指深屈肌止点附着，头掌面有蹄铁形转子，称远节指骨转子。指骨基底掌侧有指深屈肌腱和掌板附着，背侧为伸指肌腱终腱止点，侧方有侧副韧带附着，骨折大多为撕脱性骨折。指骨干和甲转子背面为甲床和甲板覆盖，掌面藉致密的纤维束与皮肤相连，彼此连接紧密，互为依托，可减少骨折移位的发生。但这也常使远节手指软组织间隙因骨折出血而明显增加压力，伤后多有跳动性剧痛。远节指骨骨折可分为甲转子骨折、骨干骨折和基底骨折。

1.甲转子骨折　多由压砸伤所致，或横形或纵形，但以粉碎骨折居多。

2.骨干骨折　也多由压砸和挤压致伤，但常为开放性损伤，有横形、纵形和粉碎之分。由于缺少肌腱附着，又有甲板支托，骨干骨折一般无明显的移位。

3.基底骨折　有关节外和关节内之分，前者常因压砸和挤压等直接暴力所致，后者多源于间接暴力。

（二）临床表现及诊断

患指受伤后即出现疼痛、肿胀，有移位时出现畸形、功能障碍。还常伴有甲床裂伤和甲根翘出、甲下积血等。基底关节内背侧骨折时，由于伸肌腱止点撕脱骨折，常可呈现锤状指畸形。检查有压痛，有时触及骨擦感。X线摄片可以明确。

（三）治疗

远节指骨骨折通常由挤压损伤引起，因此常呈粉碎性，仅需夹板固定。治疗主要是针对伴随的软组织损伤，如甲床撕裂。若存在环形损伤使指尖几乎完全离断时，在软组织愈合过程中，克氏针对维持骨架结构具有价值。骨折后指尖长时间触痛和感觉减退是由损伤软组织而非骨折引起的。

远节指骨骨折时常并发甲下血肿，可冷敷以减少出血和缓解疼痛。但如果指腹张力大、疼痛剧烈，则可用烧红的钝针（如缝衣针的尾端）在甲板上灼出1个或2个孔洞，引流积血，由此来降低张力，缓解疼痛。此术最好是在伤后48h以内进行，以免血液凝固影响疗效。

骨骺未闭的青少年与儿童，其关节外基底骨折常常表现为Salter-Harris Ⅰ～Ⅱ型骺损伤，有时易误诊为指间关节脱位。它是一种间接暴力所致的损伤，并非像成人那样源于直接暴力。成人在间接暴力之后所呈现的损伤多为基底撕脱骨折或伸指肌腱断裂，而青少年及儿童则为骨骺损伤，原因是骺及骺板的抗张强底低于骨和肌腱。关节外骨骺损伤的治疗方法与成人相同，小于30°的掌或背向成角移位也可接受，无需解剖复位。固定时间为3～4周。

关节内基底骨折有时呈粉碎性，多为压砸伤或作用于指端的纵向暴力所致。骨折块通常很小，无法使用内固定。如骨折移位不大，可先予以闭合复位外固定，然后在3～4周时开始活动锻炼，利用中节指骨头完好的关节面重塑基底关节面。对于关节损伤严重者、骨折移位明显，尤其是中节指骨头也有骨折时，可行指间关节融合术。

第五节 股骨干骨折

一、股骨干骨折的应用解剖、致伤机制、临床表现及诊断

(一)应用解剖特点

1.股骨干的解剖定位 股骨干的解剖范围为:股骨小粗隆下缘至股骨髁上部的解剖段。

2.外形结构特点 股骨干是人体中最坚固和最长的管状骨,当人体直立时,其向内向下倾斜;女性的骨盆相对较宽,其倾斜度更大一些。股骨干本身还有一个向前的凸度,其外形上部呈圆柱形,下部逐渐移行呈三棱柱形,在其后面有一条纵形骨嵴称为股骨嵴或股骨粗线。向近端逐渐分为两唇,外侧唇终于臀肌粗隆,为臀大肌的附丽部;内侧唇一部分终于耻骨线,为耻骨肌附丽部,另一部分止于转子间线;股骨嵴向远端也分为两唇,分别移行至股骨内、外上髁。股骨干远端逐渐变扁增宽,在横切面上呈卵圆形。股骨干骨皮质的厚薄不一,一般中间厚,两端逐渐变薄,向远端至髁部仅为一薄层。前后面对应点的皮质厚度除股骨嵴最厚外基本一致。股骨骨髓腔横断面呈圆形,长度自小粗隆底部起至股骨下端关节面上一手掌处止,骨髓腔狭窄不一。一般自股骨大粗隆至外上髁连线上 1/4 处开始狭窄,最狭窄处在此连线中点近端 2～3cm 处。以此连线中点远近端 4cm 连线代表股骨干髓腔的中线,并沿髓内钉进入方向引线,两线的交点在近端 4～5cm 处,夹角为 5°～7°,进行股骨髓内钉固定时应注意这些解剖特点(图 6-1)。

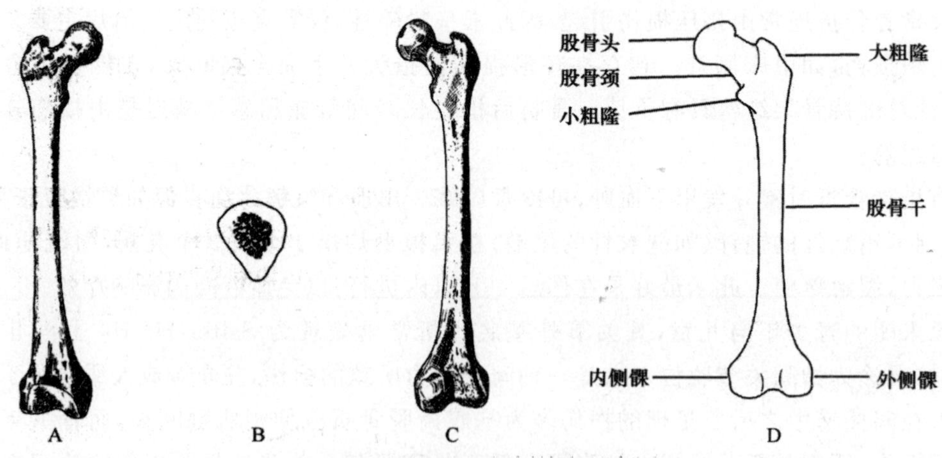

图 6-1 股骨的解剖特点示意图

A.前面观;B.横断面(中部);C.后面观;D.各主要部位

3.血液供应特点 股骨干滋养孔一般有 1～3 个,大部分为双孔,多位于股骨的中段及中上段。一般开口于股骨嵴上或股骨嵴的内外侧,上滋养孔大多位于股骨干上、中 1/3 交界处稍下方,下孔则位于上、下1/2 交界处稍上方。滋养孔道多斜向近侧端,与股骨轴线成 45°角(图

6-2)。股骨滋养孔也有单孔,多集中于股骨中1/3处。滋养动脉的上滋养动脉一般发自第一穿动脉,而下滋养动脉则发自其余穿动脉。滋养动脉进入皮质后其行程可长可短,入髓腔后再向上、下分支做树枝状,血流呈远心方向,供应皮质内侧2/3～3/4。骨膜动脉为众多横形细支,来自周围肌支,呈阶梯状,只供应皮质外侧1/4～1/3,平时作用不大。股骨干骨折后,如果主要滋养动脉缺如,骨骺动脉和骨膜动脉不能代偿股骨干远侧断端的血供,新骨形成将受到影响。如骨折发生在上中1/3交界处,远骨折段近侧将缺乏血供。如骨折发生在中下1/3交界处,同时该股骨只有1个滋养动脉,在皮质内行程又较长,则近断段远端的血供将发生障碍,影响愈合。

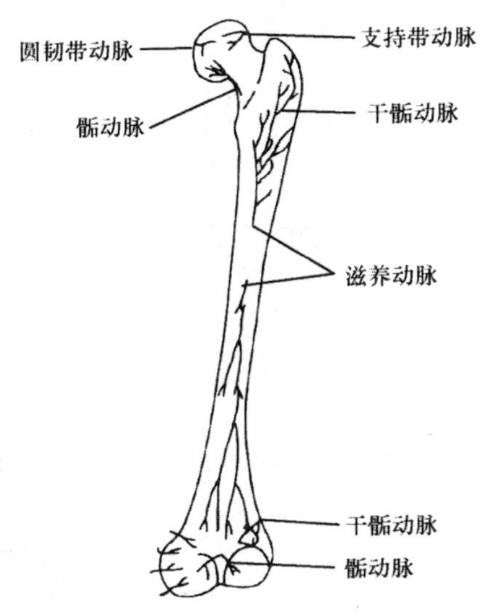

图6-2 股骨滋养血管示意图

股骨干骨折后采用髓内钉固定,将有可能损伤滋养动脉的髓支。另一方面,由于滋养动脉在股骨嵴处进入的较多,手术时应尽量不要剥离此处,采用钢板固定时,钢板不宜放在前面,因为螺丝钉可能穿入后部股骨嵴,从而损伤滋养动脉而影响骨折的愈合。

4.周围相关结构的解剖特点 围绕股骨有较多的肌肉,特别集中于上部及后部,因而通常从体表不易摸到股骨(图6-3)。由于股骨外侧无重要血管及神经等结构,且肌肉较薄,显露股骨以外侧最为适宜。股骨中段1/3的全部、上1/3的大部以及下1/3的一部分全为股内侧肌、股外侧肌及股中间肌所包围,股骨干任何部分的骨折都或多或少地引起股四头肌的损伤。由于出血、水肿、渗液进而机化,如果再给予较长时间的固定,缺少必要的肌肉功能锻炼,时间一长,必然引起挛缩或纤维增生,造成粘连,特别是骨折位于股骨下部或由于渗液向下流注更易引起肌肉及膝关节囊的粘连,严重影响膝关节的活动,使得屈曲范围大受限制。

(二)致伤机制

1.概述 股骨干骨折的发生率略低于粗隆部骨折和股骨颈骨折,约占全身骨折的3%,但其伤情严重,好发于20～40岁的青壮年,对社会造成的影响较大。10岁以下的儿童及老年人也时有发生。

2.致伤机制 由于股骨被丰富的大腿肌肉包绕,健康成人股骨骨折通常由高强度的直接暴力所致,例如机动车辆的直接碾压或撞击(图 6-4)、机械挤压、重物打击及火器伤等均可引起。高处坠落到不平地面所产生的杠杆及扭曲传导暴力也可导致股骨干骨折。儿童股骨干骨折通常由直接暴力引起且多为闭合性损伤,也包括产伤。暴力不大而出现的股骨干骨折者除老年骨质疏松外,应警惕病理性因素。

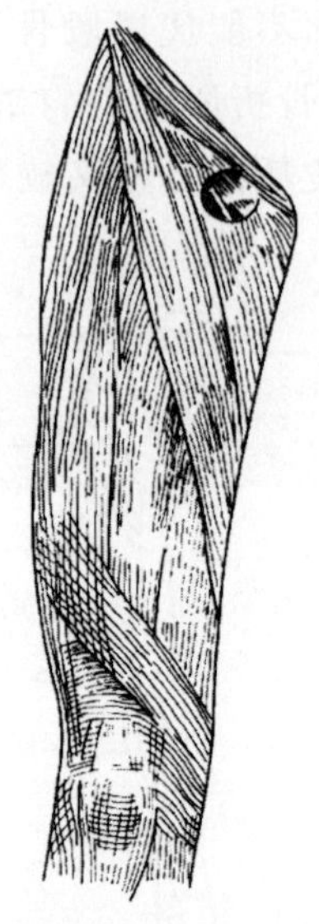

图 6-3 股骨周围肌肉丰富,不易触及示意图

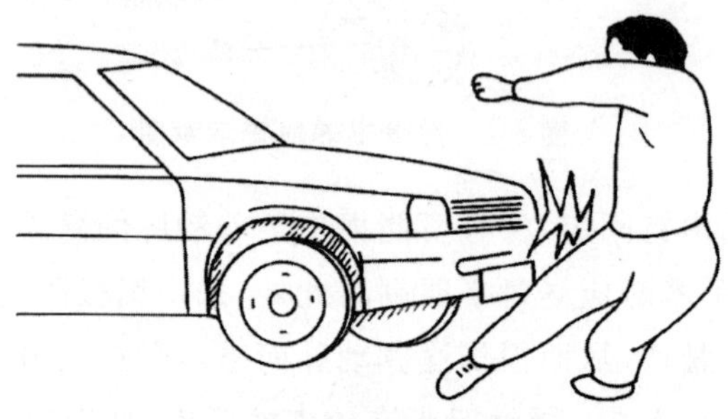

图 6-4 股骨干骨折致伤机转示意图

3.骨折移位 股骨周围肌群丰富,且大多较厚,力量强大,以致股骨干完全骨折时断端移位距离较大,尤其是横形骨折更明显。骨折后断端移位的方向部分取决于肌肉收缩的合力方向,另外则根据外力的强度与方向以及骨折线所处的位置而定。整个股骨干可以被看成 1 个坚固的弓弦,正常情况下受内收肌群、伸膝肌群及股后肌群强力牵引固定。股骨干骨折后该 3 组肌肉强力牵引使弓弦两端接近,使得骨折端向上、向后移位,结果造成重叠畸形或成角畸形,其顶端常朝前方或前外方。具体按照骨折不同部位,其移位的规律如下。

(1)股骨干上 1/3 骨折:近侧断端因髂腰肌及耻骨肌的收缩向前屈曲,同时受附着于股骨大转子的肌肉,如阔筋膜张肌、臀中肌及臀小肌的影响而外展外旋;近侧骨折断端越短,移位越明显;远侧断端因股后肌及内收肌群的收缩向上,并在近侧断端的后侧。由于远侧断端将近侧断端推向前,使后者更朝前移位(图 6-5)。

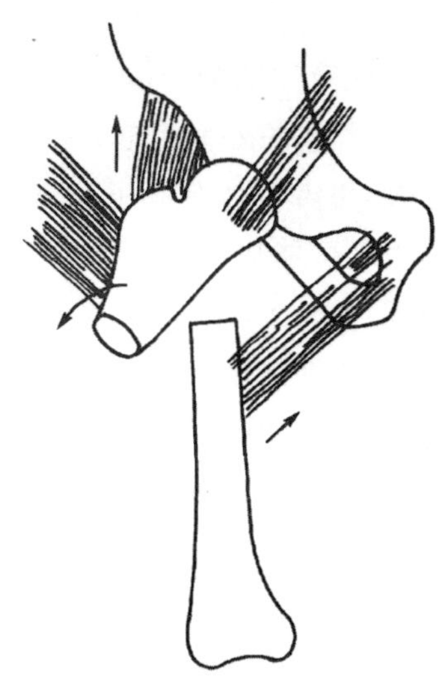

图 6-5　股骨干上 1/3 骨折移位情况示意图

(2)股骨干中 1/3 骨折:骨折断端移位情况大致与上部骨折相似,只是重叠现象较轻。远侧断端受内收肌及股后肌收缩的作用向上向后内移位,在骨折断端之间形成向外的成角畸形,但如骨折位于内收肌下方,则成角畸形较轻(图 6-6)。除此以外,成角或移位的方向还取决于暴力的作用方向。这一部位骨折还常常由于起自髋部止于小腿的长肌的作用而将股骨远断端和小腿一起牵向上方,导致肢体短缩,Nelaton 线变形,大粗隆的最高点比股骨颈骨折更位于髂前上棘与坐骨结节连线的上方。其另一个特点是,足的位置由于重力的作用呈外旋位。

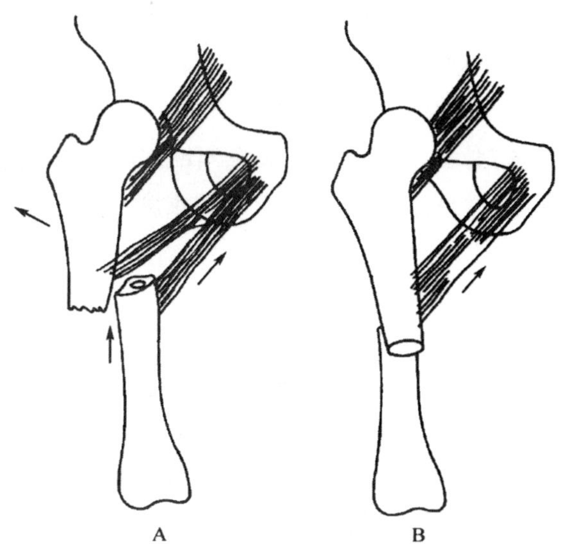

图 6-6　股骨干中 1/3 骨折移位情况示意图

A.内收肌处;B.内收肌下方

(3)股骨干下 1/3 骨折:除纵向短缩移位外,腓肠肌的作用可使骨折远端向后移位,其危险是锐利的骨折端易伤及腘后部的血管和神经。

（三）临床表现

股骨干骨折多因强暴力所致，因此应注意全身情况及相邻部位的损伤。

1.全身表现 股骨干骨折多由于严重的外伤引起，出血量可达1000～1500ml。如果是开放性或粉碎性骨折，出血量可能更大，患者可伴有血压下降、面色苍白等出血性休克的表现；如合并其他部位脏器的损伤，休克的表现可能更明显。因此，对于此类情况，应首先测量血压并严密动态观察，并注意末梢血液循环。

2.局部表现 可具有一般骨折的共性症状，包括疼痛、局部肿胀、成角畸形、异常活动、肢体功能受限及纵向叩击痛或骨擦音。除此以外，应根据肢体的外部畸形情况初步判断骨折的部位，特别是下肢远端外旋位时，注意勿与粗隆间骨折等髋部损伤的表现相混淆，有时可能是2种损伤同时存在。如合并有神经血管损伤，足背动脉可无搏动或搏动轻微，伤肢有循环异常的表现，可有浅感觉异常或远端被支配肌肉肌力异常。

3.X线片表现 一般在X线正侧位片上能够显示骨折的类型、特点及骨折移位方向，值得注意的是，如果导致骨折的力量不是十分剧烈，而骨折情况严重，应注意骨质有无病理改变的X线片征象。

（四）诊断

根据受伤史再结合临床表现及X线片显示，诊断一般并不复杂。但对于股骨干骨折诊断的第一步，应是有无休克和休克趋势的判断；其次还应注意对合并伤的诊断。对于股骨干骨折本身的诊断应做出对临床处理有意义的分类。传统的分类包括开放性或闭合性骨折；稳定型或不稳定型骨折，其中横形、嵌入型及不全性骨折属于稳定型骨折。国际内固定研究协会（AO/ASIF）对于长管状骨骨折进行了综合分类，并以代码表示，用来表示骨骼损伤的严重程度并作为治疗及疗效评价的基础。AO代码分类的基础是解剖部位和骨折类型，解剖部位以阿拉伯数字表示，股骨为3、骨干部为2，股骨干即为32，骨干骨折类型分为“简单”（A型）及“多段”，多段骨折既有“楔形”骨折（B形）又有“复杂”骨折（C形），再进一步分亚组。其英文字母序列数及阿拉伯数字越大，骨折也越复杂，治疗上的难度也越高。其分类简图见肱骨干骨折内容。

二、股骨干骨折的治疗

股骨干骨折的治疗方法有很多，现代生物医用材料、生物力学及医疗工程学的发展，为股骨干骨折的治疗提供了许多方便和选择。在做出合适的治疗决策前，必须综合考虑到骨折的类型、部位、粉碎程度和患者的年龄、职业要求、经济状况及其他因素后，再酌情选择最佳疗法。保守治疗的方法包括：闭合复位及髋人字石膏固定、骨骼持续牵引、股骨石膏支架等。近十年来，手术疗法随着内交锁髓内钉的发展和应用，取得了令人鼓舞的进步。但总的来说，不外乎以下方法：首先是内固定装置系统，包括传统髓内钉，又可分为开放性插钉和闭合性插钉、内交锁髓内钉和加压钢板固定等。其次是骨外固定装置系统，此系统仍在不断改进及完善中。现从临床治疗角度进行分述。

(一)非手术治疗

以下病例选择非手术疗法已达成共识。

1.新生儿股骨干骨折　常因产伤导致,可采用患肢前屈用绷带固定至腹部的方法,一般愈合较快,即使有轻度的畸形愈合也不会造成明显的不良后果。

2.4岁以下小儿　不论何种类型的股骨干骨折均可采用Bryant悬吊牵引,牵引重量以使臀部抬高离床一拳为度,两腿相距应大于两肩的距离,以防骨折端内收成角畸形,一般3～4周可获骨性连接。

3.5～12岁的患儿　按以下步骤处理:

(1)骨牵引:Kirshner针胫骨结节牵引,用张力牵引弓,置于儿童用Braunes架或Thomas架上牵引,重量3～4kg,时间10～14d。

(2)髋人字石膏固定:牵引中床边摄片,骨折对位满意有纤维连接后,可在牵引下行髋人字石膏固定。再摄片示骨折对位满意即可拔除克氏针。

(3)复查:石膏固定期间应定时摄片观察,发现成角畸形时应及时采取石膏楔形切开的方法纠正。

(4)拆除石膏:一般4～6周可拆除石膏,如愈合欠佳可改用超髋关节的下肢石膏固定。

(5)功能锻炼:拆除石膏后积极进行下肢功能训练,尽快恢复肌力及膝关节的功能。

4.13～18岁的青少年及成人　方法与前述基本相似,多采用胫骨结节持续骨牵引,初期(1～3d)牵引重量可采用体重的1/8～1/7,摄片显示骨折复位后可改用体重的1/10～1/9;在牵引过程中应训练患者每日3次引体向上活动,每次不少于50下。牵引维持4～6周,再换髋人字石膏固定3个月,摄片证明骨折牢固愈合后方能下地负重。

(二)手术治疗

保守疗法对于儿童骨折的治疗比较满意。因为股骨周围骨膜较厚,血供丰富,且有强大的肌肉包绕;成人股骨干骨折极少能被手法整复和石膏维持对位。持续牵引由于需要长期卧床易导致严重的并发症,加重经济负担,目前已成为不切实际的做法。现代骨科对股骨干骨折的治疗,在无禁忌证的情况下,多主张积极手术处理。

【髓内钉固定术】

1.概述　1940年,Kuntscher介绍髓内钉内固定用于股骨干骨折,创立了髓内夹板的生物力学原则。目前,关于股骨髓内钉的设计和改进的种类很多,但最主要集中在以下几方面。

(1)开放复位髓内钉固定或闭合插钉髓内钉固定。

(2)扩大髓腔或不扩髓穿钉。

(3)是否应用交锁。

(4)动力或静力型交锁髓内钉。

为了便于权衡考虑和适当选择,有必要对这几方面进行阐述。

2.开放插钉的优点　与闭合插钉比较:

(1)不需要特殊的设备和手术器械。

(2)不需要骨科专用手术床及影像增强透视机。

(3)不需早期牵引使断端初步分离对位。

(4)直视下复位,易发现影像上所不能显示的骨折块及无移位的粉碎性骨折,更易于达到解剖复位及改善旋转的稳定性。

(5)易于观察处理陈旧性骨折及可能的病理因素。

3.与闭合复位相比不足之处

(1)骨折部位的皮肤表面留有瘢痕,影响外观。

(2)术中失血相对较多。

(3)对骨折愈合有用的局部血肿被清除。

(4)复位时的操作破坏了血供等骨折愈合条件,并增加了感染的可能性。

4.扩髓与否　一般认为,扩髓后髓内钉与骨接触点的增加提高了骨折固定的稳定性,髓腔的增大便于采用直径较大的髓内钉,钉的强度增大自然提高了骨折的固定强度。扩髓可引起髓内血液循环的破坏,但由于骨膜周围未受到破坏,骨痂生长迅速,骨折愈合可能较快。因此对于股骨干骨折,多数学者主张扩髓,扩髓后的骨碎屑可以诱导新骨的形成,有利于骨折的愈合。对于开放骨折,由于有感染的危险性,应慎用或不用。有文献报告,由于扩髓及髓内压力的增加,可导致肺栓塞或成人呼吸窘迫综合征,因此对多发损伤或肺挫伤的患者不宜采用。

5.内交锁髓内钉　内交锁髓内钉是通过交锁的螺钉横形穿过髓内钉而固定于两侧皮质上,目的是防止骨折旋转、短缩及成角等畸形的发生。但是髓内钉上的内锁孔是应力集中且薄弱的部分,易因强度减弱而发生折断。因此,应采用直径较大的髓内钉,螺钉尽可能远离骨折部位,螺钉充满螺孔,延迟负重时间。不带锁髓内钉以 Ender 钉、Rush 钉及膨胀髓内钉为代表,临床上也有一定的适应证。内交锁髓内钉通过安置锁钉防止了骨折的短缩和旋转,分别形成静力固定和动力固定;由于静力型固定的髓内钉可使远、近端均用锁钉锁住,适宜于粉碎、有短缩倾向及旋转移位的骨折。静力型固定要求术后不宜早期负重,以免引起髓内钉或锁钉的折断导致内固定失败。动力型固定是将髓内钉的远端或近端一端用锁钉锁住,适用于横形、短斜形骨折及骨折不愈合者,方法为一端锁定,骨折沿髓内钉纵向移动使骨折端产生压力,因而称为动力固定。静力固定可在术后 6～8 周短缩及旋转趋势消除后拔除一端的锁钉,改为动力型固定,利于骨折愈合。总之,由于影像增强设备、弹性扩髓器等的应用,扩大了内交锁髓内钉的应用范围。股骨内交锁髓内钉的设计较多,比较多见的有 Grosse-Kempf 交锁髓内钉、Russell-Taylor 交锁髓内钉及 AO 通用股骨交锁髓内钉,这几种髓内钉基本原理及手术应用是相似的。

现就交锁髓内钉在股骨干骨折的应用作一介绍。

(1)手术适应证。

1)一般病例:股骨干部小粗隆以下距膝关节间隙 9cm 以上之间的各种类型的骨折,包括单纯骨折、粉碎性骨折、多段骨折及含有骨缺损的骨折;但 16 岁以下儿童的股骨干骨折原则上不宜施术。

2)同侧损伤:包含有股骨干骨折的同侧肢体的多段骨折,如浮膝(股骨远端骨折合并同侧胫骨近端骨折)。

3)多发骨折:包括单侧或双侧股骨干骨折或合并其他部位骨折,在纠正休克,等呼吸循环稳定后应积极创造条件手术,可减少并发症,便于护理及早期的康复治疗。

4)多发损伤:指股骨干骨折合并其他脏器损伤,在积极治疗危及生命的器官损伤之同时,尽早选用手术创伤小、失血少的髓内钉固定。

5)开放骨折:对一般类型损伤,大多无需选择髓内钉固定;粉碎型者,可酌情延期施行髓内钉固定或采用骨外固定方法。

6)其他:对病理骨折、骨折不愈合、畸形愈合及股骨延长等情况也可采用髓内钉固定。

(2)术前准备

1)拍片:拍股骨全长正侧位X线片(各含一侧关节),必要时拍摄髋关节及膝关节的X线片,以免遗漏相关部位。

2)判定:仔细研究X线片,分析骨折类型,初步判断骨折片再移位及复位的可能性和趋势,估计髓内钉固定后的稳定程度,决定采用静力型固定或动力型固定。同时应了解患者患侧髋关节及膝关节的活动度,有无影响手术操作的骨性关节病变,尤其是髋关节的僵硬会影响手术的进行。

3)选钉:根据术前患肢X线片,必要时拍摄健侧照片,初步选择长度及直径合适的髓内钉及螺钉,一般而言,中国人男性成年患者常用钉的长度为38～42cm,直径11～13mm;女性常用钉的长度为36～38cm,直径10～12mm。在预备不同规格的髓内钉及锁钉的同时,尚需准备拔钉器械及不同规格的髓腔锉等。此外,必须具备骨科手术床及X线片影像增强设备。

4)术前预防性抗生素:术前1d开始应用,并于手术当日再给1次剂量。

(3)麻醉方法:常用连续硬膜外麻醉,也可采用气管插管全身麻醉。

(4)手术体位:一般采取患侧略垫高的仰卧位,或将其固定于“铁马”(骨科手术床)上,后者的优点包括:

1)为麻醉师提供合适的位置,特别是对严重损伤的患者,巡回护士、器械护士及X线片技术员也满意用此位置。

2)对患者呼吸及循环系统的影响较小。

3)复位对线便于掌握,特别是易于纠正旋转移位及侧方成角畸形。

4)便于导针的插入及髓内钉的打入,尤其适用于股骨中下段骨折。

仰卧位的缺点是,对于近端股骨要取得正确进路比较困难,尤其是对于一些肥胖患者。此时为了使大粗隆的突出易于显露,需将患肢尽量内收,健髋外展。

侧卧位的优点是,容易取得手术进路,多用于肥胖患者及股骨近端骨折。缺点是放置体位比较困难,对麻醉师、巡回护士,器械护士及X线片技术员都不适用;术中骨折对线不易控制,远端锁钉的置入也比较困难。

无论是采用哪种体位,均应将患者妥善安置在骨科专用手术床上,防止会阴部压伤及坐骨神经等的牵拉伤等。

(5)手术操作步骤

1)手术切口及导针入点:在大粗隆顶点近侧做一个2cm长的切口,再沿此切口向近侧、内侧延长8～10cm,按皮肤切口切开臀大肌筋膜,再沿肌纤维方向做钝性分离;识别臀大肌筋膜下组织,触诊确定大粗隆顶点,在其稍偏内后侧为梨状窝,此即为进针点,选好后用骨锥钻透骨皮质。

正确选择进针点非常重要，太靠内侧易导致医源性股骨颈骨折或股骨头坏死，甚至引起髋关节感染；此外可造成钉的打入困难，引起骨折近端外侧皮质骨折。进针点太靠外，则可能导致髓内钉打入受阻或引起内侧骨皮质粉碎性骨折。

2)骨折的复位：骨折初步满意的复位是手术顺利完成的重要步骤，手术开始前即通过牵引手法复位；一般多采用轻度过牵的方法，便于复位和导针的插入。应根据不同节段骨折移位成角的机制来行闭合复位，特别是近端骨折仰卧位复位困难时，可采取在近端先插入一根细钢钉作杠杆复位，复位后再打入导针。非不得已，一般不应做骨折部位切开复位。

对于粉碎性骨折无需强求粉碎性骨块的复位，只要通过牵引，恢复肢体长度，纠正旋转及成角，采用静力型固定是可以取得骨折的功能愈合的。

3)放置导针、扩大髓腔：通过进针点插入圆头导针，不断旋转进入，并保持导针位于髓腔的中央部分，确定其已达骨折远端后，以直径 8mm 弹性髓腔锉开始扩髓，每次增加 1mm，扩大好的髓腔应比插入的髓内钉粗 1mm。扩髓过程中遇到阻力可能是将通过髓腔的狭窄部，通过困难时可改用小一号的髓腔锉，直到顺利完成为止。要防止扩髓过程中对一侧皮质锉得过多引起骨皮质劈裂造成骨折。

4)髓内钉的选择和置入：合适的髓内钉的长度应是钉的近端与大粗隆顶点平齐远端距股骨髁 2～4cm，直径应比最终用的髓腔锉直径小 1mm。此时，将选择好的髓内钉与打入器牢固连接，钉的弧度向前，沿导针打入髓腔；当钉尾距大粗隆 5cm 时，需更换导向器，继续打入直至与大粗隆顶平齐。打入过程中应注意不能旋转髓内钉，以免此后锁钉放置困难，遇打入困难时不能强行进钉，必要时重新扩髓或改小一号髓内钉。

5)锁钉的置入：近端锁钉在导向器的引导下一般比较容易，只要按照操作步骤进行即可，所要注意的是导向器与髓内钉的连接必须牢固，松动将会影响近端钉的置入位置。远端锁钉的置入也可采用定位器，临床实际中依靠定位器往往效果并不理想，这可能是由于髓内钉在打入后的轻微变形影响了其准确性，一般采用影像增强透视结合徒手技术置入远端锁钉，为减少放射线的照射，需要训练熟练的操作技巧。

6.Kuntscher 钉　Kuntscher 钉是标准的动力髓内钉，其稳定性取决于骨折的完整程度及钉和骨内膜间的阻力，但适应证有所限制：一般只适宜于股骨干中 1/3、中上 1/3 及中下 1/3 的横断或短斜形骨折。此项技术在半个世纪以来，其有效性和实用性已被数以万计的病例证实一方面，其具有动力压缩作用，有利于骨折早日愈合；另一方面，由于交锁髓内钉需要在 C 形臂 X 线机透视下进行，部分医院仍不具备该设备，加上锁定孔处易引起金属疲劳断裂及操作复杂等问题，因此传统的 KUntscher 钉技术仍为大众所选用。现将这项技术简述如下。

(1)适应证：适用于成年人，骨折线位于中 1/3、中上 1/3 及中下 1/3 的横断形、闭合性骨折，微斜形、螺旋形者属相对适应证，开放性者只要能控制感染也可考虑。该术式的优点是：操作简便，疗效确实，患者可以早日下地。

(2)操作步骤

1)先行胫骨结节史氏钉骨牵：持续 3～5d，以缓解及消除早期的创伤反应，并使骨折复位。

2)选择长短、粗细相适合的髓内钉：梅花形髓内钉最好，一般在术前根据 X 线片显示的股骨长度及髓内腔直径选择相应长短与粗细的髓内钉，并用胶布固定于大腿中部再拍 X 线片，以观察其实际直径与长度是否合适，并及时加以修正。

3)闭合插钉：骨折端复位良好的，可在大粗隆顶部将皮肤做一个2cm长切口，使髓内钉由大粗隆内侧凹处直接打入，并在C形臂X线机透视下进行，其操作要领与前者相似，不赘述。

4)开放复位及引导逆行插钉：牵引后未获理想对位者，可自大腿外侧切口暴露骨折端，在直视下开放复位及酌情扩大髓腔；然后将导针自近折端髓腔逆行插入，直达大粗隆内侧穿出骨皮质、皮下及皮肤，再扩大开口，将所选髓内钉顺着导针尾部引入髓腔并穿过两处断端，使钉头部达股骨干的下1/3处为止。中下1/3骨折患者，应超过骨折线10cm。钉尾部留置于大粗隆外方不可太长，一般为1.5cm左右，否则易使髋关节外展活动受阻。一般在1年后将钉子拔出，操作一般无困难，原则上由施术打钉者负责拔钉为妥。

5)扩大髓腔插钉术：有条件的也可选用髓腔钻，将髓腔内径扩大，然后插入直径较粗的髓内钉以引起确实固定和早期下地负重。但笔者认为如此操作会对骨组织的正常结构破坏太多，拔钉后所带来的问题也多。因此在选择时应慎重，既要考虑到内固定后的早期效果，又要考虑到拔除髓内钉后的远期问题。

6)术后：可以下肢石膏托保护2～3周，并鼓励早期下地负重，尤其是对于中1/3的横形骨折；但对中下1/3者，或是斜度较大者则不宜过早下地，以防变位。

有资料显示，欧美等发达国家近年对长管状骨骨折，又重新恢复了以髓内钉治疗为主流的趋势，其中包括交锁髓内钉等也日益受到重视。但就股骨干骨折而言，还有其他的一些可选用的手术方法。

【接骨板螺钉内固定术】

既往认为接骨板螺钉固定术的适应证为手术复位髓内钉固定不适合的患者，如股骨上1/3或下1/3骨折者，最近对股骨干骨折切开复位接骨板螺钉固定的观点已有所不同。由于传统髓内钉满意的疗效，以及当前闭合性髓内钉手术、特别是交锁髓内钉技术的发展，人们看到更多的是接骨板螺钉内固定的缺点。没有经验的骨科医师可能会造成一些力学上的错误，如钢板选择不当、太薄或太短、操作中螺钉仅穿过一层皮质、骨片的分离等，尤其是当固定失败、发生感染时，重建就成了大问题，并且接骨板的强度不足以允许患者早期活动。此外，由于钢板的应力遮挡导致的骨质疏松，使得在拆除内固定后仍应注意保护骨组织，逐步增加应力才能避免再骨折。这些方面严重地影响了接骨板螺钉内固定术在股骨干骨折中的应用和推广，笔者建议应慎重选择。

【Ender钉技术】

Ender钉治疗股骨干骨折曾风行多年，操作简便，颇受患者欢迎。但其易引起膝关节病废而不如选用髓内钉。因此，近年来已较少采用。

【外固定支架固定术】

关于外固定支架，国内外有多种设计，其应用的范围适用于股骨干各段、各种类型的骨折，对开放性骨折、伤口感染需定期换药者尤其适用。应用外固定支架患者可早期下地活动，有益于关节功能的恢复。应注意防止穿针孔的感染和手术操作中误伤血管神经。由于大腿部肌肉力量强大，宜选用环形或半环形的支架，单侧支架很难维持对位对线，除非伴有其他损伤需卧床休养的病例。

三、股骨干骨折各种并发症的诊断与治疗

(一)术中并发症

术中并发症的发生均与操作不当有关,例如术中发生新的骨折。髓内钉固定时造成新的骨折主要与髓内钉规格尺寸选择不当、进针点太偏外或偏内、髓腔扩大过度皮质偏薄有关,手术时加以注意是可以避免的。髓内钉打入一部分后处于进退不能的与术前估计不足及术中粗暴强行打入有关,应采取相应的策略防患于未然。

(二)术后并发症

1.延迟愈合和不愈合　延迟愈合多发生在开放性骨折及粉碎性骨折,主要原因大多与处理措施不当有关,可通过改进不恰当的措施、延迟固定时间、局部确实制动和外加电磁场刺激等辅助手段,大部分能取得完全愈合。不愈合通常由于感染、严重骨缺损等引起,采用交锁髓内钉辅以自体植骨可以在取得骨愈合的同时照顾到膝关节功能的恢复。

2.畸形愈合　畸形愈合和内固定不当及活动过早有关,股骨干骨折成角畸形大于 15°、旋转畸形大于 20°或短缩畸形超过 2.0cm 者,均应设法矫正,小儿及老年病例可放宽标准。一般可采用人工制造骨折重新固定的方法,固定时除矫正旋转成角外,应注意维持合适的肢体长度,必要时可考虑植骨。

3.再骨折　再骨折一般多发生在钢板固定拆除后。由于钢板的应力遮挡,局部骨质疏松,拆除后应暂缓负重,或外加石膏固定一段时间,逐步增加负重,预防应力损伤。对于已发生的再骨折,宜采用交锁髓内钉等较可靠的方法固定,一般愈合时间都较原骨折短。

4.内植物折断　内固定植入物的断裂并不鲜见,其原因一方面与材料的质量有关,另一方面与固定不当、过早负重有关,发生在骨折愈合前的折断应视骨折对位对线情况及愈合趋势酌情处理。原则上应予去除,但技术操作困难,这种情况下如果强行取出,可能带来不良后果。

5.膝关节功能障碍　大多由于长期固定引起股中间肌的粘连、股中间肌本身的损伤与瘢痕化,以及膝关节内和髌骨两侧囊壁的病变而引起。主张在确实固定的基础上早期活动可预防膝关节功能障碍的发生。轻者可通过理疗、加强功能锻炼得以恢复。重则行股四头肌成形术,手术松解膝关节及髌韧带下方粘连,切除已瘢痕化的股中间肌,并酌情行股四头肌延长术等。术后早期行 CPM 锻炼,疗效多较满意。

第六节　髌骨骨折

髌骨骨折占人体骨折的 1%。该骨折常见于 20～50 岁的患者(图 6-7)。髌骨骨折最常见的类型为横形骨折,约占 50%。横形骨折可发生于髌骨的中部、近端或远端。粉碎性骨折是第二大常见类型,占髌骨骨折的 1/3。纵形骨折占髌骨骨折的 10%～20%。亦可发生髌骨内面的骨软骨骨折。

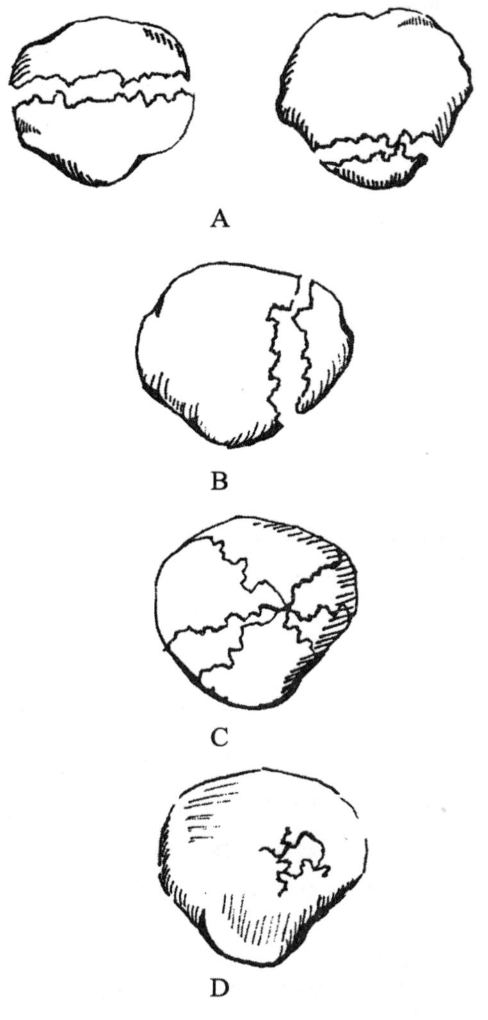

图 6-7　髌骨骨折
A.横形骨折；B.垂直骨折；C.粉碎骨折；D.骨软骨折

一、损伤机制

髌骨骨折的机制有两种。直接作用于髌骨的暴力可致横形、粉碎性、垂直或骨软骨骨折。随后股四头肌的牵拉可致骨折块移位。直接损伤为最常见的机制，可发生于坠落或车祸。当股四头肌剧烈收缩超过髌骨的强度可间接导致髌骨撕脱骨折。此损伤可发生于低位坠落后，并很可能导致横形骨折移位。

二、查体

患者表现为膝关节压痛及肿胀。如怀疑骨软骨骨折必须触诊髌骨下面。应检查膝关节的主动活动度。如伸膝受限,股四头肌装置可能被损伤。髌骨下极触诊有缺失提示伸肌装置远端断裂。

三、影像学检查

前后位、侧位、轴位(膝关节屈曲切线位)通常足以诊断该骨折。有时二分髌骨与骨折很难区分。二分髌骨表面光滑尤其是外上部。对比健侧 X 线片有利于区分这两种情况。骨软骨骨折通常在 X 线平片上不易发现,即使髌骨表面下的缺陷可以看到。伸肌装置远端断裂可使髌骨骑跨形成高位髌骨。MRI 可有益于检查骨和软组织损伤的程度。

四、合并损伤

直接的髌骨骨折可能伴有膝关节其他骨折或韧带损伤及创伤性软骨骨化。

五、治疗

该骨折的紧急处理包括抽出关节积血并全范围制动。可选用长腿后托夹板或膝关节固定器实现膝关节制动。应定期随访患者并嘱其早日行股四头肌锻炼。非手术治疗适宜于移位<2mm 的横断骨折、粉碎性骨折和纵形骨折,且关节面完整伸膝功能良好。非手术治疗包括从腹股沟到踝部长腿管型石膏固定。围绕膝关节制作管型,且膝关节必须完全伸直。可全范围锁定的铰链式膝关节支架可以用于控制膝关节的早期活动。纵形骨折(无论有无移位)与无移位的髌极骨折可用可调节角度的支架控制活动 3～6 周。

手术适应证为移位≥3mm,关节面缺损>2mm,或伸膝功能缺如的横断骨折和粉碎性骨折。根据骨折分型和临床情况,应用张力带固定、环型捆扎和螺钉固定。骨软骨骨折须摘除游离骨块,修复软骨损伤。

严重的粉碎性骨折通常需行髌骨切除术,因为其可致较高的创伤性关节炎的发生。粉碎性髌骨骨折部分髌骨切除术如保留 3/5 以上的髌骨可获得满意的结果。有时不需髌骨全切。

六、并发症

髌骨骨折可伴有若干严重的并发症。

(1)创伤性关节炎常见,尤其是骨软骨骨折和粉碎性骨折。

(2)术后固定不牢固和制动不充分导致骨折片移位。

(3)髌骨的血供来自于中央和末梢血管。髌骨横断骨折和极部骨折可干扰髌骨的血供,导致其缺血性坏死的发生。

第七节　胫腓骨骨折

一、胫骨平台骨折

【发病机制】

胫骨平台骨折多为严重暴力所致，膝关节受强大的内翻或外翻应力合并轴向载荷的联合作用而造成多种形态的骨折。当外翻应力作用时，股骨外髁对下面的胫骨外髁施加了剪切和压缩应力，造成胫骨平台的压缩和劈裂骨折，同样在内翻应力作用时致胫骨内髁骨折。由于暴力强弱不同、骨质情况各异和致伤时间不等，因此致骨折的粉碎和移位程度不同。以外翻应力致伤为多见。在内外翻应力作用时，内、外侧副韧带类似一铰链，致内外侧胫骨平台骨折的同时常常合并软组织损伤，譬如外侧平台骨折常合并内侧副韧带或前交叉韧带损伤，而内侧胫骨平台骨折常合并外侧副韧带或后交叉韧带损伤。同样的内外翻应力作用于不同位置的膝关节，由于膝关节处于不同运动方位时胫骨髁与股骨髁的接触区不同，因而将致不同类型的骨折。如膝关节屈曲位受到内外翻应力的作用，常致胫骨内外髁后部的骨折；如膝关节屈曲外旋位受到外翻应力时常造成胫骨外髁前部骨折。高处坠落伤者因合并轴向压应力可造成胫骨双髁压缩或劈裂乃至于骺端骨折。

【分类】

根据骨折部位及移位程度进行区分，有多种分类方法，但不管何种分类，均应符合简单实用的原则。1956 年，Hohl 和 Luck 提出分为无移位、局部压缩、劈裂压缩及劈裂骨折。后来 Hohl 又对此分类进行了修改，分为无移位、局部压缩、劈裂压缩全髁骨折、劈裂及粉碎骨折。

AO/ASIF 对胫骨平台骨折的早期分类，是将其分为楔变和塌陷、“Y”形骨折、“T”形骨折以及粉碎骨折。1990 年 AO 又提出了一种新的胫骨近端骨折的分类，将其分为 A、B、C 3 种，每一种骨折又分 3 个亚型，代表了不同程度的损伤。

现在，比较合理且广泛应用的一种是 Schatzker 分型，它归纳总结了以前的分类方法，将其分为 6 种骨折类型。

Ⅰ型：单纯外侧平台劈裂骨折，无关节面塌陷。常发生在骨质致密，可以抵抗塌陷的年轻人。若骨折有移位，外侧半月板常发生撕裂或边缘游离，并移位至骨折端。

Ⅱ型：外侧平台的劈裂塌陷，是外侧屈曲应力合并轴向所致。常发生在 40 岁左右或更大的年龄组。在这些人群中，软骨下骨质薄弱，使软骨面塌陷和外髁劈裂。

Ⅲ型：单纯的外侧平台塌陷。关节面的任何部分均可发生，但常是中心区域的塌陷。根据塌陷发生的部位、大小及程度，外侧半月板覆盖的范围，可分为稳定型和不稳定型。后外侧塌陷所致的不稳定比中心塌陷者为重。

Ⅳ型：内侧平台骨折，因内翻和轴向载荷所致，比外侧胫骨平台骨折少见得多。常由中等或高能量创伤所致，常合并交叉韧带、外侧副韧带、腓神经或血管损伤，类似于 Moore 分类的骨折脱位型。因易合并动脉损伤，应仔细检查，必要时做动脉造影术。

Ⅴ型：双髁骨折，伴不同程度的关节面塌陷和移位。常见类型是内髁骨折合并外髁劈裂或劈裂塌陷。在高能量损伤病人，一定要仔细评估血管、神经状况。

Ⅵ型：双髁骨折合并干骺端骨折。常见于高能量损伤或高处坠落伤。X线像检查常呈"爆裂"样骨折以及关节面破坏、粉碎、塌陷和移位，常合并软组织的严重损伤，包括出现筋膜间室综合征和血管、神经损伤。

【临床表现与诊断】

膝部疼痛、肿胀，不能负重。有些病人可准确叙述受伤过程。最为常见的是外翻损伤所致，譬如足球运动员损伤或高处坠落伤。但多数病人并不能准确叙述受伤过程。仔细询问病史可了解是属高能量损伤还是低能量损伤，这一点非常重要，因为几乎所有高能量损伤都存在合并损伤，如局部水疱、筋膜间室综合征、韧带损伤、血管和神经损伤等。应特别注意内髁和双髁骨折出现的合并损伤，因为他们在早期的表现并不特别明显。

体检可发现主动活动受限，被动活动时膝部疼痛，胫骨近端和膝部有压痛。应注意检查软组织情况、筋膜间室张力、末梢脉搏和下肢神经功能。若有开放伤口，应查清其与骨折端和膝关节的关系。必要时测定筋膜间室压力。若腘动脉、足背动脉或胫后动脉搏动减弱或触不到，应进一步行动脉造影。同样，亦应注意神经功能，特别是腓总神经，因为它同样可以影响这种复杂骨折的远期疗效。

除了一些轻微的关节损伤之外，膝关节前后位和侧位X线像常可以清楚地显示平台骨折。若怀疑有骨折，但上述X线像未能显示，可以拍摄内旋40°和外旋40°X线像。内旋斜位像可显示外侧平台，而外旋斜位像可显示内髁。必须仔细地判定骨折的塌陷和移位，以便正确地理解损伤特点和选择理想的治疗方法。当无法确定关节面粉碎程度或塌陷的范围或考虑采用手术治疗时，可行CT或MRI检查。在国外已开始用轴向、冠状面和矢状面的三维CT重建来取代线性CT扫描。Kode等比较了胫骨平台骨折用CT和MRI检查的效果，发现在显示骨折图像方面，MRI等同于二维CT重建，在评估软组织损伤方面，MRI明显优于CT检查，结论是对多数胫骨平台骨折应选择MRI检查。

当末梢脉搏搏动有变化或高度怀疑有动脉损伤时，可考虑行血管造影术，特别是对高能量损伤、骨折脱位型损伤、无法解释的筋膜间室综合征以及SchatzkerⅣ、Ⅴ、Ⅵ型骨折更应特别注意。至于非侵入性方法，譬如超声波检查，对于确定是否有动脉内膜撕裂并不可靠，一般不能做肯定的诊断。

【治疗】

胫骨平台骨折的治疗目的包括恢复关节的外形轮廓、轴向对线、关节的稳定性及关节功能活动等，希望获得一个稳定的、对线和运动良好以及无痛的膝关节，并且最大限度地减少创伤后骨关节炎发生的危险。

治疗方法的选择，取决于病人的情况、损伤类型和医师的经验。譬如对于高龄且有骨质疏松，以前即存在退行性骨关节病或周围血管性疾病的外侧平台骨折，常常趋向于保守治疗；而同样的骨折，若病人年轻，健康状况好，则可采取切开复位内固定。

是否手术一般取决于骨折类型、部位、粉碎和移位程度，以及合并的骨或软组织损伤的情况,术前应仔细分析X线片和CT或MRI图像,以便制定一个正确的手术方案,包括手术切口的选择、内固定方式和部位,是否需要植骨和术后早期的康复计划等。当选择手术治疗时,固定必须足够稳定以允许早期活动。伴有膝关节不稳定、韧带损伤、明显的关节脱位的骨折,以及开放性骨折和合并筋膜间室综合征的骨折均主张手术治疗。手术指征包括:①开放性胫骨平台骨折。②骨折伴筋膜间室综合征。③关节面塌陷或移位超过5mm;如果为年轻的或者爱活动的病人,移位2mm以上也需手术治疗。④轴性对线不良大于5°。⑤血管、神经损伤者。

下面以最常用的Schatzker分型为例,阐述手术方式的选择。随着SchatzkerⅠ、Ⅱ和Ⅲ型胫骨平台骨折的治疗越来越频繁,关节镜辅助复位及固定技术正在开始应用。关节镜手术的软组织剥离较少,提供了极好的关节面显露,并能诊断及治疗并发的半月板损伤。

对于单纯劈裂骨折的SchatzkerⅠ型患者,通过关节镜或透视机确认骨折复位,用复位巾钳维持复位,然后采用经皮固定。用1枚或2枚6.5mm松质骨螺钉尽量贴近关节面的下方置入,并且在骨折块的尖部使用抗滑螺钉或接骨板固定。若闭合复位不满意,可行切开复位内固定。

Ⅱ型患者,常伴有偏前或偏中心部位的塌陷,可采用外侧直切口进行手术,在半月板下面暴露关节面,在骨折下方用推顶器将塌陷的骨折块向上顶起,并植骨起支撑作用。一旦复位后用复位巾钳维持复位。用克氏针做临时固定,C形臂机透视骨折复位良好后,若外髁骨皮质完整的则用松质骨螺钉固定即可,但若骨折粉碎,或有骨质疏松,则必须用钢板做支撑固定。因SchatzkerⅡ型骨折一般是关节囊内骨折,关节内灌的水不易外渗,可在关节镜监视下复位。关节应被彻底地灌洗,抽出关节内积血,去除游离的骨及软骨碎片。完成诊断评估后,撤出关节镜泵,或使用无水关节镜技术进行复位。如果外侧半月板被嵌入骨折部位,可用钩将其钩出。塌陷的骨折块可通过小的皮质骨窗抬高。通过前交叉韧带在胫骨平台的导向作用,在关节镜下定位此塌陷的骨折块,以便将1枚克氏针插入移位的骨折块内。然后,骨折块可通过带套管的挤压器将其抬起,复位的情况可经关节镜准确地观察到,所形成的骨缺损可用自体骨或羟基磷灰石充填。经皮拧入6.5mm松质骨螺丝钉进行固定。骨质疏松患者可能需要支撑钢板固定,故此类病人不太适合行关节镜辅助复位治疗。

SchatzkerⅢ型骨折系外侧平台的塌陷骨折,无外髁劈裂。若塌陷的区域较小,且关节的稳定性较好,可采取保守治疗。术前CT和MRI检查以明确塌陷的部位和深度,做到术前心中有数。可以采用传统的手术方法,行外侧入路,在骨皮质上开窗,用嵌入器将塌陷的骨块顶起,打开关节囊,在半月板下面直视下观察关节面的复位情况,确认关节面平整后植骨。若有关节镜设备的,可在关节镜监视下复位,这样可减少创伤。若确认关节面复位满意后,可置入平行于关节面的6.5mm或7.0mm空心拉力螺钉,以防关节面再次塌陷。

SchatzkerⅣ型骨折可以是单纯的楔形劈裂或是粉碎和压缩骨折,常累及胫骨棘。这种骨折倾向于内翻成角,应行切开复位,内侧支撑钢板及松质骨螺丝钉固定。可采用内侧纵形切口,骨膜外显露骨折块进行固定,若骨折块偏向后方,可行后内侧切口,以获解剖复位。胫骨棘与其附着的交叉韧带若撕脱骨折,也应予以复位,拉力螺钉、钢丝或不吸收的进口线固定。

SchatzkerⅤ型和Ⅵ骨折常是伸膝位遭受轴向载荷所致,常合并严重的软组织损伤。采用牵引或管型支具等闭合方法来维持关节复位及轴向对线常难以成功。切开复位钢板固定等传统治疗方法需要广泛的组织剥离显露，可进一步损害软组织及骨折块的血液供应，切口裂开或感染和骨不连的并发症发生率较高。对于 SchatzkerⅤ型或Ⅵ型的高能量胫骨平台骨折，许多学者认为采用间接复位技术进行骨折复位，尽量保护骨折部位的血运，强调有效的固定而非坚强固定，以达到骨折合理的生理固定，即生物接骨术 BO 原则。微创内固定系统(LISS)就遵循了此原则。

【预后】

大多数学者指出，对于移位型骨折而言，影响其长期效果及治疗方法选择的最主要因素是骨折移位和压缩的程度。长期随访研究已经显示：创伤后关节炎是由于残余的关节不稳或轴向对线不良所致，而与关节面塌陷程度关系不大。力学研究表明，若关节面“台阶”超过 3mm，则关节接触压力明显增加；“台阶”小于 1.5mm 时，压力未见明显增加。显然，关节可以代偿轻度的对合不佳。影响远期疗效的另一重要因素，是维持正常的股胫关系的能力如何。已有资料表明，残留的平台关节面变宽或股胫关系明显对合不佳，与创伤后骨关节病之间有密切关系。若不能维持膝关节的正常力学关系，极易发生创伤性关节炎。

各种各样的治疗方案先后被提出，但由于目前临床上存在难以获得满意复位、骨折碎片不稳定、有效固定困难、可能发生感染等早期问题，以及骨折再移位、膝关节僵硬、退行性病变等后期问题，所以没有一种治疗方法能够解决上述诸多问题。治疗方案的选择往往取决于多种因素，包括患者全身情况、伤肢局部条件、损伤机制、骨折移位程度以及是否伴随其他损伤等。综合考虑整体情况，制订并实施合适的治疗方案，强调早活动、晚负重的功能锻炼原则是取得满意预后的关键。

二、胫腓骨干骨折

胫腓骨由于部位的关系，遭受直接暴力打击的机会较多，因此胫腓骨骨折在全身长管状骨骨折中最为多见，约占全身骨折的 13.7%。其中以胫腓骨双骨折最为常见，胫骨骨折次之，单纯腓骨骨折最少。因胫骨前内侧紧贴皮肤，所以开放性骨折比较多见，有时伴有广泛的软组织、神经、血管损伤，甚至污染严重，组织失活。这给治疗带来了很大的困难，选择一种最好的治疗方法，一直是骨折治疗的研究方向。

【发病机制】

1.直接暴力　胫腓骨干骨折多见于交通事故和工伤，可能是撞击伤、车轮碾压伤、重物打击伤。暴力常来自小腿的前外侧，所造成的胫腓骨骨折往往在同一水平面上，骨折线多呈横断形或短斜形，可在暴力作用侧有一三角形的碎骨片。骨折后，骨折端多有重叠、成角、旋转等移位。较大暴力或交通事故伤多为粉碎性骨折，有时呈多段，因胫骨前内侧位于皮下，骨折端极易穿破皮肤，肌肉也会有较严重的挫伤。即使未穿破皮肤，如果挫伤严重，血运不好，亦可发生皮肤坏死、骨外露，容易继发感染。巨大暴力的碾挫、绞轧伤可能会有大面积皮肤剥脱、肌肉撕裂、神经血管损伤和骨折端裸露。

2.间接暴力　多为高处坠落、旋转暴力扭伤、滑跌等所致的骨折，骨折线多呈长斜形或螺旋形，胫腓骨骨折常不在同一平面上，即胫骨中下端而腓骨可能在上端，一般腓骨骨折线较胫骨骨折线高。软组织损伤一般较轻，有时骨折移位后骨折端可戳破皮肤形成开放性骨折，这种开放性骨折比直接暴力所造成的污染好得多，软组织损伤轻，出血少。

骨折的移位取决于外力的大小、方向，肌肉收缩和伤肢远端重量等因素。暴力较多来于小腿的外侧，因此可使骨折端向内侧成角，小腿的重力可使骨折端向后侧倾斜成角，足的重量可使骨折远端向外旋转，肌肉收缩又可使两骨折端重叠移位。儿童胫腓骨骨折遭受的外力一般较小，而且儿童的骨皮质韧性较大，多为青枝骨折。

【分类】

对骨折及伴随软组织损伤的范围和类型进行分类可以让医生确定最佳的治疗方案，也可使医生能够追踪治疗的结果。

胫骨骨折的 OTA 分型：胫骨骨折分为 42-A、42-B、42-C 三大型，每型又分为三种亚型。

42-A 型：

A1：简单骨折，螺旋形。

A2：简单骨折，斜形（成角大于或等于 30°）。

A3：简单骨折，横形（成角小于 30°）。

42-B 形：

B1：蝶形骨折，蝶形块旋转。

B2：蝶形骨折，蝶形块弯曲。

B3：蝶形骨折，蝶形块游离。

42-C 形：

C1：粉碎骨折，骨折块旋转。

C2：粉碎骨折，骨折块分段。

C3：粉碎骨折，骨折块不规则。

【临床表现及诊断】

临床检查局部疼痛明显，肿胀及压痛，可有典型的骨折体征，骨折有移位时畸形明显，可表现为小腿外旋、成角、短缩。应注意是否有神经、血管损伤，检查足趾伸屈活动是否受影响，足背动脉和足跟内侧动脉搏动强度及小腿张力是否增高。

骨折引起的并发症往往比骨折本身产生的后果更加严重，应避免漏诊，需尽早处理。小腿远端温暖以及足背动脉搏动未消失决非供血无障碍的证据，有任何可疑时，都有必要进行多普勒超声检查，甚至动脉造影。对小腿的肿胀应有充分的警惕，尤其是触诊张力高、足趾伸屈活动引起相关肌肉疼痛时，有必要进行筋膜间室压力的检查和动态监测。

软组织损伤的程度需要仔细地检查和评估，有无开放性伤口，有无潜在的皮肤剥脱、坏死区。捻挫伤对皮肤及软组织都会造成严重的影响，有时皮肤和软组织损伤的实际范围需要经过数天的观察才能确定。这些对于骨折的预后有重要的意义。

儿童青枝骨折或裂缝骨折临床无明显畸形，受伤小腿可抬举，仅表现为拒绝站立及行走，临床检查时使伤侧膝关节伸直，在足跟部轻轻用力叩击，力量传导至骨折端，使局部产生明显疼痛。

X 线检查可进一步了解骨折的类型及移位，分析创伤机制、骨膜损伤程度以及移位趋势等。X线检查时应注意包括整个小腿，有些胫腓骨双骨折的骨折线不在同一水平面上，可因拍摄范围不够而容易漏诊，也不能正确的判断下肢有无内外翻畸形。

【治疗】

胫腓骨骨折的治疗目的是恢复小腿的负重功能。完全纠正骨折端的成角和旋转畸形，维持膝、踝两关节的平行，使胫骨有良好的对线，小腿才能负重。在治疗过程中重点在于胫骨，因为胫骨是下肢的主要负重骨，只要胫骨骨折能达到解剖复位，腓骨骨折一般也会有良好的对位对线，不一定强求解剖复位，但有时腓骨骨折的解剖复位固定有助于稳定其他结构。

每例骨折都各具有其特殊性，应根据每个病人的具体情况，如骨折类型、软组织损伤程度及有无复合伤等，进行客观的评价和判断，决定选择外固定还是开放复位内固定。

（一）闭合复位外固定

适用于稳定性骨折、经复位后骨折面接触稳定无明显移位趋势的不稳定骨折。稳定性骨折无移位、青枝骨折、经复位后骨折面接触稳定无明显移位趋势的横行骨折、短斜行骨折等，在麻醉下进行手法骨折闭合复位，长腿石膏外固定。复位尽量达到解剖复位，但坚决反对反复多次地、甚至是暴力式的整复，如果复位不满意，宁可改行开放复位内固定。膝关节应保持在20°左右的轻度屈曲位，以利控制旋转。如果屈曲过多，伸膝装置紧张，牵拉胫骨近端使得近骨折端上抬，骨折向前成角。踝关节应固定在功能位，避免造成踝关节背伸障碍，行走以及下蹲困难。石膏干燥坚固后可扶拐练习患足踏地及行走，2～3周后可开始去拐循序练习负重行走。

（二）跟骨牵引外固定

适用于斜行、螺旋形、轻度粉碎性的不稳定骨折以及严重软组织损伤的胫腓骨骨折。对于不稳定骨折，单纯的外固定可能不能维持良好的对位对线。可在麻醉下行跟骨穿针，牵引架上牵引复位，短腿石膏外固定，用4～6kg重量持续牵引，应注意避免过度牵引。3周左右后，达到纤维连接，可除去跟骨牵引，改用长腿石膏继续固定直至骨愈合。

骨折手法复位后，对于稳定性骨折，对位对线良好者，可考虑应用小夹板外固定。小夹板外固定的优点是不超关节固定，膝、踝两关节的活动不受影响，如果能够保持良好的固定，注意功能锻炼，骨折愈合往往比较快，因此小夹板外固定的愈合期比石膏外固定者为短。但小夹板外固定的部位比较局限，压力不均匀，衬垫处皮肤可发生压疮，甚至坏死，需严密观察；小夹板外固定包扎过紧可能造成小腿筋膜间室综合征，应注意预防。

石膏固定的优点是可以按照肢体的轮廓进行塑型，固定牢靠，尤其是管型石膏。Sarmiento认为膝下管型石膏能减少胫骨的旋转活动，其外形略似髌腱承重假体，使承重力线通过胫骨髁沿骨干达到足跟，可以减少骨延迟愈合及骨不愈合的发生率，并能使膝关节功能及时恢复，骨折端可能略有缩短，但不会发生成角畸形。但如果包扎过紧，可造成肢体缺血，甚至发生坏死；包扎过松、肿胀减轻后、肌肉萎缩都可使石膏松动，骨折发生移位。因此石膏固定期间应随时观察，包扎过紧应及时松开，发生松动应及时小心更换。长腿石膏固定的缺点是超关节范围固定，可能影响膝、踝两关节的活动功能，延长胫骨骨折的愈合时间。因此，可在长腿石膏固定6～8周后，骨痂已有形成时，改用小夹板外固定，开始循序功能锻炼。

闭合复位外固定虽经常发生一些较小的并发症，但却有较高的骨折愈合率，而且很少发生严重的并发症，而且经济。它适用于多种类型的胫腓骨骨折的治疗，但需要花费较长的时间，需要医生的耐心、责任心以及病人的信心和配合。

跟骨牵引复位外固定有其独特的优点，但随着骨折固定方法的日新月异，现在已很少作为胫腓骨骨折的终极治疗，而往往是早期治疗的权宜之计。长时间的牵引会严重影响病人的活动，可能会引起一系列并发症，尤其是老年人，更需警惕。

（三）开放复位内固定

胫腓骨骨折的骨性愈合时间一般较长，长时间的石膏外固定，对膝、踝两关节两关节的功能必然造成影响。而且，由于肿胀消退、肌肉萎缩及负重等原因，石膏外固定期间很可能发生骨折再移位，造成骨折畸形愈合，功能障碍。因此，对于不稳定胫腓骨骨折采用开放复位内固定者日益增多。根据不同类型的骨折可采用螺丝钉固定、钢板螺丝钉固定、髓内钉固定等内固定方法。

1.螺丝钉固定　适用于长斜行骨折及螺旋形骨折。长斜行骨折或螺旋形骨折开放复位后，采用1～2枚螺丝钉在骨折部位固定，可按拉力螺钉固定技术固定。通常这些拉力螺钉与骨折线呈垂直拧入。1～2枚螺丝钉固定仅能维持骨折的对位，固定不够坚强，需要持续石膏外固定10～12周。尽管手术操作简单，但整个治疗过程中仍需要石膏外固定，因此临床上应用受到限制。

2.钢板螺丝钉固定　不适合于闭合治疗的，尤其是不稳定的胫腓骨骨折均可应用。应用钢板螺丝钉，尤其是加压钢板治疗胫腓骨骨折时，应该采用改进的钢板固定技术和间接复位技术，小心仔细处理软组织，否则会引起骨的延迟愈合及很高的并发症发生率。加压钢板的类型有多种，应针对不同类型骨折做出不同的选择，就目前医疗情况而言，LC-DCP（有限接触动力加压钢板）为首选。应用近年来发展起来的LISS固定系统，通过闭合复位，经皮钢板固定的方法治疗胫腓骨骨折，具有操作简便、手术损伤小、固定可靠、术后恢复和骨折愈合快的优点，值得在有条件的单位推广使用。

胫骨前内侧面仅有皮肤覆盖，缺乏肌肉保护，所以习惯把钢板置于胫骨前外侧肌肉下面。但这样不能获得最大的稳定性以及最大限度地保护局部血运。

AO学派非常强调，骨干骨折的钢板应置于该骨的张力侧。从步态的力学分析，人体的重力线交替落于负重肢胫骨的内或外侧，并不固定，所以AO学派没有提出胫骨的张力侧何在，也没有强调钢板应置于胫骨的内侧。

从骨折的创伤机制和肌肉收缩作用而言，胫腓骨骨折的移位趋势多为向前内成角，前内侧的骨膜多已断裂，而后外侧则是完整的，是软组织的铰链之所在。因此胫骨的张力侧在内侧，外侧是完整的软组织铰链。钢板置于胫骨内侧，既可使内侧的张应力转为压应力，又可利用其外侧的软组织铰链增强骨折复位后的紧密接触以及稳定。

另外，胫骨前内侧的骨膜严重破坏，局部血运破坏，保护对侧完整的骨膜以保护尚存的血供极为重要。如果按照旧习惯，把钢板置于外侧，则不仅将仅存的来自骨膜的血供完全破坏，也将滋养动脉破坏，危及髓内血供。可见，就大多数胫腓骨骨折而言，钢板放在胫骨内侧可达到骨折稳定的要求，也符合保护局部血运的原则。这也正是BO所要求的。

所以当胫骨前内侧软组织条件许可的情况下，钢板应放在内侧，但由于胫骨前内侧的皮肤及皮下组织较薄，严重损伤后容易坏死，可把钢板放在胫前肌的深面、胫骨的外侧。

3.髓内钉固定　大部分需要手术治疗的胫腓骨骨折，可采用髓内钉治疗，尤其是不稳定性、节段性、双侧胫腓骨骨折。用于胫骨的髓内有多种，如 Ender 钉、Lottes 钉、矩形钉、自锁钉、交锁钉等。Ender 钉、Lottes 钉适合治疗轴向稳定的各型胫腓骨骨折，它可以防止胫骨发生成角畸形，但可能发生骨折端旋转、横移位等，有将近 50%的病人仍需要石膏辅助固定。Wiss 等建议对发生在膝下 7.5cm 至踝上 7.5cm 范围并至少有 25%的骨皮质接触的骨折方可用 Ender 钉治疗。胫骨交锁髓内钉基本上解决了对旋转稳定性的控制，可用于膝下 7cm 至踝上 4cm 的轴向不稳定性骨折。

胫骨交锁髓内钉的直径一般为 11～15mm。距钉的顶部 4.5cm 处有 15°的前弯，以允许髓内钉进入胫骨近端的前侧部位；在钉的远端 6.5cm 处有 3°的前弯，在插髓内钉时起到一个斜坡的作用，以减少胫骨后侧皮质粉碎的机会；髓内钉的近端和远端各有两个孔道，以供锁钉穿过；锁钉为 5mm 的自攻丝骨螺丝钉。

对于骨干峡部的稳定性胫腓骨骨折，如横形、短斜形、非粉碎性骨折等，可以采用动力型胫骨交锁髓内钉，有利于骨折端间的紧密接触乃至加压。对于所有不稳定性胫腓骨骨折，髓内钉的近、远两端各需锁 2 枚锁钉，以维持肢体的长度及控制旋转。Ekeland 等报告应用胫骨交锁髓内钉获得较好的结果，但他们认为应慎用动力型或简单的无锁胫骨交锁髓内钉，因为大部分的并发症都发生于动力型胫骨交锁髓内钉，他们也不赞成对胫骨交锁髓内钉常规的做动力性加压处理。

不扩髓和扩髓相比具有以下潜在优点：手术时间短，出血少，合并严重闭合性软组织损伤者能较少的干扰骨内膜血供等。所以大多数学者推荐采用不扩髓髓内钉。Keating 等报告了一项随机前瞻性研究，他们对不扩髓和扩髓胫骨交锁髓内钉所治疗的开放胫腓骨骨折进行了比较，除不扩髓组的锁钉断裂较高外，不扩髓和扩髓胫骨交锁髓内钉治疗的开放胫腓骨骨折的其他结果在统计学上没有显著性差异。Duwelius 等建议将不扩髓交锁髓内钉用于治疗合并较严重软组织损伤的胫腓骨骨折，而将扩髓交锁髓内钉用于治疗没有明显软组织损伤者。

值得一提的是，由于胫骨交锁髓内钉治疗胫腓骨骨折日渐盛行，使得一些骨科医生将其应用范围扩大至更靠近近端和远端。因此，在胫骨近 1/3 骨折采用交锁髓内钉治疗，出现胫骨对线不良成为常见问题，应引起重视。

4.外支架固定　无论是闭合或开放性胫腓骨骨折均可应用，尤其是后者，更有实用价值。用于合并有严重皮肤软组织损伤的胫腓骨骨折，不仅可使骨折得到稳定固定，而且方便皮肤软组织损伤的观察和处理。用于粉碎性骨折或伴有骨缺损时，可以维持肢体的长度，有利于晚期植骨。而且不影响膝、踝关节的活动，甚至可以带着外支架起床行走，所以，近年来应用较广。具体应用在开放性胫腓骨骨折节中阐述。

【预后】

（一）筋膜间室综合征

筋膜间室综合征主要发生在小腿、前臂以及足，以小腿更为多见，也更加严重。它并不是只发生于高能量损伤，也并不是只发生于闭合性损伤中，低能量的损伤和开放性损伤也可出现。小腿的肌肉等软组织损伤或骨折后出血形成血肿，加上反应性水肿，或包扎过紧，使得筋膜间室内压力增高，可以造成血液循环障碍，形成筋膜间室综合征。

小腿的筋膜间室综合征发生于胫前间隙最多，胫后间隙次之，外侧间隙最少，多数有多间隙同时发生。胫前间隙位于小腿前外侧，内有胫前肌、伸趾肌、第三腓骨肌、胫前动静脉和腓深神经。当间隙内压力增高时，小腿前外侧肿胀变硬，明显压痛，被动伸屈足趾时疼痛明显加剧，随后发生伸趾肌、胫前肌麻痹，背伸踝关节和伸趾无力，但由于腓动脉有交通支与胫前动脉相同，因此，早期足背动脉可以触及。

筋膜间室综合征是一种进行性疾病，刚开始时症状可能不明显，一旦遇到可疑情况，应密切观察，多做检查，做到早期确诊、及时处理，避免严重后果。由于筋膜间室综合征筋膜间室内压力增高所致，早期的切开减压是有效的治疗手段。要达到减压的目的，就要把筋膜间室的筋膜彻底打开。早期的彻底切开减压是防止肌肉、神经发生坏死以及永久性功能损害的有效方法。

（二）感染

开放性胫腓骨骨折行钢板内固定后，发生感染的几率最高。Johner 和 Wruhs 报告当开放性胫腓骨骨折应用钢板内固定时，感染率增加到 5 倍。但随着医疗技术和医药的不断发展，感染的发生率明显下降。尽管如此，仍不可小视。对于开放性胫腓骨骨折，有条件的选择胫骨交锁髓内钉和外支架固定是明智的。一旦感染发生，应积极治疗。先选择有效的药物以及充分引流、感染控制后，应充分清创，清除坏死组织、骨端间的无血运组织以及死骨，然后在骨缺损处植入松质骨条块，闭合创口，放置引流管作持续冲洗引流，引流液中加入有效抗生素，直至冲洗液多次培养阴性。如果原有的内固定已经失效，或妨碍引流，则必须取出原有的全部内固定物，改用外支架固定。如果创口无法直接闭合，应选择肌皮瓣覆盖，或者二期闭合。

（三）骨延迟愈合、不愈合和畸形愈合

胫腓骨骨折的愈合时间较长，不愈合的发生率较高。导致胫腓骨骨折延迟愈合、不愈合的原因很多，大致可以分为骨折本身因素和处理不当两大类，多以骨折本身因素为主，多种原因同时存在。

1.*骨延迟愈合*　Russel 在 1996 年对胫骨骨折的愈合期提出了一般标准：闭合-低能量损伤：10～14 周；闭合-高能量损伤：12～16 周；开放性骨折平均 16～26 周；Castilo Ⅲb Ⅲc：30～50 周。一般胫骨骨折超过时限尚未愈合，但比较不同时期的系列 X 线片，它仍处于愈合过程中，可以诊断骨延迟愈合。根据不同资料统计约有 1%～17%。在骨折治疗过程中，必须定期复查，确保固定可靠，指导循序功能锻炼，促进康复。

对于胫骨骨折骨延迟愈合，如果骨折固定稳定、可靠，则可以在石膏固定保护下及时加强练习负重行走，给以良性的轴向应力刺激，以促进骨折愈合。当然也可以在骨折周围进行植骨术，方法简单，创伤小。另外，还可以采用电刺激疗法。

2.*骨不愈合*　一般胫骨骨折超过时限尚未愈合，X 线上有骨端硬化，髓腔封闭；骨端萎缩疏松，中间有较大的间隙；骨端硬化，相互间成为杵臼状假关节等。以上 3 种形式的任何一种，可以诊断骨不愈合。骨不愈合的病人在临床上常有疼痛、负重疼痛、不能负重、局部在应力下疼痛、压痛、小腿成角畸形、异常活动等。

胫骨的骨延迟愈合和不愈合的界限不是很明确的、骨延迟愈合的病人，患肢可以负重，以促进骨折愈合，但如果是骨不愈合病人，过多的活动反而会使骨折端形成假关节，所以应该采取积极的手术治疗。可靠的固定和改善骨折端周围的软组织血运是主要的手段。

对于胫骨骨不愈合，如果骨折端已有纤维连接，骨折对位、对线可以接受时，简单有效的治疗方法是在胫骨骨折部位行松质骨植骨，术中注意保护局部血液循环良好的软组织，骨折部不广泛剥离，不打开骨折端。胫骨前方软组织非薄，可能不适合植骨，可以行后方植骨。

对于骨折位置不能接受，骨端硬化，纤维组织愈合差者，需要暴露骨折端，打通髓腔，采用LC-DCP、胫骨交锁髓内钉、外固定支架重新进行可靠的固定，再在骨折端周围、髓腔内植入松质骨条块。

如果是骨折处局部有瘢痕或皮肤缺损引起的骨不愈合，改善局部血运则有利于骨折的愈合。可以选用腓肠肌内侧头肌皮瓣转位覆盖胫前中以及上1/3皮肤缺损；比目鱼肌肌皮瓣转位覆盖胫骨中下段皮肤缺损；也可以用带旋髂血管的皮肤髂骨瓣游离移植修复胫骨缺损和局部皮肤缺损。

对于骨缺损引起的骨不愈合，可以根据骨缺损的情况采取不同的方法。如果骨缺损不是很大，在5～7cm以内，可以取同侧髂骨块嵌入胫骨骨缺损处植骨。骨缺损在5～7cm以上，可以采用带血管的游离骨移植术。

3.畸形愈合　胫骨骨折的畸形容易发现，一般都得到及时的纠正，畸形愈合的发生率较低。但粉碎性骨折、有软组织或骨缺损以及移位严重者，容易发生畸形愈合，注意及时发现，早期处理。前文亦已提及，在胫骨近1/3骨折采用交锁髓内钉治疗，极易发生成角畸形。

从理论上讲，凡是非解剖愈合，都是畸形愈合。但许多非解剖愈合，其功能和外观都是可以接受的。所以判断骨折畸形愈合要看是否是造成了肢体功能障碍，或有明显的外观畸形。这也可以作为骨折畸形愈合是否需要截骨矫形的标准。

4.创伤性关节炎、关节功能障碍　由于骨折涉及关节，骨折固定时间长、固定不当，骨折畸形愈合，筋膜间室综合征后遗症等原因，都会造成创伤性关节炎、关节功能障碍。无论是创伤性关节炎还是关节功能障碍，一旦发生，都缺少有效的治疗方法，关键在于预防。

5.爪状趾畸形　小腿的后筋膜间室综合征会遗留爪状趾畸形；胫骨下段骨折骨痂形成后，趾长伸肌在骨折处粘连也可引起爪状趾畸形。爪状趾畸形可以影响穿鞋、袜，也可能影响行走，应注意预防。病人早期要练习伸屈足趾运动。如果爪状趾畸形严重，被动牵引不能纠正，可以行趾关节融合术或屈趾长肌切断固定术等。

三、Pilon骨折

1905年Lambott曾报告胫骨踝上骨折开放复位内固定。1911年法国放射科医生Destot将胫骨远侧干骺端的外形描述为“似药师的杵”，而Pilon在拉丁语中指捣碾用的杵，由于胫骨远端和Pilon形似，因此Pilon骨折的名词一直使用至今。1950年Bonin报告胫骨远端关节面横行骨折，使用plafond骨折的名词，意指胫骨远端穹窿部关节面似“天花板”样骨折。

就Pilon骨折的含义，Rockwood(1996年)解释为：“踝关节和胫骨远端的干骺端骨折，常伴踝关节关节面的粉碎性骨折、内踝骨折、胫骨前缘骨折、胫骨后面横形骨折”。Bartlrtt等(1999年)则认为，Pilon骨折的特征：涉及胫骨远端踝关节面上干骺端骨折，有不同程度的嵌插;呈粉碎、不稳定性,关节软骨损伤,关节表面不平;可涉及内、外、后踝骨折;75%～85%可伴有腓骨骨折。

【发病机制】

胫骨轴向暴力或者下肢的扭转暴力是胫骨远端关节面骨折的主要原因。引起 Pilon 骨折的轴向作用力是高能量暴力,多伴有关节面严重分离、干骺端粉碎性骨折以及软组织损伤,并且大部分同时有腓骨骨折,主要见于车祸、工业事故伤等。而低能量的扭转暴力使胫骨远端骨折线呈螺旋形,关节面分离;干骺端粉碎性骨折及 Pilon 骨折典型的软组织肿胀较少见,腓骨骨折不一定出现,此类骨折主要见于运动伤(如滑雪、滑水等)。受伤时踝关节的位置与骨折类型密切相关:踝关节处于跖屈位时,暴力直接冲击胫骨远端关节面的后部,导致大的游离骨折块;处于中立位时,向上的垂直暴力使整个关节面破坏或前后踝为大游离骨块的 Y 形骨折;处于背伸位时,距骨宽大的前部刚好进入踝穴内,致使胫骨前部压缩和骨折,经常会有一大的骨折块;处于外翻位时,扭转暴力可使胫骨远端外侧骨折;处于内翻位时,则可出现内侧骨折。扭转暴力可使骨折端不稳定。当轴向暴力和扭转暴力联合作用时,踝关节可脱位、关节面嵌插,同时伴有干骺端粉碎性骨折,关节变得极不稳定。胫骨远侧干骺端骨折嵌插愈严重,越有可能发生踝关节的轴性脱位。

【分类】

(一)AO **分型**

根据骨折部位及关节面骨折移位和粉碎程度分型。

A 型:踝关节外的胫骨远端骨折(A1 型:单纯的胫骨远端骨折;A2 型:粉碎性胫骨远端骨折;A3 型:严重的粉碎性胫骨远端骨折)。

B 形:骨折线经踝关节面的胫骨远端骨折(B1 型:单纯的经关节面劈裂骨折;B2 型:经关节面劈裂骨折伴有轻微的压缩骨折;B3 型:经关节冠状面劈裂骨折,后踝有大的游离骨折块)。

C 形:骨折线经踝关节面并且伴有干骺端骨折的胫骨远端骨折(C1 型:单纯关节面和干骺端骨折;C2 型:单纯关节面骨折伴有干骺端粉碎性骨折;C3 型:关节面和干骺端粉碎性骨折)。

(二)Ruedi **和** Allgower **分型**

根据关节面及骨折移位程度分型是目前最常用分型,将胫骨远端骨折分 3 个类型。

Ⅰ型:累及关节面无移位劈裂骨折。

Ⅱ型:累及关节面有移位劈裂骨折,但骨折移位轻。

Ⅲ型:累及干骺端及关节面粉碎骨折。

【临床表现与诊断】

外伤后踝关节周围可以很快出现明显的软组织肿胀、疼痛,不能站立或行走。检查时可见踝关节畸形,肿胀及压痛明显。叩击足跟部引起患处剧烈疼痛。常规的踝关节正侧位以及显示胫骨前内侧和后外侧关节面的外旋 45°位 X 线平片,可以很好地显示骨折情况。对侧踝关节 X 线平片既可以排除骨折的存在,又可以作为复位的模板。CT 片能够很好地显示骨折的形态、骨折块的数量以及移位的程度,矢状位和冠状位重建图像能够显示出事实上更为复杂的骨折情况。在评价骨折的移位程度、术前制订治疗方案以及指导手术治疗方面,CT 较普通 X 线片有明显的优势。

【治疗】

胫骨远端骨折，是最难治的骨折之一，治疗方法争议较多。

（一）治疗方法选择

(1)对于AO分型中A1、B1和C1型，或者Ruedi和Allgower分类Ⅰ型，无移位累及关节面骨折，可采用石膏固定，或者可采用小切口，用3.5mm或4.0mm螺丝钉做有限内固定，并辅以石膏外固定，如果骨折有不稳定可能，可用外固定架代替石膏。

(2)对于AO分型中A2、A3、B2、B3、C2、C3各型或Ruedi和Allgower分类Ⅱ、Ⅲ型有移位骨折仍首选手术治疗。

(3)对于胫骨远端严重粉碎及关节面难以复位骨折，可以考虑用外固定架固定，以维持其对位对线而获得骨性融合；愈合后期，如果病人有明显症状可行关节融合术。对于合并胫骨及距骨关节面软骨广泛缺损、严重开放性损伤，亦可考虑初期关节融合术，外固定架固定。

（二）手术治疗

1.手术治疗原则　先整复和固定腓骨；显露和复位固定胫骨下端关节面；胫骨骨折支撑固定；干骺端缺损植骨。

2.手术时机　关于手术时机尚有争论，Sirkin等提出，骨折急诊手术或暂时维持距骨中立位，在伤后7～10d软组织肿胀消退后再施行手术。但Patterson等认为伤后应急诊行腓骨固定，择期行胫骨固定。伤后8～12h内，是骨折断端的血肿，而这之后多是真皮下水肿，直接影响伤口的愈合。因此，软组织条件良好，骨折损伤的程度轻微，特别是低能量损伤，手术应该在伤后8～12h内进行。对软组织损伤严重的或粉碎性骨折，其手术时机，应做两步处理：第一步稳定软组织，跟骨牵引，或有限固定腓骨并外固定支架固定，维持肢体的长度，防止软组织挛缩，等待肿胀消退、软组织条件许可再行第二步；第二步行胫骨切开复位内固定，时间多在5天至3周之间为宜。合并有其他部位复合伤者则可暂行外固定架固定，时机成熟行Ⅱ期手术。

3.手术方法

(1)复位固定腓骨骨折：踝关节外侧切口，沿腓骨后缘做与腓骨平行切口，切开皮肤、皮下，将腓骨骨折解剖复位并用钢板和拉力螺丝固定，以恢复骨折的胫骨远端长度。

(2)显露胫骨下端关节面及临时固定：踝关节前内侧切口，沿内踝前缘距胫骨嵴外侧1cm，由远端向近端做前内侧直切口，注意与踝外侧切口之间保留一约7cm宽前侧皮桥。切开皮肤、皮下及伸肌支持带，并深达骨膜，不做皮下分离，在胫前肌与前侧筋膜之间内侧切开，分离至骨膜，显露胫骨下关节面，复位并暂时用克氏针固定。胫骨关节面复位时，注意以下几个问题：首先是胫骨外侧关节面复位，尤其是在合并腓骨骨折时，随着腓骨长度的恢复，胫骨外侧关节面的骨折块经常被下胫腓韧带牵拉发生进一步移位，且其位置较深，容易造成复位困难。第二，由于骨折后胫骨干骺端发生压缩及粉碎，缺乏明显复位标志，因此应利用距骨顶作为对照。第三，因胫骨远端关节面整体压缩，术中对胫骨关节面复位情况经常估计不足，应当适当"过度"复位，必要时术中进行X线检查监测。

(3)骨移植胫骨干骺端松质骨嵌压后缺损，可采用取髂骨移植充填。要注意对植骨有适当压力，量足够，以促进愈合及防止畸形。

(4)胫骨干骺端固定：选择应用内固定时，应根据软组织条件、骨折类型、术中情况选择不同方式，如拉力螺钉、T 形钢板、三叶钢板及 4.5mm 动力加压钢板等。固定中应强调：①不论何种情况，都应优先考虑使用期限，简单内固定如螺丝钉或异形钢板以减少骨与软组织损伤，降低其并发症发生；②对严重干骺端粉碎骨折，应使用标准 AO 技术，将选择钢板固定于胫骨内侧面，以防止出现内翻畸形；③当前侧皮质粉碎且后侧骨块较大时，可在前面用小的 T 形钢板固定，以提供稳定的前侧支撑。术后可用胫骨及距骨外固定架固定或石膏固定。

(5)开始功能锻炼时间：采用三叶形钢板固定，因固定坚强，术后 1 周开始功能锻炼。螺丝钉内固定加石膏外固定者，术后 6～8 周开始进行功能锻炼。单纯应用外固定架者，一般在术后 4 个月拆除外固定架方可行锻炼。

【预后】

1.Pilon 骨折复位放射学评价标准

(1)解剖复位：无内、外踝向内侧或外侧移位；无成角移位；内外踝纵向移位小于 1mm；后侧碎片向近侧移位小于 2mm；无距骨移位。

(2)复位可：无内、外踝向内侧或外侧移位；无成角移位；外踝向后移位 2～5mm；后侧碎片向近侧移位 2～5mm；无距骨移位。

(3)复位差：任何内、外踝向内侧或外侧移位；外踝向后移位大于 5mm 或后踝移位大于 5mm；距骨移位。

2.Pilon 骨折临床治疗结果评价标准　主要从有无疼痛、踝关节活动范围和有无成角畸形等三方面来评价 Pilon 骨折临床治疗结果。

(1)优：无疼痛；背屈大于 5°，跖屈大于 40°；成角畸形小于 3°。

(2)良：间歇性疼痛，可用非类固醇药物缓解；背屈 0°～5°，跖屈 30°～40°；外翻成角畸形 3°～5°，内翻小于 3°。

(3)可：疼痛已影响日常生活，需用麻醉药缓解；背屈－5°～0°，跖屈 25°～30°；外翻 5°～8°，内翻 3°～5°。

(4)差：顽固性疼痛；背屈小于－5°，跖屈小于 25°；外翻大于 8°，内翻大于 5°。

3.并发症　早期的并发症主要是皮肤坏死，伤口闭合困难，伤口感染。伤口问题是这类骨折治疗失败的主要原因，大多是手术时机不当或处理不及时，粗暴剥离软组织及切口之间距离过短，造成的局部张力太高与引流不充分。使用有限内固定，软组织剥离少，血运破坏小，这问题能得到较好的解决。

其晚期并发症主要是骨折延迟愈合，不愈合，关节僵硬、畸形愈合，创伤性关节炎，感染迁延所致的慢性骨髓炎。产生的原因除骨折部位的解剖及损伤特点外，还有骨折造成的骨缺损、手术剥离太广、内固定不牢靠、术后伤口感染等。其次是创伤性关节炎。骨折的初期移位和碎裂程度并非是创伤性关节炎的决定因素，关节面解剖重建的精确度和骨折固定的稳定是关键。术后功能锻炼是改善关节功能的有效措施，可防止关节强直，促进关节面的再塑形。

四、腓骨骨折

【解剖概要】

腓骨体呈三棱柱形，有三缘及三面。前缘及内侧嵴分别为腓骨前、后肌间隔的附着部。骨间缘起于腓骨头的内侧，向下移行于外踝的前缘。骨间缘向上、下分别与前缘及内侧嵴相合，有小腿骨间膜附着。腓骨体后面发生扭转，上部向后，下部向内。外侧面也出现扭转，上部向外，下部向后。

腓骨体有许多肌肉附着，在上 1/3，有强大的比目鱼肌附着，下 2/3 有长屈肌和腓骨短肌附着；另外在腓骨上 2/3 的前、外、后侧有趾长伸肌、腓骨长肌和胫骨后肌包绕，而下 1/3 则甚少肌肉附着。这样，腓骨上、中 1/3 交点及中、下 1/3 交点均是两组肌肉附着区的临界点，也是相对活动与相对不活动的临界点，承受的张应力较大，在肌肉强大收缩下，可能容易使腓骨遭受损伤。

腓骨滋养孔多为 1 个，可为多孔(2～7 个)，滋养动脉起自腓动脉，多为 1 支，次为 2 支，多为 3 支，其行走斜向下或水平向外，进入腓骨滋养孔。

腓骨四周均有肌肉保护，虽不负重，但有支持胫骨的作用和增强踝关节的稳定度。骨折后移位常不大，易愈合。腓骨头后有腓总神经绕过，如发生骨折要注意此神经损伤的可能性。

【致伤原因】

单纯腓骨骨折较少见，常发生于与胫骨骨折的混合性骨折中。

1.直接暴力　腓骨干骨折以重物打击、踢伤、撞击伤或车轮碾扎伤等多见，暴力多来自小腿的前外侧。骨折线多呈横断形或短斜形。巨大暴力或交通事故多为粉碎性骨折。骨折端多有重叠、成角、旋转移位等。因腓骨位于皮下，所以骨折端穿破皮肤的可能性极大，肌肉被挫伤的机会也较多。如果暴力轻微，皮肤虽未穿破，如挫伤严重，血运不良，亦可发生皮肤坏死，骨外露发生感染。较大暴力的碾挫、绞扎伤可有大面积剥脱皮肤，肌肉撕裂和骨折端裸露。

骨折部位以中、下 1/3 较多见，由于营养血管损伤、软组织覆盖少、血运较差等特点，延迟愈合及不愈合的发生率较高。

2.间接暴力　为由高处坠下、旋转扭伤或滑倒等所致的骨折，骨折线多呈斜行或螺旋形；腓骨骨折线较胫骨骨折线高，软组织损伤小，但骨折移位，骨折尖端穿破皮肤形成穿刺性开放伤的机会较多。

骨折移位取决于外力作用的大小、方向。小腿外侧受暴力的机会较多，肌肉收缩和伤肢远端重量等因素，因此可使骨折端向内成角，小腿重力可使骨折端向后侧倾斜成角，足的重量可使骨折远端向外旋转，肌肉收缩又可使骨折端重叠移位。

儿童腓骨骨折遭受外力一般较小，加上儿童骨皮质韧性较大，多为青枝骨折。

【类型】

1.单纯腓骨骨折　单纯腓骨干骨折较少见，多由直接暴力打击小腿外侧所致。在骨折外力作用的部位，骨折线呈横行或粉碎。因有完整的胫骨作为支柱，骨折很少移位。但腓骨头下骨折时，应注意有无腓总神经损伤。一般腓骨骨折如不影响踝关节的稳定性，均不需复位，用石膏托或夹板固定4～6周即可；如骨折轻微，只用弹力绷带缠紧，手杖保护行走，骨折即可愈合。

2.腓骨应力性骨折

(1)病因：腓骨应力性骨折多见于运动员、战士或长途行走者，多位于踝关节上部。

(2)发病机制：为多次重复的较小暴力作用于骨折部位，使骨小梁不断发生断裂，但局部修复作用速度较慢，最终导致骨折。

(3)临床症状与诊断：运动或长途行走之后，局部出现酸痛感，休息后好转，运动、长途行走或工作后则加剧。局部可有肿胀、压痛，有时可出现硬性隆起。X线片上的改变出现较晚，一般在2周后可出现不太清晰的骨折线，呈一骨质疏松带或骨质致密带，继而陆续出现骨膜性新骨形成和骨痂生长。

【治疗方法】

根据骨折类型和软组织损伤程度选择外固定或开放复位内固定。

1.手法复位外固定　适用于单纯的腓骨中上段骨折或无移位的腓骨下段骨折。应力性骨折多无移位，确诊后停止运动、患肢休息即可。症状明显时，可用石膏托固定。

2.开放复位内固定　腓骨骨折是踝关节骨折的一部分，通常在固定内、后、前踝之前，先将外踝或腓骨整复和内固定。做踝关节、前外侧纵形切口，显露外踝和腓骨远端，保护隐神经，如骨折线呈斜形，可用1～2枚拉力螺丝钉由前向后打入骨折部位，使骨片间产生压缩力，螺丝钉的长度必须能钉穿后侧皮质，但不要向外伸出太多以致影响腓骨肌腱鞘。如果为横行骨折或远侧骨片较小，可纵行分开跟腓韧带纤维，显露外踝尖端，打入长螺丝钉，也可用其他形式的髓内钉经过骨折线打入近侧骨片髓腔中。手术必须要达到解剖整复，保持腓骨的长度。如果骨折位于胫腓下关节之上，整复后可用一块小型半管状压缩接骨板做内固定。如果用髓内钉则应小心，不要使外踝引向距骨，髓内钉的插入部位应相当于踝部尖端的外侧面。如果髓内钉是直线插入，外踝就能被引向距骨，这样就会造成踝穴狭窄，踝关节的活动度减小，因此应事先将髓内钉弯成一定的弧度以避免发生这种错误。

3.开放性腓骨骨折的处理　小腿开放性骨折的软组织伤轻重不等，可发生大面积皮肤剥脱伤、组织缺损、肌肉绞轧挫灭伤、粉碎性骨折和严重污染等。早期处理时，创口开放或是闭合，采用什么固定方法均必须根据不同伤因和损伤程度作出正确的判断。小腿的特点是前侧皮肤紧贴胫骨，清创后勉强缝合，常因牵拉过紧造成缺血、坏死或感染。因此，对GustiloⅠ型或较清洁的Ⅱ型伤口，预计清创后一期愈合无大张力者可行一期愈合；对污染严重，皮肤缺损或缝合后张力较大者，均应清创后开放创面。如果骨折需要内固定，也可在内固定后用健康肌肉覆盖骨折部，开放皮肤创口，等炎症局限后，延迟一期闭合创面或二期处理。大量临床资料证实，延迟一期闭合创口较一期缝合的成功率高。

【常见并发症】

筋膜间室综合征，感染，延迟愈合，不愈合或畸形愈合。

五、小腿应力性骨折

胫骨应力骨折多发生于新兵军事训练和运动员体育运动中，约占所有应力骨折的半数以上。

【发病机制】

骨组织如同任何物质一样，有一定的内在特性，当力作用于骨组织时，不论是压力还是张力，骨内均受到应力作用。骨的形状因应力作用产生的变化称为应变。在一定的范围内应力越大则应变越大，当应力去除后，由于骨组织的弹性特点而恢复原来的长度或形状；当应力过大即可使骨组织发生不可逆形变，在压力作用下骨产生塌陷，在张力作用下骨产生裂开。反复作用的、较小的外力与一次大的外力同样会引起骨折，并随着负荷次数增加、显微骨折逐渐明显而出现症状或骨折裂开。

应力骨折的发生与骨所受的应力，与产生的应变，以及骨的几何形状等有关。胫骨为支撑负重骨，行走时两腿交替单独承受全身的重量，加上落地时的冲击力和肌肉的收缩力，其承负应力可达体重的数倍。在长时间反复进行某一项运动时（如负重行军、长跑等），过多应力首先引起小腿肌肉疲劳，使其失去吸收应力的作用，使应力直接作用于胫骨。胫骨在受到应力性损伤后，可通过其内部结构的改建逐步适应应力的变化，多数情况下并不会导致骨折。因此，也将仅出现骨膜下骨增生而无明显骨折线的一类称作应力性骨膜炎。除骨的应力反应外，应力性骨膜炎也可能与肌肉和骨间膜的牵拉有关，实际上这也是应力骨折的一种类型。损伤若得不到休息而继续训练，局部的成骨过程远远跟不上破骨过程，就会发生不同程度的应力骨折。

【分类】

应力骨折有 2 种类型：一种是疲劳性骨折，原因是具有正常弹性和抵抗力的骨质受到异常应力或扭力的作用；另一种是功能不全性骨折，为正常的应力作用于弹性和抵抗力均有缺陷的骨质所致。胫骨应力骨折的发病部位因运动项目的不同而各异，如行军训练的新兵群体多发生在近段胫骨的后内侧，中长跑运动员则好发于胫骨中下段的后侧，而体操运动员及舞蹈演员则易所生在胫骨中段前侧。

【临床表现及诊断】

有长跑、竞走、行军等过度使用性操作史。起始症状隐匿，仅在下肢负重时有局部疼痛，以后疼痛逐渐加重，休息后亦不能完全消失。可伴有逐步加重的局部肿胀及压痛。除个别造成完全性骨折外，肢体活动往往不会受限。检查可见局部肿胀，有明显的压痛点和骨干纵向叩击痛，晚期可触及梭形骨质增厚。如已出现明显的骨皮质断裂或已发展为完全骨折，则表现为一般骨折的症状和体征。由于应力骨折是反复微小损伤积累所致，早期 X 线无阳性表现，加之基层医务人员对其缺乏认识，故早期常被诊断为一般软组织损伤，其中一部分经休息后好转而漏诊，另一部分骨损伤继续加重、病程较长后才得以确诊。应力骨折诊断的最终确立应符合以下 3 点：一是有过度使用性损伤病史；二是有较典型的临床表现；三是后期 X 线片出现阳性征象，或其他辅助检查提供诊断依据。

【鉴别诊断】

1.暴力所致的不完全骨折 除与应力骨折的病史不同外，一般多合并较明显的软组织损伤。X线表现主要为不全骨折线，而不同时出现骨痂等骨修复征象。

2.骨髓炎 应力骨折虽然也可有局部肿胀、发热等表现，但一般程度较轻，亦无全身中毒症状。虽X线表现两者均有骨膜反应，但骨髓炎同时可有局灶性骨破坏，而应力骨折为不全骨折线。

3.骨肿瘤 应力骨折误诊为骨肿瘤、甚至行手术治疗者屡见不鲜，主要原因是对病史缺乏详尽的了解，对体征、X线表现未做连续的比较分析所致。

【治疗】

骨折多为不完全性骨折，且骨破坏与骨修复同时进行，故一般只须休息3～6周即可痊愈，期间可配合局部热敷和理疗。有主张局部行普鲁卡因加泼尼松龙封闭治疗，可起到止痛及消肿作用。对局部体征较重，X线表现骨折线明显者，可行石膏外固定，这样有利于局部制动修复，并可防止再损伤而发展为完全性骨折。对已发展为完全骨折并有移位者，应按一般骨折治疗，必要时行骨折内固定。

六、小腿开放性骨折

胫腓骨由于部位的关系，遭受直接暴力打击、压轧的机会较多。又因为胫骨前内侧紧贴皮肤，所以开放性骨折比较多见。严重外伤、创口面积大，骨折粉碎，污染严重，组织遭受挫灭伤为本症的特点。因此，控制感染，使创口顺利愈合，并使骨折愈合不受影响，恢复小腿功能，是处理小腿开放性损伤的关键所在。

【发病机制】

1.直接暴力 胫腓骨干骨折以重物打击，撞击伤或车轮碾扎伤等多见，暴力多来自小腿的前外侧，因胫骨前面位于皮下，所以骨折端穿破皮肤，导致小腿开放性损伤的可能性极大，肌肉被挫伤的机会比较多。较大暴力的碾挫、绞轧伤可有大面积皮肤剥脱，肌肉撕裂和骨折端裸露。

骨折部位以中、下1/3较多见，由于营养血管损伤，软组织覆盖少、血运差等特点，延迟愈合及不愈合的发生率比较高。

2.间接暴力 为由高处坠下、旋转暴力扭伤或滑倒所致的骨折，特别是骨折线多呈斜形或螺旋形，骨折移位后，骨折尖端穿破皮肤形成穿刺性开放伤的机会比较多。

【分类】

为了提示预后和进行比较研究，已经发展出许多以损伤的严重性为依据的分类方法。Gustilo和Anderson根据皮肤软组织损伤，以及骨折的类型，把开放性骨折按严重性递增的次序分成3型。

Ⅰ型：①皮肤创口小于1cm。②清洁创口。③骨折不粉碎。

Ⅱ型：①皮肤创口大于1cm。②软组织损伤不广泛。③没有皮肤撕脱。

Ⅲ型：①高能量损伤累及广泛软组织损伤。②严重的挤压伤。③有需要修复的血管损伤。

④严重污染,包括在农田的损伤。⑤骨折粉碎、节段性骨折或骨缺损而不管皮肤创口大小。并根据污染程度,骨膜剥离和骨骼暴露的范围,以及有无血管损伤增添了3个亚型:Ⅲa型,尽管软组织损伤广泛,但骨骼仍有足够的软组织覆盖。ⅢB形,软组织广泛损伤合并骨膜剥离、骨暴露创口污染严重。ⅢC形,开放性骨折合并需要修复的血管损伤。

【治疗】

(一)处理原则

小腿开放性损伤的处理的最终目的是使伤肢早期恢复正常的功能,这取决于软组织完全康复及创口早期愈合,骨折在解剖位置上愈合,以及避免发生并发症。处理原则有以下几条:①预防感染。②软组织愈合和骨连接。③解剖恢复。④功能恢复。

(二)治疗措施

达到上述目的需要一个规范、符合逻辑、连续的治疗过程。

1.清创术　清创的目的是使开放污染的伤口通过外科手术转变为接近无菌创面,从而为组织修复和骨折治疗创造条件。因此,正确掌握清创技术是开放性骨折早期处理的关键。

手术清创要求仔细切除所有坏死和失活的组织。清创从外开始,逐渐向内进行,明显坏死和碾挫的皮肤应当切除。有存活可疑的皮肤可以安全的留待第二次检查。损伤的皮下脂肪应当切除,并做充分的筋膜切开术。失去活力的肌肉如不彻底清除,极易发生感染,在很短的时间内,就能导致灾难性后果。但清创时对肌肉失活情况不易正确判断,Sally提出对肌肉颜色、循环情况、收缩力和肌肉韧性等方面的观察,为我们提供了重要的方法,即色泽鲜红,切割时切面渗血,钳夹时有收缩力,肌肉有一定韧性,是肌肉保持活力的良好标志。如色泽暗红无张力,切时不出血,钳夹不收缩,表示无生机,应予以清除。但如有外伤性休克和局部组织严重挫伤时,往往只有肌肉颜色是较为可靠的指标,其他三项并不绝对可靠,术时应仔细辨认。肌肉清创要较其他组织更加彻底,撕裂端的肌腹,更应注意中心部位的清创,直至有活动性出血为止,以防发生厌氧菌感染。污染严重失去生机的肌腱,应给予切除,如为整齐的切割伤,应一期缝合,因为肌腱断裂后如不缝合,肌肉可因回缩丧失功能。主要的血管、神经结构应予保留,必要时加以修复。骨折端应刷净,并清除髓腔内任何异物和骨碎片。应舍弃已完全剥离、没有血供的碎骨片。一般认为,按Gustilo分类法的Ⅰ型及较清洁的Ⅱ型创口可一期缝合,污染及损伤严重的Ⅱ型和Ⅲ型创口均应留待二期处理。

2.抗生素的应用　早期合理应用抗生素对防止感染十分重要。如在急诊输液时即输入大量广谱抗生素,清创术时仍持续静脉滴注,可使用药时间比手术后用药至少提早3～5h,并能在药物有效控制下清创,以提高抗生素效果。抗生素的选择取决于潜在的细菌污染。第一或第二代头孢菌素类药有很广的抗菌谱,适用于大多数创口。大的创口,还应加用氨基糖苷类抗生素。

3.小腿骨折的固定　小腿开放性Ⅰ型损伤的骨折可以用类似闭合骨折的同样方法来治疗。Ⅱ型和Ⅲ型开放性骨折,移位和不稳定几乎是不可避免的,这些特征往往要求手术固定。简单稳定的固定可以在创口内顺利进行软组织手术,并且有利于伤肢的生理活动。总之,骨折的解剖学复位和固定,为软组织的修复和康复提供最有利的环境和条件。理论上,这些因素可改善宿主对抗细菌的防御机制,从而减少感染的危险。

小腿开放性骨折时,骨折固定的价值毋庸置疑,但是,方法的选用仍有争论。有效的方法包括:用接骨板、髓内钉内固定和外固定,或者这些方法的联合使用。必须权衡稳定固定与进一步损伤局部血液供应和发生并发症的风险之间的利弊。实践中,每一个病例都必须分别评估。考虑的因素包括骨折的解剖部位和特点、周围皮肤和软组织的情况、创口位置大小、污染程度、合并的其他损伤,以及病人的全身情况。修复胫骨干骺端骨折常常能通过创口放置的接骨板加以固定。胫骨干骨折应根据部位、骨膜剥离的程度和软组织的状况,采用髓内钉、接骨板和外固定器固定。外固定既能提供相对稳定的骨折固定,又不扰乱创伤的范围,直接对骨折进行手术处理时,外固定器显得特别有用,当创口很脏且污染严重时,外固定器往往是首选的器械,可用作初期和暂时的固定方法,待以后再更换。

4.小腿开放性创口的关闭　对于不能一期关闭创口的小腿开放性损伤,应当早期进行皮肤覆盖和软组织重建,创口开放超过7天,感染的危险增加,软组织的修复是一个从最简单到最复杂,逐级上升的重建手术阶梯,可以用局部皮瓣成形、植皮、带蒂肌皮瓣来覆盖创口。

腓肠肌的两个头适合于覆盖小腿的近侧1/3。由腓肠肌内侧头的远侧部携带的球拍样皮肤可以覆盖小腿近中1/3交界处的缺损。顺行比目鱼肌肌瓣用于修复小腿中1/3处宽而短的软组织缺损。胫骨内侧或前侧长而窄的缺损只需基底在近侧的内侧半比目鱼肌肌瓣。小腿远侧1/4的小腿缺损用足趾的屈肌来修复,基底在近侧的比目鱼肌肌瓣一般用于覆盖远侧小腿1/3的近侧部分。基底在远侧的比目鱼肌内侧半的带蒂肌瓣,能够覆盖除踝上区域以外整个小腿的远侧1/3。踝上皮瓣是修复小腿远侧1/4的一个既快又可靠的手术方法。

5.骨重建　开放性骨折比闭合性骨折更经常发生骨延迟连接和不连接,而且和创伤的严重性成正比。骨重建可与软组织重建一起做,也可待软组织愈合后再做。大多数情况下植松质骨,但大的特别是超过6cm的节段性骨缺损,可能需要游离腓骨移植、游离复合组织移植,或者应用骨转移技术。此时可以根据骨缺损修复的方法,对骨骼的临时固定进行调整。

6.功能恢复　早期进行骨折固定和软组织重建手术,其优越性在于避免关节和软组织的制动,便于早期活动,以达到功能恢复的目的。

【并发症】

1.感染　胫骨开放骨折,清创后行钢板内固定者,感染率最高,其原因是开放骨折,软组织已有损伤,再行6孔以上钢板固定。剥离骨膜软组织太多,又破坏了供养胫骨骨折处血供,因而感染率高。因此,对于胫骨开放性骨折,Ⅰ度者可行髓内钉固定;Ⅱ度者清创闭合创口,伤口愈合后再行髓内钉固定;Ⅲ度者视软组织修复情况,先用外固定器固定,伤口闭合后,换髓内钉固定。

2.筋膜间室综合征　骨折延迟愈合,不愈合,畸形愈合等详见胫腓骨骨折愈后。

第八节　足部骨折与脱位

一、距骨骨折

距骨骨折占全身骨折的0.14%～0.9%,占足部骨折的3%～6%。由于距骨传导全部体重至足部,其表面的60%～70%为关节面所覆盖,加之其血供主要集中于距骨颈周围,距骨骨折合并脱位时常易发生距骨体缺血坏死,使其在足部骨折治疗中占有十分重要的地位。

距骨骨折中13%为开放性骨折,合并足踝骨折者为19%～28%,合并跟骨骨折者约为11%～18%,合并跖骨骨折者为18%。

距骨分为头颈体3部分,其表面60%～70%的面积被7个关节面所占据。距骨体内侧关节面呈半月形,其面积仅为呈三角形的距骨体外侧关节面的1/2,后者尖端向外突出,称为距骨体外侧突或外侧肩。距骨体下面是后距跟关节,位于距骨沟的后外方,构成距下关节面的最主要部分。

距骨的血液供应较为复杂,变异较多,概括起来主要来自胫后动脉、足背动脉及腓动脉的分支。其中跗骨管动脉与近端跗骨窦动脉最为重要,两者在跗骨管内以血管干直接吻合或以血管网吻合,后者则依据吻合网的位置不同,供应距骨体的动脉主要可以是内侧的三角支动脉和跗骨管动脉或外侧的跗骨窦动脉。

(一)距骨颈骨折

距骨颈骨折在距骨骨折中最为常见,占总数的50%～80%。

【骨折分类】

最常采用Hawkin分型。

Ⅰ型:距骨颈无位移骨折。

Ⅱ型:距骨颈移位骨折,伴有距下骨折半脱位或全脱位。

Ⅲ型:距骨颈移位骨折,伴有距下关节及胫距关节半脱位或全脱位。

Ⅳ型:距骨颈移位骨折,合并胫距、距下及距舟关节的半脱位或全脱位。

【临床表现与诊断】

距骨颈骨折的致伤原因主要为坠落伤、重物砸伤、车祸伤或运动伤等。其男女比例大致为3:1,且多发于20～35岁的男性青年。

无移位的距骨颈骨折可存在足踝背部较为明显的肿胀,压痛以内、外踝前方、下方为剧。Ⅱ型以上骨折除增加相应的关节脱位畸形外,Ⅲ型、Ⅳ型骨折还可见到脱位的距骨体压迫皮肤,严重者可造成皮肤缺血、坏死,开放骨折的发生率也有所增加。

影像学方面正位X线片可见到距下关节内翻脱位,侧位可观察距骨体脱位的程度。距骨体于踝穴内旋转超过90°,骨折面朝向后外或距骨体逸出踝穴外,均为Ⅲ型骨折。

由于骨折线走行的不同,距骨颈、体骨折常易混淆,区别的方法应着重观察侧位距下关节面的骨折线位置,若骨折线涉及距下关节面则为距骨体骨折。

CT可帮助了解距骨颈骨折粉碎程度,骨折块排列及距下关节受累情况,对手术入路及固定方式的选择意义重大。常采用的方法为拍摄患足距骨平行于距下关节面及垂直于距下关节面的1mm加密CT片,加矢状面重建。

【治疗】

1.*Ⅰ型骨折* 骨折无移位,仅需将踝关节置于中立位,短腿石膏前后托固定6～8周,去石膏后立即开始关节功能锻炼,待X线显示骨折愈合后,再开始负重行走。

2.*Ⅱ型骨折* 首先行麻醉下的闭合手法或撬拨复位。其方法为跖屈前足使距骨头与距骨体成一直线,再内翻或外翻跟骨复位距下关节。复位时应注意距骨头颈的轴线位于距骨体轴线水平内收20°的位置上。由于距骨上无肌肉附着,一旦复位成功骨折端将较为稳定。应用短腿石膏前后托固定8~10周。闭合复位位置不满意时,应尽早切开复位内固定。原因为良好的复位不仅利于骨折生长,减少创伤性关节炎的发生率,而且即使发生距骨体缺血坏死,多数也能在适当延长不负重期后,得以缓解甚至恢复,常能获得较好的结果。

3.Ⅲ型骨折 闭合复位治疗Ⅲ型骨折极少成功,但仍可一试。首先应通过全麻或腰麻使肌肉放松,再于跟骨上横穿1枚斯氏针准备牵引。复位时先极度背伸踝关节,再外翻跟骨,由后向前推挤距骨体进入踝穴,最后通过内翻跟骨而复位距下关节。一旦成功应用石膏固定12周,以利于血供恢复。

Ⅲ型骨折手术治疗预后差,治疗方法的选择分歧较大。由于距骨缺血坏死率可达70%~100%,且多数继发踝关节和距下关节创伤性关节炎,有少数学者对Ⅲ型骨折首选Ⅰ期两关节融合术,并认为早期关节融合术可促进距骨血管再生,改善血供。

多数学者选择切开复位内固定术,他们建议手术中行内踝(偶见外踝)截骨术,主要理由为:①距骨体常脱位于内踝后内侧;②手术中较易复位且较少损伤周围软组织;③避免损伤三角韧带,从而保护了被认为是距骨体最重要供血动脉的三角支动脉和跗骨管动脉。切开复位内固定的学者取得了9%~56%的Ⅲ型骨折治疗优良率。

4.Ⅳ型骨折 Ⅳ型骨折是少见且极为严重的骨折,愈后差。治疗应尽力避免Ⅰ期关节融合手术。若行切开复位内固定术,固定距骨颈骨折除可用空心钛钉外,亦可选用2枚可吸收钉固定,这样既能预防距骨体缺血坏死塌陷时螺钉损伤胫骨关节面,又能避免取出螺钉操作对血供造成的损害。随后纠正距舟关节脱位,再用2枚科氏针固定舟骨和距骨头,术后4周拔针。

切开复位内固定术手术入路的选择。距骨骨折的手术入路主要有前内侧、后内侧、后外侧及前外侧4种。

前内侧入路走行于胫前肌与胫后肌之间,是学者推荐的手术入路,其优点为:①可直视下于胫距关节内上角水平内踝截骨,直视距骨颈、体内侧;②若合并内踝骨折,可同一切口内完成内固定;③将内踝翻向远端而直视下保护三角韧带及距骨内侧血供;④可直接显露脱位的距骨体并利于其复位;⑤由后向前固定距骨颈较符合生物学力学要求。但此入路首先应注意保护胫后血管神经及三角韧带的中后束,强调暴露并保护胫后肌后再行内踝截骨;其次在由后向前固定距骨颈时,应使螺钉头稍偏向内侧,以符合距骨的解剖要求。

【并发症】

1.早期并发症 主要为皮肤坏死和继发感染手术中不应勉强闭合伤口,可考虑减张植皮或延期3~5天再闭合伤口。无论手术与否,均可能发生皮肤坏死,一旦皮肤坏死造成距骨外露,多需转移皮瓣覆盖创面。

2.晚期并发症

(1)距骨缺血坏死(ANT):距骨缺血坏死的原因主要有酗酒、高脂血症、高尿酸血症、闭塞性脉管炎等,还可因系统性红斑狼疮(SLE)、哮喘、肾病等疾病而使用皮质激素引起,但距骨严重的骨折脱位是其最常见的原因之一。

50%的距骨颈骨折可发生缺血坏死,HawkinsⅠ型骨折坏死率为0%~13%;Ⅱ型坏死率为20%～50%；Ⅲ型坏死率为80%～100%。

距骨缺血坏死无创诊断的最敏感方法为MRI，X线片一般在缺血坏死1～3个月后显示骨密度增高及囊性改变，而骨折愈合期或死骨的血管重建期均可使同位素扫描呈现阳性。而早期进行MRI检查，局灶或弥漫性低信号区可提示距骨缺血坏死。

北京积水潭医院资料：Ⅱ型以上骨折中坏死率为40.3%。ANT患者在X线片上出现的时间集中在伤后3～24个月，且绝大多数出现在12个月左右。

保护距骨颈血供可减少ANT的发生率。1例患者术中所见，脱位的距骨体已无软组织相连，但三角韧带于距骨颈内侧附着良好，6年后复查无ANT，及时准确的复位固定使AOFAS评分为优。可能的解释是距骨体体积较小，仅约为股骨头的1/3，及时准确的复位及适当的固定使血管的成功爬行替代成为可能。

早期治疗可推迟负重3～6个月，或髌韧带支具部分负重。以利血供自然恢复。有报道采用髓蕊减压、距骨钻孔及跟骨骨瓣移植促进血供恢复，疗效尚不肯定。

晚期治疗可适当选择距下关节融合，胫-距-跟关节融合术，Blair融合术或4关节融合术。目前常采用3～4枚直径6.5mm的空心钉加压固定融合术，疗效肯定。

(2)创伤性关节炎：常继发于距骨缺血坏死之后，也可因距骨复位不良等原因而发病。创伤性关节炎以距下关节多见，踝关节次之。对后者可选用第二代人工踝关节置换术，疗效肯定。患者关节融合术仍是多数医生的首选治疗方法。

距骨畸形愈合的发生率约为25%，以内翻成角畸形最为常见，该畸形改变足内侧纵弓，限制踝关节及距下关节活动，同任何距骨体的旋转畸形一样，均因大大增加创伤性关节炎的发生率而严重影响疗效。

(二)距骨头骨折

【概述】

距骨头骨折仅占全部距骨骨折的5%。该骨折常伤及距骨头关节面及距舟关节，晚期常可发生距舟关节创伤性关节炎。

【损伤机制】

距骨头以压缩骨折最为常见。主要是足背伸时胫骨远段前缘挤压距骨头或踝跖屈位时轴向压力造成距骨头内侧压缩骨折。后者常合并舟骨骨折及距舟关节脱位。

【临床表现与诊断】

单纯距骨头骨折少见，有时仅有内踝前方的轻度肿胀及淤血，常容易漏诊。其诊断强调对距舟关节及跟骰关节的细致触诊。同时应常规拍摄足正位、侧位及斜位了解关节情况，必要时CT扫描确定骨折的粉碎程度。

【治疗】

无移位距骨头骨折可用石膏固定6～8周。骨折移位但无明显脱位者仍可石膏制动，其原因为距舟关节为不规则关节，骨折不易固定且并不能降低距舟关节创伤性关节炎的发生率。移位者切开复位内固定的指征为：①骨折涉及大于50%的距骨头关节面；②应力下Chopart关节不稳定；③关节面移位大于3mm。

切开复位距骨头后用空心钛钉埋头后固定，此时足踝外科所常用的小关节撑开器非常有用。距舟脱位者复位后可用 2 枚克氏钉固定舟骨及距骨。

距舟关节创伤性关节症状较重时可采用关节融合术治疗，必要时应考虑 3 关节融合术。

（三）距骨体骨折

【概述】

距骨体是距骨关节面最为集中的部位，其骨折发生率占距骨骨折的 13%～23%。该骨折缺血坏死及创伤性关节炎的发生率高，前者为 25%～50%，后者约为 50%。

【骨折分类】

最常采用 Sneppen 分型。

Ⅰ型：距骨滑车关节面压缩骨折。

Ⅱ型：距骨体冠状面、矢状面或水平面的骨折。

Ⅲ型：距骨后突骨折。

Ⅳ型：距骨体外侧突骨折。

Ⅴ型：距骨体压缩粉碎性骨折。

【临床表现与诊断】

其症状体征类似于距骨颈骨折。其中距骨后突内侧结节（PMTT）骨折临床少见，极易漏诊。其早期症状体征不典型，X 线片常为阴性。诊断特点主要有：①内踝下后方肿胀并压痛最明显；②主被动屈伸拇指，内踝后方有疼痛；③PMTT 骨折常合并距下关节内翻脱位，复位脱位后再次拍片时可发现骨折。踝关节正位片有时可见距骨靠近内踝尖处的横行或三角形骨折线，但侧位片距骨后方的骨折块应注意与距骨后突籽骨（发生率为 8%）相鉴别。CT 片可确诊。

距骨体骨折常规拍摄踝关节正侧位。断层扫描检查对了解距骨体移位情况及手术入路的选择十分重要。

【治疗】

1. *Ⅰ型骨折* 主要是经距骨滑车关节面的软骨骨折，可根据软骨所处位置及骨折移位程度决定治疗方法。

当软骨骨折块仍与距骨体相连，或位于内侧滑车的骨折块移位小，未明显进入踝关节时，可用短腿石膏中立位或内翻位固定 6 周。

对进入关节内的游离小骨块应在关节镜下切除，小于 $1.5cm^2$ 的软骨缺损区可利用“微骨折”技术进行镜下钻孔。

当骨折块进入踝关节或位于距骨体外侧结节时.若骨折块大于所在关节面的 1/3，应给予切开复位内固定；反之可切除。

2. *Ⅱ型骨折相对较为常见* 可采用切开复位，可用直径 4mm 的半螺纹松质骨钛钉或空心钉固定，早期功能锻炼。一旦坏死可行踝关节和/或距下关节融合术。

3. *距骨后突骨折（Ⅲ型骨折）* 占距骨体骨折的 20%。由于强大的距腓后韧带附着，距骨后突外侧结节骨折较距骨后突内侧结节（PMTT）骨折多见。治疗常采用短腿石膏跖屈 15°位固定 4～6 周。若有患者因疼痛不缓解而再次就诊，行骨块切除术后疗效满意。

当足极度背伸外翻时，由于后胫距韧带牵拉可发生不累及关节面的 PMTT 骨折，其治疗常采用短腿石膏跖屈15°位固定4～6周，疗效满意。而在受到足跖屈内翻暴力时，由于跟骨载距突向后上方顶撞PMTT，可发生累及距下关节面的骨折，此时切开复位，可吸收钉或半螺纹钛钉固定疗效佳。PMTT骨折常见的并发症为骨折不愈合疼痛及移位骨块压迫踝管所致的踝管综合征。对PMTT骨折不愈合且症状较重的患者，行骨块切除术后疗效满意。

4.Ⅳ型骨折　占距骨体骨折的24%。当距骨体外侧突骨折块直径大于1cm或移位大于2mm时，应行切开复位内固定术。移位小于2mm时可石膏固定4～6周，直径小于1cm时可行骨块切除术。

5.垂直压缩骨折（Ⅴ型骨折）　治疗将主要依据骨折粉碎程度及骨折块涉及关节的大小等情况而决定。骨折块较完整者可复位，可吸收钉或空心钛钉内固定；粉碎较重者由于缺血坏死率及创伤性关节炎发生率很高，可考虑一期踝关节和（或）距下关节融合；陈旧骨折脱位者可行踝、距下关节融合术等。近年来我们对粉碎较重且距骨体高度压缩1/2以上的年轻患者采用前内加前外双侧入路，复位距骨体后用3层皮质的髂骨撑开植骨，多枚3.0～4.0mm的空心钛钉固定，取得了较好的中短期疗效。

【并发症】

常见并发症与距骨颈骨折类似，其中创伤性关节炎的发生率较高。治疗方法仍以选择适当的关节进行融合为主，第二代人工踝关节置换术亦有较好的中短期疗效。

二、距骨脱位

距骨脱位主要包括距骨周围脱位及距骨完全脱位。前者占外伤性脱位的1%～1.3%，多数可闭合复位成功，疗效满意。后者为极为严重的足部损伤，距骨缺血坏死率接近100%，治疗可以选择关节融合术。

（一）距骨周围脱位

足内、外翻暴力作用下出现的距下关节及距舟关节脱位。以距下关节内翻脱位最为常见。

【损伤机制】

以高处坠落伤最常见。足处于极度跖屈位时，受到内翻或外翻暴力，使距下关节间韧带断裂，距骨留于踝穴内，跗骨移向内侧或外侧而脱位。

【临床表现与诊断】

足内翻（外翻）畸形、肿胀、压痛明显。距骨周围脱位常并发足踝部骨折，以距骨体后部骨折及距骨头骨折多见，内、外踝骨折次之。常需复位后再次拍片除外足部骨折。

【治疗】

多数脱位可闭合复位成功，只需石膏后托固定4～6周，疗效满意。

约1/5的距骨周围脱位可因距骨头或跟骰关节内有骨折碎块或距骨颈嵌顿于前外侧软组织内而无法闭合复位，需切开复位后石膏固定4～6周，软组织愈合后开始关节功能锻炼。

陈旧性脱位可选择3关节融合术。

（二）距骨完全脱位

距骨完全脱离周围关节而单独滑出。此型脱位距骨坏死率高，预后差。

【损伤机制】

足处于跖屈位时，受到强烈内翻暴力，前足内收，使距骨头转向内侧，而距下关节面转向后侧，距骨单独从踝穴中完全脱出。

【诊断】

足部明显肿胀畸形，骨性隆起使局部皮肤光亮，甚至皮肤裂开，露出脱位之距骨。

【治疗】

闭合复位可在麻醉下屈膝 90°，内翻踝并跖屈足，向内后方挤压并复位距骨。固定距骨于中立位 12 周以上。

闭合复位失败者及陈旧性脱位者，可切开复位或一期行关节融合术。

三、跟骨骨折

在跟骨骨折的治疗进展中经历了巨大的变化。Goff 在 1938 年总结发现有不下 41 种的跟骨骨折手术治疗方法，但由于感染率高、固定方法不良等问题，使得跟骨骨折内固定手术在 20 世纪中叶逐渐减少。以往跟骨关节内骨折治疗后常常会出现持续疼痛和步态异常，造成较高的致残率，对社会经济方面造成巨大的影响。随着对跟骨及其周围软组织解剖知识、损伤机制、潜在合并症认识的加深，以及 CT 技术的常规应用，目前切开复位内固定正在得到推广，治疗目的包括重建关节面，恢复跟骨的长、宽、高度，从而保留距下关节和跟骨关节的活动。但直到今天为止，也仍然没有一个被广为接受的诊治规范。

【流行病学】

跟骨骨折约占全身骨折的 2%，占跗骨骨折的 60%；其中双侧骨折占 2%，开放性骨折约占 2%～15%。Essex-Lopresti 和 Rowe 等分别报告成人跟骨骨折中 75%和 56%的是关节内骨折；而儿童跟骨骨折的情况恰好与此相反：Schmidt 和 Weiner 等报告 63%的儿童跟骨骨折是关节外骨折。

跟骨骨折最常见的损伤机制是直接暴力，如高处坠落伤；其他病因还包括：机动车事故、小腿三头肌突然剧烈收缩、跟骨手术时的医源性损伤以及穿透性损伤等。多数成人跟骨骨折见于 25～50 岁，并与工作有关。男性的发病率约是女性的 5 倍。

由于多数跟骨骨折是高处坠落所致，所以全面的体格检查尤为重要。大约 10%的患者伴有脊柱损伤，其中腰 1 椎体最易受累。其他合并四肢损伤约占 26%，包括踝关节、股骨及腕关节等。

【实用解剖】

跟骨是人体最大的一块跗骨，构成足纵弓后侧部分支撑体重，并为小腿肌肉提供杠杆支点。跟骨外表酷似不规则长方体，共有 6 个表面和 4 个关节面。跟骨周围软组织厚度不一，其中包被着众多血管、神经、肌腱等组织。

1.跟骨上表面　上表面可以分为前、中、后 3 部分。后部是关节面外部分，与中部交界处是跟骨的最高点。中部是宽大的距下关节后关节面，呈向外凸出的椭圆形，具有单独的关节腔，承载距骨体。前部是凹陷的前、中关节面。中关节面位于载距突上，前关节面位于跟骨前突上。前、中关节面可以相互独立或是融为一体。跟骨沟位于中、后关节面之间，并与距骨沟共同组成跗骨窦。

2.跟骨下表面　下表面呈三角形，尖部在前、基底在后，向背侧成30°斜向走行。其后缘是跟骨结节，分为较大的内侧突和较小的外侧突两部分。跖筋膜和足内在肌的第1层小肌肉起于此处。靠近前中部分是跟骨前结节，有跟骰足底韧带附丽。跟骨下方是1层特化的间室状脂肪结缔组织，能够吸收行走冲击力。

3.跟骨外表面　外表面较为平滑，有2个骨性突起。其上有腓骨支持带附丽，并构成腓骨长短肌腱滑膜鞘。两者之间形成腓骨肌腱沟容纳腓骨长肌腱。在骨突后方有跟腓韧带附着。粉碎跟骨骨折时，这些肌腱和韧带常常会移位而造成撞击。

4.跟骨内表面　内表面呈不规则四边形，其上有一较大突起，称为载距突，在其上方是跟骨中关节面，下表面是宽大的屈足拇长肌腱沟。体表标志位于内踝尖下方大约2.5cm处。在载距突上附着有三角韧带的距跟束、跟舟韧带的上内束和足底方肌，构成了跗管的内侧壁。

5.跟骨前表面　前表面即跟骰关节面，水平面上凸起，垂直面上凹陷，呈马鞍状。

6.跟骨后表面　后表面呈卵圆形，其下方2/3部分是跟腱止点。其中比目鱼肌纤维止于内侧，腓肠肌纤维止于外侧。在跟腱止点上方，跟骨后上缘与跟腱之间是跟骨后滑囊。

7.软组织结构　跟骨内侧面覆盖着致密的筋膜脂肪层、足蹋收肌和足底方肌内侧头，浅筋膜与支持带覆盖跟腱内缘与胫后肌之间的间隙，组成踝管的顶部，其前方为胫骨与内踝，踝管底是为跟骨内侧壁。胫后神经跟骨支分出2个分支支配足及足跟内侧的感觉，跟骨内侧入路时容易损伤。神经血管束后方是屈足拇长肌腱，前方是屈趾长肌腱，最前方是胫后肌腱。三角韧带位于肌腱神经血管束深层。跟骨外侧有腓肠神经位于腓骨肌腱后方，体表标志位于外踝尖上10cm跟腱外缘，它在第5跖骨基底处分为2个终末支。

8.跟骨血液供应　跟骨血供较为丰富，10%来自跗骨窦动脉，45%来自跟骨内侧动脉，45%来自跟骨外侧动脉。内侧血供来自2到3根动脉，通常都是胫后动脉或足底外侧动脉的分支，从载距突下方穿入跟骨内。外侧血供常常来自胫后动脉的跟骨外侧支，但偶尔会来自腓动脉。跗骨窦动脉来自胫前动脉的跗外侧支和外踝支。由于跟骨为松质骨而且血供丰富，所以临床上跟骨缺血性坏死并不多见。

9.影像学解剖　跟骨内骨小梁的走行反映了跟骨所受到的压力和张力。张力骨小梁放射自下方皮质骨，压力骨小梁汇聚在一起支撑前后关节面。Soeur和Remy将后关节面下骨小梁的浓聚部分称为跟骨丘部。跟骨侧位片上有2个重要的夹角，一个是结节关节角(Bohler角)，另一个是交叉角(Gissane角)。Bohler角由2条线相交而成：后关节面最高点到跟骨结节最高点的连线，以及后关节面最高点到跟骨前突的最高点连线，两者所成锐角在25°～40°。Gissane角由后关节面与跟骨沟至前突的连线组成，在120°～145°。Gissane角由后关节面软骨下骨及前中关节面软骨下骨构成，骨折时往往变大。跟骨轴位片只能显示部分后关节面，为了完整观察后关节面，需要拍摄不同角度的Broden位片。

【损伤机制】

扭转暴力多造成跟骨关节外骨折，如跟骨前突、载距突和内侧突骨折。跟骨结节骨折多由肌肉牵拉暴力所致。直接暴力可以导致跟骨任何位置的骨折。

轴向应力是导致跟骨关节内骨折的主要原因。距骨纵轴位于跟骨轴内侧，两者约成25°～30°角；当受到偏心位垂直轴向暴力时，距骨外侧突像楔子一样插入跟骨内，使距下关节外翻。并将跟骨剪切为内外两部分，形成初级骨折线。如果受伤时足处于外翻位，则骨折线偏外，反之则偏内。内侧骨折块由于有坚韧的跟距内侧韧带及骨间韧带，所以常维持在原位；外侧半骨块由于缺乏类似的韧带连接而向跖侧移位并旋转。如果暴力继续作用，将产生次级骨折线，根据次级骨折线的走行，Essex-Lopresti将其分为舌型骨折和关节塌陷骨折两类。如果暴力持续，在前方会形成骨折线穿经跟骰关节。还有一些特殊的损伤机制：如分歧韧带牵拉造成的跟骨前突骨折；跟腱牵拉造成的跟骨结节撕脱骨折。

【跟骨骨折分类】

文献报道的跟骨骨折分类超过20种。多数是根据距下关节面受累情况与否而分为关节内骨折和关节外骨折两大类。跟骨关节外骨折相对简单，大致分为跟骨结节骨折、跟骨前突以及其他非关节面骨折，占所有跟骨骨折的25%～30%。跟骨关节内骨折占所有跟骨骨折的70%～75%，其表现形式千差万别，因此要将其满意分类较为困难。

好的骨折分类能够提供与损伤机制、治疗预后之间的关系。目前所使用的分类方法使我们对跟骨骨折的理解及其治疗都有了更进一步的认识。但还没有一种分类法能够对所有跟骨骨折和软组织损伤进行分类。Essex-Lopresti分类和Rowe分类是临床上最为常用的两种X线分类；Sanders分类是最常用的CT分类。

1.Essex-Lopresti分类 1952年，Essex-Lopresti提出了将跟骨骨折分为关节内骨折和关节外骨折的概念；并将关节内骨折分为舌型和关节塌陷型两大类。该分类相对简单易于使用，得到了广泛应用。Rowe在1963年设计了一种分类方法，其中包括有关节内和关节外骨折。

在Essex-Lopresti分类中，两种骨折的初级骨折线基本一致，次级骨折线的位置和骨折块的形状是决定分类的基础。

2.Sanders分类 CT在跟骨距下关节后关节面垂直位和水平位扫描的使用，使得跟骨关节内骨折的分型和治疗进入了一个新时期。Crosby和Fitzgibbons较早地在CT的基础上对跟骨骨折进行分类，他们根据后关节面的损伤形式将关节内骨折分为3种类型，并将各类型与远期预后相结合。

Soeur和Remy经研究提出了后关节面的三柱理论。1993年，Sanders在这一理论的基础上，根据跟骨距下关节后关节面骨折线和骨折块数，将跟骨关节内骨折分为四型：Ⅰ型，无移位骨折（≤2mm）；Ⅱ型，有1条骨折线2个骨折块，骨折明显移位（≥2mm）；Ⅲ型，有2条骨折线3个骨折块；Ⅳ型，有3条骨折线和4个骨折块及以上的粉碎骨折。

原则上讲，一种好的分型系统应当是简单的，能指导治疗，能预见到结果，可以作为比较不同治疗方法的基础。上述方法中还没有一种能完全满足这些要求。在临床应用中，Essex-Lopresti分型简单，但不能很好地指导治疗和预见结果。相比之下，Sanders分型比较全面而简单，对不同的骨折类型能够指导治疗及预后。而Zwipp分型是描述复杂跟骨骨折的最好方法。

【临床表现与诊断】

诊断跟骨骨折有赖于详细的病史询问、体格检查及必要而全面的放射学检查。患者都有明显的外伤史，通常为高处坠落伤，偶见于交通伤或爆炸伤。体格检查多有足跟部肿胀、压痛或叩痛，踝关节和距下关节活动受限，足跟不能着地，足跟增宽和内外翻畸形以及足弓塌陷等。检查时需注意是否合并有足筋膜间隔综合征，如若存在应及时手术减张。

在跟骨骨折的影像学诊断方面，需要包括X线平片足正侧位片，跟骨轴位片，踝关节正位片；以及双足距下关节后关节面垂直位及水平位CT。

足侧位片可以发现绝大多数跟骨骨折，诸如：关节外的跟骨结节骨折、跟骨体骨折、跟骨前突骨折及内侧突骨折等。关节内跟骨骨折通常都有跟骨高度的丢失，如果全部后关节面与载距突分离，在侧位片上表现为Bohler角变小和Gissane角变大。如果仅仅是外侧半关节面塌陷，则在侧位片上Bohler角是正常的，而跟骨后关节面下方骨质密度增高，经常可以在跟骨体中找到旋转了90°的关节面骨块，另外从侧位片上可以区分骨折是舌型或是关节塌陷型。足正位片能显示跟骰关节受累情况和跟骨外侧壁膨出。跟骨轴位片能显示跟骨增宽，后关节面骨折块，载距突骨折及成角畸形的结节骨块。跟骨轴位片所显示的是跟骨后关节面的前1/3，要想看见后2/3还需进一步拍摄多角度Broden位片。踝关节正位片除了能显示可能存在的踝关节骨折外，还能发现因跟骨外侧壁增宽而造成的跟腓间距减小。

跟骨CT扫描可以清楚地判断跟骨骨折的部位及移位程度，有助于骨折分型和手术治疗。检查时，患者取平卧位，屈髋屈膝足底置于台上，调整扫描平面与后关节面垂直；之后伸膝伸髋，调整扫描平面与后关节面平行，均以3mm间距扫描。冠状位CT片可以清楚地看到后关节面、载距突、足跟外形以及屈足拇长肌腱和腓骨肌腱的位置。水平位CT片应注意观察跟骰关节、跟骨的外侧壁、载距突及后关节面的前下部。

【治疗】

大多数跟骨关节外骨折都可以采取非手术治疗，加压包扎并免负重6～8周。移位明显的跟骨结节骨折应予切开复位内固定。当关节外骨折Bohler角小于10°，跟骨明显增宽时，可以辅以穿针牵引手法复位。跟骨关节外骨折的预后大多很好。

跟骨关节内骨折的治疗方法很多，可以分为非手术治疗和手术治疗。非手术治疗包括：①原位石膏固定；②手法整复＋石膏固定；③功能疗法。近来跟骨关节内骨折的非手术治疗更倾向于不用石膏的功能治疗。手术治疗包括：①撬拨复位＋石膏固定；②撬拨复位＋多枚克氏针固定；③有限切开复位内固定；④切开复位内固定。

1.非手术治疗　非手术治疗指征：大多数跟骨关节外骨折（移位显著的跟骨结节骨折除外），后关节面骨折移位小于2mm，有严重心血管疾病和糖尿病无法麻醉手术，不适合进行关节重建包括不能行走的老人以及偏瘫者，不能与医生配合者（比如吸毒者），都可以采用非手术治疗。另外对于有生命危险的多发创伤患者和不能进行有限切开手术的患者，也应选择非手术治疗。

非手术治疗目前多采用现代功能治疗。早期治疗包括伤后抬高患肢，休息，应用冰袋和使用非甾体抗炎药，患足加压包扎。小腿使用软夹板维持踝关节中立位。伤后尽早开始踝关节功能练习。伤后1周左右换弹力包扎，开始内外翻练习以及足内在肌和外在肌的等长收缩。待疼痛和水肿完全消除以后，开始拄拐下地，患肢部分负重15kg。患者须穿着特殊定做的气垫鞋。后足畸形严重患者应使用矫形鞋。

2.手术治疗

(1)手术治疗指征：所有开放性跟骨骨折；所有 SandersⅡ型和Ⅲ型骨折患者，估计软组织条件不会增加发生合并症的风险，患者可以配合术后康复治疗的，都是手术治疗的指征。

(2)手术时机及方法：闭合骨折后早期治疗方法同非手术治疗。待水肿消退后(伤后7～14d)手术，合并症发生率较低。

目前对于开放性跟骨骨折的治疗尚无统一规范。普遍认为早期治疗需要静脉内抗生素治疗、早期多次清创、尽早皮肤覆盖。旨在完成软组织覆盖和预防感染，良好的软组织愈合是降低感染率和改善骨折治疗结果的前提。对于二期有望经外侧切口手术者，在软组织肿胀消退后(一般在10～14d)，骨折早期愈合开始前(伤后21d)，经外侧广泛L形切口行骨折切开复位接骨板内固定术。对于软组织损伤严重，难以在伤后3周内接受骨折固定手术者，一期治疗以处理软组织为重点，多次清创减少感染的发生，同时经伤口结合手法复位骨折，多枚克氏针固定恢复并维持跟骨外形，二期如症状严重再行截骨术、距下关节融合术等。

闭合复位多针内固定(撬拨复位)：适用于舌型骨折和 SandersⅣ型这种严重粉碎的关节面骨折，术中注意距下关节对合、Bohler 角以及跟骨宽度。手术的关键是注意选择跟骨结节入针点，在透视下撬拨复位，多根1.5mm 直径克氏针穿经或不经距下关节固定，术后无需石膏固定，术后6周拔除克氏针。

有限切开复位内固定术：适用于关节塌陷型骨折或 SandersⅡ型骨折，多发创伤，软组织条件差，开放骨折，有足筋膜间隔综合征或者骨折移位较小的患者。首先以 Schanz 针或斯氏针打入跟骨结节牵引复位，透视下作跟骨外侧小切口，显露复位后关节面，1～2枚3.5mm 直径螺钉固定。如果前突有骨折，可以经皮复位，再以螺钉或克氏针固定。对于持续不稳定骨折，可以辅以克氏针固定距下关节。此方法的优点是在跟骨关节内骨折不具备应用切开复位内固定术条件的情况下，最大限度地恢复后关节面的对合关系，同时将手术合并症的发生率降到最小。

切开复位内固定术(ORIF)：对于 SandersⅡ、Ⅲ型骨折，软组织条件好，估计不会出现软组织合并症，患者与医生能合作的病例，采取切开复位内固定治疗。目前切开复位通常采取 Regazzoni 和 Benirschke 提出的外侧L形入路。此入路的优势在于：①显露方便；②利于复位；③避免了内侧入路的危险。垂直切口位于腓骨后缘及跟腱之间，水平切口位于外踝与足底之间，在足底与外踝中点偏下作弧形延伸止于第5跖骨基底。注意锐性剥离，掀起全层皮瓣，细克氏针打入距骨及外踝牵开皮瓣，显露距下关节。复位后多以解剖形状接骨板固定骨折。注意减少软组织的牵拉和损伤，能降低术后切口合并症发生率。为了便于切口愈合，术后可以短期石膏外固定。

【术后处理】

术后第2天去除敷料，开始冰敷治疗。术后第3或4天牢固固定者可拄拐下地，患足部分负重15kg 直到第6周。术后10～12周，根据患者承受能力可以完全负重。穿戴有软垫和高帮的鞋有助于负重。其优势在于关节活动度更好。对于不能配合及严重粉碎骨折患者，有必要石膏固定。植骨患者部分负重应延长到3个月。康复练习包括等长收缩练习，协同练习，神经肌肉及筋膜组织的本体感受练习和步态控制。手法治疗距下关节以及相邻关节对于增加总的活动度是很重要的。对于距下关节和跟骰关节克氏针固定的患者,术后第 6 周去除克氏针,此后加强负重练习至术后 3 个月允许完全负重。

【并发症】

1.*非手术治疗并发症* 非手术治疗的并发症包括:足跟增宽,腓骨肌腱卡压综合征,距下关节及跟骰关节创伤性关节炎,腓肠神经炎,创伤后平足,创伤后足内翻和创伤后肢体短缩及跟腱短缩等。

2.*手术并发症*

(1)感染:一旦发生感染,必须反复清创。浅表感染时可以保留内植物,处理创面新鲜后游离组织移植覆盖创面,静脉输液抗感染至 6 周。对于深部感染和骨髓炎,则需清除感染组织、坏死骨及内植物。反复清创并使用敏感抗生素 6 周控制感染;注意残存跟骨皮质的保留,二期重建。

(2)腓骨肌腱撞击综合征:如果术后跟骨仍宽,跟腓间隙减小,腓骨肌腱将被卡压而产生症状。腓骨肌腱鞘内注入麻醉药有助于明确诊断。腓骨肌腱造影可以显示肌腱撞击及卡压的情况。

(3)腓肠神经炎:腓肠神经与腓骨肌腱走行相似,所以在使用标准 Kocher 入路时,有可能被牵拉、碾挫甚至切断。外侧 L 形切口术后此并发症发生率低。

(4)距下关节炎:多见于关节面复位不良时。通常先进行非手术治疗:如调整运动方式,穿戴特殊鞋具,抗炎治疗。如果这些方法未能奏效,可以通过距下关节内注射来改善局部的疼痛,甚至关节融合。

(5)软组织问题:影响跟骨术后切口愈合的因素有:①BMI 指数;②创伤至手术时间;③全层缝合;④吸烟史;⑤骨折严重程度。

如果手术时伤口无法闭合,可以采取延迟游离组织移植闭合。伤口裂开常见于切口拐角处,应换药口服抗生素治疗,多数可愈合;如果仍不愈合,则应尽快采用游离组织移植覆盖以避免发生骨髓炎。

(6)跟骨缺血性坏死发生率较低。

【预后评估】

跟骨骨折的治疗目的是使患者能最大限度地恢复足部功能,无痛地返回到生活和工作中去。Essex-Lopresti 舌型骨折的预后一般较关节塌陷型好;Sanders 分型越高预后越差。我们认为在目前用于预后评估的系统中,美国足踝骨科协会的后足-踝关节临床评分系统比较全面和实用。

四、Chopart 关节损伤

Chopart 关节由距舟关节和跟骰关节构成,又称跗横关节,位于中后足交界,足跟旋后时相对固定,旋前时存在少量活动。Chopart 关节跖侧的韧带强于背侧。距舟关节是足内侧纵弓的重要组成部分,富有弹性且活动性相对较大,跟骰关节位于足的外侧纵弓相对更为稳定。该部位损伤较少见,发生损伤时,常是多个结构受损。可分为 Chopart 关节损伤和单纯舟骨,骰骨骨折或脱位。

由于重叠效果,Chopart 关节影像学诊断较困难。应投照足正,侧及斜位 X 线片,并与健侧 X 线对比。观察每一块骨及其关节(这里每一块骨至少与 4 块骨相关节)。在正位片上,舟骨与楔骨轻度重叠,观察跖骨轴线有无旋转及缝隙。在侧位片上,舟骨与楔骨有重叠成一直线,跖骨干应相互平行,第一跖骨位于最背侧。CT 对诊断常有帮助。

(一)Chopart 关节损伤

Chopart 关节损伤很少见,常根据导致移位的外力作用方式分为 5 型,即内侧移位型、纵向压缩型、外侧移位型、跖屈型和碾轧损伤型。

对关节脱位应尽早麻醉下手法复位,石膏固定 8 周。手法复位失败或合并有开放伤口者应行切开复位,术中切除嵌入的软组织,并用细克氏针或螺钉固定以防术后再脱位。如骨折粉碎,无法复位,则考虑关节融合,取髂骨植骨,保证足的纵弓及形态。若伴有晚期疼痛,也应行关节融合。

(二)舟骨、骰骨和楔骨骨折

舟骨和骰骨在足占据着独特的位置。舟骨是足纵弓的高点,由外侧看,背侧比跖侧宽,前后看,内侧比外侧宽,延长了足的内侧柱。由内侧跖骨传来的力量集中于舟骨并传至距骨。骰骨则为足外侧柱的一部分。

1.*舟骨骨折* 舟骨骨折分为结节骨折,背侧边缘骨折,体部骨折和应力骨折。体部骨折又分为移位和无移位骨折,移位骨折又分为 3 型,Ⅰ型为冠状面骨折线,有一较大的背侧折块,Ⅱ型为背侧至跖侧的斜形骨折,有一较大的向背内侧移位的内侧骨折块,Ⅲ型为中部粉碎合并舟楔损伤分离。

(1)舟骨背侧边缘骨折:强力跖屈导致背侧距舟韧带张力增加,造成舟骨撕脱骨折,同时也应该注意距下或踝部的扭伤。其治疗一般给以 3～4 周的制动。如果背侧碎片关节面占 25%或更大,建议切开复位内固定,有症状的碎片应切除。

(2)舟骨结节骨折:胫后肌腱止于舟骨结节,强力外翻时胫后肌强烈收缩,与内侧韧带一起抵抗外翻常会导致结节骨折。此种骨折不影响内侧纵弓,较少导致功能障碍。胫后肌跖侧、远侧、外侧(在跖面)止点的连续性的存在阻止了明显的移位,这样在足外翻时,外侧柱压缩,可能发生骰骨骨折。

副舟骨常是双侧,要注意区别骨折与副舟骨。也应注意副舟骨与舟骨体间连接的损伤。足斜位片可以发现胫后肌腱所带的微小骨块的移位。

结节骨折可以应用石膏或弹力绷带制动 4～6 周,将足处于内翻或中立位,它可以发生无症状的纤维愈合。如骨折块较大则需手术内固定。持续有症状则需行骨块切除,胫后肌前移,相当于 Kidner 手术。

(3)舟骨体部骨折:舟骨体部骨折会造成足内侧柱的短缩,恢复其长度及舟骨近端关节面的解剖复位至关重要。

无移位的体部骨折可用石膏制动 6～8 周,随后改用支具支持足弓。对体部移位骨折尝试闭合复位,可以获得复位但维持很难,尤其对于粉碎骨折。在Ⅱ型骨折中,内侧柱变短,将会出现足内收畸形。Ⅲ型骨折向外侧移位,足将变平且内侧突出。闭合复位这些骨折很困难,需经前内切口进行切开复位内固定。

Ⅰ型骨折可以直接复位，螺钉固定。Ⅱ型骨折首先要恢复内侧柱的长度，可用小的外固定器置于距骨和第1跖骨内侧，帮助复位。复位后，如骨块够大，则直接固定于舟骨外侧块，若太小，则用螺钉固定于第2、3楔骨，愈合后取出。Ⅲ型骨折的固定参照Ⅱ型。固定物一般于术后8周负重前取出。舟骨体骨折有可能发生缺血坏死，但并不都发展成全骨塌陷。

当关节面破坏严重时，应考虑一期关节融合，必须恢复和保持内侧柱的长度，有缺损时应植骨。对于融合的范围应根据关节损伤程度来决定，不同学者分别提出单独的距舟关节融合，距舟舟楔融合，3关节融合等（允许外侧柱适当缩短以平衡足）。

（4）舟骨应力骨折：舟骨应力骨折常发生于职业运动员，应在移位发生前予以诊断。足结构的异常有助于骨折的发生，前足内收或踝和距下关节活动受限可以增加或改变舟骨的应力。

骨折位于舟骨体部的中1/3，骨折可以是不完全的，仅涉及背侧部分，骨扫描会早于X射线照片发现骨折，CT稍后，MRI也很敏感。

最初的治疗为短腿石膏制动8周，不负重。如果制动未获得骨折愈合或已发生移位，骨折需植骨加螺钉内固定。

2.骰骨骨折　骰骨与第4、5跖骨，外侧楔骨及跟骨相关节。跖骨与楔骨间关节几乎无运动，跟骰关节有内外翻运动。骰骨是构成足外侧纵弓的基本结构，对足的稳定起着重要作用。

当前足强力内收时，第4、5跖骨的轴向负荷，产生对于足外侧柱的压缩.骰骨被第4、5跖骨和跟骨共同挤压，发生骨折。骰骨骨折可分为撕脱性骨折和压缩性骨折。

对于压缩性骨折，一定要恢复骰骨的长度，需要植骨并用螺钉或钢板加螺钉固定。对于内翻暴力造成的撕脱骨折，应偏重于韧带损伤的修复，可外翻位石膏固定4～6周。

陈旧性骰骨骨折可行关节融合术，有人强调针对疼痛的扁平足及前足外展应行单独的跟骰关节融合，延长外侧柱。单独的跟骰关节融合适用于畸形愈合及跟骰关节的创伤性关节炎，当跟骰关节融合，后足的活动轻度减少。

应力骨折发生于运动员，症状类似腓骨肌腱炎，骨扫描可帮助诊断，限制活动及保护下负重，4～6周可愈合。单独的跟骰关节损伤，复位后预后良好。

3.楔骨骨折　楔骨骨折多为直接撞击或严重挤（碾）压所致。应注意Chopart关节，跖跗关节的合并损伤。很少有单独楔骨脱位、半脱位、骨折的报告，常需切开复位，克氏针固定，石膏保护6周。

五、Lisfranc损伤

跖跗关节又称Lisfrane关节，故跖跗关节脱位又称Lisfranc损伤。

【解剖特点】

跖跗关节从解剖角度分为3部分（或称三柱系统）：内侧柱为内侧楔骨和第1跖骨；中柱为第2、3楔骨及第2、3跖骨；外侧柱为骰骨及第4、5跖骨。Lisfranc韧带较强壮，位于第2跖骨基底和内侧楔骨之间，增加第2跖骨基底位于3个楔骨所形成的凹槽中的稳定性。第1、2跖骨基底间无韧带，形成薄弱部位。我们可以借助这一分类分析损伤机制，但对于软组织损伤程度和预后分析没有帮助。复位程度和固定方法对于预后更有意义。

【Lisfranc 损伤分类】

通常应用 Myerson 分类。

【放射学检查】

对于 Lisfranc 损伤应投照正、侧和斜位 X 线，并应与健侧对比。Lisfranc 损伤易漏诊，应特别注意在 X 线片上的下述特点：在正位 X 线片上，可见第 2 跖骨内缘和中间楔骨内缘连成一条直线，第 1、2 跖骨基底间隙和内，中楔骨间隙相等，并应小于 2mm。在侧位像上，跖骨不超过相对应楔骨背侧。在斜位上，可见第 4 跖骨内缘和骰骨内缘连成一条直线。第 3 跖骨内缘和外侧楔骨内缘成一条直线。2、3 跖骨基底间隙和内、中楔骨间隙相等。

当常规 X 线检查正常时，如果需要还应拍负重位、应力 X 线甚至 CT 检查，以发现隐匿的损伤。如在负重位足正位上的第 1、2 跖骨基底的分离有一定意义。侧位上，内侧楔骨应在第 5 跖骨背侧，如果相反，表明足纵弓塌陷、扁平，可能有 Lisfrane 关节损伤。

【治疗】

Lisfranc 关节损伤时，我们应该积极治疗。单纯扭伤，短腿石膏固定 6 周。强烈建议任何损伤移位都应达到解剖复位，任何部分任何方向的移位都不能接受。

Myerson 认为，闭合复位后，移位不应大于 2mm，第 1、2 跖骨基底间隙和内侧、中楔骨间隙应在 2mm 以内，距骨与第 1 跖骨间成角不应超过 10°。否则需切开复位。

以下几个原因可能导致闭合复位失败并应考虑手术治疗，如跖骨基底移位严重；骨折块卡于关节，最常见为第 2 跖骨基底的骨折块影响复位；软组织卡于关节，最常见为胫前肌腱于第 1、2 跖骨间影响复位。

切开复位时，可以做足背第 1、2 跖骨基底间纵行切口，注意保护神经血管（足背动脉、腓深神经感觉支），显露第 1、2 跖楔关节及内、中楔骨间隙。复位的关键为第 2 跖骨，一般第 2 跖骨复位后，外侧其他跖骨也自动复位，如果需要，可在 4、5 跖骨基底背侧另做一纵行切口。

螺钉控制复位能力强，但对技术要求较高。学者建议使用克氏针或空心钛钉固定，术后 6 周拔除克氏针，3 至 4 个月取出螺钉。

对于移位较大的年轻患者，即使损伤超过 6 周，我们仍试行切开复位螺钉内固定术，取得了较好的中期疗效。

晚期发生的关节炎，可使用足底垫，帮助恢复正常足弓高度，以减轻症状。无效则考虑行跖跗关节融合。

六、跖骨骨折

前足在行走过程中有 2 个作用，一是提供宽大的表面作为一个整体来负担体重，同时由于其各部分间在矢状面上可以有相对活动，适应各种不平路面，从而将应力平均分配在第 1 跖骨的 2 个籽骨和其余 4 个跖骨头上。这种能力使得压力可以平均分布在跖侧皮肤上，不致发生局部损伤。前足表面上是一功能整体，但各部分的损伤还需根据不同情况分别处理。

跖骨骨折常见于直接暴力损伤，骨折可发生在跖骨的所有部位。间接暴力，如身体扭转而足部固定时的扭转暴力可以导致跖骨骨干螺旋形骨折，尤其是中间的 3 个跖骨。第 5 跖骨基底常出现撕脱骨折，应力骨折常见于第 2、3 跖骨颈及第 5 跖骨的近端干部。对这些骨折的忽视会导致足部活动受限。

【分类与诊断】

跖骨骨折诊断简单，临床常见有局部的固定痛点、非可凹性水肿、骨擦音或畸形。患者主诉足背痛，负重时加重。足背常肿胀并伴有瘀斑，在伤后的最初几个小时很容易在骨折处找到固定的痛点。需要注意的是前足闭合性挤压伤，明显肿胀及软组织张力过大应考虑足筋膜间室综合征的可能。简单足部损伤，可拍摄负重位平片；复杂损伤需全面检查是否有其他损伤。侧位片对判断跖骨头在矢状面的移位很重要。在有跖骨近侧关节内骨折时应排除有无跖跗关节及 Lisfranc 关节不稳定。

跖骨骨折通常按骨折部位来分型，即近端、中部和远端损伤，分别对应为基底部、骨干部和颈部骨折。按照 OTA 分类，跖骨骨折归于第 81 组，T 代表第 1 跖骨，N 为第 2，M 为第 3，R 为第 4，L 为第 5。字母 ABC 亚型代表骨折复杂程度，A 型表示关节外简单干骨折，B 形为涉及部分关节面骨干部楔形骨折，C 形为复杂的关节内或干部骨折。其后的第 1 个数字亚型为骨折部位，第 2、3 个数字表示骨折类型，它们根据亚型不同意义可以有变化。

从解剖学上五块跖骨明显分为 3 个部分，第 1、第 5 和中部 3 块跖骨。

【治疗与预后】

1.*第 1 跖骨*　第 1 跖骨比中部 3 块跖骨稍短、稍宽，构成足内侧纵弓的一部分。它与跗骨间关节囊韧带异常坚韧，但与第 2 跖骨之间缺少韧带连接，故此有较大的活动度。在其基底部的跖内侧有胫前肌腱附着，跖外侧有腓骨长肌腱附着。两者维持着第 1 跖骨的位置，胫前肌使第 1 跖骨背伸，腓骨长肌使第 1 跖骨跖屈。在第 1 跖骨头下方有 2 个籽骨，它们直接与地面接触。这 2 个籽骨共同承担传导过前足 1/3～1/2 的负重力。

多数情况下，手术切口位于第 1、2 跖骨间，此处应注意保护足背动脉和腓深神经。由于第 1 跖骨正常位置对于步态的重要性，所以如果发现足应力位平片上存在关节和(或)骨折不稳定则需手术治疗，否则只需应用短腿石膏固定 4～6 周。

手术目的是要恢复和维持第 1 跖骨头与其他跖骨头间的正常位置关系。固定方法多样：横行或轻微粉碎骨折使用接骨板螺钉，骨干部位简单骨折使用克氏针，骨干部位粉碎或开放骨折使用外固定架治疗，其优势在于不会增加软组织损伤。在应用克氏针固定骨干骨折时应避免损伤跖板，否则会造成跖骨头与跖板粘连。

对于关节内骨折，应尽量恢复关节形态和功能。跖骨头关节面塌陷骨折应切开复位并固定，必要时还需植骨。

术后 8～10 周避免负重，内固定者应有短腿石膏固定，未固定跖趾关节者需进行关节功能练习。平片有骨痂生长后允许进一步负重练习。对于跨跖跗关节固定的接骨板最少应保留 6 个月。术后 1 年内应穿矫形鞋，用以维持足内侧纵弓。

2.*第 5 跖骨*　第 5 跖骨骨折常见，且常伴有延迟愈合，因此颇受关注。Jones 最早对第五跖骨骨折做了详细报告。与其他跖骨骨折相比，第 5 跖骨骨折更常见于运动及与运动有关的损伤。

第5跖骨与其他跖骨最大的不同在于其基底部有运动肌止点：腓骨短肌止于第5跖骨结节背侧，第3腓骨肌止于干骺结合部。第3腓骨肌的作用是使前足内旋和背屈的平衡肌，腓骨短肌更像是胫后肌的拮抗肌将足维持于距骨下。在第5跖骨结节的跖侧也有很强的跖筋膜附着。第五跖骨骨折可以分为3种类型：第4、5跖骨间关节以近的骨折为结节骨折，或称Ⅰ区骨折；第4、5跖骨间关节区域的骨折为Jones骨折，或称Ⅱ区骨折；此关节以远的骨折为骨干骨折或称Ⅲ区骨折。

结节骨折是由间接暴力造成的撕脱骨折，又称为假Jones骨折，骨折线往往呈斜形或横断。多数移位不大，非手术治疗（穿硬底鞋、棉垫包扎或是石膏固定6～8周）预后很好。对于骨折移位1cm以上、骨折涉及关节达30%以上者建议手术治疗。

Jones骨折是当足跖屈时受到突然的内收暴力，使足背屈，以第4、5跖骨间关节为支点形成一力矩，导致第5跖骨骨折。治疗通常是以短腿非负重石膏固定6～8周，为了缩短骨折愈合时间，尽早恢复运动水平，运动员可以使用髓内螺钉固定。骨折移位明显时也需髓内螺钉固定。

骨干骨折根据平片表现可以分为新鲜骨折、延迟愈合或不愈合。新鲜骨折首选短腿非负重石膏固定6～8周，愈合时间平均7周。延迟愈合通常应用经皮螺钉固定，愈合时间平均12周。目前对于骨折不愈合建议切开清理骨折端加植骨内固定。

3.*中部跖骨* 由于有坚韧的关节囊及骨间韧带的束缚，跖骨基底骨折移位的可能性很小，所以对于非Lisfranc骨折的跖骨基底骨折，都可以用短腿石膏固定。

对于骨干部位骨折，只要骨折侧方移位小于3～4mm，成角畸形小于10°，短缩不明显的都可以非手术治疗，即以石膏固定6周。如果骨折远端跖屈明显，负重后会因为负荷的增加而产生难治性跖侧胼胝，足背侧骨突也会造成疼痛。远折端背屈偶尔会使该跖骨负荷减小，而造成其他跖骨损伤。Sisk认为骨折越靠近远端，远端跖屈越明显，越应考虑手术。单根跖骨骨折很少手术；但是对于横行及粉碎骨折，以及早期复位后再移位的骨折，应考虑手术治疗。多发跖骨骨折由于缺乏相邻正常结构的辅助稳定作用，也应考虑手术固定：如经皮穿针固定板块间螺钉固定、接骨板固定及微型外固定架固定，

跖骨颈骨折治疗与骨干骨折治疗相似。单一骨折对症治疗即可，多发骨折需手术治疗。跖骨头骨折通常是由剪切应力造成，骨折无关节囊附着，向外向跖侧成角，尽管其位置表浅手法复位穿针固定有时会奏效，但其治疗仍应首选非手术治疗。

七、跖趾关节损伤

跖趾关节损伤既可以孤立发生又可以作为多发骨折的一部分，在足的5个跖趾关节中最重要的是第1跖趾关节的损伤。它为跖骨头与足趾间的负荷分配起重要作用，对维持正常步态有很重要的作用。它的损伤可以带来长期的疼痛和不稳定。

骨性的凸、凹结构为第1跖趾关节提供了基本的稳定性，但对稳定关节起决定作用的是坚韧的关节囊和韧带。背侧关节囊正常情况下很薄弱，而跖侧厚韧并可负重，在近节趾骨基底有强大的韧带附着。在跖骨头近侧附着更薄的一层膜，其上固定着2个籽骨与跖骨头直接相关

节。第1跖骨通过这两点与地面接触负重。在2籽骨间韧带走行着屈足拇长肌。在关节囊复合体的近侧有许多足内在肌附着,为维持关节的位置和稳定起重要的作用。屈足拇短肌内侧头直接止于内侧籽骨,足蹰收肌部分止于内侧籽骨边缘,并向远端止于近节趾骨跖内侧结节和伸肌腱膜,这一运动复合体阻止足趾外翻。屈足拇短肌外侧头止于外侧籽骨近端,足踇收肌横头和斜头主要止于外侧籽骨边缘,并向远延伸止于近节趾骨跖外侧结节、外侧关节囊和屈足拇长肌腱鞘。这一运动复合体阻止足趾的内翻。在第1跖骨头上几乎没有腱性附着,跖骨头上仅有的两组腱性附着,一是止于跖骨头和近节趾骨基底的内外侧副韧带,另一是内外侧跖骨籽骨韧带,其在跖骨头与籽骨间形成强韧的附着。第1跖趾关节复合体的损伤常见于运动,过度的背屈、跖屈、内外翻都可以导致损伤。暴力的大小决定了损伤的程度。简单的撕脱骨折可能预示着关节的不稳定,与健侧比较关节的活动范围和各方向的稳定性,可能发现存在的问题。任意方向上的急性不稳定可能显示有一个明显的损伤。跖背侧位移实验是判断关节稳定性的一个很有意义的检查。平片检查可以发现关节内外的骨折,另外双足对比正位片上籽骨下极与近节趾骨基底的距离,内侧应小于10mm,外侧应小于13mm,若超出这一范围则提示有跖板的撕裂。对于第1跖趾关节的损伤,要看关节可否复位及最终的稳定性来决定治疗方案。第1跖趾关节的损伤一般很少手术治疗,如其他关节的损伤一样,需要休息、制动、免负重,冰敷包扎、石膏或硬鞋保护以减少对关节囊的牵拉。手术只针对那些关节内骨折或伴有明显关节不稳定的病例。

对于其他跖趾关节损伤脱位也一样,先行非手术治疗手法复位,若不成功再予手术治疗。治疗过程中注意可能存在闭合复位不完全。复位后应拍片,关节间隙的增宽可能因为有跖板的嵌入。

八、趾骨骨折及趾间关节脱位

趾骨骨折在前足中很常见,而各足趾的近节趾骨骨折比远节趾骨骨折更多,第5趾近节趾骨骨折又是最易发生的。趾骨骨折的机制有2种,一种是直接暴力,常常导致横行或粉碎骨折。另一种是在足趾承受轴向负荷的同时受到内外翻的应力作用,这在临床上更易见到畸形。骨折的诊断很容易,X线片上可以清楚地见到骨折。多数趾骨骨折可以非手术治疗,诸如手法复位、纵向重力牵引、穿硬底鞋、邻趾固定、石膏固定等。偶尔对于第1趾近节趾骨骨折、不稳定骨折和关节内明显移位的骨折可以手术穿针固定或应用螺钉固定。

趾间关节脱位通常是由于轴向应力作用于足趾末端所致,脱位多数发生于近节趾间关节,足趾远端向背侧移位,平片上很容易诊断。在第1趾,近节趾间关节脱位后可以自发复位,但跖板或籽骨可能嵌于关节内,平片上关节间隙表现为增宽,需要及时发现并予复位。对于极少数难复性脱位可以手术切开复位。趾间关节脱位后很少有并发症。

九、足筋膜间隔综合征

【实用解剖】

1990 年，Manoli 和 Weber 报告了 3 例跟骨骨折的患者，由于足筋膜间隔综合征的结果，产生小趾的晚期爪形趾挛缩，推动了 Manoli 其后有关足的解剖间隔和与足筋膜间隔综合征的关系的研究。

现代足筋膜间隔的概念是认为属于多间隔结构，包括 3 个贯穿足整个全长的间隔（内侧、外侧和表浅）及 6 个局部间隔。Manoli 证实足内有 9 个间隔：①内侧；②表浅；③外侧；④内收肌；⑤～⑧4 个骨间间隔；⑨跟骨间隔。Manoli 把跟骨间隔定义为位于足表浅间隔深部的单独的间隔，跟骨间隔包括跃方肌和外侧跖侧神经。此外，在跟骨间隔和小腿后方深部间隔之间有交通联系，起自内踝，沿神经肌肉和肌腱结构走行。

【损伤机制】

1.病理生理学　足筋膜间隔综合征的病理生理学与下肢急性、创伤后筋膜间隔综合征的机制相同。创伤性结果通常开始造成组织间液压力增高，继发于足筋膜间隔内水肿或出血。从而提高了筋膜间隔组织间压力（高于毛细血管渗透压），减少毛细血管血流量，逐渐发生局部肌肉缺血。这种缺血过程增加了血管舒张，并增加了毛细血管渗透性。液体流入到已经受损的间隙内，造成额外的间隔内水肿，增加了组织压力。这种升高的筋膜间隔压力最终导致填塞现象，并维持肌肉缺血。其后，缺血的肌肉经历坏死、纤维化和挛缩过程。在整个时间内，如果维持这种压力，会发生不可逆的损害。神经比肌肉能更长时间承受压力，显示出某些可逆性，特别是感觉方面。缺血的肌肉间隔，如果未经治疗，会导致足筋膜间隔综合征不可逆的改变，包括肌肉坏死、纤维化和挛缩，造成失功能、畸形和经常的慢性疼痛。前足和足趾挛缩，足由于肌肉纤维化、韧带和肌腱挛缩而不能活动。

2.实验室研究　对于足筋膜间隔综合征的发展过程，有医生提出几种机制。1926 年，Jepson 认为静脉回流受阻是急性足筋膜间隔综合征的主要原因。通过止血带机制的足筋膜间隔综合征是继发于在相对恒定的容积内静脉填塞，增加肌肉内压力，相反地，外部压迫由于减少筋膜间隔容积，并且不能膨胀而增加肌肉内压力。Styf 和 Wiger 在产生筋膜间隔综合征的实验中显示：通过外部加压和静脉填塞（石膏和止血带）的方法，没有明显差别。

3.非创伤性因素　足筋膜间隔综合征的原因通常是足部明显碾压或骨折。2 种不常见的造成足筋膜间隔综合征的环境是血恶病质和长时间特殊位置。Bergmann 等报告 1 例自身免疫蛋白 S 严重缺损的患者，其后发展为特发性紫癜和足筋膜间隔综合征，最终，由于血液渗透到间隔内，3 个足趾由于坏死而截肢，小腿需要筋膜切开减张。Haasbeek 叙述了婴儿小腿由于悬在床边 10 小时造成足筋膜间隔综合征。在医院里，婴儿表现为对疼痛反应迟钝及间隔压力超过 100mmHg，婴儿行紧急筋膜切开减压，尽管从发现到治疗时间较长，其后并未遗留明显的后遗症。

4.时间和能量的考虑　在损伤时，能量和足筋膜间隔综合征发展之间存在复杂的关系。Bartlomci 和 Colley 叙述了这种现象的几个例子。1 例无移位的舟骨骨折患者，鞋袜穿着很紧，患者逐渐疼痛增加，6h后诊断为足筋膜间隔综合征。Myerson在12例患者中发现14例筋膜间隔综合征，在碾压伤中，41%发展为筋膜间隔综合征，而非碾压伤（跟骨骨折）中为17%。在创伤时承受的初始能量，在判定足筋膜间隔综合征的时间和发展在起重要的作用。

另一个重要点是最初损伤36h后也可以发生足筋膜间隔综合征的概念。Myerson和Berger发表了个案报告，没有骨折和脱位，出现单独内侧间隔筋膜间隔综合征。最初的创伤不清楚，但是，假定为在踢足球时踢到脚是足筋膜间隔综合征的原因。整个过程中的疼痛是最明显的特征。踢球后7h出现疼痛，患者报告足踇趾逐渐感觉异常，被动活动有些疼痛，18h后，患者报告足内侧剧痛，同时，皮肤发亮、肿胀、皮肤感觉消失。最后，足筋膜间隔综合征诊断明确。在手术中，内侧间隔压力为78mmHg，骨间膜和跟骨间隔为4mmHg。

足筋膜间隔综合征可以缓慢或快速发展，主要根据受伤时能量变化。足筋膜间隔综合征可以延长到受伤后36h出现症状。

【临床表现与诊断】

跟骨骨折时，足筋膜间隔综合征发病率一般为4.7%～17%，Myerson和Manoli估计实际值为10%。Lindsay和Dewar在1958年，显示286涉及距下关节的跟骨骨折中，14例（5%）发展为爪形趾。可以推断：跟骨骨折中，大约10%产生压力增高，其中一半会产生临床的爪形趾畸形。

与典型的下肢筋膜间隔综合征相比较，足筋膜间隔综合征的临床症状不典型，很难判断。跟骨骨折和其后发生足筋膜间隔综合征的患者主诉整个足严重疼痛的临床症状。

在Myerson的病例中，l4足中，12例存在被动背伸趾疼痛；7例失去两点间辨别力；7例轻触觉减退；3例运动缺失；观察的运动丧失很难证实，被认为是不可信的。

与小腿筋膜间隔综合征相比，足筋膜间隔综合征的临床症状相对迟钝，这是因为神经肌肉结构和相对肌肉质量不同。疼痛、感觉和运动改变在足部通常不像其他发生筋膜间隔综合征部位那样显著。这些发现提高了直接筋膜间隔压力测定的重要性，特别是在足部，因为临床症状和体征不能作出适当的诊断。

足的解剖明显不同于上肢，没有主要的传入血管穿过足的肌肉筋膜间隔供应足趾。Bednar建议经皮血氧测定有助于判定是否需要间隔减压。Bednar叙述了17岁患者，摩托车伤及胫骨远端骨干开放骨折，10cm骨性缺损，足碾压伤，严重淤血和张力性肿胀，经皮血氧测定与正常侧90mmHg相比，伤侧减到50mmHg。在筋膜减压后，毛细血管再充盈正常。

在早期判断足筋膜间隔综合征中，另一项建议使用的技术是震动感应。Phillips等指出，当发现35～40mmHg压力升高时，最早和最可信的特征性改变是减少256Hz。这一发现比两点间分辨或锐性/钝性分辨更可信。

肿胀、疼痛足的筋膜间隔综合征诊断的困难性显示需要高度怀疑和更可靠地使用组织液压力测定，特别是在足深部间隔，临床上很难检查出来。深部间隔，尤其是与骨骼相邻处，在足筋膜间隔综合征发展过程中，组织间压力最高。

【治疗】

早期发现和治疗足筋膜间隔综合征的重要性从来不会被过分强调。由于足筋膜间隔综合征引起的缺血导致明显的肌肉梗死形成肌肉会因缺血在筋膜间隔综合征发生4h内坏死。成纤维细胞取代了梗死的肌肉，这一过程持续 6～12 个月，此外，坏死肌肉常与周围组织粘连，从而固定肌肉的位置，进一步减少活动性。一般认为，受限肌肉移动及纤维增殖期间，纵向挛缩造成了关节活动丧失和其后的挛缩。

和其他部位的筋膜间隔综合征一样，一旦诊断明确，应早期及时进行减压手术，以防止加重症状。组织间隔内压力测定高于 30mmHg，就可以进行减压手术。由跖骨和趾骨骨折造成的筋膜间隔综合征，一般选择足背侧纵行切口，减压浅层和深部骨间间隔，而跟骨间隔和内收肌间隔压力增高，建议使用内侧入路，减压内收肌间隔和跟骨间隔。减压后的伤口应在 1 周左右缝合或植皮。同时，术后早期，尽可能进行康复锻炼，防止发生畸形。

（谭光胜）

参考文献

[1]陈孝平,汪建平.外科学.北京:人民卫生出版社,2013.
[2]赵玉沛,陈孝平.外科学.北京:人民卫生出版社,2015.
[3]王彬.外科与普通外科诊疗常规.北京:中国医药科技出版社,2013.
[4]赵玉沛,姜洪池.普通外科学.北京:人民卫生出版社,2014.
[5]邢华.现代临床普通外科学.河北:河北科学技术出版社,2013.
[6]周良辅.现代神经外科学.上海:复旦大学出版社,2015.
[7]王忠诚,张玉琪,王忠诚.神经外科学.武汉:湖北科学技术出版社,2015.
[8]胡盛寿.胸心外科学.北京:人民卫生出版社,2014.
[9]王春生.胸心外科手术彩色图解.南京:江苏科学技术出版社,2013.
[10]姜宗来.胸心外科临床解剖学.济南:山东科学技术出版社,2010.
[11]魏于全,赫捷.肿瘤学.北京:人民卫生出版社,2015.
[12]赫捷.临床肿瘤学.北京:人民卫生出版社,2016.
[13]万德森.临床肿瘤学.北京:科学出版社,2016.
[14]万远廉,严仲瑜,刘玉村,等.腹部外科手术学.北京:北京大学医学出版社,2010.
[15]方先业,刘爱国.腹部外科手术技巧.3版.北京:人民军医出版社,2012.
[16]黄志强.腹部外科学理论与实践.2版.北京:科学出版社,2011.
[17]李荣祥,张志伟.腹部外科手术技巧.北京:人民卫生出版社,2015.
[18]方国恩.腹部外科手术并发症的预防与处理.北京:中国协和医科大学出版社,2012.
[19]张启瑜.腹部外科症状诊断与鉴别诊断学.北京:人民卫生出版社,2011.
[20]潘凯.腹部外科急症学.北京:人民卫生出版社,2013.
[21]金中奎.胃肠外科查房疑释.北京:人民军医出版社,2012.
[22]赵华,皮执民.胃肠外科学.北京:军事医学科学出版社,2011.
[23]刘宝林,金中奎.胃肠外科诊疗与风险防范.北京:人民军医出版社,2011.
[24]邱贵兴,戴尅戎.骨科手术学.北京:人民卫生出版社,2016.
[25]胡雁,陆箴琦.实用肿瘤护理.2版.上海:上海科学技术出版社,2013.
[26]董振咏,刘钗.泌尿外科用药指导.北京:人民军医出版社,2014.
[27]李杨.外科护士安全用药操作指南.北京:人民卫生出版社,2011.
[28]王金萍.外科安全用药监护手册.北京:人民军医出版社,2013.
[29]裴晓华,郭琪.外科疾病安全用药手册.北京:科学出版社,2015.